协和听课笔记
诊 断 学

童璐莎　祝喻甲　余　薇　主　编

中国协和医科大学出版社
北　京

图书在版编目（CIP）数据

诊断学／童璐莎，祝喻甲，余薇主编. —北京：中国协和医科大学出版社，2020.12
（协和听课笔记）
ISBN 978-7-5679-1632-6

Ⅰ.①诊…　Ⅱ.①童…②祝…③余…　Ⅲ.①诊断学-医学院校-教学参考资料　Ⅳ.①R44

中国版本图书馆 CIP 数据核字（2020）第 207720 号

协和听课笔记
诊断学

主　　编：童璐莎　祝喻甲　余　薇
责任编辑：张　宇

出版发行：中国协和医科大学出版社
　　　　　（北京市东城区东单三条9号　邮编100730　电话010-65260431）
网　　址：www.pumcp.com
经　　销：新华书店总店北京发行所
印　　刷：中煤（北京）印务有限公司

开　　本：889×1194　　1/32
印　　张：21.625
字　　数：501 千字
版　　次：2020 年 12 月第 1 版
印　　次：2020 年 12 月第 1 次印刷
定　　价：88.00 元

ISBN 978-7-5679-1632-6

编者名单

主　编　童璐莎　祝喻甲　余　薇

编　委（按姓氏笔画排序）

王　为（北京协和医院）

王　凯（首都医科大学宣武医院）

王　炜（清华大学附属北京清华长庚医院）

东　洁（北京协和医院）

许　佳（浙江大学医学院附属妇产科医院）

吴春虎（阿虎医学研究中心）

余　薇（江汉大学医学院）

张　昀（北京协和医院）

张雪芳（首都医科大学附属北京朝阳医院）

祝喻甲（中山大学肿瘤防治中心）

唐晓艳（北京协和医院）

黄　帅（北京医院）

章　杨（浙江大学医学院附属第二医院）

童璐莎（浙江大学医学院附属第二医院）

前 言

　　北京协和医学院是中国最早的一所八年制医科大学，在100多年的办学过程中积累了丰富的教学经验，在很多的科目上有着独特的教学方式。尤其是各个学科的任课老师，都是其所在领域的专家、教授。刚进入协和的时候，就听说协和有三宝：图书馆、病案和教授。更有人索性就把协和的教授誉为"会走路的图书馆"。作为协和的学生，能够在这样的环境中学习，能够聆听大师们的教诲，确实感到非常幸运。同时，我们也想与大家分享我们的所学所获，由此，推出本套丛书。

　　本套丛书是以对老师上课笔记的整理为基础，再根据第9版教材进行精心编写，实用性极强。

　　本套丛书的特点如下：

　　1. 结合课堂教学，重难点突出

　　总结核心问题，突出重难点，使读者能够快速抓住内容；精析主治语录，提示考点，减轻读者学习负担；精选执业医师历年真题，未列入执业医师考试科目的学科，选用练习题，以加深学习记忆，力求简单明了，使读者易于理解。

　　2. 紧贴临床，实用为主

　　医学的学习，尤其是桥梁学科的学习，主要目的在于为临床工作打下牢固的基础，无论是在病情的诊断、解释上，还是在治疗方法和药物的选择上，都离不开对人体最基本的认识。

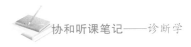

桥梁学科学好了，在临床才能融会贯通，举一反三，学有所用，学以致用。

3. 图表形式，加强记忆

通过图表的对比归类，不但可以加强、加快相关知识点的记忆，通过联想来降低记忆的"损失率"，也可以通过表格中的对比来区分相近知识点，避免混淆，帮助大家理清思路，在最大程度上帮助我们理解和记忆。

诊断学是由基础医学过渡到临床医学的桥梁课，是学习临床基本技能尤为重要的一门课程。全书共分 8 大篇，基本涵盖了教材的重点内容。每个章节都由本章核心问题、内容精要等部分组成，重点章节配历年真题，重点内容以下划线标注，有助于学生更好地把握学习重点。

本套丛书可供各大医学院校本科生、专科生及七年制、八年制学生使用，也可作为执业医师和研究生考试的复习参考用书，对住院医师学习也具有很高的参考价值。

由于编者水平有限，如有错漏，敬请各位读者不吝赐教，以便修订、补充和完善。如有疑问，可扫描下方二维码，会有专属微信客服解答。

编　者

2020 年 8 月

目　录

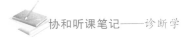

第一篇　常见症状

核心问题

常见症状的发生机制、病因、临床意义及伴随症状。

内容精要

症状是患者主观感受到不适或痛苦的异常感觉或某些客观病态改变，即问诊获得。体征是医师客观检查到患者身体的异常改变，即体检获得。广义症状包括了一些体征。

第一章　发　　热

当机体在致热原作用下或各种原因引起体温调节中枢的功能障碍时，体温升高超过正常范围，称为发热。

一、正常体温与生理变异

1. 正常体温 $\begin{cases} 36.3 \sim 37.2℃ & （口温） \\ 36.5 \sim 37.7℃ & （肛温） \\ 36 \sim 37℃ & （腋温） \end{cases}$

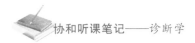

2. 24 小时内下午>上午，运动、劳动、进餐、体温可稍升高但体温波动范围一般<1℃。

3. 月经前及妊娠期体温可稍升高。

4. 老年人因代谢率偏低，体温稍低于年轻人。

主治语录：发热是机体自我保护的一种机制。

二、发生机制

1. 致热原性发热

（1）外源性致热原：种类多，包括各种微生物病原体及其产物、炎性渗出物及无菌坏死组织、抗原抗体复合物、类固醇、多糖体成分及多核苷酸、淋巴细胞激活因子等。

（2）内源性致热原：又称白细胞致热原。

1）通过血-脑脊液屏障直接作用于体温调节中枢的体温调定点，使调定点（温阈）上升，体温调节中枢必须对体温加以重新调节发出冲动，并通过垂体内分泌因素使代谢增加或通过运动神经使骨骼肌阵缩（临床表现为寒战），使产热增多。

2）另一方面可通过交感神经使皮肤血管及竖毛肌收缩，停止排汗，散热减少。

3）这一综合调节作用使产热大于散热，体温升高引起发热。

主治语录：多数患者的发热是由于致热原引起。

2. 非致热原性发热　见表 1-1-1。

表 1-1-1　非致热原性发热

发生机制	举例
体温调节中枢直接受损	颅脑外伤、出血、炎症等
产热过多	癫痫持续状态、甲状腺功能亢进症等

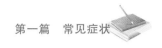

发生机制	举　　例
散热减少	广泛性皮肤病、心力衰竭等

三、病因与临床分类

感染性发热：各种病原微生物引起的感染，不论急性亚急性或慢性，局部性或全身性均可出现发热

非感染性发热
　①血液病：如白血病、淋巴瘤等
　②结缔组织疾病：如系统性红斑狼疮、皮肌炎、硬皮病和类风湿关节炎等
　③变态反应性疾病：如风湿热、药物热、血清病等
　④无菌性坏死物质的吸收：术后、烧伤、出血等
　⑤内分泌代谢障碍：如甲状腺功能亢进症、重度脱水
　⑥皮肤病变：如广泛性皮炎
　⑦体温调节中枢功能紊乱：如中暑、脑出血等
　⑧自主神经功能紊乱
　　　原发性低热
　　　感染治疗后低热
　　　夏季低热
　　　生理性低热

四、临床表现

1. 发热的分度（表 1-1-2）　以口腔温度为标准。

表 1-1-2　发热的分度

分　度	标　准	分　度	标　准
低热	37.3~38℃	高热	39.1~41℃
中等度热	38.1~39℃	超高热	41℃以上

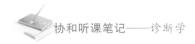

2. 发热的临床过程及特点

（1）体温上升期：产热>散热，常有疲乏无力、皮肤苍白、畏寒或寒战等现象。

上升方式 { 骤升型：体温几小时内达 39~40℃ 或以上，如疟疾、肺炎、败血症

缓升型：体温逐渐上升，在数天内达高峰，如结核

（2）高热期：体温达高峰后保持一定时间。使产热与散热过程在较高水平保持相对平衡。

（3）体温下降期：散热>产热，多汗、皮肤潮湿，体温可骤降或渐降。

下降方式 { 骤降：体温在几小时内迅速下降至正常，有时略低于正常，如疟疾

渐降：体温在数天内逐渐降至正常，如伤寒、风湿热

主治语录：高热可以导致意识改变；小儿高热易出现惊厥；胃肠功能异常；消瘦；口腔炎症；降温时饮水不足可引起脱水，重者可发生休克。

五、热型及临床意义

发热患者在每天不同时间测得的体温数值分别记录在体温单上，将数天的各体温点连接成体温曲线，该曲线的不同形态（形状）称为热型。热型及临床意义，见表 1-1-3。

表 1-1-3　热型及临床意义

热　型	临床特点	常见疾病
稽留热	体温恒定地维持在 39~40℃ 以上的高水平，达数天或数周。24 小时内体温波动范围不超过 1℃	大叶性肺炎、斑疹伤寒、伤寒高热期

热 型	临床特点	常见疾病
弛张热	体温常在 39℃ 以上，波动幅度大，24 小时内波动范围超过 2℃，但都在正常水平以上	败血症、风湿热、重症肺结核及化脓性炎症等
间歇热	体温骤升达高峰后持续数小时，又迅速降至正常水平，无热期（间歇期）可持续 1 天至数天，如此高热期与无热期反复交替出现	疟疾、急性肾盂肾炎等
回归热	体温急骤上升达 39℃ 或以上，持续数天后又骤然降至正常水平，高热期与无热期各持续若干天后规律性交替一次	回归热、霍奇金淋巴瘤
波状热	体温渐升至39℃ 或以上，数天后又逐渐下降至正常水平，持续数天后又逐渐升高，如此反复多次	布氏菌病
不规则热	发热的体温曲线无一定规律	结核病、风湿热、支气管肺炎、渗出性胸膜炎、癌性发热等

不同的发热性疾病常各具有相应的热型。根据热型的不同有助于发热病因的诊断和鉴别诊断。以下情况可使某些疾病的特征性热型变得不典型或变成不规则热：①由于抗生素的广泛应用，及时控制了感染。因解热药或糖皮质激素的应用，影响热型。②个体反应性的不同。如老年人肺炎时可仅有低热或无发热。

六、伴随症状

1. 寒战　常见于大叶性肺炎、败血症、疟疾等急性感染性疾病；药物热、输液或输血反应等。

2. **淋巴结肿大**　常见于传染性单核细胞增多症、风疹、淋巴结结核、白血病、淋巴瘤、丝虫病等。

3. **肝脾大**　常见于传染性单核细胞增多症、病毒性肝炎、疟疾、结缔组织病、白血病、淋巴瘤、黑热病、布氏菌病等。

4. **昏迷**　先发热后昏迷常见于流行性乙型脑炎、流行性脑脊髓膜炎、中毒性菌痢、中暑等；先昏迷后发热者见于脑出血、巴比妥类药物中毒。

5. **结膜充血**　见于麻疹、流行性出血热、斑疹伤寒等。

6. **皮疹**　见于麻疹、猩红热、风疹、水痘、斑疹伤寒、风湿热等。

　　主治语录：原因不明发热（FUO）指发热持续 3 周以上，体温多次超过 38.3℃，经过至少 1 周深入细致的检查仍不能确诊的一组疾病。目前 FUO 的病因主要有感染性疾病、肿瘤性疾病、结缔组织及其他疾病，仍有 10% 左右的病因尚无法明确。

第二章　皮肤黏膜出血

因机体止血或凝血功能障碍所引起，通常以全身性或局限性皮肤黏膜自发性出血或损伤后难以止血为临床特征。

一、病因与发生机制

皮肤黏膜出血的基本病因如下。

1. 血管壁功能异常　当毛细血管壁存在先天性缺陷或受损伤时则不能正常地收缩发挥止血作用，而致皮肤黏膜出血。常见于以下疾病。

（1）遗传性出血性毛细血管扩张症、血管性假性血友病等。

（2）过敏性紫癜、单纯性紫癜、老年性紫癜及机械性紫癜等。

（3）严重感染、化学物质或药物中毒及代谢障碍，维生素 C 或维生素 B_3（烟酸）缺乏、尿毒症、动脉硬化等。

2. 血小板异常　当血小板计数或功能异常时，均可引起皮肤黏膜出血。

（1）血小板计数减少（表 1-2-1）

表 1-2-1　血小板计数减少

发生机制	举　　例
生成减少	再生障碍性贫血、白血病、感染、药物性抑制等
破坏过多	特发性血小板减少性紫癜、药物免疫性血小板减少性紫癜等
消耗过多	血栓性血小板减少性紫癜、弥散性血管内凝血等

（2）血小板增多

1）原发性：见于原发性血小板增多症。

2）继发性：继发于慢性粒细胞白血病、脾切除后、感染、创伤等。

（3）血小板功能异常

1）遗传性：见于血小板无力症、血小板病等。

2）继发性：继发于药物、尿毒症、肝病、异常球蛋白血症等。

3. 凝血功能异常

（1）遗传性：见于血友病、低纤维蛋白原血症、凝血酶原缺乏症、低凝血酶原血症、凝血因子缺乏症等。

（2）继发性：见于重症肝病、尿毒症、维生素 K 缺乏等。

（3）循环血液中抗凝物质增多或纤溶亢进：见于异常蛋白血症类肝素抗凝物质增多、抗凝药物治疗过量、原发性纤溶或弥散性血管内凝血所致的继发性纤溶等。

✎ **主治语录**：凝血过程是多因素参与的多环节过程，任何一个因素或环节异常可引起凝血障碍，导致皮肤黏膜出血。

二、临床表现

1. 皮肤下出血 $\begin{cases} <2mm：瘀点 \\ 3\sim5mm：紫癜 \\ >5mm：瘀斑 \end{cases}$

2. 出血特点 血小板减少出血的特点为同时有瘀点、紫癜和瘀斑、鼻出血、齿龈出血、月经过多、血尿及黑便等，严重者可致脑出血。

因血管壁功能异常引起的出血特点为皮肤黏膜的瘀点、瘀斑。如过敏性紫癜表现为四肢或臀部有对称性、高出皮肤（荨麻疹或丘疹样）紫癜，可伴有痒感、关节痛及腹痛，累及肾脏时可有血尿。

凝血功能障碍引起的出血常表现有内脏、肌肉出血或软组织血肿，亦常有关节腔出血，且常有家族史或肝病史。

主治语录：血小板病患者血小板计数正常，出血轻微，以皮下、鼻出血及月经过多为主，但手术时可出现出血不止。

三、伴随症状

1. 四肢对称性紫癜伴有关节痛及腹痛、血尿　见于过敏性紫癜。

2. 紫癜伴有广泛性出血　见于血小板减少性紫癜、弥散性血管内凝血。

3. 紫癜伴有黄疸　见于肝病。

4. 皮肤黏膜出血伴贫血和/或发热　常见于白血病、再生障碍性贫血等。

5. 自幼有轻伤后出血不止，且有关节肿痛或畸形　见于血友病。

主治语录：皮肤黏膜出血问诊要点如下。

①出血时间、缓急、部位、范围、特点（自发性或损伤后）、诱因。②有无伴发鼻出血、牙龈渗血、咯血、呕血、便血、血尿等出血症状。③有无皮肤苍白、乏力、头晕、视物模糊、耳鸣、记忆力减退、发热、黄疸、腹痛、骨关节痛等贫血及相关疾病症状。④过敏史、外伤、感染、肝肾疾病史。⑤过去有无易出血及易出血病家族史。⑥职业特点，有无化学药物及放射性物质接触史、服药史。

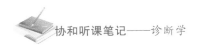

第三章　水　　肿

水肿是指人体组织间隙有过多的液体积聚使组织肿胀。当液体在体内组织间隙呈弥漫性分布时呈全身性水肿（常为凹陷性）；液体积聚在局部组织间隙时呈局部水肿；发生于体腔内称积液，如胸腔积液、腹水、心包积液。一般情况下，水肿这一术语，不包括内脏器官局部的水肿，如脑水肿、肺水肿等。

一、发生机制

1. 毛细血管血流动力学改变

（1）毛细血管内静水压增加。

（2）血浆胶体渗透压降低。

（3）组织液胶体渗透压增高。

（4）组织间隙机械压力降低。

（5）毛细血管通透性增高。

2. 钠水潴留

（1）肾小球滤过功能降低：①肾小球滤膜通透性降低。②球-管平衡失调。③肾小球滤过面积减少。④肾小球有效滤过压下降。

（2）肾小管对钠水的重吸收增加：①肾小球滤过分数增加。②醛固酮分泌增加。③抗利尿激素分泌增加。

3. 静脉、淋巴回流障碍　多产生局部水肿。

二、病因与临床表现

见表 1-3-1。

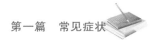

表 1-3-1　水肿的病因与临床表现

病因分类		发生机制	临床特点
全身性水肿	心源性	主要是有效循环血量减少，肾血流量减少，继发性醛固酮增多引起钠水潴留以及静脉淤血，毛细血管滤过压增高，组织液回吸收减少所致	①主要见于右心衰竭 ②首先出现于身体下垂部位。最早出现于踝内侧，行走活动后明显，休息后减轻或消失；颜面部一般不水肿 ③水肿为对称性、凹陷性 ④常有颈静脉怒张、肝大、静脉压升高，严重时出现胸腔积液、腹水等
	肾源性	主要是肾排水、排钠减少，导致钠、水潴留，细胞外液增多	①疾病早期晨起时有眼睑与颜面水肿，以后发展为全身水肿（肾病综合征时为重度水肿） ②常有尿常规改变、高血压、肾功能损害表现
	肝源性	门静脉高压症、低蛋白血症、肝淋巴液回流障碍、继发醛固酮增多等	主要表现为腹水，也可首先出现踝部水肿，逐渐向上蔓延，而头、面部及上肢常无水肿
	营养不良性	慢性消耗性疾病长期营养缺乏、蛋白丢失性胃肠病、重度烧伤等所致低蛋白血症或维生素 B_1 缺乏	①水肿发生前常有消瘦、体重减轻等表现 ②水肿常从足部开始逐渐蔓延至全身
	黏液性	甲状腺功能减退时组织间隙亲水物质增加	为非凹陷性水肿，水肿不受体位影响，水肿部位皮肤增厚、粗糙、苍白、温度减低
	经前期紧张综合征	可能与内分泌激素改变有关	育龄妇女在月经来潮前 7~14 天出现眼睑、下肢水肿

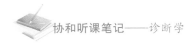

续　表

病因分类		发生机制	临床特点
全身性水肿	药物性	过敏反应、肾脏损害和内分泌紊乱	见于使用糖皮质激素、雄激素、雌激素、胰岛素、萝芙木制剂、甘草制剂等
	特发性	可能与内分泌功能失调有关	多见于妇女，主要表现在身体下垂部分
	妊娠性	钠水潴留，血浆胶体渗透压降低，静脉和淋巴回流障碍	多数属于生理性水肿，待分娩后水肿可自行消退，部分妊娠妇女的水肿为病理性
	功能性	无引起水肿的器质性疾病，是在环境、体质、体位等因素的影响下，使体液循环功能发生改变	见于高温环境引起的水肿、肥胖性水肿、老年性水肿、旅行者水肿、久坐椅者水肿
局部性水肿		由于局部静脉、淋巴回流受阻或毛细血管通透性增高所致	肢体血栓形成致血栓性静脉炎、丝虫病致象皮腿、局部炎症、创伤或过敏等

三、伴随症状

1. 伴肝大　可为心源性、肝源性与营养不良性，而同时有颈静脉怒张者则为心源性。

2. 伴重度蛋白尿　常为肾源性，而轻度蛋白尿也可见于心源性。

3. 伴呼吸困难与发绀　常提示由于心脏病、上腔静脉阻塞综合征等所致。

4. 伴心跳缓慢、血压偏低　可见于甲状腺功能减退症。

5. 伴消瘦、体重减轻　可见于营养不良。

6. 水肿与月经周期有明显关系　可见于经前期紧张综合征。

主治语录：导致钠、水潴留因素：①肾小球超滤系数及滤过率下降，而肾小管重吸收钠增加。②大量蛋白尿导致低蛋白血症，血浆胶体渗透压下降致使水分外渗。③肾实质缺血，刺激肾素-血管紧张素-醛固酮活性增加。④肾内前列腺素产生减少，致使肾排钠减少。

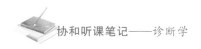

第四章　咳嗽与咳痰

一、概述

咳嗽是一种保护性反射动作，有助于排出呼吸道的分泌物和异物。痰是气管、支气管的分泌物或肺泡内的渗出液，可借助咳嗽排出。

二、病因

1. **呼吸道疾病**　呼吸道感染是引起咳嗽、咳痰的最常见原因。

2. **胸膜疾病**　胸膜炎、胸膜间皮瘤、自发性气胸或胸腔穿刺等。

3. **心血管疾病**　①左心衰竭时，因肺泡及支气管内有浆液或血性渗出物，引起咳嗽。②右心或体循环静脉栓子脱落造成肺栓塞时可引起咳嗽。

4. **中枢神经因素**　从大脑皮质发出冲动传至延髓咳嗽中枢，人可随意引起咳嗽反射或抑制咳嗽反射。

主治语录：气候变冷时三叉神经分布的鼻黏膜及舌咽神经支配的咽峡部黏膜受冷空气刺激可反射性引起咳嗽。

三、发生机制

1. **咳嗽**　刺激（耳、鼻咽、喉、支气管、胸膜）→纤维传入（大部分）→延髓咳嗽中枢→运动神经（喉下神经、膈神经与脊神经）→咽肌、膈肌与其他呼吸肌的运动→咳嗽动作。

2. 咳痰　是一种病态现象。呼吸道发生炎症时黏膜黏液分泌增多，血管通透性增高，浆液渗出，细胞蛋白渗出与尘埃和坏死物等混合而成痰，随咳嗽动作排除。

四、临床表现

见表 1-4-1。

表 1-4-1　咳嗽与咳痰的临床表现

项　目	表　现	常见疾病
咳嗽的性质	干性咳嗽	急性或慢性咽喉炎、喉癌、气管受压、支气管异物、支气管肿瘤、胸膜疾病、原发性肺动脉高压以及二尖瓣狭窄等
	湿性咳嗽	慢性支气管炎、支气管扩张症、肺炎、肺脓肿和空洞型肺结核等
咳嗽的时间与规律	突发性咳嗽	吸入刺激性气体或异物、淋巴结或肿瘤压迫气管或支气管分叉处引起
	发作性咳嗽	百日咳、咳嗽变异性哮喘等
	夜间咳嗽	左心衰竭、咳嗽变异性哮喘
	长期慢性咳嗽	慢性支气管炎、支气管扩张症、肺脓肿及肺结核
咳嗽的音色	咳嗽声音嘶哑	声带的炎症或肿瘤压迫喉返神经所致
	金属音调咳嗽	纵隔肿瘤、主动脉瘤或支气管癌直接压迫气管
	阵发性连续剧咳伴有高调吸气回声（鸡鸣样咳嗽）	百日咳，会厌、喉部疾患或气管受压
	咳嗽声音低微或无声	严重肺气肿、声带麻痹及极度衰弱者

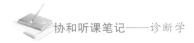

续　表

项　目	表　现	常见疾病
痰的性状和量	黏液性痰	急性支气管炎、支气管哮喘及大叶性肺炎的初期，也见于慢性支气管炎、肺结核等
	浆液性痰	肺水肿、肺泡细胞癌等
	脓性痰	化脓性细菌性下呼吸道感染
	血性痰	呼吸道黏膜受侵害、损害毛细血管或血液渗入肺泡
	脓痰有恶臭气味	厌氧菌感染
	黄绿色或翠绿色痰	铜绿假单胞菌（绿脓杆菌）感染
	痰白黏稠、牵拉成丝难以咳出	白色念珠菌感染
	大量稀薄浆液性痰中含粉皮样物	棘球蚴病（包虫病）
	痰量多	支气管扩张症、肺脓肿、支气管胸膜瘘，每天咳数百至上千毫升浆液泡沫样痰考虑肺泡细胞癌的可能
	痰量较少	急性呼吸道炎症

五、伴随症状

1. 伴发热　常见于急性上、下呼吸道感染，肺结核，胸膜炎等。

2. 伴胸痛　常见于肺炎、胸膜炎、支气管肺癌、肺栓塞、自发性气胸等。

3. 伴呼吸困难　常见于喉水肿、喉肿瘤、支气管哮喘、慢性阻塞性肺疾病、重症肺炎、肺结核等。

4. 伴脓痰　见于支气管扩张、肺脓肿、肺囊肿合并感染等。

5. 伴咯血　见于支气管扩张、肺结核、肺脓肿、支气管肺癌、二尖瓣狭窄、支气管结石等。

6. 伴杵状指/趾　常见于支气管扩张症、慢性肺脓肿、支气管肺癌和脓胸等。

7. 伴哮鸣音　多见于支气管哮喘、慢性阻塞性肺疾病、心源性哮喘、弥漫性泛细支气管炎、支气管异物等。局限性哮鸣音可见于支气管肺癌。

主治语录：咳嗽原因以呼吸道疾病为多见，其次是心血管疾病；咳嗽的性质、时间与节律、音色、痰的性状和量对临床诊断及鉴别诊断有重要意义。注意根据咳嗽的伴随症状鉴别相关疾病。

第五章　咯　　血

一、概述

1. **咯血**　喉及喉以下呼吸道任何部位的出血，经口腔排出。

2. **呕血**　上消化道出血经口腔呕出。咯血与呕血的鉴别，见表1-5-1。

表1-5-1　咯血与呕血的鉴别

鉴别要点	咯　　血	呕　　血
病因	肺结核、支气管扩张症、肺炎、肺脓肿、肺癌、心脏病等	消化性溃疡、肝硬化、急性糜烂出血性胃炎、胆道出血等
出血前症状	喉部痒感、胸闷、咳嗽等	上腹部不适、恶心、呕吐等
出血方式	咯出	呕出，可为喷射状
血色	鲜红	棕色、暗红、有时鲜红
血中混有物	痰、泡沫	食物残渣、胃液
反应	碱性	酸性
黑便	除非咽下血液量较多时可有，否则没有	有，可为柏油样便，呕血停止后仍持续数天
出血后痰性状	常有血痰数天	无痰

主治语录： 咯血要与口腔、鼻腔、上消化道的出血仔细鉴别。

二、病因

1. 支气管疾病　常见于支气管扩张症、支气管肺癌、支气管结核和慢性支气管炎等。

2. 肺部疾病　常见于肺结核、肺炎、肺脓肿等；较少见于肺栓塞、肺淤血、肺寄生虫病、肺真菌病、肺泡炎、肺含铁血黄素沉着症和肺出血肾炎综合征等。

3. 心血管疾病　常见于二尖瓣狭窄，其次为先天性心脏病所致肺动脉高压或原发性肺动脉高压。

4. 其他　见于血液病、某些急性传染病、风湿性疾病或气管、支气管子宫内膜异位症等。

主治语录：在我国引起咯血的首要原因仍为肺结核。

三、临床表现

1. 年龄因素（表 1-5-2）

表 1-5-2　咯血的年龄因素

年龄、特点	可能疾病
青壮年	肺结核、支气管扩张症、二尖瓣狭窄
40 岁以上，吸烟史	支气管肺癌
儿童，慢性咳嗽伴少量咯血与低色素性贫血	特发性含铁血黄素沉着症

2. 咯血量
（1）小量咯血：每天咯血量在 100ml 以内。
（2）中量咯血：每天咯血量在 100～500ml。
（3）大量咯血：>500ml 或一次咯血 100～500ml。

主治语录：大量咯血主要见于空洞型肺结核、支气管扩张症和慢性肺脓肿。

3. 颜色和性状

（1）鲜红色：肺结核、支气管扩张症、肺脓肿。

（2）暗红色：二尖瓣狭窄、肺梗死。

（3）铁锈色血痰：肺炎链球菌肺炎。

（4）砖红色胶冻样血痰：肺炎克雷伯菌肺炎。

（5）粉红色泡沫样血痰：左心衰竭。

（6）脓血痰：金黄色葡萄球菌。

四、伴随症状

1. 伴发热，多见于肺结核、肺炎、肺脓肿、流行性出血热、支气管肺癌等。

2. 伴胸痛，多见于肺炎链球菌性肺炎、肺结核、肺栓塞（梗死）、支气管肺癌等。

3. 伴呛咳，多见于支气管肺癌、支原体肺炎等。

4. 伴脓痰，多见于支气管扩张、肺脓肿、空洞型肺结核继发细菌感染等。

5. 伴皮肤黏膜出血，可见于血液病、风湿病、肺出血型钩端螺旋体病、流行性出血热等。

6. 伴黄疸，需注意钩端螺旋体病、肺炎链球菌肺炎、肺栓塞等。

第六章 发 绀

发绀（紫绀）是指血液中还原血红蛋白增多使皮肤和黏膜呈青紫色改变的一种表现。

一、发生机制

1. 血液中还原血红蛋白的绝对量增加 还原血红蛋白超过 50g/L 时，皮肤黏膜可出现发绀。

2. 血液中存在异常血红蛋白衍生物 ①高铁血红蛋白血症。②硫化血红蛋白血症。

主治语录：①发绀并不完全取决于还原血红蛋白浓度，$SaO_2>85\%$ 亦可则出现发绀。②严重贫血时，虽 SaO_2 明显降低，但常不能显示发绀。

二、病因

1. 血液中还原血红蛋白增加（真性发绀）

（1）中心性发绀：呈全身性，除四肢及颜面外，也累及躯干和黏膜的皮肤，但受累部位的皮肤是温暖的。多由心、肺疾病引起，包括：①肺性发绀。②心性混合性发绀。

（2）周围性发绀：发绀常出现于肢体的末端与下垂部位，皮肤是冷的。由于周围循环血流障碍所致。包括：①淤血性周围性发绀。②缺血性周围性发绀。

（3）混合性发绀：中心性发绀与周围性发绀同时存在。

2. 血液中存在异常血红蛋白衍生物

（1）先天性高铁血红蛋白血症，通常有家族史。后天获得性高铁血红蛋白血症最常见于各种化学物质或药物中毒，高铁血红蛋白量达到 30g/L 可出现发绀，见于苯胺、硝基苯、伯氨喹、亚硝酸盐、磺胺类等中毒。

主治语录：中毒导致高铁血红蛋白血症，可给予静脉注射亚甲蓝或大量维生素 C 治疗。

（2）硫化血红蛋白血症。服用某些含硫药物或化学品后，使血液中硫化血红蛋白达到 5g/L 即可出现发绀。一般认为患者须同时有便秘或服用含硫药物在肠内形成大量硫化氢为先决条件。

三、伴随症状

1. 伴呼吸困难　常见于重症肺、心疾病及急性呼吸道梗阻、大量气胸等。

2. 伴杵状指/趾　常见于发绀型先天性心脏病及某些慢性肺部疾病。

3. 伴意识障碍　常见于肺性脑病、某些药物或化学物质中毒、休克、急性肺部感染或急性心力衰竭等。

第七章 呼吸困难

呼吸困难是指患者主观感到空气不足、呼吸费力，客观上表现呼吸运动用力，严重时可出现张口呼吸、鼻翼扇动、端坐呼吸，甚至发绀、呼吸辅助肌参与呼吸运动，并且可有呼吸频率、深度、节律的改变。

一、病因

见表 1-7-1。

表 1-7-1 呼吸困难的病因

病　因	举　例
呼吸系统疾病	①气道阻塞，如支气管哮喘 ②肺部疾病，如肺炎 ③胸壁、胸廓、胸膜腔疾病，如严重胸廓畸形 ④神经肌肉疾病，如重症肌无力 ⑤膈肌运动障碍，如膈肌麻痹
循环系统疾病	左心和/或右心衰竭、心脏压塞、肺栓塞和原发性肺动脉高压等
中毒	如糖尿病酮症酸中毒、吗啡类药物中毒、有机磷杀虫药中毒、氰化物中毒
神经精神性疾病	脑出血、脑外伤、脑肿瘤、脑炎、脑膜炎、脑脓肿等颅脑疾病引起呼吸中枢功能障碍；精神因素所致呼吸困难，如焦虑症
血液病	常见于重度贫血、高铁血红蛋白血症、硫化血红蛋白血症等

主治语录：引起呼吸困难的原因主要是呼吸系统和心血管系统疾病。

二、发生机制及临床表现

1. 肺源性呼吸困难　肺源性呼吸困难（表1-7-2）主要是呼吸系统疾病引起的通气、换气功能障碍导致缺氧和/或二氧化碳潴留。

表 1-7-2　肺源性呼吸困难

分　类	病　因	发生机制	临床表现
吸气性呼吸困难	常见于喉部、气管、大支气管的狭窄与阻塞	三凹征主要是呼吸肌极度用力，胸腔负压增加所致	①吸气显著费力②三凹征，即胸骨上窝、锁骨上窝和肋间隙明显凹陷
呼气性呼吸困难	常见于慢性支气管炎（喘息型）、慢性阻塞性肺疾病、支气管哮喘、弥漫性泛细支气管炎等	肺泡弹性减弱和/或小支气管的痉挛或炎症所致	①呼气费力、呼气缓慢、呼吸时间明显延长②常伴呼气期哮鸣音
混合性呼吸困难	常见于重症肺炎、重症肺结核、大面积肺梗死、弥漫性肺间质疾病、大量胸腔积液、气胸、广泛性胸膜增厚等	肺或胸膜腔病变使肺呼吸面积减少导致换气功能障碍所致	①吸气期及呼气期均感呼吸费力、呼吸频率增快、深度变浅②可伴呼吸音异常或病理性呼吸音

2. 心源性呼吸困难　心源性呼吸困难（表1-7-3）主要是由

于左心衰竭和/或右心衰竭引起，尤其是左心衰竭时呼吸困难更为严重。

表 1-7-3 心源性呼吸困难

分 类	发生机制	临床特点
左心衰竭	①肺淤血，使气体弥散功能降低 ②肺泡张力增高，刺激牵张感受器，通过迷走神经反射兴奋呼吸中枢 ③肺泡弹性减退，使肺活量减少 ④肺循环压力升高对呼吸中枢的反射性刺激	①有引起左心衰竭的基础病因，如风湿性心脏病 ②呈混合性呼吸困难，活动时呼吸困难出现或加重，休息时减轻或消失，卧位明显，坐位或立位时减轻，病情较重时往往被迫采取半坐位或端坐体位呼吸 ③两肺底部或全肺出现湿啰音 ④应用强心药、利尿药和血管扩张药改善左心功能后，呼吸困难症状随之好转
右心衰竭	①右心房和上腔静脉压升高，刺激压力感受器反射性地兴奋呼吸中枢 ②血氧含量减少，乳酸、丙酮酸等代谢产物增加，刺激呼吸中枢 ③淤血性肝大、腹水和胸腔积液，使呼吸运动受限，肺交换面积减少	主要见于慢性肺源性心脏病、某些先天性心脏病或由左心衰竭发展而来
心包因素	大量心包渗液致心脏压塞或心包纤维性增厚、钙化、缩窄，使心脏舒张受限，引起体循环静脉淤血所致	可见于各种原因所致的急性或慢性心包积液

3. 中毒性呼吸困难

（1）代谢性酸中毒：出现深长而规则的呼吸，可伴有鼾音，

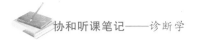

称为 Kussmaul 呼吸。

（2）中枢抑制药物和有机磷杀虫药中毒：呼吸缓慢、变浅伴有呼吸节律异常的改变如潮式呼吸（Cheyne-Stokes 呼吸）或间停呼吸（Biots 呼吸）。

（3）化学毒物中毒：一氧化碳中毒时，吸入的一氧化碳与血红蛋白结合形成碳氧血红蛋白，失去携带氧的能力导致缺氧而产生呼吸困难；亚硝酸盐和苯胺类中毒时，使血红蛋白变为高铁血红蛋白失去携带氧的能力导致缺氧；氰化物中毒时，氰离子抑制细胞色素氧化酶的活性，影响细胞呼吸作用，导致组织缺氧引起呼吸困难，严重时引起脑水肿抑制呼吸中枢。

4. 神经精神性呼吸困难

（1）神经性呼吸困难：主要是由于呼吸中枢受增高的颅内压和供血减少的刺激，使呼吸变为慢而深，并常伴有呼吸节律的改变，如双吸气（抽泣样呼吸）、呼吸遏制（吸气突然停止）等。常见于脑出血、脑炎等。

（2）精神性呼吸困难：主要表现为呼吸频率快而浅，伴有叹息样呼吸或出现手足抽搐。常见于焦虑症、癔症。

5. 血源性呼吸困难　多由红细胞携氧量减少，血氧含量降低所致。表现为呼吸浅，心率快。常见于重度贫血、高铁血红蛋白血症、硫化血红蛋白血症等。

主治语录：诱发呼吸困难的本质原因是氧气的供需不平衡及二氧化碳潴留。

三、伴随症状

1. 发作性呼吸困难伴哮鸣音，多见于支气管哮喘、心源性哮喘；突发性重度呼吸困难见于急性喉水肿、气管异物、大面积肺栓塞、自发性气胸等。

2. 伴发热，多见于肺炎、肺脓肿、肺结核、胸膜炎、急性心包炎等。

3. 伴一侧胸痛，见于大叶性肺炎、急性渗出性胸膜炎、肺栓塞、自发性气胸、急性心肌梗死等。

4. 伴咳嗽、咳痰，见于慢性阻塞性肺疾病、肺炎、支气管扩张、肺脓肿等。

5. 伴意识障碍，见于脑出血、脑膜炎、糖尿病酮症酸中毒、尿毒症、肺性脑病等。

第八章　胸　　痛

一、病因

见表 1-8-1。

表 1-8-1　胸痛的病因

病　因	常见疾病
胸壁疾病	急性皮炎、皮下蜂窝织炎、带状疱疹、肋间神经炎、肋软骨炎、流行性肌炎、肋骨骨折、多发性骨髓瘤、急性白血病等
心血管疾病	心绞痛、心肌梗死、肥厚型心肌病、主动脉狭窄、急性心包炎、胸主动脉夹层动脉瘤、肺梗死、肺动脉高压等
呼吸系统疾病	胸膜炎、胸膜肿瘤、自发性气胸、血胸、支气管炎、支气管肺癌等
纵隔疾病	纵隔炎、纵隔气肿、纵隔肿瘤等
其他	过度通气综合征、痛风、食管炎、食管癌、食管裂孔疝、膈下脓肿、肝脓肿、脾梗死以及神经症等

二、临床表现

（一）发病年龄

青壮年胸痛多考虑结核性胸膜炎、气胸、心肌炎、心肌病、风心病。40 岁以上注意心绞痛、心肌梗死和支气管肺癌。

（二）胸痛部位

1. 胸壁疾病　胸痛常固定在病变部位，且局部有压痛。

（1）胸壁皮肤的炎症性病变：局部可有红、肿、热、痛。

（2）带状疱疹：可见成簇的水疱沿一侧肋间神经分布伴剧痛，且疱疹不超过体表中线。

（3）肋骨炎：常在第1、2肋软骨处见单个或多个隆起，局部有压痛、但无红肿表现。

2. 心绞痛及心肌梗死　疼痛多在胸骨后方和心前区或剑突下，可向左肩和左臂内侧放射。可放射于左颈或面颊部，误认为牙痛。

3. 夹层动脉瘤　疼痛多位于胸背部，向下放射至下腹、腰部与两侧腹股沟和下肢。

4. 胸膜炎　疼痛多在胸侧部。

5. 食管及纵隔病变　胸痛多在胸骨后。

6. 肝胆疾病及膈下脓肿　胸痛多在右下胸，侵犯膈肌中心部时疼痛放射至右肩部。

7. 肺尖部肺癌　疼痛多以肩部、腋下为主，向上肢内侧放射。

（三）胸痛性质

胸痛的程度可呈剧烈、轻微和隐痛。胸痛的性质可有多种多样。

1. 带状疱疹呈刀割样或灼热样剧痛。

2. 食管炎呈烧灼痛。

3. 肋间神经痛呈阵发性灼痛或刺痛。

4. 心绞痛呈绞窄样痛并有重压窒息感，心肌梗死则疼痛更剧烈并有恐惧、濒死感。

5. 气胸发病初期有撕裂样疼痛。

6. 胸膜炎呈隐痛、钝痛和刺痛。

7. 夹层动脉瘤呈突然发生胸背部撕裂样剧痛或锥痛。

8. 肺梗死可为突然发生胸部剧痛或绞痛，常伴呼吸困难与发绀。

（四）疼痛持续时间

1. **阵发性**　平滑肌痉挛或血管狭窄缺血所致的疼痛。

2. **持续性**　炎症、肿瘤、栓塞或梗死所致疼痛。

（五）影响疼痛因素

1. 心绞痛发作可在劳力或精神紧张时诱发，休息后或含服硝酸甘油或硝酸异山梨酯后于数分钟内缓解，而对心肌梗死所致疼痛则服上述药物无效。

2. 食管疾病多在进食时发作或加剧，服用抗酸药和促动力药物可减轻或消失。

3. 胸膜炎及心包炎的胸痛可因咳嗽或用力呼吸而加剧。

三、伴随症状

1. **伴有咳嗽、咳痰和/或发热**　常见于气管、支气管和肺部疾病。

2. **伴呼吸困难**　常提示病变累及范围较大，如大叶性肺炎、自发性气胸、渗出性胸膜炎和肺栓塞等。

3. **伴咯血**　主要见于肺栓塞、支气管肺癌。

4. **伴苍白、大汗、血压下降或休克**　多见于心肌梗死、夹层动脉瘤、主动脉窦瘤破裂和大块肺栓塞。

5. **伴吞咽困难**　多提示食管疾病，如反流性食管炎等。

第九章 心 悸

心悸是一种自觉心脏跳动的不适感或心慌感。当心率加快时感到心脏跳动不适，心率缓慢时则感到搏动有力。心率和心律正常者亦可有心悸。

一、病因

1. 心脏搏动增强

（1）生理性

1）健康人在剧烈运动或精神过度紧张时。

2）饮酒、喝浓茶或咖啡后。

3）应用某些药物，如肾上腺素、麻黄素、咖啡因、阿托品、甲状腺素片等。

4）妊娠。

（2）病理性

1）心室肥大：如高血压性心脏病、主动脉瓣关闭不全、二尖瓣关闭不全等引起的左心室肥大，心脏收缩力增强，可引起心悸。

2）其他疾病：①甲状腺功能亢进。②贫血。以急性失血时心悸为明显。贫血时代偿性增加心率。③发热。基础代谢率增高，心率加快、心排血量增加。④低血糖症、嗜铬细胞瘤。肾上腺素释放增多，心率加快。

2. 心律失常

（1）心动过速：各种原因引起的窦性心动过速、阵发性室

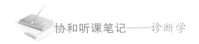

上性或室性心动过速等，均可发生心悸。

（2）心动过缓：心率缓慢，舒张期延长，心室充盈度增加，心搏强而有力，引起心悸。

（3）期前收缩、心房扑动或颤动等：心脏跳动不规则或有一段间歇，使患者感到心悸，甚至有停跳感觉。

3. 心力衰竭　均可引起心悸。

4. 心脏神经官能症

（1）心脏本身并无器质性病变。

（2）多见于青年女性。

（3）临床表现除心悸外尚常有心率加快、心前区或心尖部隐痛，以及疲乏、失眠、头晕、头痛、耳鸣、记忆力减退等神经衰弱表现，且在焦虑、情绪激动等情况下更易发生。

5. β受体亢进综合征　易在紧张时发生。应用普萘洛尔后心电图改变后恢复正常，显示其改变为功能性。

6. 更年期综合征　心悸是其中一个症状。

7. 其他　胸腔大量积液、高原病、胆心综合征等，也可出现心悸。

二、发生机制

一般认为心脏活动过度是心悸发生的基础，常与心率、心律、心肌收缩力及心搏出量改变有关。

主治语录：心悸的发生受血流动力学、心律失常、神经体液调节和神经精神因素的影响。

三、伴随症状

1. 伴心前区疼痛　见于心绞痛、心肌梗死、心肌炎、心包炎，亦可见于心脏神经官能症等。

2. 伴发热　见于急性传染病、风湿热、心肌炎、心包炎、感染性心内膜炎等。

3. 伴晕厥或抽搐　见于窦性停搏、高度房室传导阻滞、室性心动过速、病态窦房结综合征等。

4. 伴贫血　见于各种原因引起的急性失血，此时常有虚汗、脉搏微弱、血压下降或休克。慢性贫血，心悸多在劳累后较明显。

5. 伴呼吸困难　见于急性心肌梗死、心肌炎、心包炎、心力衰竭、重症贫血等。

6. 伴消瘦及出汗　见于甲状腺功能亢进症。

7. 伴发绀　见于先天性心脏病、右心功能不全和休克。

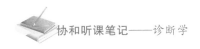

第十章 恶心与呕吐

恶心为上腹部不适和紧迫欲吐的感觉，可伴有迷走神经兴奋的症状，如皮肤苍白、出汗、流涎、血压降低及心动过缓等，常为呕吐的前奏。呕吐是通过胃的强烈收缩迫使胃或部分小肠的内容物经食管、口腔而排出体外的现象。两者均为复杂的反射动作，可由多种原因引起。

一、病因

1. 反射性呕吐

（1）咽部受到刺激。

（2）胃、十二指肠疾病：急、慢性胃炎，消化性溃疡，功能性消化不良，急性胃扩张，幽门梗阻及十二指肠壅滞症等。

（3）肠道疾病：急性阑尾炎、各型肠梗阻、急性出血坏死性肠炎、腹型过敏性紫癜。

（4）肝胆胰疾病：急性肝炎、肝硬化、肝淤血、急慢性胆囊炎或胰腺炎等。

（5）腹膜及肠系膜疾病：如急性腹膜炎。

（6）其他疾病：如肾输尿管结石、急性肾盂肾炎、急性盆腔炎、异位妊娠破裂等。心肌梗死、心力衰竭、内耳迷路病变、青光眼、屈光不正等亦可出现恶心、呕吐。

2. 中枢性呕吐

（1）神经系统疾病

1）颅内感染：各种脑炎、脑膜炎、脑脓肿。

2）脑血管疾病：脑出血、脑栓塞、脑血栓形成、高血压脑病及偏头痛等。

3）颅脑损伤：脑挫裂伤、颅内血肿、蛛网膜下腔出血等。

4）癫痫：特别是持续状态。

（2）全身性疾病：尿毒症，糖尿病酮症酸中毒，甲状腺危象，肾上腺皮质功能不全。低血糖、低钠血症及早孕均可引起呕吐。

（3）药物：某些抗生素、抗癌药、洋地黄、吗啡等可因兴奋呕吐中枢而致呕吐。

（4）中毒：乙醇、重金属、一氧化碳、有机磷农药、鼠药等中毒均可引起呕吐。

（5）精神因素：胃神经官能症、癔症、神经性厌食等。

3. 前庭障碍呕吐　呕吐伴有听力障碍、眩晕等症状者，需考虑前庭障碍性呕吐。常见疾病有迷路炎、梅尼埃病、晕动病。

二、发生机制

1. 呕吐过程可分三个阶段　<u>恶心、干呕与呕吐</u>。

✎主治语录：有些呕吐可无恶心或干呕的先兆。

2. 呕吐中枢位于延髓

（1）神经反射中枢，即呕吐中枢：接受来自消化道、大脑皮质、内耳前庭、冠状动脉以及化学感受器触发带的传入冲动。

（2）化学感受器触发带：接受各种外来的化学物质或药物（如阿扑吗啡、洋地黄、依米丁等）与内生代谢产物（如感染、酮中毒，尿毒症等）的刺激，并由此引发出神经冲动，传至呕吐中枢再引起呕吐。

✎主治语录：呕吐与反食不同，后者系指无恶心与呕吐的协调动作而胃内容物经食管、口腔溢出体外。

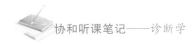

三、临床表现

见表 1-10-1。

表 1-10-1　呕吐的临床表现

项　目	临床表现	常见疾病
呕吐时间	晨起呕吐	早期妊娠、尿毒症、慢性酒精中毒或功能性消化不良、鼻窦炎
	晚上或夜间呕吐	幽门梗阻
呕吐与进食的关系	进食过程中或餐后即刻呕吐	幽门管溃疡或精神性呕吐
	延迟性呕吐（餐后 1 小时以上）	胃张力下降或胃排空延迟
	餐后较久或数餐后	幽门梗阻，呕吐物可有隔夜宿食
	餐后近期呕吐，集体发病	多见于食物中毒
呕吐的特点	进食后立即呕吐，恶心很轻或缺如，吐后又可进食，长期反复发作而营养状态不受影响	神经官能性呕吐
	喷射状呕吐	颅内高压性疾病
呕吐物的性质	带发酵、腐败气味	胃潴留
	带粪臭味	低位小肠梗阻
	不含胆汁	梗阻平面多在十二指肠乳头以上
	含多量胆汁	梗阻平面多在十二指肠乳头以下
	含有大量酸性液体	促胃液素瘤或十二指肠溃疡；无酸味者可能为贲门狭窄或贲门失弛缓症
	咖啡色样呕吐物	上消化道出血

四、伴随症状

1. 伴腹痛、腹泻　多见于急性胃肠炎、霍乱、副霍乱、细菌性食物中毒及其他原因引起的急性食物中毒。

2. 伴右上腹痛及发热、寒战或有黄疸　应考虑急性胆囊炎或胆石症。

3. 伴头痛及喷射性呕吐　常见于颅内高压症或青光眼。

4. 伴眩晕、眼球震颤　见于前庭器官疾病。

5. 应用阿司匹林、某些抗生素及抗癌药物　呕吐可能与药物副作用有关。

6. 已婚育龄妇女早晨呕吐　应注意早孕。

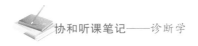

第十一章 吞咽困难

吞咽困难是指食物从口腔至胃、贲门运送过程中受阻而产生咽部、胸骨后或剑突部位的梗阻停滞感觉。

一、病因

1. 机械性吞咽困难

（1）腔内因素：食团过大或食管异物。

（2）管腔狭窄：口咽部炎症、食管良性狭窄、恶性肿瘤、食管蹼、黏膜环。

（3）外压性狭窄：咽后壁肿块或脓肿、甲状腺极度肿大、纵隔占位病变。

2. 动力性吞咽困难

（1）吞咽启动困难：口咽肌麻痹；口腔咽部炎症、脓肿；唾液缺乏。

（2）咽、食管横纹肌功能障碍：延髓麻痹、运动神经元疾病、重症肌无力、肉毒杆菌食物中毒、有机磷农药中毒、多发性肌炎、皮肌炎、甲亢性肌病等。

（3）食管平滑肌功能障碍：系统性硬化症、糖尿病或酒精中毒性肌病、食管痉挛、贲门失弛缓症等。

（4）其他：狂犬病、破伤风、肉毒杆菌食物中毒、缺铁性吞咽困难等。

二、发生机制

1. 机械性吞咽困难 吞咽食物的管腔发生狭窄引起的吞咽

困难。

2. 运动性吞咽困难 随意的吞咽动作发生困难，伴随一系列吞咽反射性运动障碍，使食物从口腔不能顺利运递至胃。

主治语录： 以上两种吞咽困难有时可存在于同一疾病当中，但以其中某一机制为突出。

三、伴随症状

1. 伴声嘶 多见于食管癌纵隔浸润等。
2. 伴呛咳 见于脑神经疾病等。
3. 伴呃逆 见于贲门失弛缓症、膈疝等。
4. 伴吞咽疼痛 见于口咽炎或溃疡。
5. 伴胸骨后疼痛 见于食管炎、食管溃疡等。
6. 伴反酸、胃灼热 提示胃食管反流病。
7. 伴哮喘和呼吸困难 见于纵隔肿物、大量心包积液等。

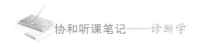

第十二章 呕 血

呕血是指上消化道疾病（指十二指肠悬韧带以上的消化器官，包括食管、胃、十二指肠、肝、胆、胰及胃空肠吻合术后的空肠上段疾病）或全身性疾病所致的急性上消化道出血，血液经口腔呕出。常伴有黑便，严重时可有急性周围循环衰竭的表现。

主治语录： 胃内储血量一般达 250~300ml 时即能引起呕血。呕血开始时，表明胃中已有 300ml 左右的出血量。

一、病因与发生机制

1. 消化系统疾病

（1）食管疾病，反流性食管炎、食管憩室炎、食管癌、食管异物、食管贲门黏膜撕裂综合征、食管损伤等。

（2）胃及十二指肠疾病，最常见消化性溃疡。

（3）门静脉高压引起的食管-胃底静脉曲张破裂或门静脉高压性胃病出血。

2. 上消化道邻近器官或组织的疾病

胆道结石、胆道蛔虫、胆囊癌、胆管癌及壶腹癌出血均可引起大量血液流入十二指肠导致呕血。

3. 全身性疾病

（1）血液系统疾病：血小板减少性紫癜、过敏性紫癜、白血病、血友病、霍奇金淋巴瘤、遗传性毛细血管扩张症、弥散性血管内凝血及其他凝血机制障碍等。

（2）感染性疾病：流行性出血热、钩端螺旋体病、登革热、暴发型肝炎、败血症等。

（3）结缔组织病：系统性红斑狼疮、皮肌炎、结节性多动脉炎累及上消化道。

（4）其他：尿毒症、肺源性心脏病、呼吸衰竭等。

二、临床表现

1. 呕血与黑便

（1）出血量多、在胃内停留时间短、出血位于食管则血色鲜红或混有凝血块，或为暗红色；当出血量较少或在胃内停留时间长，则因血红蛋白与胃酸作用形成酸化正铁血红蛋白，呕吐物可呈咖啡渣样棕褐色。

（2）呕血的同时因部分血液经肠道排出体外，可形成黑便。

2. 失血性周围循环衰竭　失血量大时可导致。失血时机体表现，见表 1-12-1。

表 1-12-1　失血时机体表现

出血量占循环血容量的比例	机体表现
<10%	一般无明显临床表现
10%~20%	头晕、无力等，多无血压、脉搏等变化
21%~30%	冷汗、四肢厥冷、心悸、脉搏增快等急性失血症状
>30%	神志不清、面色苍白、心率加快、脉搏细弱、血压下降、呼吸急促等急性周围循环衰竭的表现

3. 血液学改变　出血早期可无明显血液学改变，出血 3~4 小时以后由于组织液的渗出及输液等情况，血液被稀释，血红蛋白及血细胞比容逐渐降低。

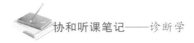

4. 其他　大量呕血可出现氮质血症、发热等表现。

三、伴随症状

1. 伴上腹痛　慢性反复发作的上腹痛，具有一定的周期性与节律性，多为消化性溃疡；中老年人，慢性上腹痛，疼痛无明显规律性并有厌食及消瘦者，应警惕胃癌。

2. 伴肝脾大　脾大、皮肤蜘蛛痣、肝掌、腹壁静脉怒张或有腹水，提示肝硬化门静脉高压；出现肝区疼痛、肝大、质地坚硬、表面凹凸不平或有结节，提示肝癌。

3. 伴黄疸　黄疸、寒战、发热、右上腹绞痛者，可能为化脓性胆管炎；黄疸、发热及全身皮肤黏膜有出血倾向者，见于某些感染性疾病如败血症及钩端螺旋体病等。

4. 皮肤黏膜出血　提示血液疾病及凝血功能障碍。

主治语录：

1. 提示呕血停止的判断

（1）经数小时对呕血者的观察，无新的呕血与便血，脉搏、血压平稳。

（2）只呕血一次，在 48 小时再无继续呕血，可能出血停止。

（3）患者各方面情况都正常。

2. 提示继续呕血的判断

（1）输血给液之后休克症状不见好转。

（2）呕血呈鲜红色，肠鸣音亢进，黑便增多而呈暗红色。

（3）病程短而又继续恶化。

（4）红细胞计数、血红蛋白量继续下降。

（5）补充液体已足量，但血尿素氮继续升高。

第十三章 便 血

便血是指消化道出血，血液由肛门排出。便血颜色可呈鲜红、暗红或黑色，少量出血不造成粪便颜色改变，需经隐血试验才能确定者，称为隐血。

一、病因

1. 下消化道疾病

（1）小肠疾病：肠结核、肠伤寒、急性出血性坏死性肠炎、钩虫病、Crohn 病、小肠肿瘤、小肠血管瘤、空肠憩室炎或溃疡、Meckel 憩室炎或溃疡、肠套叠等。

（2）结肠疾病：急性细菌性痢疾、阿米巴痢疾、血吸虫病、溃疡性结肠炎、结肠憩室炎、结肠癌、结肠息肉等。

（3）直肠肛管疾病：直肠肛管损伤、非特异性直肠炎、放射性直肠炎、直肠息肉、直肠癌、痔、肛裂、肛瘘等。

（4）肠道血管畸形：血管瘤、毛细血管扩张症、血管畸形、血管退行性变、缺血性肠炎、痔等。

2. 上消化道疾病　视出血的量与速度的不同，可表现为便血或黑便。

3. 全身性疾病　白血病、血小板减少性紫癜、血友病、遗传性毛细血管扩张症、维生素 C 及维生素 K 缺乏症、严重的肝脏疾病、尿毒症、肾综合征出血热、败血症等。

二、临床表现

便血颜色可因出血部位不同、出血量的多少，以及血液在

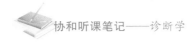

肠腔内停留时间的长短而异。便血特点见表 1-13-1。

表 1-13-1 便血特点

病因或出血部位	便血特点
下消化道出血	如出血量多则呈鲜红，若停留时间较长，则可为暗红色。粪便可全为血液或粪便混合
肛门或肛管疾病出血	血色鲜红不与粪便混合，仅黏附于粪便表现或于排便后有鲜血滴出或喷射出
上消化道或小肠出血并在肠内停留时间较长	柏油便：因红细胞破坏后，血红蛋白在肠道内与硫化物结合形成硫化亚铁，使粪便呈黑色，更由于附有黏液而发亮，类似柏油
服用铋剂、铁剂、炭粉及中药等药物	灰黑色无光泽，且隐血试验阴性
急性出血性坏死性肠炎	洗肉水样血便，并有特殊的腥臭味
阿米巴痢疾	暗红色果酱样的脓血便
急性细菌性痢疾	有黏液的脓性鲜血便

主治语录： 细致观察血性粪便的颜色、性状及气味等对寻找病因及确立诊断有极大帮助。

少量的消化道出血，每天 5~10ml 以内者，无肉眼可见的粪便颜色改变，需用隐血试验才能确定者称为隐血便。一般的隐血试验虽敏感性高，但有一定假阳性，故应结合临床其他表现如长期慢性贫血才能确定其意义。

主治语录： 痔疮便血在排便时喷射状流出或便后滴血；肛裂便血量少，但肛门疼痛较剧。直肠息肉出血，便血量不大，血液附在大便表面，有时粪便变细呈条状或有压迹。痢疾便血呈脓血便，便次多，伴左下腹痛。

三、伴随症状

1. 伴腹痛　除见于消化性溃疡、胆道出血、细菌性痢疾、阿米巴痢疾、溃疡性结肠炎、急性出血性坏死性肠炎、结直肠肿瘤外，腹痛伴便血还可见于肠套叠、肠系膜血栓形成或栓塞等。

2. 伴里急后重　提示肛门、直肠疾病，见于痢疾、直肠炎及直肠癌。

3. 伴发热　常见于传染性疾病，也见于部分恶性肿瘤。

4. 伴全身出血倾向　见于急性传染性疾病及血液疾病。

5. 伴皮肤改变　皮肤有蜘蛛痣及肝掌者，便血可能与肝硬化门静脉高压有关。皮肤黏膜有毛细血管扩张，提示便血可能由遗传性毛细血管扩张症所致。

6. 伴腹部肿块　应考虑结肠癌、肠结核、肠道恶性淋巴瘤、肠套叠及克罗恩（Crohn）病等。

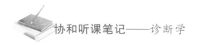

第十四章 腹 痛

一、病因

见表 1-14-1。

表 1-14-1 腹痛的病因

急性腹痛	慢性腹痛
①腹腔器官急性炎症：急性胃炎、急性肠炎、急性胰腺炎、急性出血坏死性肠炎、急性胆囊炎等	①腹腔脏器的慢性炎症：慢性胃炎、慢性胆囊炎及胆道感染、慢性胰腺炎、结核性腹膜炎、溃疡性结肠炎、克罗恩病等
②空腔脏器阻塞或扩张：肠梗阻、胆道结石、胆道蛔虫病、泌尿系结石梗阻等	②消化道运动障碍：胃肠痉挛、扩张或胃肠、胆道运动障碍等
③脏器扭转或破裂：肠扭转、肠绞窄、肠系膜或大网膜扭转、卵巢扭转、肝破裂、脾破裂、异位妊娠破裂等	③胃、十二指肠溃疡
④腹膜炎症：多由胃肠穿孔引起，少部分为自发性腹膜炎	④腹腔脏器的扭转或梗阻：慢性胃、肠扭转、十二指肠雍滞症等
⑤腹腔内血管阻塞：缺血性肠病、夹层腹主动脉瘤等	⑤脏器包膜的牵张：实质性器官因病变肿胀，导致包膜张力增加而发生的腹痛，如肝淤血、肝炎、肝脓肿、肝癌等
⑥腹壁疾病：腹壁挫伤、脓肿及腹壁带状疱疹等	⑥中毒与代谢障碍：铅中毒、尿毒症等
⑦胸部疾病所致的牵涉性疼痛：大叶性肺炎、肺梗死、心绞痛、心肌梗死、急性心包炎、胸膜炎、食管裂孔疝、胸椎结核或肿瘤等	⑦肿瘤压迫及浸润：以恶性肿瘤居多，与肿瘤长大，压迫与浸润感觉神经有关
⑧全身性疾病所致的腹痛：腹型过敏性紫癜、尿毒症、铅中毒、血卟啉病等	

主治语录：腹痛可能涉及某些紧急的、严重的、致命的疾病。延误诊断可以造成非常严重的后果，甚至造成病人的死亡。因此，对待腹痛要"如履薄冰、如临深渊"，谨慎负责，决不可掉以轻心。

二、发生机制

见表 1-14-2。

表 1-14-2　腹痛的发生机制

项　目	内脏性腹痛	躯体性腹痛	牵涉痛
疼痛部位	疼痛部位不确切，接近腹中线	定位准确，可在腹部一侧	定位明确
程度、性质	感觉模糊，多为疼挛、不适、钝痛、灼痛	程度剧烈而持续	疼痛剧烈
伴随症状及加重、缓解因素	常伴恶心、呕吐、出汗等其他自主神经兴奋症状	可有局部腹肌强直，腹痛可因咳嗽、体位变化而加重	有压痛、肌紧张及感觉过敏

三、临床表现

见表 1-14-3。

表 1-14-3　腹痛的临床表现

项　目	临床表现
腹痛部位	一般多为病变所在部位

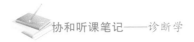

续　表

项　目	临床表现	
腹痛特点	突发的中上腹剧烈刀割样痛、烧灼样痛	胃、十二指肠溃疡穿孔
	中上腹持续性剧痛或阵发性加剧	急性胃炎、急性胰腺炎
	阵发性绞痛，相当剧烈	胆石症或泌尿系结石
	阵发性剑突下钻顶样疼痛	胆道蛔虫病
	持续性、广泛性剧烈腹痛伴腹壁肌紧张或板样强直	急性弥漫性腹膜炎
	隐痛或钝痛	内脏性疼痛，多由胃肠张力变化或轻度炎症引起
	胀痛	实质脏器的包膜牵张
诱发因素	胆囊炎或胆石症发作	进油腻食物史
	急性胰腺炎	酗酒、暴饮暴食史
	部分机械性肠梗阻	多与腹部手术有关
	肝、脾破裂	腹部受暴力作用并有休克
发作时间	餐后痛	胆胰疾病、胃部肿瘤或消化不良
	周期性、节律性上腹痛	胃、十二指肠溃疡
	腹痛与月经来潮相关	子宫内膜异位
	月经间期腹痛	卵泡破裂
与体位的关系	胃黏膜脱垂	左侧卧位可使疼痛减轻
	十二指肠壅滞症	膝胸或俯卧位可使腹痛及呕吐等症状缓解
	胰腺癌	仰卧位时疼痛明显，前倾位或俯卧位时减轻
	反流性食管炎	躯体前屈时明显，直立位时减轻

主治语录：十二指肠溃疡穿孔好发于十二指肠球部前壁，胃溃疡穿孔多发于小弯。

四、伴随症状

1. 伴发热、寒战　提示有炎症存在，见于急性胆道感染、胆囊炎、肝脏肿、腹腔脓肿，也可见于腹腔外感染性疾病。

2. 伴恶心呕吐　腹痛与呕吐的关系，区别反射性、梗阻性、感染中毒性、神经精神性。

3. 伴休克同时有贫血　可能是腹腔脏器破裂（如肝、脾或异位妊娠破裂）。无贫血者则见于胃肠穿孔、绞窄性肠梗阻、肠扭转、急性出血坏死性膜腺炎等。也见于腹腔外疾病，如心肌梗死、大叶性肺炎。

4. 伴呕吐、反酸　提示食管、胃肠病变，呕吐量大提示胃肠道梗阻；伴反酸、嗳气则提示胃、十二指肠溃疡或胃炎。

5. 伴黄疸　可能与肝胆胰疾病有关。急性溶血性贫血也可出现腹痛与黄疸。

6. 伴腹泻　提示消化吸收障碍或肠道炎症、溃疡或肿瘤。

7. 伴血尿　可能为泌尿系疾病，如泌尿系结石。

主治语录：腹痛问诊时需特别注意：部位、性质、程度、时间与时相、诱发因素、加重和缓解因素、伴随症状、相关病史。

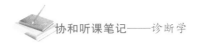

第十五章　腹　　泻

腹泻指排便次数增多，粪质稀薄，或带有黏液、脓血或未消化的食物。如解液状便，每天 3 次以上，或每天粪便总量大于 200g，其中粪便含水量大于 80%，则可认为是腹泻。

腹泻可分为急性与慢性 2 种，超过 2 个月者属慢性腹泻。

一、病因

1. 急性腹泻

（1）肠道疾病：常见的是由病毒、细菌、真菌、原虫、蠕虫等感染所引起的肠炎及急性出血性坏死性肠炎。还有 Crohn 病或溃疡性结肠炎急性发作、急性缺血性肠病等。亦可见于抗生素相关性小肠、结肠炎。

（2）急性中毒：服食毒蕈、河豚、鱼胆及化学药物如砷、磷、铅、汞等引起的腹泻。

（3）全身性感染：败血症、伤寒或副伤寒、钩端螺旋体病等。

（4）其他：如变态反应性肠炎、过敏性紫癜、服用某些药物如氟尿嘧啶、利血平及新斯的明等引起腹泻。

2. 慢性腹泻

（1）消化系统疾病

1）胃部疾病：如慢性萎缩性胃炎、胃大部切除后胃酸缺乏等。

2）肠道感染：如肠结核、慢性细菌性痢疾、慢性阿米巴痢疾、血吸虫病、肠鞭毛原虫病、钩虫病、绦虫病等。

3）肠道非感染性病变：如 Crohn 病、溃疡性结肠炎、结肠多发性息肉、吸收不良综合征。

4）肠道肿瘤：结肠绒毛状腺瘤及小肠、结肠恶性肿瘤，如癌肿、恶性淋巴瘤等。

5）胰腺疾病：慢性胰腺炎、胰腺癌、胰腺广泛切除等。

6）肝胆疾病：肝硬化、胆汁淤积性黄疸、慢性胆囊炎与胆石症等。

主治语录：顽固性腹泻还可能是结肠癌或直肠癌的一个主要的临床表现。

（2）全身性疾病

1）内分泌及代谢障碍疾病：如甲状腺功能亢进、肾上腺皮质功能减退、促胃液素瘤、血管活性肠肽瘤、类癌综合征及糖尿病性肠病。

2）其他系统疾病：系统性红斑狼疮、硬皮病、尿毒症、放射性肠炎等。

3）药物副作用：如利血平、甲状腺素、洋地黄类药物、考来烯胺、某些抗肿瘤药物和抗生素等。

4）神经功能紊乱：如肠易激综合征。

二、发生机制

见表 1-15-1。

表 1-15-1 腹泻的发生机制

分　类	发生机制	常见病因
分泌性腹泻	胃肠黏膜分泌过多的液体，超过肠黏膜吸收能力	霍乱弧菌感染、某些胃肠道内分泌肿瘤如胃泌素瘤、VIP 瘤

续　表

分　类	发生机制	常见病因
渗透性腹泻	肠内容物渗透压增高，阻碍肠内水分与电解质的吸收	乳糖酶缺乏、服用盐类泻剂或甘露醇等引起的腹泻
渗出性腹泻	黏膜炎症渗出大量黏液、脓血而致腹泻	炎症肠道疾病、感染性肠炎、缺血性肠炎、放射性肠炎
动力性腹泻	肠蠕动亢进致肠内食糜停留时间缩短，未被充分吸收	肠炎、胃肠功能紊乱及甲状腺功能亢进等
吸收不良性腹泻	肠黏膜的吸收面积减少或吸收障碍	小肠大部分切除、吸收不良综合征等

🖋 **主治语录：腹泻病例往往不是单一的机制致病，可涉及多种原因，仅以其中之一机制占优势。**

三、临床表现

1. 起病及病程

（1）急性腹泻：多为感染或食物中毒所致。

（2）慢性腹泻：多见于慢性感染、非特异性炎症、吸收不良、肠道肿瘤或神经功能紊乱等。

2. 腹泻次数及粪便性质　见表 1-15-2。

表 1-15-2　腹泻次数及粪便性质

病　因	腹泻次数及粪便性质
急性感染性腹泻	每天排便数次甚至数十次，多呈糊状或水样便，少数为脓血便
慢性腹泻	每天排便次数增多，可为稀便，亦可带黏液、脓血
肠易激综合征	粪便中带黏液而无异常发现
阿米巴痢疾	暗红色或果酱样

3. 腹泻与腹痛的关系

（1）急性腹泻常有腹痛，尤以感染性腹泻较为明显。

（2）小肠疾病的腹泻疼痛常在脐周，便后腹痛缓解不明显。

（3）结肠疾病则疼痛多在下腹，且便后疼痛常可缓解。

（4）分泌性腹泻往往无明显腹痛。

四、伴随症状

1. 伴发热　可见于急性细菌性痢疾、伤寒或副伤寒、肠结核、肠道恶性淋巴瘤、Crohn 病、溃疡性结肠炎急性发作期、败血症等。

2. 伴里急后重　见于直肠乙状结肠为主者，如细菌性痢疾、直肠炎症或肿瘤等。

3. 伴明显消瘦　多见于小肠病变为主者，如胃肠道恶性肿瘤、肠结核及吸收不良综合征。

4. 伴皮疹或皮下出血　见于败血症、伤寒或副伤寒、麻疹、过敏性紫癜、糙皮病等。

5. 伴腹部包块　见于胃肠恶性肿瘤、肠结核、Crohn 病及血吸虫性肉芽肿。

6. 伴重度失水　常见于分泌性腹泻，如霍乱、细菌性食物中毒或尿毒症等。

7. 伴关节痛或肿胀　见于 Crohn 病、溃疡性结肠炎、系统性红斑狼疮、肠结核、Whipple 病等。

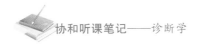

第十六章　便　　秘

便秘是指大便次数减少，一般每周少于 3 次，排便困难，粪便干结。

一、病因

1. 功能性便秘

（1）进食量少、食物缺乏纤维素或水分不足，对结肠运动的刺激减少。

（2）因工作紧张、生活节奏过快、工作性质和时间变化、精神因素等忽视或抑制便意。

（3）老年体弱，活动过少，肠痉挛致排便困难。

（4）肠易激综合征，系由结肠及乙状结肠痉挛引起，部分患者可表现为便秘与腹泻交替。

（5）腹肌及盆腔肌张力差，排便推动力不足，难于将粪便排出体外。

（6）滥用泻药，形成药物依赖，造成便秘。

2. 器质性便秘

（1）直肠与肛门病变引起肛门括约肌痉挛、排便疼痛造成惧怕排便，如痔疮、肛裂、肛周脓肿和溃疡；直肠炎等。

（2）局部病变导致排便无力，如大量腹水、膈肌麻痹、系统性硬化症、肌营养不良等。

（3）结肠良性或恶性肿瘤、各种原因的肠梗阻、肠粘连、Crohn 病、先天性巨结肠症等。

（4）腹腔或盆腔内肿瘤的压迫（如子宫肌瘤）。

（5）全身性疾病使肠肌松弛，排便无力，如尿毒症、糖尿病、甲状腺功能减退症。

（6）应用吗啡类药、抗胆碱能药、钙通道阻滞药、神经阻滞药、镇静药、抗抑郁药以及含钙、铝的制酸剂等使肠肌松弛引起便秘。

二、发生机制

1. 排便过程

（1）粪团在直肠内膨胀所致的机械性刺激，引起便意及排便反射和随后一系列肌肉活动。

（2）直肠平滑肌的推动性收缩。

（3）肛门内、外括约肌的松弛。

（4）腹肌与膈肌收缩使腹压增高，最后将粪便排出体外。

2. 便秘发生机制

（1）摄入食物过少或纤维素及水分不足，致肠内的食糜和粪团的量不足以刺激肠道的正常蠕动。

（2）各种原因引起的肠道内肌肉张力减低和蠕动减弱。

（3）肠蠕动受阻碍致肠内容物滞留而不能下排，如肠梗阻。

（4）排便过程的神经及肌肉活动障碍，如排便反射减弱或消失、肛门括约肌痉挛、腹肌及膈肌收缩力减弱等。

三、临床表现

1. 急性便秘　多有腹痛、腹胀，甚至恶心、呕吐，多见于各种原因的肠梗阻。

2. 慢性便秘

（1）多无特殊表现。

（2）严重者排出粪便坚硬如羊粪，排便时可有左腹部或下

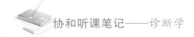

腹痉挛性疼痛与下坠感，常可在左下腹触及痉挛的乙状结肠。

（3）长期便秘者可因痔加重及肛裂而有大便带血或便血，患者亦可因此紧张、焦虑。

（4）慢性习惯性便秘多发生于中老年人，尤其是经产妇女，可能与肠肌、腹肌与盆底肌的张力降低有关。

四、伴随症状

1. 伴呕吐、腹胀、肠绞痛　可能为各种原因引起的肠梗阻。

2. 伴腹部肿块　应注意结肠肿瘤，但勿将左下腹痉挛的乙状结肠误认为肿瘤，痉挛或充盈的乙状结肠触诊似腊肠状，可随排便而消失。肠结核及 Crohn 病等亦可因肠粘连形成肿块。

3. 便秘与腹泻交替　应注意肠结核、肠易激综合征等。

4. 伴生活条件改变、精神紧张出现便秘　多为功能性便秘。

第十七章　黄　　疸

一、概述

1. **相关概念**　黄疸是由于血清中胆红素升高致使皮肤、黏膜和巩膜发黄的症状和体征。胆红素正常参考值如下。

（1）总胆红素（TB）：1.7~17.1 μmol/L（0.1~1.0mg/dl）。

（2）结合胆红素（CB）：0~3.42 μmol/L（0~0.2mg/dl）。

（3）非结合胆红素（UCB）：1.7~13.68 μmol/L（0.1~0.8mg/dl）。

（4）胆红素在 17.1~34.2 μmol/L，临床不易察觉，称为隐性黄疸，超过 34.2 μmol/L（2.0mg/dl）时出现黄疸。

2. **胆红素的正常代谢**　体内的胆红素主要来源于血红蛋白（红细胞破坏），少部分来源于骨髓幼稚红细胞的血红蛋白和肝内含有亚铁血红素的蛋白质（如过氧化氢酶、过氧化物酶及细胞色素氧化酶与肌红蛋白等）。

（1）非结合胆红素（游离胆红素）：与血清清蛋白结合而输送，不溶于水，不能从肾小球滤出。

（2）结合胆红素（胆红素葡萄糖醛酸酯）：水溶性，可通过肾小球滤过从尿中排出。

（3）非结合胆红素与葡萄糖醛酸结合后形成结合胆红素，CB 排入肠道后由肠道细菌的脱氢作用还原为尿胆原，尿胆原的大部分氧化为尿胆素从粪便中排出称为粪胆素。

（4）胆红素的肠肝循环：小部分尿胆原在肠内被吸收，经

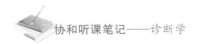

肝门静脉回到肝内，其中的大部分再转变为结合胆红素，又随胆汁排入肠内。

主治语录： 正常情况下尿中一般不出现直接、间接胆红素。

二、分类

1. 按病因学分类

（1）溶血性黄疸。

（2）肝细胞性黄疸。

（3）胆汁淤积性黄疸（即过去所称的阻塞性黄疸）。

（4）先天性非溶血性黄疸。

2. 按胆红素性质分类

（1）以 UCB 增高为主的黄疸。

（2）以 CB 增高为主的黄疸。

三、病因、发生机制和临床表现

黄疸的病因、发生机制和临床表现见表 1-17-1。三种黄疸的胆色素代谢检查结果见表 1-17-2。

表 1-17-1　黄疸的病因、发生机制和临床表现

分　类	病　　因	临床表现	实验室检查
溶血性黄疸	先天性溶血性贫血、后天性获得性溶血性贫血	①一般轻度黄疸，呈浅柠檬色，不伴皮肤瘙痒 ②急性溶血可有发热、寒战、头痛、呕吐、腰痛，并有贫血和血红蛋白尿（尿呈酱油或茶色），严重者可有急性肾衰竭 ③慢性溶血多为先天性，可伴贫血、脾大	血清 UCB 增加为主，CB 基本正常。粪胆素增加。尿胆原增加，但尿中无胆红素

分　类	病　因	临床表现	实验室检查
肝细胞性黄疸	各种致肝细胞严重损害的疾病引起	皮肤、黏膜浅黄至深黄色，可伴有轻度皮肤瘙痒，及肝脏原发病的表现，严重者可有出血倾向、腹水、昏迷等	CB 与 UCB 均增加，黄疸型肝炎时，CB 增加幅度多高于 UCB。尿中胆红素定性试验阳性，尿胆原增高。血生化检查可见肝损害
胆汁淤积性黄疸	肝内阻塞性胆汁淤积，见于癌栓、寄生虫病等；肝内胆汁淤积，见于病毒性肝炎等；肝外性胆汁淤积可由胆总管结石、狭窄等引起	皮肤呈暗黄色，完全阻塞者颜色更深，甚至呈黄绿色，并有皮肤瘙痒及心动过缓，尿色深，粪便颜色变浅或呈白陶土色	血清 CB 增加。尿胆红素试验阳性，尿胆原及粪胆素减少或缺如。血清碱性磷酸酶及总胆固醇增高
先天性非溶血性黄疸	由肝细胞对胆红素的摄取、结合和排泄有缺陷所致	Gilbert 综合征	血中 UCB 增高
		Crigler-Najjar 综合征	血中 UCB 增多
		Rotor 综合征	血中胆红素增高
		Dubin-Johnson 综合征	血清 CB 增加

表 1-17-2　三种黄疸的胆色素代谢检查结果

分　类	血清胆红素			尿胆色素	
	CB	UCB	CB/TB	尿胆红素	尿胆原
正常人	0~6.8 μmol/L	1.7~10.2 μmol/L	0.2~0.4	阴性	0.84~4.2 μmol/L
胆汁淤积性黄疸	明显增加	轻度增加	>0.5	强阳性	减少或缺如
溶血性黄疸	轻度增加	明显增加	<0.2	阴性	明显增加
肝细胞性黄疸	中度增加	中度增加	0.2~0.5	阳性	正常或轻度增加

✎ **主治语录**：肝细胞性黄疸时血液生化检查除了 CB 与 UCB 增加，还有不同程度的肝功能损害。胆汁淤积性黄疸除了血清胆红素异常外还会有碱性磷酸酶及总胆固醇增高。

四、辅助检查

1. B 型超声波检查　对肝的大小、形态、肝内有无占位性病变、胆囊大小及胆道系统有无结石与扩张，脾有无肿大与胰腺有无病变的诊断有较大的帮助。

2. 腹部 X 线平片检查　可发现胆道钙化结石，胆道造影可发现胆管结石阴影、胆囊收缩功能及胆管有无扩张等。

3. 经十二指肠镜逆行胰胆管造影（ERCP）　可通过内镜直接观察壶腹区与乳头部有无病变，可经造影区别肝外或肝内胆管阻塞的部位。也可了解胰腺有无病变。

4. 经皮肝穿刺胆道造影（PTC）　能清楚地显示整个胆道系统，可区分肝外胆管阻塞与肝内胆汁淤积性黄疸，并对胆管阻塞的部位、程度及范围有所了解。

5. 电子计算机体层扫描（CT）　对显示肝、胆、胰等病变及鉴别引起黄疸的疾病较有帮助。

6. 磁共振成像（MRI）　对肝的良恶性肿瘤的鉴别比 CT 为优，亦可用以检测代谢性、炎症性肝病。

7. 放射性核素检查　了解肝有无占位性病变，对鉴别肝外阻塞性黄疸与肝细胞性黄疸有一定的帮助。

8. 肝穿刺活检及腹腔镜检查　对疑难黄疸病例的诊断有重要帮助。

五、伴随症状

1. 伴发热　见于急性胆管炎、肝脓肿、钩端螺旋体病、败血症、大叶性肺炎、病毒性肝炎。急性溶血可先有发热而后出现黄疸。

2. 伴肝大　若轻度至中度肝大，质地软或中等硬度且表面光滑，见于病毒性肝炎、急性胆道感染或胆道阻塞；明显肝大，质地坚硬，表面凹凸不平有结节者见于原发或继发性肝癌。

3. 伴上腹剧烈疼痛者　见于胆道结石、肝脓肿或胆道蛔虫病。右上腹剧痛、寒战高热和黄疸为夏科（Charcot）三联征，提示急性化脓性胆管炎；持续性右上腹钝痛或胀痛见于病毒性肝炎、肝脓肿或原发性肝癌。

4. 伴胆囊肿大，提示胆总管有梗阻　常见于胰头癌、壶腹癌、胆总管癌、胆总管结石等。

5. 伴脾大　见于病毒性肝炎、钩端螺旋体病、败血症、疟疾、肝硬化、溶血性贫血及淋巴瘤。

6. 伴腹水　见于重症肝炎、失代偿期肝硬化、肝癌等。

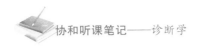

第十八章　腰　背　痛

一、病因分类

1. **外伤性**　①急性损伤。②慢性损伤。

2. **炎症性**　①感染性。②无菌性炎症。

3. **退行性变**　人体发育一旦停止，其退行性改变则随之而来。

4. **先天性疾患**　常见的有隐性脊柱裂、腰椎骶化或骶椎腰化等。

5. **肿瘤性疾患**　原发性或转移性肿瘤对胸腰椎及软组织的侵犯。

二、按引起腰背痛的原发病部位分类

1. 脊椎疾病。

2. 脊柱旁软组织疾病。

3. 脊神经根病变。

4. 内脏疾病。

三、临床表现及特点

1. 脊椎疾病

（1）脊椎骨折：有明显的外伤史，且多因由高空坠下，足或臀部先着地、骨折部有压痛和叩痛，脊椎可能有后突或侧突畸形，并有活动障碍。

（2）椎间盘突出：青壮年多见，以第 4 腰椎至第 1 骶椎易发。常有搬重物或扭伤史，可突发和缓慢发病。主要表现为腰痛和坐骨神经痛，两者可同时或单独存在。有时候疼痛剧烈，咳嗽、喷嚏时疼痛加重，卧床休息时缓解，可有下肢麻木、冷感或间歇性跛行。

（3）增生性脊柱炎：又称退行性脊柱炎，多见于 50 岁以上患者，晨起时感腰痛、酸胀、僵直而活动不便，活动腰部后疼痛好转；但过多活动后腰痛加重。疼痛以傍晚时明显。平卧可缓解，疼痛不剧烈；敲打腰部有舒适感，腰椎无明显压痛。

（4）结核性脊椎炎：是感染性脊椎炎中最常见的疾病，腰椎最易受累，其次为胸椎。背部疼痛常为结核性脊柱炎的首发症状。疼痛局限。夜间明显，活动后加剧。晚期可有脊柱畸形、冷脓肿及脊髓压迫症状。

（5）化脓性脊柱炎：本病不多见，常因败血症、外伤、腰椎手术、腰穿和椎间盘造影感染所致。疼痛剧烈，有明显压痛、叩痛，伴畏寒、感染等全身症状。

（6）脊椎肿瘤：以转移性恶性肿瘤多见，表现为顽固性腰背痛，剧烈、持续，休息和药物均难缓解，并有放射性神经根痛。

2. 脊柱旁组织病变

（1）腰肌劳损：腰骶酸痛、钝痛，休息时缓解，劳累后加重。

（2）腰肌纤维炎：腰背部弥漫性疼痛，早起时重，活动数分后缓解，过度活动后又加重。

3. 脊神经根病变

（1）脊髓压迫症：主要表现为神经根激惹征，疼痛剧烈，呈烧灼样或绞窄样痛，脊柱活动、咳嗽、喷嚏时加重。有感觉障碍。

（2）蛛网膜下腔出血：血液刺激脊膜和脊神经后根时可引起剧烈的腰背痛。

（3）腰骶神经根炎：主要为下背部和腰骶部疼痛，有僵直感，向臀部及下肢放射。

4．内脏疾病

（1）泌尿系统疾病：肾炎、肾盂肾炎、泌尿道结石、结核、肿瘤、肾下垂和肾积水等多种疾病可引起腰背痛。

主治语录：不同疾病有其不同特点，肾炎呈深部胀痛，位于腰肋三角区，并有轻微叩痛；肾盂肾炎腰痛较鲜明，叩痛较明显；肾脓肿多为单侧腰痛，常伴有局部肌紧张和压痛；肾结石多为绞痛，叩痛剧烈；肾肿瘤引起的腰痛多为钝痛或胀痛，有时呈绞痛。

（2）盆腔器官疾病：男性前列腺炎和前列腺癌常引起下腰骶部疼痛，伴有尿频、尿急、排尿困难；女性慢性附件炎、宫颈炎、子宫脱垂和盆腔炎等可引起腰骶部疼痛，且伴有下腹坠胀感和盆腔压痛。

5．消化系统疾病　胃、十二指肠溃疡，后壁慢性穿孔时直接累及脊柱周围组织，引起腰背肌肉痉挛出现疼痛。

6．呼吸系统疾病　胸膜炎、肺结核和支气管肺癌等可引起后胸和侧胸、肩胛部疼痛。

四、伴随症状

1．伴脊柱畸形　外伤后畸形常见于脊柱骨折、错位；自幼畸形常见于先天性脊柱疾病；缓慢起病者见于脊柱结核和强直性脊柱炎。

2．伴活动受限　见于脊柱外伤、强直性脊柱炎等。

3．伴发热　伴长期低热见于脊柱结核和类风湿关节炎；伴高热者见于化脓性脊柱炎和椎旁脓肿。

4. 伴尿频、尿急及排尿不尽　见于尿路感染、前列腺炎或前列腺肥大；腰背剧痛伴血尿，见于肾或输尿管结石。

5. 伴嗳气、反酸和上腹胀痛　见于胃、十二指肠溃疡或胰腺病变。

6. 伴腹泻或便秘　见于溃疡性结肠炎或 Crohn 病。

7. 下腰痛伴月经异常、痛经、白带过多　见于宫颈炎、盆腔炎、卵巢及附件炎或肿瘤。

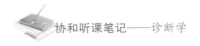

第十九章 关 节 痛

急性关节痛以关节及其周围组织的炎性反应为主,慢性关节痛以关节囊肥厚及骨质增生为主。

一、病因及发病机制

1. 外伤　包括急性损伤、慢性损伤。
2. 感染。
3. 变态反应和自身免疫。
4. 退行性关节病。
5. 代谢性骨病。
6. 骨关节肿瘤。

✎**主治语录:关节痛是关节疾病最常见的症状,可因单纯的关节病变或全身性疾病所致。**

二、临床表现

1. 外伤性关节痛　急性外伤性关节痛常在外伤后即出现受损关节疼痛、肿胀和功能障碍。
2. 化脓性关节炎　起病急,全身中毒症状明显,关节红、肿、热、痛,疼痛持续,向各个方向运动都诱发疼痛。
3. 结核性关节炎　儿童、青少年多见。脊柱最常见,其次为髋关节和膝关节(负重大、活动多、肌肉不发达)。活动后加重,晚期有关节畸形及运动障碍。

4. 风湿性关节炎　起病急，常在链球菌感染后，关节红、肿、热、痛，呈游走性，短时间内消肿，不留下关节畸形。

5. 类风湿性关节炎　常单关节起病，可累及指间关节、掌指关节和腕关节，呈对称性，病变关节活动受限，晨僵。

主治语录：受累关节数目、位置、对称性及是否伴红肿热痛对关节痛的鉴别具有意义。

6. 退行性关节炎　步行、久立和天气变化时疼痛，休息缓解，关节有摩擦感，活动时有响声。关节周围肌肉挛缩常呈屈曲畸形，有跛行。

7. 痛风关节炎　局部皮肤红肿灼热，常见于第1跖趾关节，拇指关节，晚期出现关节畸形，皮肤破溃，流出白色乳酪状分泌物。

主治语录：关节痛伴发热及局部单关节红、肿、热、痛应首先考虑化脓性关节炎。

三、伴随症状

1. 伴高热、畏寒、局部红肿灼热　见于化脓性关节炎。

2. 伴低热、乏力、盗汗、消瘦、食欲减退　见于结核性关节炎。

3. 小关节对称性疼痛，伴晨僵、关节畸形　见于类风湿性关节炎。

4. 关节疼痛呈游走性，伴心肌炎、舞蹈病　见于类风湿性关节炎。

5. 伴血尿酸升高、局部红肿灼热　见于痛风。

6. 伴皮肤紫癜、腹痛、腹泻　见于关节受累型过敏性紫癜。

7. 伴皮肤红斑、光过敏、低热和多器官损伤　见于系统性红斑狼疮。

第二十章　血　　尿

血尿包括镜下血尿和肉眼血尿。<u>镜下血尿指尿色正常，需经显微镜检查方能确定，通常离心沉淀后的尿液镜检每高倍视野有红细胞 3 个以上。</u><u>肉眼血尿指尿呈洗肉水色或血色、肉眼即可见血尿。</u>

一、病因

1. 泌尿系统疾病　肾小球疾病如急、慢性肾小球肾炎、IgA肾病、遗传性肾炎和薄基底膜肾病；各种间质性肾炎、尿路感染、泌尿系统结石、结核、肿瘤、多囊肾、血管异常，尿路憩室、息肉和先天性畸形等。

2. 全身性疾病　①感染性疾病。②血液病。③免疫和自身免疫性疾病。④心血管疾病。

3. 尿路邻近器官疾病。

4. 化学物品或药品对尿路的损害。

5. 功能性血尿　平时运动量小的健康人，突然加大运动量可出现运动性血尿。

主治语录：绝大部分血尿是由泌尿系统疾病引起，但血尿也可由全身性疾病或泌尿系统邻近器官病变所致。

二、临床表现

1. 尿颜色的改变　见表 1-20-1。

表 1-20-1 尿颜色的改变

病 因	血尿特点
肾脏出血	尿与血混合均匀，尿呈暗红色
膀胱或前列腺出血	尿色鲜红，有时有血凝块
血红蛋白尿	尿呈暗红色或酱油色，不混浊、无沉淀，镜检无或仅有少量红细胞
卟啉尿	棕红色或葡萄酒色，不混浊，镜检无红细胞
服用某些药物如大黄、利福平、氨基比林，或进食某些红色蔬菜	红色尿，但镜检无红细胞

尿呈淡红色，像洗肉水样，提示每升尿含血量超过 1ml。出血严重时尿呈血液状。

2. 分段尿异常

（1）起始段血尿提示病变在尿道。

（2）终末段血尿提示病变在膀胱颈部，三角区或后尿道的前列腺和精囊腺。

（3）全程血尿，提示血尿来自肾脏或输尿管。

✎主治语录：尿三杯试验的方法为取三只透明无色洁净玻璃杯，在持续排尿（尿线勿中断）过程中，分别留取初、中、末三部分尿液进行检查。第一杯血尿为初血尿，第三杯血尿为终末血尿，三杯尿均呈红色则为全程血尿。

3. 镜下血尿

（1）肾性血尿：镜下红细胞大小不一、形态多样。见于肾小球肾炎。

（2）肾后性血尿：镜下红细胞形态单一，与外周血近似。见于肾盂肾盏，输尿管，膀胱和前列腺病变。

4. 症状性血尿 血尿的同时患者伴有全身或局部症状，而以泌尿系统症状为主。伴有肾区钝痛或绞痛提示病变在肾脏。

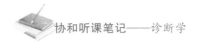

膀胱和尿道病变则常有尿频、尿急和排尿困难。

5. 无症状性血尿　部分患者血尿既无泌尿道症状也无全身症状，见于某些疾病的早期，如肾结核、肾癌或膀胱癌早期。隐匿性肾炎也常表现为无症状性血尿。

> 主治语录：无症状血尿，常规检查无异常时应考虑患癌症的可能。

三、伴随症状

1. 伴肾绞痛　是肾或输尿管结石的特征。

2. 伴尿流中断或排尿困难　见于膀胱和尿道结石。

3. 伴尿频、尿急、尿痛　见于膀胱炎和尿道炎，同时伴有腰痛，高热畏寒常为肾盂肾炎。

4. 伴有水肿、高血压、蛋白尿　见于肾小球肾炎。

5. 伴肾肿块　单侧可见于肿瘤，肾积水和肾囊肿；双侧肿大见于先天性多囊肾，触及移动性肾脏见于肾下垂或游走肾。

6. 伴有皮肤黏膜及其他部位出血　见于血液病和某些感染性疾病。

7. 合并乳糜尿　见于丝虫病，慢性肾盂肾炎。

第二十一章 尿频、尿急与尿痛

尿频是指单位时间内排尿次数增多。尿急是指患者一有尿意即迫不及待需要排尿，难以控制。尿痛是指患者排尿时感觉耻骨上区、会阴部和尿道内疼痛或烧灼感。

主治语录：尿频、尿急和尿痛合称为膀胱刺激征。

一、病因与临床表现

1. 尿频　见表 1-21-1。

表 1-21-1　尿频的病因与临床表现

分　类	病　因	临床表现	常见疾病
病理性尿频	多尿性尿频	排尿次数增多而每次尿量不少，全天总尿量增多	糖尿病，尿崩症，精神性多饮和急性肾衰竭的多尿期
	炎症性尿频	尿频而每次尿量少，多伴有尿急和尿痛，尿液镜检可见炎性细胞	膀胱炎、尿道炎、前列腺炎和尿道旁腺炎等
	神经性尿频	尿频而每次尿量少，不伴尿急尿痛，尿液镜检无炎性细胞	中枢及周围神经病变如癔症，神经源性膀胱
	膀胱容量减少性尿频	表现为持续性尿频，药物治疗难以缓解，每次尿量少	见于膀胱占位性病变；妊娠子宫增大或卵巢囊肿等压迫膀胱；膀胱结核引起膀胱纤维性缩窄
	尿道口周围病变	尿道口息肉，处女膜伞和尿道旁腺囊肿等刺激尿道口引起尿频	

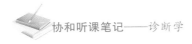

续　表

分　类	病　因	临床表现	常见疾病
生理性尿频	因饮水过多，精神紧张或气候寒冷时排尿次数增多属正常现象。特点是每次尿量不少，也不伴随其他症状		

主治语录：除多尿性尿频外，其他病理性尿频都伴每次尿量减少。

2. 尿急

（1）炎症：急性膀胱炎，尿道炎，特别是膀胱三角区和后尿道炎症，尿急症状特别明显；急性前列腺炎常有尿急，慢性前列腺炎因伴有腺体增生肥大，故有排尿困难，尿线细和尿流中断。

（2）结石和异物：膀胱和尿道结石或异物刺激黏膜产生尿频。

（3）肿瘤：膀胱癌和前列腺癌。

（4）神经源性：精神因素和神经源性膀胱。

（5）高温环境：尿液高度浓缩，酸性高的尿液可刺激膀胱或尿道黏膜产生尿急。

3. 尿痛　引起尿急的病因几乎都可以引起尿痛。尿道炎多在排尿开始时出现疼痛；后尿道炎，膀胱炎和前列腺炎常出现终末性尿痛。

主治语录：40 岁以上无痛性血尿或尿频、尿急、尿痛后出现血尿多见于膀胱癌。

二、伴随症状

1. 尿频伴有尿急和尿痛　见于膀胱炎和尿道炎，膀胱刺激征存在但不剧烈而伴有双侧腰痛见于肾盂肾炎；伴有会阴部，腹股沟和睾丸胀痛见于急性前列腺炎。

2. 尿频、尿急伴有血尿，午后低热，乏力，盗汗 见于膀胱结核。

3. 尿频不伴尿急和尿痛，但伴有多饮多尿和口渴 见于精神性多饮，糖尿病和尿崩症。

4. 尿频、尿急伴无痛性血尿 见于膀胱癌。

5. 老年男性尿频伴有尿线细，进行性排尿困难 见于前列腺增生。

6. 尿频、尿急、尿痛伴有尿流突然中断 见于膀胱结石堵住开口或后尿道结石嵌顿。

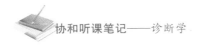

第二十二章 少尿、无尿与多尿

正常成年人 24 小时尿量为 1 000～2 000ml。少尿：24 小时尿量少于 400ml，或每小时尿量少于 17ml。无尿：24 小时尿量少于 100ml，12 小时完全无尿。多尿：24 小时尿量超过 2 500ml。

一、病因与发生机制

1. 少尿和无尿

（1）肾前性：有效血容量减少；心脏排血功能下降；肾血管病变。

📝 **主治语录**：肾前性少尿肾实质尚未受损伤，立即恢复肾血流，病情好转，尿量增多。

（2）肾性：肾小球病变；肾小管病变。

（3）肾后性：各种原因引起的机械性尿路梗阻；尿路的外压；其他。

📝 **主治语录**：泌尿系统急性梗阻致肾实质损伤，使 GFR 下降。

2. 多尿

（1）暂时性多尿：摄入过多水、饮料和含水分过多的食物；或使用利尿药。

（2）持续性多尿

1）内分泌代谢障碍：糖尿病、垂体性尿崩症、原发性甲状旁腺功能亢进、原发性醛固酮增多症。

🖊 **主治语录：中枢性尿崩症是由于抗利尿激素（ADH）产生或分泌受抑制引起。**

2）肾脏疾病：肾性尿崩症、肾小管浓缩功能不全。

3）精神因素：精神性多饮患者常自觉烦渴而大量饮水引起多尿。

二、伴随症状

1. 少尿

（1）伴肾绞痛，见于肾结石、肾动脉血栓形成或栓塞。

（2）伴心悸、气短、不能平卧，见于心功能不全。

（3）伴大量蛋白尿、水肿、高脂血症和低蛋白血症，见于肾病综合征。

（4）伴乏力、腹水、皮肤黄染，见于肝肾综合征。

（5）伴血尿、蛋白尿、高血压、水肿，见于急性肾炎和急进性肾炎。

（6）伴发热、腰痛、尿频、尿急、尿痛，见于急性肾盂肾炎。

（7）伴排尿困难，见于前列腺肥大。

2. 多尿

（1）伴烦渴、多饮，排低比重尿，见于尿崩症。

（2）伴多饮、多食消瘦，见于糖尿病。

（3）伴高血压，低血钾和周期性瘫痪，见于原发性醛固酮增多症。

（4）伴少尿数天后出现多尿，见于急性肾小管坏死恢复期。

🖊 **主治语录：多尿伴精神症状，可能为精神性多饮。**

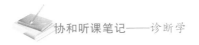

第二十三章 尿 失 禁

尿失禁是由于膀胱括约肌损伤或神经功能障碍导致排尿自控能力下降或丧失，使尿液不自主地流出。

一、病因及分类

尿失禁的病因可分为：①先天性疾病，如尿道上裂。②创伤，如妇女生产时的创伤，骨盆骨折等。③手术，成年人为前列腺手术、尿道狭窄修补术等；儿童为后尿道瓣膜手术等。④各种原因引起的神经源性膀胱。

尿失禁按病程可分为：①暂时性尿失禁，见于尿路感染、急性精神错乱性疾病、药物反应和心理性抑郁症。②长期性尿失禁，见于脑卒中、痴呆、骨盆外伤损伤尿道括约肌、骨髓炎和慢性前列腺增生。

二、发生机制

1. 尿道括约肌受损。
2. 逼尿肌无反射。
3. 逼尿肌反射亢进。
4. 逼尿肌和括约肌功能协同失调。
5. 膀胱膨出。

三、临床表现

1. 尿失禁根据程度分类及表现

（1）轻度：仅在咳嗽、打喷嚏、抬重物时出现尿溢出。

（2）中度：在走路、站立、轻度用力时出现尿失禁。

（3）重度：无论直立或卧位时都可发生尿失禁。

2. 根据症状表现形式和持续时间分类及表现

（1）持续性溢尿：见于完全性尿失禁，尿道阻力完全丧失，膀胱内不能储存尿液而连续从膀胱中流出，膀胱呈空虚状态。

（2）间歇性溢尿：膀胱过度充盈而造成尿不断溢出，是由于下尿路有较严重的机械性（如前列腺增生）或功能性梗阻引起慢性尿潴留，当膀胱内压上升到一定程度并超过尿道阻力时，尿液不断地自尿道中滴出。

（3）急迫性溢尿：患者尿意感强烈，有迫不及待排尿感，尿液自动流出。

（4）压力性溢尿：当腹压增加时即有尿液自尿道流出。主要见于女性，特别是多次分娩或产伤者。

主治语录：50 岁以上男性，尿失禁伴进行性排尿困难，多见于前列腺增生、前列腺癌等。中年以上女性压力性尿失禁者体检可有阴道壁松弛，膀胱尿道膨出，咳嗽时可见尿液从尿道口漏出。

四、伴随症状

1. 伴膀胱刺激征及脓尿　见于急性膀胱炎。

2. 伴排便功能紊乱　见于神经源性膀胱。

3. 伴肢体瘫痪、肌张力增高、腱反射亢进等、有病理反射　见于上运动神经元病变。

4. 伴慢性咳嗽、气短　多为慢性阻塞性肺疾病所致腹内压过高。

5. 伴多饮、多尿和消瘦　见于糖尿病性膀胱。

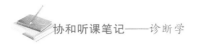

第二十四章　排尿困难

排尿困难是指排尿时须增加腹压才能排出，病情严重时增加腹压也不能将膀胱内的尿排出体外，而形成尿潴留的状态。

一、病因

1. 阻塞性排尿困难　膀胱颈部病变（膀胱结石、子宫肌瘤压迫、炎症等），后尿道疾病（前列腺肥大压迫、后尿道本身炎症等），前尿道疾病（前尿道狭窄、结石等）。

2. 功能性排尿困难　神经受损、膀胱平滑肌和括约肌病变、精神因素。

二、临床表现及特点

1. 膀胱颈部结石　在排尿困难出现前下腹部有绞痛史，有肉眼血尿或镜下血尿。

2. 膀胱内血块　不是独立疾病，常继发于其他疾病。

3. 膀胱肿瘤　排尿困难逐渐加重。无痛性肉眼或镜下血尿是其特点。

4. 前列腺良性肥大和前列腺炎　尿频、尿急常为首发症状，以后出现进行性排尿困难。

5. 后尿道损伤　会阴区有外伤史，外伤后排尿困难或无尿液排出。

6. 前尿道损伤　见于前尿道瘢痕、结石、异物等。

7. 脊髓损害　见于各种原因导致截瘫的患者。

8. 隐性脊柱裂　发病年龄早，夜间遗尿，幼年尿床时间长是其特点。

9. 糖尿病神经源性膀胱　有糖尿病史，血糖、尿糖升高可确诊。

10. 药物　见于阿托品中毒、麻醉药物等。

11. 低血钾　如大量利尿、洗胃、呕吐、禁食等病史。

三、伴随症状

1. 伴有尿频、尿急、排尿踌躇、射尿无力、尿流变细、排尿间断甚至尿失禁　常见于良性前列腺增生。

2. 伴下腹部绞痛并向大腿、会阴方向放射　常见于膀胱颈部结石。

3. 伴血尿　见于后尿道损伤、膀胱颈部结石、血液病（如血友病）等。

4. 脊髓损伤　如脊柱骨折、肿瘤压迫、结核、脊髓炎等引起排尿困难，常伴运动和感觉障碍甚至截瘫和尿潴留。

5. 糖尿病神经源性膀胱所致排尿困难　常伴血糖、尿糖升高。

第二十五章　肥　　胖

肥胖是体内脂肪积聚过多而呈现的一种状态。

一、概述

1. 分类

（1）肥胖按病因分为：①原发性肥胖，又称单纯性肥胖。②继发性肥胖。

（2）按脂肪在身体分布分为：①普遍型肥胖，又称均匀性肥胖。②腹型肥胖，又称向心性肥胖、内脏型肥胖、男性型肥胖。③臀型肥胖，又称非向心性肥胖、女性型肥胖。

2. 肥胖的测量

（1）按身高体重计算。男性，体重（kg）=［身高（cm）-80］×0.7；女性，体重（kg）=［身高（cm）-70］×0.6。简单粗略计算标准体重，体重（kg）=身高（cm）-105。

（2）体重指数（BMI）=体重（kg）/身高的平方（m^2），见表1-25-1。

表 1-25-1　BMI 范围

分　度	世界卫生组织标准	我国标准
正常	18.5~24.9	18.5~23.9
超重	25~29.9	24~27.9
肥胖	≥30	28

二、病因

单纯性肥胖多与遗传、生活方式等因素有关；继发性肥胖与多种内分泌代谢性疾病有关，对肥胖有影响的内分泌激素有肾上腺糖皮质激素、甲状腺素、性激素、胰岛素等。

三、临床表现

1. 单纯性肥胖　是最常见的一种肥胖。

（1）可有家族史或营养过度史。

（2）多为均匀性肥胖。

（3）无内分泌代谢等疾病。

2. 继发性肥胖　较为少见，常继发于以下疾病。

（1）下丘脑肥胖。

（2）间脑性肥胖。

（3）垂体性肥胖。

（4）库欣综合征。

（5）甲状腺功能减退症。

（6）肥胖型生殖无能症。

（7）性幼稚-色素性视网膜炎-多指/趾畸形综合征。

（8）双侧多囊卵巢综合征。

（9）性腺性肥胖。

（10）痛性肥胖综合征。

（11）颅骨内板增生症。

（12）肥胖-通气不良综合征。

四、伴随症状

1. 伴家族史或营养过度　常为单纯性肥胖。

2. 伴饮水、进食、睡眠及智力精神异常　可见于下丘脑性肥胖。

3. 伴食欲波动、血压易变、性功能减退及尿崩症　可见于间脑性肥胖。

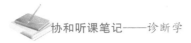

4. 伴溢乳、闭经　可见于垂体性肥胖。

5. 伴满月脸、多血质外貌的向心性肥胖　可见于库欣综合征。

6. 伴颜面、下肢黏液性水肿　可见于甲状腺功能减退症。

7. 伴性功能丧失、闭经不育　可见于肥胖型生殖无能症、双侧多囊卵巢综合征。

第二十六章　消　瘦

消瘦是指由于各种原因造成体重低于正常低限的一种状态。BMI<18.5kg/m² 为消瘦。

一、病因与发生机制

1. 营养物质摄入不足　营养物质是指糖类、蛋白质和脂肪，各种原因引起摄入不足均可导致消瘦。

（1）吞咽困难：①口腔疾病。②食管、贲门疾病。③神经肌肉疾病。

（2）进食减少：①神经精神疾病。②消化系统疾病。③呼吸系统疾病。④循环系统疾病。⑤肾脏疾病。⑥慢性感染性疾病。

2. 营养物质消化、吸收障碍　见表 1-26-1。

表 1-26-1　营养物质消化、吸收障碍

分　类	常见原因
胃源性	胃部疾病引起
肠源性	各种肠道疾病及先天性乳糖酶缺乏症、蔗糖酶缺乏症、短肠综合征等
肝源性	重症肝炎、肝硬化、肝癌等
胰源性	慢性胰腺炎、胰腺癌、胰腺大部切除术后及胰瘘等
胆源性	慢性胆囊炎、胆囊癌、胆囊切除术后、胆道功能障碍综合征、原发性胆汁性肝硬化、原发性硬化性胆管炎、肝胆管癌等

3. 营养物质利用障碍　糖尿病患者，糖被机体吸收后，

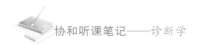

因胰岛素缺乏，不能被体内细胞利用，糖从尿中排出而引起消瘦。

4. 营养物质消耗增加　见于甲状腺功能亢进症、重症肺结核、大面积烧伤、高热等。

5. 减肥。

6. 体质性消瘦。

二、临床表现

消瘦以体重减轻为最主要的临床表现。按系统分类可有下列几方面表现。

1. 消化系统疾病　包括口腔、食管、胃肠及肝、胆、胰等各种疾病，除每种疾病特异性表现之外，一般均有食欲减退、恶心、呕吐、腹胀、腹痛、腹泻等症状。

2. 神经系统疾病　包括神经性厌食、延髓性麻痹和重症肌无力等，可表现为厌食、吞咽困难、恶心、呕吐等症状。

3. 内分泌代谢疾病　①甲状腺功能亢进症。②肾上腺皮质功能减退症（艾迪生病）。③希恩综合征。④1 型糖尿病。

4. 慢性消耗性疾病　结核病可伴有低热、盗汗、乏力、咯血等。肿瘤可有各种肿瘤特有的症状和体征。慢性感染可因不同的感染疾病而出现相应的症状和体征。

5. 神经精神疾病　如抑郁症，可因厌食或拒食而导致重度消瘦。

三、伴随症状

1. 伴吞咽困难　见于口、咽及食管疾病。

2. 伴上腹部不适、疼痛　见于慢性胃炎、溃疡病、胃癌及胆囊、胰腺等疾病。

3. 伴下腹部不适、疼痛　见于慢性肠炎、慢性痢疾、肠结核及肿瘤等。

4. 伴上腹痛、呕血　见于溃疡病、胃癌等。

5. 伴黄疸　见于肝、胆、胰等疾病。

6. 伴腹泻　见于慢性肠炎、慢性痢疾、肠结核、短肠综合征、倾倒综合征及乳糖酶缺乏症等。

7. 伴便血　见于炎症性肠病、肝硬化、胃癌等。

8. 伴咯血　见于肺结核、肺癌等。

9. 伴发热　见于慢性感染、肺结核及肿瘤等。

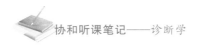

第二十七章　头　　痛

头痛是指眉弓、耳郭上部、枕外隆突连线以上部位的疼痛。

一、病因

1. 颅脑病变

（1）感染：如脑膜炎、脑膜脑炎、脑炎、脑脓肿等。

（2）血管病变：如蛛网膜下腔出血、脑出血、脑血栓形成、脑栓塞、高血压脑病、脑供血不足，脑血管畸形、风湿性脑脉管炎和血栓闭塞性脑脉管炎等。

（3）占位性病变：如脑肿瘤、颅内转移瘤、颅内囊虫病或棘球蚴病等。

（4）颅脑外伤：如脑震荡、脑挫伤、硬膜下血肿、颅内血肿、脑外伤后遗症。

（5）其他：如腰椎穿刺后及腰椎麻醉后头痛等。

2. 颅外病变

（1）颅骨疾病：如颅底凹陷症、颅骨肿瘤。

（2）颈部疾病：颈椎病及其他颈部疾病。

（3）神经痛：如三叉神经、舌咽神经及枕神经痛。

（4）其他：如眼、耳、鼻和口腔疾病所致的头痛。

3. 全身性疾病

（1）急性感染：如流感，伤寒，肺炎等发热性疾病。

（2）心血管疾病：如高血压、心力衰竭。

（3）中毒：如铅、乙醇、一氧化碳、有机磷、药物（如颠茄、水杨酸类）等中毒。

（4）其他：尿毒症、低血糖、贫血、肺性脑病、系统性红斑狼疮、月经及绝经期头痛、中暑等。

主治语录：原发性头痛的病因较为复杂，常涉及遗传、饮食、内分泌以及精神因素等；继发性头痛则往往存在明确的病因。

4. 精神心理因素　如抑郁、焦虑等精神障碍。

二、发生机制

1. 血管因素　各种原因引起的颅内外血管的收缩、扩张以及血管受牵引或伸展（颅内占位性病变对血管的牵引、挤压）。

2. 脑膜受刺激或牵拉。

3. 神经因素　传导痛觉的脑神经和颈神经被刺激、挤压或牵拉。

4. 肌肉因素　头、颈部肌肉的收缩。

5. 牵涉性因素　眼、耳、鼻、鼻窦及牙齿等病变的疼痛，可扩散或反射到头部而引起疼痛。

6. 神经功能因素　见于神经症和精神疾病。

三、临床表现

表 1-27-1。

表 1-27-1　头痛的临床表现

项　目	病　因	临床表现
发病情况	颅内血管性疾病（如蛛网膜下腔出血）	急剧的头痛，持续不减，并有不同程度的意识障碍而无发热者

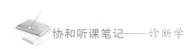

续 表

项 目	病 因	临床表现
发病情况	多为血管性头痛（如偏头痛）或神经症	长期的反复发作头痛或搏动性头痛
	颅内占位性病变	慢性进行性头痛并有颅内压增高的症状（如呕吐、缓脉、视盘水肿）
头痛部位	常因焦急、情绪紧张而发生，多为肌收缩性头痛（或称肌紧张性头痛）	青壮年慢性头痛，但无颅内压增高
	偏头痛及丛集性头痛	头痛多在一侧
	颅内病变	头痛常为深在性且较弥散
	颅内深部病变	头痛部位不一定与病变部位相一致，但疼痛多向病灶同侧放射
	高血压	头痛多在额部或整个头部
	全身性或颅内感染性疾病	多为全头部痛
	蛛网膜下腔出血或脑脊髓膜炎	除头痛外尚有颈痛
	眼源性头痛	浅在性且局限于眼眶、前额或颞部
	鼻源性或牙源性	多为浅表性疼痛
头痛的程度与性质	三叉神经痛、偏头痛及脑膜刺激	疼痛最为剧烈
	脑肿瘤	中度或轻度
	高血压性、血管性及发热性疾病	往往带搏动性
	神经功能性头痛	有时剧烈
	神经痛	呈电击样痛或刺痛
	紧张型头痛	多为重压感、紧箍感或戴帽感等非搏动性疼痛

项　目	病　因	临床表现
头痛出现的时间与持续时间	颅内占位性病变	往往清晨加剧
	鼻窦炎致头痛	常发生于清晨或上午
	丛集性头痛	常在晚间发生
	女性偏头痛	常与月经期有关
	脑肿瘤致头痛	多为持续性可有长短不等的缓解期
加重、减轻头痛的因素	颅内高压性头痛、血管性头痛、颅内感染性头痛及脑肿瘤性头痛	咳嗽、打喷嚏、摇头、俯身可使头痛加剧
	低颅压性头痛	可在坐位或立位时出现，卧位时减轻或缓解
	颈肌急性炎症所致的头痛	可因颈部运动而加剧
	慢性或职业性的颈肌痉挛	可因活动、按摩颈肌而逐渐缓解

四、伴随症状

1. 头痛伴剧烈呕吐者　为颅内压增高，头痛在呕吐后减轻者见于偏头痛。

2. 头痛伴眩晕者　见于小脑肿瘤、椎-基底动脉供血不足。

3. 头痛伴发热者　常见于感染性疾病，包括颅内或全身性感染。

4. 慢性进行性头痛　并出现精神症状者，应注意颅内肿瘤。

5. 慢性头痛突然加剧并有意识障碍者　提示可能发生脑病。

6. 头痛伴视力障碍者　可见于青光眼或脑肿瘤。

7. 头痛伴脑膜刺激征者　提示有脑膜炎或蛛网膜下腔出血。

8. 头痛伴癫痫发作者　可见于脑血管畸形、脑内寄生虫病或脑肿瘤。

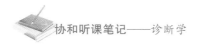

第二十八章　眩　　晕

眩晕是患者感到自身或周围环境物体旋转或摇动的一种主观感觉障碍，常伴有客观的平衡障碍，一般无意识障碍。

🖊 **主治语录：典型的眩晕多由前庭系统功能障碍引起，又称真性眩晕。而多数主诉头晕的患者并无明确的旋转感，只是头重脚轻、头晕、欲失去平衡的感觉、眩晕前的感觉、走路不稳等，称为假性眩晕。**

一、发生机制与临床表现

1. 周围性眩晕（耳性眩晕）　内耳前庭至前庭神经颅外段之间的病变所引起的眩晕。

（1）梅尼埃病：可能是由于内耳的淋巴代谢失调，淋巴分泌过多或吸收障碍，引起内耳膜迷路积水，亦有人认为是变态反应，B 族维生素缺乏等因素所致。

（2）迷路炎：常由于中耳病变（胆脂瘤、炎症性肉芽组织等）直接破坏迷路的骨壁引起，少数是炎症经血行或淋巴扩散所致。

（3）前庭神经元炎：前庭神经元发生炎性病变所致。

（4）药物中毒：由于对药物敏感、内耳前庭或耳蜗受损所致。

（5）位置性眩晕：由于头部所处某一位置所致。

（6）晕动病：是由于乘坐车、船或飞机时，内耳迷路受到机械性刺激，引起前庭功能紊乱所致。

2. 中枢性眩晕（脑性眩晕）　前庭神经颅内段、前庭神经核及其纤维联系、小脑、大脑等病变所引起的眩晕。如颅内血管性疾病、占位性病变、感染性疾病等。

3. 全身疾病性眩晕　心血管疾病、血液病、中毒性疾病。

4. 眼源性眩晕　见于眼病和屏幕性眩晕，表现为视力减退、屈光不正、眼肌麻痹等，眩晕是其症状之一。

5. 神经精神性眩晕　见于神经官能症、更年期综合征、抑郁症等。

二、伴随症状

1. 伴耳鸣、听力下降　可见于前庭器官疾病、第八对脑神经病及肿瘤。

2. 伴恶心、呕吐　见于梅尼埃病、晕动病。

3. 伴共济失调　见于小脑、颅后窝或脑干病变等。

4. 伴眼球震颤　见于脑干病变、梅尼埃病等。

5. 伴听力下降　见于药物中毒。

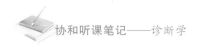

第二十九章 晕 厥

晕厥又称昏厥，是指一过性广泛脑供血不足所致的短暂意识丧失状态，发作时患者因肌张力消失不能保持正常姿势而倒地。一般为突然发作，迅速恢复，很少有后遗症。

一、病因

1. 血管舒缩障碍 见于单纯性晕厥、直立性低血压、颈动脉窦综合征、排尿性晕厥、咳嗽性晕厥及疼痛性晕厥等。

2. 心源性晕厥 见于严重心律失常、心脏排血受阻、心肌缺血及心力衰竭等。

3. 脑源性晕厥 见于脑动脉粥样硬化、短暂性脑缺血发作、偏头痛、无脉症、慢性铅中毒性脑病等。

4. 血液成分异常 见于低血糖、通气过度综合征、重度贫血及高原晕厥等。

二、发生机制和临床表现

1. 血管舒缩障碍

（1）血管抑制性晕厥：由于各种刺激通过迷走神经反射，引起短暂的血管床扩张，回心血量减少、心输出量减少、血压下降导致脑供血不足所致。多见于年轻体弱女性。晕厥前期有头晕、眩晕、恶心、上腹不适、面色苍白、肢体发软、坐立不安和焦虑等，持续数分钟继而突然意识丧失。

（2）直立性低血压：表现为体位骤变，主要由卧位或蹲位突然站起时发生晕厥。可见于以下情况。

1）某些长期站立于固定位置及长期卧床者。

2）服用某些药物，如氯丙嗪。

3）某些全身性疾病，如脊髓空洞症。

（3）颈动脉窦综合征：由于颈动脉窦附近病变，压迫或颈动脉窦受刺激，致迷走神经兴奋、心率减慢、心输出量减少、血压下降致脑供血不足。可表现为发作性晕厥或伴有抽搐。

主治语录：颈动脉窦综合征常由于用手压迫颈动脉窦、突然转头、衣领过紧等引起。

（4）排尿性晕厥：多见于青年男性，在排尿中或排尿结束时发作，持续1~2分钟，自行苏醒、无后遗症。

（5）咳嗽性晕厥：见于慢性肺部疾病患者，剧烈咳嗽后发生。机制可能是剧烈咳嗽时胸腔内压力增加，静脉血回流受阻，心输出量降低、血压下降、脑缺血所致，亦有认为是剧烈咳嗽时脑脊液压力迅速升高，对大脑产生震荡作用所致。

（6）舌咽神经痛性晕厥：疼痛刺激迷走神经而引起心率减低和血压下降而导致晕厥。

（7）其他因素：如剧烈疼痛，锁骨下动脉窃血综合征、下腔静脉综合征（晚期妊娠和腹腔巨大肿物压迫），食管或纵隔疾病，胸腔疾病、胆绞痛及支气管镜检查等引起血管舒缩功能障碍或迷走神经兴奋，而发生晕厥。

2. 心源性晕厥　由于心脏病心输出量突然减少或心脏停搏，导致脑组织缺氧而发生。最严重的为Adams-Stokes综合征，在心搏停止5~10秒出现晕厥。

3. 脑源性晕厥　由于脑部血管或主要供应脑部血液的血管发生循环障碍，导致一时性广泛性脑供血不足所致。由于损害的血管不同而表现多样化，如偏瘫、肢体麻木、语言障

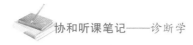

碍等。

4. 血液成分异常

（1）低血糖综合征：由于血糖减低影响大脑的能量供应所致。

（2）通气过度综合征：表现为头晕，乏力，颜面、四肢针刺感，并因可伴有血钙降低而发生手足抽搐。

（3）哭泣性晕厥：哭泣后屏住呼吸，导致脑缺氧而发生晕厥。

（4）重症贫血：由于血氧低下而在用力时发生晕厥。

（5）高原晕厥：由于短暂缺氧引起。

主治语录：晕厥在问诊时要注意以下几点。①是否是晕厥。②发作时间。③当时在做什么。④发作频率。⑤伴随症状。

三、伴随症状

1. 伴明显的自主神经功能障碍（如面色苍白、出冷汗、恶心、乏力等）　多见于血管抑制性晕厥。

2. 伴面色苍白、发绀、呼吸困难　见于急性左心衰竭。

3. 伴心率和心律明显改变　见于心源性晕厥。

4. 伴有抽搐　见于中枢神经系统疾病和心源性晕厥。

5. 伴头痛、呕吐、视听障碍　提示中枢神经系统疾病。

6. 伴发热、水肿、杵状指　提示心肺疾病。

7. 伴呼吸深而快、手足发麻、抽搐　见于通气过度综合征、癔症等。

第三十章　抽搐与惊厥

抽搐是指全身或局部成群骨骼肌非自主的抽动或强烈收缩，常可引起关节运动和强直。当肌群收缩表现为强直性和阵挛性时，称为惊厥。惊厥表现的抽搐一般为全身性、对称性、伴有或不伴有意识丧失。

一、病因

1. 脑部疾病　①感染。②外伤。③肿瘤。④血管疾病。⑤寄生虫病。⑥其他：先天性脑发育障碍、原因未明的大脑变性。

2. 全身性疾病

（1）感染：小儿高热惊厥主要由急性感染所致。

（2）中毒：内源性如尿毒症、肝性脑病等；外源性如乙醇、苯、铅、砷等中毒。

（3）心血管疾病：高血压脑病或 Adams-Stokes 综合征等。

（4）代谢障碍：如低血糖、低钙及低镁血症、急性间歇性血卟啉病、子痫、维生素 B_6 缺乏等。

（5）风湿病：如系统性红斑狼疮、脑血管炎等。

（6）其他：如突然撤停安眠药、抗癫痫药。

3. 神经官能症　如癔症性抽搐和惊厥。

主治语录：小儿惊厥为一类常见惊厥，部分为特发性，多在进入青春期后消失；部分由于脑损害引起。

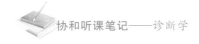
二、发生机制

可能是由于运动神经元的异常放电所致。

三、临床表现

1. 全身性抽搐

（1）全身骨骼肌痉挛为主要表现，典型者为癫痫大发作（惊厥），表现为患者突然意识模糊或丧失，全身强直、呼吸暂停，继而四肢发生阵挛性抽搐，呼吸不规则，尿便失控、发绀、发作约半分钟自行停止，也可反复发作或呈持续状态。

（2）发作时可有瞳孔散大，对光反射消失或迟钝、病理反射阳性等。

（3）发作停止后不久意识恢复。

（4）如为肌阵挛性，一般只是意识障碍。

（5）由破伤风引起者为持续性强直性痉挛，伴肌肉剧烈疼痛。

2. 局限性抽搐

（1）以身体某一局部连续性肌肉收缩为主要表现，大多见于口角、眼睑、手足等。

（2）手足搐搦症表现间歇性双侧强直性肌痉挛，以上肢手部最典型。呈"助产士手"表现。

四、伴随症状

1. 伴发热　多见于小儿的急性感染，也可见于胃肠功能紊乱、生牙、重度失水等。但惊厥也可引起发热。

2. 伴血压增高　可见于高血压病、肾炎、子痫、铅中毒等。

3. 伴脑膜刺激征　可见于脑膜炎、脑膜脑炎、假性脑膜炎、蛛网膜下腔出血等。

4. 伴瞳孔扩大与舌咬伤 可见于癫痫大发作。

5. 伴剧烈头痛 可见于高血压、急性感染、蛛网膜下腔出血、颅脑外伤、颅内占位性病变等。

6. 伴意识丧失 见于癫痫大发作、重症颅脑疾病等。

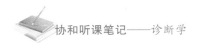

第三十一章 意识障碍

意识障碍是指人对周围环境及自身状态的识别和觉察能力出现障碍。多由高级神经中枢功能活动（意识、感觉和运动）受损所引起。

一、病因

1. 重症急性感染　如败血症、肺炎、中毒型菌痢、伤寒、斑疹伤寒、恙虫病和颅脑感染等。

2. 颅脑非感染性疾病　①脑血管疾病。②脑占位性疾病。③颅脑损伤。④癫痫。

3. 内分泌与代谢障碍。

4. 心血管疾病。

5. 水、电解质平衡紊乱。

6. 外源性中毒。

7. 物理性及缺氧性损害。

二、发生机制

由于各种因素导致网状结构功能损害和脑活动功能减退，均可产生意识障碍。

三、临床表现

意识障碍按程度分为以下几类。

1. 嗜睡　最轻的意识障碍，是一种病理性倦睡，患者陷入持续的睡眠状态，可被唤醒，并能正确回答和做出各种反应，但当刺激去除后很快又再入睡。

2. 意识模糊　意识水平轻度下降，较嗜睡为深的一种意识障碍。患者能保持简单的精神活动，但对时间、地点、人物的定向能力发生障碍。

3. 昏睡　接近于人事不省的意识状态。患者处于熟睡状态，不易唤醒。虽在强烈刺激下可被唤醒，但很快又再入睡。醒时答话含糊或答非所问。

4. 谵妄　一种以兴奋性增高为主的高级神经中枢急性活动失调状态。

（1）临床上表现为意识模糊、定向力丧失、感觉错乱（幻觉、错觉）、躁动不安、言语杂乱。

（2）谵妄可发生于急性感染的发热期间，也可见于某些药物中毒（如颠茄类药物中毒、急性酒精中毒）、代谢障碍（如肝性脑病为循环障碍或中枢神经系统疾病等）。

5. 昏迷　是严重的意识障碍，表现为意识持续的中断或完全丧失。按其程度（表1-31-1）可分为三个阶段。

表 1-31-1　昏迷程度

程　度	疼痛刺激反应	自发动作	反　　射
轻度昏迷	有反应	可有	角膜反射、瞳孔对光反射、眼球运动、吞咽反射等可存在
中度昏迷	对剧烈刺激可出现防御反射	很少	角膜反射减弱，瞳孔对光反射迟钝，眼球无转动
深度昏迷	无反应	无	深、浅反射均消失

四、伴随症状

1. 伴发热　先发热然后有意识障碍见于重症感染性疾病；

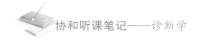

先有意识障碍然后有发热，见于脑出血、蛛网膜下腔出血、巴比妥类药物中毒等。

2. 伴呼吸缓慢　呼吸中枢受抑制的表现，见于吗啡、巴比妥类、有机磷杀虫药等中毒、银环蛇咬伤等。

3. 伴瞳孔散大　见于颠茄类、乙醇、氰化物等中毒以及癫痫、低血糖状态等。

4. 伴瞳孔缩小　见于吗啡类、巴比妥类、有机磷杀虫药等中毒。

5. 伴心动过缓　见于颅内压增高、房室传导阻滞以及吗啡类、毒蕈等中毒。

6. 伴高血压　见于高血压脑病、脑血管意外、肾炎尿毒症等。

7. 伴低血压　见于各种原因的休克。

8. 伴皮肤黏膜改变　出血点、瘀斑和紫癜等见于严重感染和出血性疾病；口唇呈樱红色提示一氧化碳中毒。

9. 伴脑膜刺激征　见于脑膜炎、蛛网膜下腔出血等。

10. 伴瘫痪　见于脑出血、脑梗死等。

第三十二章　情感症状

精神症状有多种，本节主要介绍临床上常见的几种精神症状，主要是情感或情绪方面的症状。

一、抑郁

抑郁是以显著而持久的情绪低落为主要特征的综合征，其核心症状包括情绪低落、兴趣缺乏、快感缺失，可伴有躯体症状、自杀观念或行为等。

主要临床表现：①情绪低落。②兴趣缺乏。③快感缺失。④思维迟缓。⑤运动性迟滞或激越。⑥自责自罪。⑦自杀观念或行为。⑧躯体症状。⑨其他。

二、焦虑

精神病学中将焦虑定义为在缺乏相应的客观因素的情况下，患者表现为顾虑重重、紧张恐惧，以致搓手顿足，似有大祸临头，惶惶不可终日，伴有心悸、出汗、手抖、尿频等自主神经功能紊乱症状。

严重的急性焦虑发作，称为惊恐障碍，患者体验到濒死感、失控感，伴有呼吸困难、心跳加快等自主神经功能紊乱症状，一般发作持续几分钟至十几分钟。

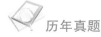 历年真题

1. 意识障碍伴瞳孔散大可见于　　　　　　A. 颠茄类中毒

B. 吗啡类中毒

C. 巴比妥类中毒

D. 有机磷农药中毒

E. 毒蕈类中毒

2. 先发热后有意识障碍多见于下列哪种疾病

　A. 重症肺炎

　B. 脑出血

　C. 蛛网膜下腔出血

　D. 大面积脑梗死

　E. 巴比妥类药物中毒

3. 完全性梗阻性黄疸时，血清总胆红素一般达到

　A. <85μmmol/L

　B. 17～171μmol/L

　C. 171～265μmmol/L

　D. 200～340μmmol/L

　E. >340μmmol/L

4. 头面部阵发性电击样或撕裂样疼痛多见于

　A. 脑供血不足

　B. 三叉神经痛

　C. 偏头痛

　D. 肌紧张性头痛

　E. 高血压病

5. 血红蛋白尿易见于

　A. 血友病

　B. 膀胱炎

　C. 肾盂肾炎

　D. 蚕豆病

　E. 缺铁性贫血

6. 便血伴里急后重可见于

　A. 胃癌

　B. 败血症

　C. 小肠疾病

　D. 肝癌

　E. 直肠癌

7. 心悸伴晕厥或抽搐最常见于

　A. 一度窦房传导阻滞

　B. 心室颤动或阵发性室性心动过速

　C. 甲状腺功能亢进

　D. 心脏神经官能症

　E. 急性失血

8. 关于发热的分度，下列哪项错误

　A. 低热 37.3～38℃

　B. 中度发热 38.1～39℃

　C. 高热 39.1～41℃

　D. 超高热>41℃

　E. 低热 37.5～38℃

9. 弛张热的特点除外

　A. 体温常在 39℃以上

　B. 24 小时体温波动>2℃

　C. 体温可达正常水平

　D. 败血症多见

　E. 风湿热多见

10. 下列哪项不属于过敏性紫癜的特点

　A. 四肢或臀部对称性紫癜

　B. 紫癜高出血皮面，呈荨麻疹或丘疹样

　C. 关节腔出血致关节痛

D. 常有关节腔出血

E. 紫癜可伴有瘙痒感

参考答案: 1. A　2. A　3. E　4. B
5. D　6. E　7. B　8. E
9. C　10. D

第二篇 问 诊

核心问题

1. 问诊的具体内容。
2. 问诊的基本方法与技巧。

内容精要

问诊所获取的资料，有助于了解疾病的发生、发展，诊治经过，既往健康状况和曾患疾病的情况，是每个临床医师必须掌握的基本技能。

第一章 问诊的重要性与医德要求

一、问诊的重要性

问诊是医师通过对患者或相关人员的系统询问获取病史资料，经过综合分析而做出临床判断的一种诊法。

　　问诊是病史采集的主要手段。解决患者诊断问题的大多数线索和依据即来源于病史采集所获取的资料。

二、问诊的医德要求

1. 严肃认真。
2. 尊重隐私。
3. 对任何患者一视同仁。
4. 对同道不随意评价。
5. 患者教育和健康指导。

 历年真题

诊断疾病最基本最重要的手段是

A. 详细的问诊

B. 全面体检

C. 实验室检查

D. 心电图检查

E. 影像学检查

参考答案：A

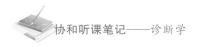

第二章　问诊的内容

一、一般项目

姓名、性别、年龄、籍贯、出生地、民族、婚姻、通信地址、电话号码、工作单位、职业、入院日期、记录日期、病史陈述者及可靠程度等。

二、主诉

主诉为患者感受最主要的痛苦或最明显的症状和/或体征，也就是本次就诊的最主要原因及其持续时间。

主治语录：确切的主诉可初步反应病情轻重与缓急，并提供对某系统疾患的诊断线索。

三、现病史

1. 起病情况与患病的时间。
2. 主要症状的特点。
3. 病因与诱因。
4. 病情的发展与演变。
5. 伴随症状。
6. 诊治经过。
7. 病程中的一般情况。

四、既往史

既往史包括患者既往的健康状况和过去曾经患过的疾病（包括各种传染病）、外伤手术、预防注射、过敏等，特别是与目前所患疾病有密切关系的情况。

主治语录： 询问患者既往所患疾病时，不能直接问是否罹患冠心病、消化性溃疡、消化道出血等，而是需询问各系统疾病的常见临床表现，如是否曾有胸痛、腹痛、大便发黑等。

五、系统回顾

1. **呼吸系统**　咳嗽的性质、程度、频率、与气候变化及体位改变的关系。咳痰的颜色、黏稠度和气味等。咯血的性状、颜色和量。呼吸困难的性质、程度和出现的时间。胸痛的部位、性质以及与呼吸、咳嗽、体位的关系，有无发冷、发热、盗汗、食欲减退等。

2. **循环系统**　心悸发生的时间与诱因，心前区疼痛的性质、程度以及出现和持续的时间，有无放射、放射的部位，引起疼痛发作的诱因和缓解方法。呼吸困难出现的诱因和程度，发作时与体力活动和体位的关系。有无咳嗽、咯血等。水肿出现的部位和时间；尿量多少，昼夜间的改变；有无腹水、肝区疼痛、头痛、头晕、晕厥等。有无风湿热、心脏疾病、高血压病、动脉硬化等病史。女性患者应询问妊娠、分娩时有无高血压和心功能不全的情况。

3. **消化系统**　有无腹痛、腹泻、食欲改变、嗳气、反酸、腹胀、口腔疾病，及其出现的缓急、程度、持续的时间及进展的情况。上述症状与食物种类、性质的关系及有无精神因素的影响。呕吐的诱因、次数；呕吐物的内容、量、颜色及气味。

呕血的量及颜色。腹痛的部位、程度、性质和持续时间，有无规律性，是否向其他部位放射，与饮食、气候及精神因素的关系，按压时疼痛减轻或加重。排便次数，粪便颜色、性状、量和气味。排便时有无腹痛和里急后重，有无发热与皮肤巩膜黄染。体力、体重的改变。

4. 泌尿系统　有无尿痛、尿急、尿频和排尿困难；尿量和夜尿量多少，尿的颜色（洗肉水样或酱油色）、清浊度，有无尿潴留及尿失禁等。有无腹痛，疼痛的部位，有无放射痛。有无咽炎、高血压、水肿、出血等。

5. 血液系统　皮肤黏膜有无苍白、黄染、出血点、瘀斑、血肿及淋巴结、肝脾大，骨骼痛等。有无乏力、头晕、视物模糊、耳鸣、烦躁、记忆力减退、心悸、舌痛、吞咽困难、恶心。营养、消化和吸收情况。

6. 内分泌系统及代谢　有无怕热、多汗、乏力、畏寒、头痛、视力障碍、心悸、食欲异常、烦渴、多尿、水肿等；有无肌肉震颤及痉挛。性格、智力、体格、性器官的发育，骨骼、甲状腺、体重、皮肤、毛发的改变。有无产后大出血。

7. 神经精神系统　有无头痛、失眠、嗜睡、记忆力减退、意识障碍、晕厥、痉挛、瘫痪、视力障碍、感觉及运动异常、性格改变、感觉与定向障碍。如疑有精神状态改变，还应了解情绪状态、思维过程、智能、能力、自知力等。

8. 肌肉骨骼系统　有无肢体肌肉麻木、疼痛、痉挛、萎缩、瘫痪等。有无关节肿痛、运动障碍、外伤、骨折、关节脱位、先天畸形等。

六、个人史

个人史是指与疾病有关个人历史。

1. 社会经历　包括出生地、居住地区和居留时间（尤其是疫源地和地方病流行区）、受教育程度、经济生活和业余爱好等。不同传染病有不同潜伏期，应根据考虑的疾病，询问过去某段时间是否去过疫源地。

2. 职业及工作条件　包括工种、劳动环境、对工业毒物的接触情况及时间。

3. 习惯与嗜好　起居与卫生习惯、饮食的规律与质量。烟酒嗜好时间与摄入量，以及其他异嗜物和麻醉药品、毒品等。

4. 性病、冶游史　有无不洁性交，是否患过淋菌性尿道炎、尖锐湿疣、下疳等。

七、婚姻史

婚姻史包括未婚或已婚，结婚年龄，配偶健康状况、性生活情况、夫妻关系等。

八、月经史与生育史

月经史与生育史包括月经初潮的年龄、月经周期和经期天数，经血的量和颜色，经期症状，有无痛经与白带，末次月经时间（LMP），闭经时间，绝经年龄。记录格式如下。

$$初潮年龄\frac{行经期（天）}{月经周期（天）}末次月经时间（LMP）或绝经年龄$$

例：

$$14\frac{3\sim5天}{28\sim30天}2018 年 1 月 8 日（或 50 岁）$$

妊娠与生育次数，人工或自然流产的次数，有无死产、手术产、围生期感染，计划生育、避孕措施（安全期、避孕药、避孕环、子宫帽、阴茎套等）。

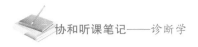

九、家族史

询问双亲与兄弟、姐妹及子女的健康与疾病情况，特别应询问是否有与患者同样的疾病，有无与遗传有关的疾病，如血友病、白化病、遗传性球形红细胞增多症、遗传性出血性毛细血管扩张症、家族性甲状腺功能减退症、糖尿病、精神病等。对已死亡的直系亲属要问明死因与年龄。某些遗传性疾病还涉及父母双方亲属，也应了解。若在几个成员或几代人中皆有同样疾病发生，可绘出家系图显示详细情况。

 历年真题

1. 病史的主体部分是
   - A. 主诉
   - B. 现病史
   - C. 既往史
   - D. 个人史
   - E. 家族史
2. 婚姻史的内容不包括
   - A. 有无淋病、梅毒等性病接触史
   - B. 夫妻关系
   - C. 性生活
   - D. 配偶健康状况
   - E. 患者婚否

参考答案：1. B　2. A

第三章 问诊的方法与技巧

一、问诊的基本方法与技巧

1. 医师应主动创造一种宽松和谐的环境以解除患者的不安心情。

2. 尽可能让患者充分地陈述和强调他认为重要的情况和感受，切不可生硬地打断患者的叙述，甚至用医师自己的主观的推测去取代患者的亲身感受。

3. 追溯首发症状开始的确切时间，直至目前的演变过程。

4. 在问诊的两个项目之间使用过渡语言，即向患者说明将要讨论的新话题及其理由。

5. 根据具体情况采用不同类型的提问。

6. 提问时要注意系统性和目的性。

7. 询问病史的每一部分结束时进行归纳小结。

8. 避免医学术语。

9. 需要引证核实患者提供的信息。

10. 仪表、礼节和友善的举止。

11. 恰当地运用一些评价、赞扬与鼓励语言，可促使患者与医师的合作。

12. 医师应明白患者的期望，了解患者就诊的确切目的和要求。

13. 用巧妙而仔细的各种方法检查患者的理解程度。

14. 问诊结束时，告知患者或体语暗示医患合作的重要性，

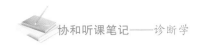

说明下一步对患者的要求、接下来做什么、下次就诊时间或随访计划等。

🖋 **主治语录：在不同的临床情景，也要根据情况采用相应的方法和某些技巧。**

二、重点问诊的方法

重点的病史采集是指针对就诊的最主要或"单个"问题（现病史）来问诊，并收集除现病史外的其他病史部分中与该问题密切相关的资料。

三、特殊情况的问诊技巧

1. 缄默与忧伤　医师应注意观察患者的表情、目光和躯体姿势，为可能的诊断提供线索；另一方面，也要以尊重的态度，耐心地向患者表明医师理解其痛苦并通过言语和恰当的躯体语言给患者以信任感，鼓励其客观地叙述其病史。

2. 焦虑与抑郁　应鼓励焦虑患者讲出其感受，注意其语言的和非语言的各种异常的线索，确定问题性质。

3. 多话与唠叨　提问应限定在主要问题上；根据初步诊断，在患者提供不相关的内容时，巧妙地打断；让患者稍休息，同时仔细观察患者有误思维奔逸或混乱的情况；分次进行问诊、告诉患者问诊的内容及时间限制等。

4. 愤怒与敌意　尽量发现患者发怒的原因并予以说明，注意切勿使其迁怒他人或医院其他部门。

5. 多种症状并存　应注意在其描述的大量症状中抓住关键、把握实质。

6. 说谎和对医师不信任　若感觉到患者对医师的不信任和说谎，医师不必强行纠正，但若根据观察、询问了解有说谎可能时，应待患者情绪稳定后再询问病史资料。

7. 文化程度低下和语言障碍　问诊是语言应通俗易懂，减慢提问的速度，注意必要的重复及核实。

8. 重危和晚期患者　重危患者需要高度浓缩的病史及体格检查，并可将其同时进行。病情重危者反应变慢，甚至迟钝，不应催促患者，应予理解。

9. 残疾患者　针对不同患者的残疾情况，使用不同的技巧进行问诊。

10. 老年人　因老年人体力、视力、听力的减退，部分患者还有反应缓慢或思维障碍，对问诊有一定的影响。

11. 儿童　小儿多不能自述病史，需有家长或保育人员代述。

12. 精神疾病患者　对于缺乏自知力的患者，其病史是从患者的家属或相关人员中获得。

🖋 **主治语录**：准确深入的病史在多数情况下可帮助医师做出诊断或指明诊断方向。不详细、不确切、不真实的病史可以对诊断起误导作用。

 历年真题

1. 有关问诊不正确的是
　　A. 危重患者扼要询问后先抢救
　　B. 要使用通俗的语言
　　C. 要全面了解、重点突出
　　D. 小儿或昏迷患者可询问监护人或知情者
　　E. 要给患者一定的暗示
2. 下列哪项是属于暗示性提问或

逼问
　　A. 您哪儿不舒服
　　B. 您腹痛有多久
　　C. 您什么时间开始起病的
　　D. 您的大便是黑色的吗
　　E. 您曾经有过类似的腹痛吗

参考答案：1. E　2. D

第三篇 体格检查

第一章 基本方法

> **核心问题**
>
> 视诊、触诊、叩诊、听诊的操作要领及方法。

内容精要

体格检查是指医师运用自己的感官和借助于简便的检查工具，如体温表、血压计、叩诊锤、听诊器、检眼镜等，客观地了解和评估人体状况的一系列最基的检查方法。许多疾病通过体格检查再结合病史就可以做出临床诊断。体格检查的方法有五种：视诊、触诊、叩诊、听诊和嗅诊。

第一节 视 诊

视诊是医师用眼睛观察患者全身或局部表现的诊断方法。视诊可用于全身一般状态和许多体征的检查，如年龄、发育、营养、意识状态、面容、表情、体位、姿势、步态等。

局部视诊可了解患者身体各部分的改变，如皮肤、黏膜、眼、耳、鼻、口、舌、头颈、胸廓、腹形、肌肉、骨骼、关节外形等。特殊部位的视诊需借助于某些仪器如耳镜、鼻镜、检眼镜及内镜等进行检查。

第二节 触 诊

一、触诊方法

1. 浅部触诊法　适用于体表浅在病变（关节、软组织、浅部动脉、静脉、神经、阴囊、精索等）的检查和评估。

腹部浅部触诊可触及的深度约为 1cm。浅部触诊一般不引起患者不适和肌肉紧张，因此有利于检查腹部有无压痛、抵抗感、搏动、包块和某些肿大脏器等。浅部触诊也常在深部触诊前进行。

2. 深部触诊法　检查时可用单手或两手重叠，由浅入深，逐渐加压以达到深部触诊的目的。腹部深部触诊法触及的深度常在 2cm 以上，有时可达 4~5cm。

（1）深部滑行触诊法：检查时嘱患者张口平静呼吸，或与患者谈话以转移其注意力，尽量使腹肌松弛。医师用右手并拢的示指、中指和环指平放在腹壁上，以手指末端逐渐触向腹腔的脏器或包块，在被触及的包块上做上下左右滑动触摸，如为肠管或索条状包块，应与包块长轴相垂直的方向进行滑动触诊。常用于腹腔深部包块和胃肠病变的检查。

（2）双手触诊法：将左手掌置于被检查脏器或包块的背后部，右手中间 3 个手指并拢平置于腹壁被检查部位，左手掌向右手方向托起，使被检查的脏器或包块位于双手之间，并更接近体表，有利于右手触诊检查。检查时配合好患者的腹式呼吸。用于肝、脾、肾和腹腔肿物的检查。

（3）深压触诊法：用一个或两个并拢的手指逐渐深压腹壁

被检查部位，用于探测腹腔深在病变的部位或确定腹腔压痛点，如阑尾压痛点、胆囊压痛点、输尿管压痛点等。检查反跳痛时，在手指深压的基础上迅速将手抬起，并询问患者是否感觉疼痛加重或察看面部是否出现痛苦表情。

（4）冲击触诊法（又称浮沉触诊法）：检查时，右手并拢的示指、中指和环指 3 个手指取 70°～90°角，放置于腹壁拟检查的相应部位，做数次急速而较有力的冲击动作，在冲击腹壁时指端会有腹腔脏器或包块浮沉的感觉。一般只用于大量腹水时肝、脾及腹腔包块难以触及者。

二、触诊注意事项

1. 检查前医师要向患者讲清触诊的目的，消除患者的紧张情绪，取得患者的密切配合。

2. 医师手应温暖，手法应轻柔，以免引起肌肉紧张，影响检查效果。在检查过程中，应随时观察患者表情。

3. 患者应采取恰当的体位。

4. 腹部检查前，应嘱患者排尿，以免将充盈的膀胱误认为腹腔包块，有时也需排便后检查。

5. 触诊时医师应手脑并用，边检查边思索。

第三节　叩　　诊

叩诊是用手指叩击身体表面某一部位，使之震动而产生音响，根据震动和声响的特点来判断被检查部位的脏器状态有无异常的一种方法。

一、叩诊方法

1. 直接叩诊法　医师右手示指、中指和环指 3 个手指并拢，用其掌面直接拍击被检查部位，借助于拍击的反响和指下的震动感来判断病变情况的方法称为直接叩诊法。适用于胸部和腹部范围较广泛的病变，如胸膜粘连或增厚、大量胸腔积液或腹水及气胸等。

2. 间接叩诊法　医师将左手中指第二指节紧贴于叩诊部位，其他手指稍微抬起，勿与体表接触；右手指自然弯曲，用中指指端叩击左手中指末端指关节处或第二节指骨的远端，因为该处易与被检查部位紧密接触，而且对于被检查部位的震动较敏感。叩击方向应与叩诊部位的体表垂直。

二、叩诊的注意事项

1. 根据叩诊部位不同，患者应采取适当体位。
2. 叩诊时应注意对侧部位的比较。

三、叩诊音

见表 3-1-1。

表 3-1-1　叩诊音

叩诊音	相对强度	相对音调	相对时限	性质	出现部位	病理情况
鼓音	响亮	高	较长	鼓响样	胃泡区和腹部	大量气胸、肺空洞、气腹
过清音	更响亮	更低	更长	回响	正常不出现	肺气肿、肺含气量增加
清音	响亮	低	长	空响	正常肺	支气管炎
浊音	中等	中等	中等	重击声样	心、肝被肺覆盖的部分	大叶性肺炎、腹水
实音	弱	高	短	极钝	实质脏器部分	大量胸腔积液、肺实变

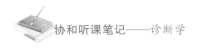

第四节　听　　诊

一、听诊方法

1. 直接听诊法　医师将耳直接贴附于被检查者的体壁上进行听诊，此方法能听到的声音很弱。

2. 间接听诊法　用听诊器进行听诊的一种检查方法。可以在任何体位听诊时应用，听诊效果好，应用范围广。

二、听诊注意事项

1. 听诊环境需要安静，避免干扰；要温暖、避风以免患者由于肌束颤动而出现的附加音。

2. 切忌隔着衣服听诊，听诊器件体应直接接触皮肤以获取确切的听诊结果。

3. 需要正确使用听诊器，听诊器通常由耳件、体件和软管三部分组成。钟型体件适用于听取低调声音。膜型体件适用于听取高调声音。

🖋 主治语录：比较用钟型体件和膜型体件听诊的结果有助于判断声音音调的高低。

第五节　嗅　　诊

嗅诊（表3-1-2）是通过嗅觉来判断发自患者的异常气味与疾病之间关系的一种方法。

表 3-1-2　嗅诊

对　象	气　味	临床意义
汗液	酸性	风湿热和长期服用水杨酸、阿司匹林等解热镇痛药物的患者
	特殊的狐臭味	腋臭等患者
痰液	呈恶臭味	提示厌氧菌感染，见于支气管扩张症或肺脓肿
	恶臭的脓液	气性坏疽
呕吐物	出现粪便味	长期剧烈呕吐或肠梗阻患者
	杂有脓液并有令人恶心的烂苹果味	胃坏疽
粪便	具有腐败性臭味	消化不良或胰腺功能不良
	腥臭味	细菌性痢疾
	肝腥味	阿米巴性痢疾
尿	呈浓烈氨味	尿液在膀胱内被细菌发酵所致
呼吸	呈刺激性蒜味	有机磷杀虫药中毒
	烂苹果味	糖尿病酮症酸中毒
	氨味	尿毒症
	肝臭味	肝性脑病

 历年真题

下列哪项属局部视诊内容

　A. 意识状态

　B. 面容、表情

　C. 步态、姿势

　D. 腹部外形

　E. 发育与体型

参考答案：D

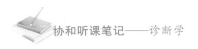

第二章 一 般 检 查

核心问题

1. 常见的疾病面容和眼征。
2. 生命体征的检查方法和浅表淋巴结的检查方法。

内容精要

一般检查的内容,包括性别、年龄、体温、呼吸、脉搏、血压、发育与体型、营养状态、意识状态、面容、表情、体位姿势、步态等,还有皮肤和淋巴结。

第一节 全身状态检查

一、性别

1. 性征的正常发育,女性与雌激素和雄激素有关,男性仅与雄激素有关。

2. 疾病的发生与性别有一定关系,某些疾病可引起性征发生改变。

二、年龄

1. 佝偻病、麻疹、白喉等多发生于幼儿及儿童。

2. 结核病、风湿热多发生于少年与青年。

3. 动脉硬化性疾病、某些癌肿多发生于老年。

三、生命体征

生命体征是评价生命活动存在与否及其质量的基本指标，包括体温、脉搏、呼吸和血压。

（一）体温

1. 体温测量　见表 3-2-1。

表 3-2-1　体温测量

测温方法	测量方法	特　　点
口测法	将消毒后的体温计置于患者舌下，让其紧闭口唇，5 分钟后读数	不能用于婴幼儿及神志不清者
肛测法	患者取侧卧位，将肛门体温计头端涂布润滑剂后，徐徐插入肛门内达体温计长度的一半为止，5 分钟后读数	多用于婴幼儿及神志不清者
腋测法	将体温计头端置于患者腋窝深处，嘱患者用上臂将体温计夹紧，10 分钟后读数	是最常用的体温测定方法

2. 体温的记录方法　体温测定的结果，应按时记录于体温记录单上，描绘出体温曲线。

3. 体温测定误差的常见原因

（1）测量前未将体温计的汞柱甩到 35℃ 以下，致使测量结果高于实际体温。

（2）采用腋测法时，由于患者明显消瘦、病情危重或神志不清而不能将体温计夹紧，致使测量结果低于实际体温。

（3）检测局部存在冷热物品或刺激时，可对测定结果造成影响，如用温水漱口、局部放置冰袋或热水袋等。

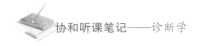

（二）呼吸

观察记录患者呼吸的节律性及每分钟次数。

（三）脉搏

观察记录患者脉搏的节律性及每分钟次数。

（四）血压

观察动脉血压的高值和低值。

四、发育与体型

（一）发育

1. 发育应通过患者年龄、智力和体格成长状态（包括身高、体重及第二性征）之间的关系进行综合评价。

2. 成年人发育正常的指标包括以下几种。①头部的长度为身高的 1/7～1/8。②胸围为身高的 1/2。③双上肢展开后，左右指端的距离与身高基本一致。④坐高等于下肢的长度。

✎ **主治语录：成年前每年都可见体格生长，在青春期，尚可出现速度加快的青春期激素成长期。**

3. 机体的发育受种族遗传、内分泌、营养代谢、生活条件及体育锻炼等多种因素的影响。病态生长发育包括以下几种。

（1）青春发育期前生长激素过多——巨人症；过低——垂体性侏儒。

（2）性早熟。性腺发育提前，骨骺提前愈合，体格粗壮，低身长。

（3）性腺发育延迟或性腺功能低下。骨骺延迟愈合，长骨过长，指间距大于身高，坐高小于下肢长。

（二）体型

1. 常用分类　见表 3-2-2。

表 3-2-2　体型的常用分类

类　型	又　称	表　现
无力型	瘦长型	体高肌瘦、颈细长、肩窄下垂、胸廓扁平、腹上角小于 90°
正力型	匀称型	身体各个部分结构匀称适中，腹上角 90° 左右，见于多数正常成年人
超力型	矮胖型	体格粗壮、颈粗短、面红、肩宽平、胸围大、腹上角大于 90°

2. 病态异常体型　①矮小型：见于垂体性侏儒症、呆小病、性早熟等。②高大型：见于巨人症、肢端肥大症等。

五、营养状态

1. 前臂屈侧或上臂背侧下 1/3 处脂肪分布的个体差异最小，为判断脂肪充实程度最方便和最适宜的部位。

2. 营养状态分级

（1）良好：黏膜红润、皮肤光泽、弹性良好，皮下脂肪丰满而有弹性，皮下脂肪丰满而有弹性，肌肉结实，指甲、毛发润泽，肋间隙及锁骨上窝深浅适中，肩胛部和股部肌肉丰满。

（2）不良：皮肤黏膜干燥、弹性降低，皮下脂肪菲薄，肌肉松弛无力，指甲粗糙无光泽、毛发稀疏，肋间隙、锁骨上窝凹陷，肩胛骨和髂骨嶙峋突出。

（3）中等：介于两者之间。

3. 临床上营养状态异常　包括营养不良和营养过度。

（1）营养不良：由于摄食不足或/和消耗增多引起。当体重减轻至低于正常的10%时称为消瘦，极度消瘦者称为恶病质。引起营养不良的常见原因如下。

1）摄食障碍：多见于食管、胃肠道疾病，神经系统及肝、肾等疾病引起的严重恶心、呕吐等。

2）消化吸收障碍：见于胃、肠、胰腺、肝脏及胆道疾病引起消化液或酶的合成和分泌减少，影响消化和吸收。

3）消耗增多：见于慢性消耗性疾病，如长期活动性肺结核、恶性肿瘤、代谢性疾病、内分泌疾病等，出现糖、脂肪和蛋白质的消耗过多。

（2）营养过度：体内中性脂肪积聚过多，主要表现为体重增加，当超过标准体重的20%以上者称为肥胖。世卫组织标准，$BMI \geqslant 30kg/m^2$ 为肥胖，我国标准，$BMI \geqslant 28kg/m^2$ 为肥胖。按病因可将肥胖分为原发性和继发性两种。

1）原发性肥胖：为摄入热量过多所致，表现为全身脂肪分布均匀，身体各个部位无异常改变，常有一定的遗传倾向。

2）继发性肥胖：主要为某些内分泌疾病所致。

✎ 主治语录：皮下脂肪充实度的测定，前臂的屈侧或上臂的背侧的下1/3，使用卡尺测量皮肤皱褶厚度，每次在同一部位测量。

六、意识状态

意识指人对环境和自身状态的认知与觉察能力，是大脑高级神经中枢功能活动的综合变现。凡能影响大脑功能活动的疾病均可引起程度不等的意识改变，称为意识障碍。

临床常见的意识障碍有嗜睡、意识模糊、昏睡、昏迷以及谵妄。

七、语调与语态

1. **语调** 言语过程中的音调。神经和发音器官的病变可使音调发生改变，如喉部炎症、结核和肿瘤可引起声音嘶哑，脑血管意外可引起音调变浊和发音困难，喉返神经麻痹可引起音调降低和语言共鸣消失。

2. **语态** 言语过程中的节奏。语态异常指语言节奏紊乱，出现语言不畅，快慢不均，音节不清，见于帕金森病、舞蹈症、手足徐动症及口吃等。

某些口腔或鼻腔病变（如扁桃体周围脓肿、舌部溃疡、舌体肥大、肿瘤等），均可引起语调、语态改变。

八、面容与表情

临床上常见的典型面容改变如下。

1. **急性病容** 面色潮红，兴奋不安，鼻翼扇动，口唇疱疹，表情痛苦。多见于急性感染性疾病，如肺炎链球菌肺炎、疟疾、流行性脑脊髓膜炎等。

2. **慢性病容** 面容憔悴，面色晦暗或苍白无华，目光暗淡。见于慢性消耗性疾病，如恶性肿瘤、肝硬化、严重结核病等。

3. **贫血面容** 面色苍白，唇舌色淡，表情疲惫。见于各种原因所致的贫血。

4. **肝病面容** 面色晦暗，额部、鼻背、双颊有褐色色素沉着。见于慢性肝脏疾病。

5. **肾病面容** 面色苍白，眼睑、颜面水肿，舌色淡，舌缘有齿痕。见于慢性肾脏疾病。

6. **甲状腺功能亢进面容** 面容惊愕，睑裂增宽，眼球凸出，目光炯炯，兴奋不安，烦躁易怒。见于甲状腺功能亢进症。

7. **黏液性水肿面容** 面色苍黄，颜面水肿，睑厚面宽，目

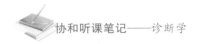

光呆滞，反应迟钝，眉毛、头发稀疏，舌色淡、肥大。见于甲状腺功能减退症。

8. 二尖瓣面容　面色晦暗、双颊紫红、口唇轻度发绀。见于风湿性心瓣膜病二尖瓣狭窄。

9. 肢端肥大症面容　头颅增大，面部变长，下颌增大、向前突出，眉弓及两颧隆起，唇舌肥厚，耳鼻增大。见于肢端肥大症。

10. 伤寒面容　表情淡漠，反应迟钝呈无欲状态。见于肠伤寒、脑脊髓膜炎、脑炎等高热衰竭患者。

11. 苦笑面容　牙关紧闭，面肌痉挛，呈苦笑状。见于破伤风。

12. 满月面容　面圆如满月，皮肤发红，常伴痤疮和胡须生长。

13. 面具面容　面部呆板、无表情，似面具样。见于震颤麻痹、脑炎等。

九、体位

常见的体位如下。

1. 自主体位　身体活动自如，不受限制。

2. 被动体位　患者不能自己调整或变换身体的位置。

3. 强迫体位　患者为减轻痛苦，被迫采取某种特殊的体位（表 3-2-3）。

表 3-2-3　强迫体位

分　类	常见疾病
强迫仰卧位	急性腹膜炎
强迫俯卧位	脊柱疾病
强迫侧卧位	一侧胸膜炎和大量胸腔积液

分　类	常见疾病
强迫坐位	心、肺功能不全
强迫蹲位	先天性发绀型心脏病
强迫停立位	心绞痛
辗转体位	胆石症、胆道蛔虫病、肾绞痛等
角弓反张位	破伤风及小儿脑膜炎

十、姿势

1. 姿势是指举止的状态。

2. 颈部活动受限提示颈椎疾病。

3. 充血性心力衰竭患者多愿采取坐位、当其后仰时可出现呼吸困难。

4. 腹部疼痛时可有躯干制动或弯曲，胃、十二指肠溃疡或胃肠痉挛性疼痛发作时，患者常捧腹而行。

十一、步态

见表3-2-4。

表3-2-4　步态分类、表现及常见疾病

步　态	表　现	常见疾病
蹒跚步态	走路时身体左右摇摆似鸭步	佝偻病、大骨节病、进行性肌营养不良或先天性双侧髋关节脱位
醉酒步态	行走时躯干重心不稳，步态紊乱不准确如醉酒状	小脑疾病、乙醇及巴比妥类中毒
共济失调步态	起步时一脚高抬，骤然垂落，且双目向下注视，两脚间距很宽，以防身体倾斜，闭目时则不能保持平衡	脊髓病变

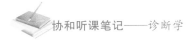

续 表

步 态	表 现	常见疾病
慌张步态	起步后小步急速趋行,身体前倾,有难以止步之势	帕金森病
跨阈步态	由于踝部肌腱、肌肉弛缓,患足下垂,行走时必须抬高下肢才能起步	腓总神经麻痹
剪刀步态	由于双下肢肌张力增高,尤以伸肌和内收肌张力增高明显,移步时下肢内收过度,两腿交叉呈剪刀状	脑性瘫痪与截瘫
间歇性跛行	步行中,因下肢突发性酸痛乏力,患者被迫停止行进,需稍休息后方能继续行进	高血压、动脉硬化

第二节 皮 肤

一、颜色

皮肤的颜色与毛细血管的分布、血液的充盈度、色素量的多少、皮下脂肪的厚薄有关。

1. 苍白 皮肤苍白可由贫血、末梢毛细血管痉挛或充盈不足所致,如寒冷、惊恐、休克、虚脱以及主动脉瓣关闭不全等。仅见肢端苍白,可能与肢体动脉痉挛或阻塞有关,如雷诺病、血栓闭塞性脉管炎等。

2. 发红 皮肤发红是由于毛细血管扩张充血、血流加速、血量增加以及红细胞计数增多所致,在生理情况下见于运动、饮酒后;病理情况下见于发热性疾病,如肺炎链球菌肺炎、肺结核、猩红热、阿托品及一氧化碳中毒等。皮肤持久性发红见于库欣综合征及真性红细胞增多症。

3. 发绀 皮肤呈青紫色,常出现于口唇、耳郭、面颊及肢端。见于还原血红蛋白增多或异常血红蛋白血症。

4. 黄染　皮肤黏膜发黄称为黄染，常见原因如下。

（1）黄疸：由于血清内胆红素浓度增高使皮肤黏膜发黄称为黄疸。血清总胆红素浓度超过 34.2μmol/L 时，可出现黄疸。

（2）胡萝卜素增高：过多食用胡萝卜、南瓜、橘子、橘子汁等可引起血中胡萝卜素增高，当超过 2.5g/L 时，也可使皮肤黄染。

（3）长期服用含有黄色素的药物：如呋喃类等药物也可引起皮肤黄染。

皮肤黏膜黄染的特点，见表 3-2-5。

表 3-2-5　皮肤黏膜黄染的特点

项　目	特　点
黄疸	①首先出现于巩膜、硬腭后部及软腭黏膜上，血中胆红素浓度继续增高时，才会出现皮肤黄染 ②巩膜黄染是连续的，近角巩膜缘处黄染轻、黄色淡，远角巩膜缘处黄染重、黄色深
胡萝卜素增高	①黄染首先出现于手掌、足底、前额及鼻部皮肤 ②一般不出现巩膜和口腔黏膜黄染 ③血中胆红素不高 ④停止食用富含胡萝卜素的蔬菜或果汁后，皮肤黄染逐渐消退
长期服用含有黄色素的药物	①黄染首先出现于皮肤，严重者也可出现于巩膜 ②巩膜黄染的特点是角巩膜缘处黄染重，黄色深；离角巩膜缘越远，黄染越轻，黄色越淡，这一点是与黄疸的重要区别

5. 色素沉着　由于表皮基底层的黑色素增多所致的部分或全身皮肤色泽加深。生理情况下，身体的外露部分以及乳头、腋窝、生殖器官、关节、肛门周围等处皮肤色素较深。

如果这些部位的色素明显加深或其他部位出现色素沉着，则提示为病理征象。常见于慢性肾上腺皮质功能减退，其他如肝硬化、晚期肝癌、肢端肥大症、黑热病、疟疾以及使用某些

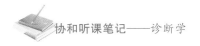

药物如砷剂和抗肿瘤药物等，亦可引起不同程度的皮肤色素沉着。

6. 色素脱失

（1）机制：酪氨酸酶缺乏导致体内酪氨酸不能转化为多巴醌而形成黑色素。

（2）临床上常见的色素脱失主要有白癜风、白斑及白化症。

1）白癜风：为多形性大小不等的色素脱失斑片，发生后可逐渐扩大，但进展缓慢，无自觉症状亦不引起生理功能改变。见于白癜风患者，有时偶见于甲状腺功能亢进症、肾上腺皮质功能减退症及恶性贫血患者。

2）白斑：多为圆形或椭圆形色素脱失斑片，面积一般不大，常发生于口腔黏膜及女性外阴部，部分白斑可发生癌变。

3）白化病：为全身皮肤和毛发色素脱失，头发可呈浅黄色或金黄色。属于遗传性疾病，为先天性酪氨酸酶合成障碍所致。

二、湿度

皮肤湿度与皮肤的排泌功能有关，排泌功能是由汗腺和皮脂腺完成的，但汗腺起主要作用。出汗多者皮肤比较湿润，出汗少者比较干燥。在气温高、湿度大的环境中出汗增多是生理的调节功能。在病理情况下，可发生出汗增多或无汗，具有一定的诊断价值。

主治语录：

1. 多汗常见于风湿病、结核病、布氏菌病、脑炎后遗症、甲状腺功能亢进症、佝偻病。特点：常伴皮肤潮红。

2. 盗汗常见于结核病夜间。特点：睡醒后出汗。

3. 冷汗常见于休克、虚脱。特点：大汗淋漓、肢端发凉。

4. 无汗常见于维生素A缺乏、黏液性水肿、硬皮病、尿毒症、脱水。特点：皮肤异常干燥、常伴脱屑。

三、弹性

1. 皮肤弹性与年龄、营养状态、皮下脂肪及组织间隙所含液体量有关。随着年龄增加皮肤弹性下降。

2. 检查皮肤弹性常选择手背或上臂内侧部位，以拇指和示指将皮肤提起，松手后如皮肤皱褶迅速平复为弹性正常，如皱褶平复缓慢为弹性减弱。

3. 弹性减弱，见于长期消耗性疾病或严重脱水者。

4. 发热时血液循环加速，周围血管充盈，可使皮肤弹性增加。

四、皮疹

1. 斑疹　表现为局部皮肤发红，一般不凸出皮肤表面。见于斑疹伤寒、丹毒、风湿性多形性红斑等。

2. 玫瑰疹　为一种鲜红色圆形斑疹，直径 2~3mm，为病灶周围血管扩张所致。以手指按压可使皮疹消退，松开时又复出现，多出现于胸腹部。为伤寒和副伤寒的特征性皮疹。

3. 丘疹　除局部颜色改变外，病灶凸出皮肤表面。见于药物疹、麻疹及湿疹等。

4. 斑丘疹　在丘疹周围有皮肤发红的底盘称为斑丘疹。见于风疹、猩红热和药物疹等。

5. 荨麻疹　为稍隆起皮肤表面的苍白色或红色的局限性水肿，为速发性皮肤变态反应所致，见于各种过敏反应。

6. 疱疹　为局限性高出皮面的腔性皮损，颜色可因腔内所含液体不同而异。腔内液体为血清、淋巴液，直径小于 1cm 者为小水疱，可见于单纯疱疹、水痘等。直径大于 1cm 为大水疱腔内含脓者为脓疱，脓疱可以原发也可以由水疱感染而来，可见于糖尿病足和烫伤患者。

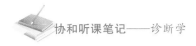

皮疹分类及常见疾病见表 3-2-6。

表 3-2-6　皮疹分类及常见疾病

皮　疹	常见疾病
斑疹	斑疹伤寒、丹毒、风湿性多形性红斑
玫瑰疹	伤寒和副伤寒
丘疹	药物疹、麻疹及湿疹
斑丘疹	风疹、猩红热和药物疹
荨麻疹	各种过敏反应

五、脱屑

病理状态下可见大量皮肤脱屑。米糠样脱屑常见于麻疹；片状脱屑常见于猩红热；银白色鳞状脱屑见于银屑病。

六、皮下出血

1. 分类（根据其直径大小及伴随情况）

（1）瘀点：小于 2mm。

（2）紫癜：3~5mm。

（3）瘀斑：大于 5mm。

（4）血肿：片状出血并伴有皮肤显著隆起。

2. 常见病　常见于造血系统疾病、重症感染、某些血管损害性疾病以及毒物或药物中毒等。皮疹、瘀点和小红痣的区别，见表 3-2-7。

表 3-2-7　皮疹、瘀点和小红痣的区别

	受压是否褪色	是否高于皮肤表面
皮疹	是	不一定

	受压是否褪色	是否高于皮肤表面
瘀点	否	否
小红痣	否	是，且发亮

七、蜘蛛痣与肝掌

1. **蜘蛛痣** 皮肤小动脉末端分支性扩张所形成的血管痣，形似蜘蛛，称为蜘蛛痣。多出现于上腔静脉分布的区域内。受压消失，去除压力后又复出现。蜘蛛痣的出现与肝脏对雌激素的灭活作用减弱有关，常见于急、慢性肝炎或肝硬化。

2. **肝掌** 慢性肝病患者手掌大、小鱼际处常发红，加压后褪色，称为肝掌。

八、水肿

1. **水肿** 皮下组织的细胞内及组织间隙内液体积聚过多。凹陷性水肿局部受压后可出现凹陷；黏液性水肿及象皮肿（丝虫病）受压后并无组织凹陷。

2. **分度**

（1）轻度：仅见于眼睑、眶下软组织、胫骨前、踝部皮下组织，指压后可见组织轻度下陷，平复较快。

（2）中度：全身组织均见明显水肿，指压后可出现明显的或较深的组织下陷，平复缓慢。

（3）重度：全身组织严重水肿，身体低位皮肤紧张发亮，甚至有液体渗出。此外，胸腔、腹腔等浆膜腔内可见积液，外阴部亦可见严重水肿。

九、皮下结节

见表3-2-8。

表 3-2-8　皮下结节分类

名　　称	部　　位	形态特征	相关疾病
风湿结节	关节、骨隆凸附近	圆形、质硬、无压痛、数目不多、大小不等	风湿热、类风湿
囊蚴结节	躯干、四肢皮下	圆形或椭圆形、质硬、可推动、无压痛、表面平滑、数目多少不一	囊虫病
痛风结节	耳郭、跖趾关节、指/趾关节、掌指关节	黄白色、大小不一	痛风
结节性红斑	小腿伸侧	对称性，大小不一、数目不等、疼痛	溶血性链球菌感染、自身免疫性疾病

主治语录：皮下结节应注意其大小、硬度、部位、活动度及有无压痛等。

十、瘢痕

瘢痕指皮肤外伤或病变愈合后结缔组织增生形成的斑块。

十一、毛发

毛发增多见于一些内分泌疾病，如 Cushing 综合征及长期使用肾上腺皮质激素及性激素者。

病理性毛发脱落原因：①头部皮肤疾病。②神经营养障碍。③某些发热性疾病。④某些内分泌疾病。⑤理化因素性脱发。

第三节　淋　巴　结

一般体格检查仅能检查身体各部表浅的淋巴结。

正常情况下，淋巴结较小，直径多在 0.2~0.5cm，质地柔软，表面光滑，与毗邻组织无粘连，不易触及，亦无压痛。

一、表浅淋巴结分布

1. 头颈部

（1）耳前淋巴结：位于耳屏前方。

（2）耳后淋巴结：位于耳后乳突表面、胸锁乳突肌止点处，又称乳突淋巴结。

（3）枕后淋巴结：位于枕部皮下，斜方肌起点与胸锁乳突肌止点之间。

（4）颌下淋巴结：位于颌下腺附近，在下颌角与颏部之中间部位。

（5）颏下淋巴结：位于颏下三角内，下颌舌骨肌表面，两侧下颌骨前端中点后方。

（6）颈前淋巴结：位于胸锁乳突肌表面及下颌角处。

（7）颈后淋巴结：位于斜方肌前缘。

（8）锁骨上淋巴结：位于锁骨与胸锁乳突肌所形成的夹角处。

2. 上肢

（1）腋窝淋巴结：是上肢最大的淋巴结组群，可分为五群。

1）外侧淋巴结群：位于腋窝外侧壁。

2）胸肌淋巴结群：位于胸大肌下缘深部。

3）肩胛下淋巴结群：位于腋窝后皱襞深部。

4）中央淋巴结群：位于腋窝内侧壁近肋骨及前锯肌处。

5）腋尖淋巴结群：位于腋窝顶部。

（2）滑车上淋巴结：位于上臂内侧，内上髁上方 3～4cm 处，肱二头肌与肱三头肌之间的间沟内。

3. 下肢

（1）腹股沟淋巴结：位于腹股沟韧带下方股三角内，又分

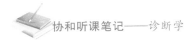

为上、下两群。

1）上群：位于腹股沟韧带下方，与韧带平行排列，故又称腹股沟韧带横组或水平组。

2）下群：位于大隐静脉上端，沿静脉走向排列，故又称腹股沟淋巴结纵组或垂直组。

（2）腘窝淋巴结：位于小隐静脉和腘静脉的汇合处。

二、检查方法及顺序

1. 方法　触诊是检查淋巴结的主要方法。检查者将示指、中指和环指3个手指并拢，其指腹平放于被检查部位的皮肤上进行滑动触诊。滑动的方式应取相互垂直的多个方向或转动式滑动，这有助于淋巴结与肌肉和血管结节的区别。

发现淋巴结肿大时，应注意其部位、大小、数目、硬度、压痛、活动度、有无粘连，局部皮肤有无红肿、瘢痕、瘘管等。同时注意寻找引起淋巴结肿大的原发病灶。

2. 顺序

（1）头颈部淋巴结的检查顺序：耳前、耳后、枕部、颌下、颏下、颈前、颈后、锁骨上淋巴结。

（2）上肢淋巴结的检查顺序：腋窝淋巴结、滑车上淋巴结。腋窝淋巴结应按腋尖群、中央群、胸肌群、肩胛下群和外侧群的顺序进行。

（3）下肢淋巴结的检查顺序：腹股沟部（先查上群、后查下群）、腘窝部。

三、淋巴结肿大病因及表现

1. 局限性淋巴结肿大　①非特异性淋巴结炎。②淋巴结结核。③恶性肿瘤淋巴结转移。④单纯性淋巴结炎。

2. 全身性淋巴结肿大

（1）感染性疾病：病毒感染见于传染性单核细胞增多症、艾滋病等；细菌感染见于结核、布氏菌病、麻风等；螺旋体感染见于梅毒、鼠咬热、钩端螺旋体病等；原虫与寄生虫感染见于黑热病、丝虫病疾病。

（2）非感染性疾病

1）结缔组织疾病：如系统性红斑狼疮、干燥综合征、结节病等

2）血液系统疾病：如急、慢性白血病，淋巴瘤，恶性组织细胞病等。

 历年真题

1. 玫瑰疹对下列哪种疾病有诊断意义
   A. 伤寒
   B. 麻疹
   C. 猩红热
   D. 丹毒
   E. 风湿热

2. 下列有关正常淋巴结的描述哪项是正确的

   A. 容易触及
   B. 质地柔软，表面光滑
   C. 与毗邻组织有粘连
   D. 有明显压痛
   E. 直径多为 0.2~0.5cm，质地韧，表面光滑

参考答案：1. A 2. B

第三章 头部检查

核心问题

1. 眼的检查。
2. 扁桃体肿大分度。

内容精要

头部及其器官是人体最重要的外形特征之一，是检查者最先和最容易见到的部分，应进行全面的视诊、触诊。

第一节 头发和头皮

检查头发要注意颜色、疏密度、脱发的类型与特点。脱发可由疾病引起，如伤寒、甲状腺功能低下、斑秃等，也可由物理与化学因素引起，如放射治疗和抗癌药物治疗后，检查时要注意其发生部位、形状以及头发改变的特点。

头皮的检查需分开头发，观察头皮颜色、头皮屑，有无头癣、疖痈、外伤、血肿及瘢痕等。

第二节　头　颅

检查头颅主要是视诊和触诊。视诊时应注意头颅大小、外形变化和有无异常活动。头颅的大小以头围来衡量，测量时以软尺自眉间绕到颅后通过枕骨粗隆。

头围在发育阶段的变化为：新生儿约34cm，出生后的前半年增加8cm，后半年增加3cm，第2年增加2cm，第3、4年内约增加1.5cm，4~10岁共增加约1.5cm，到18岁可达53cm或以上，以后几乎不再变化。矢状缝和其他颅缝大多在出生后6个月骨化，骨化过早会影响颅脑的发育。

头颅的大小异常或畸形（表3-3-1）可成为一些疾病的典型体征。头部的运动异常（表3-3-2），一般视诊即可发现。

表 3-3-1　头颅畸形

头颅形状	常见疾病
小颅	囟门过早闭合
尖颅	先天性疾患尖颅并指/趾畸形（Apert 综合征）
方颅	小儿佝偻病或先天性梅毒
巨颅	脑积水（常伴落日现象）
长颅	Marfan 综合征及肢端肥大症
变形颅	变形性骨炎（paget 病）

表 3-3-2　异常的头部运动

异常运动	常见疾病
头部活动受限、斜颈	颈部肌肉发育不全、麻痹
头部不随意颤动	帕金森（Parkinson 病）
颈动脉搏动一致的点头运动（de Musset 征）	严重主动脉瓣关闭不全

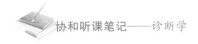

第三节 颜面及其器官

一、眼

（一）外眼检查

1. 眼睑

（1）睑内翻：由于瘢痕形成，见于沙眼。

（2）倒睫：沙眼性睑内翻，见于小婴儿。

（3）上睑下垂：双侧见于重症肌无力，先天性上睑下垂；单侧见于动眼神经麻痹（出血、脑脓肿、脑炎、外伤）。

（4）眼睑闭合障碍：双侧见于甲亢；单侧见于面神经麻痹。

（5）眼睑水肿：常见原因为肾炎、慢性肝病、营养不良、贫血、血管神经水肿等。

（6）眼睑红肿：①睑腺炎。②睑板腺囊肿。

2. 泪囊 请患者向上看，检查者用双手拇指轻压患者双眼内眦下方，即骨性眶缘下内侧，挤压泪囊，同时观察有无分泌物或泪液自上、下泪点溢出。若有黏液脓性分泌物流出，应考虑慢性泪囊炎。

3. 结膜 分睑结膜、穹隆部结膜与球结膜三部分。

结膜常见的改变为：①充血时黏膜发红可见血管充盈，见于结膜炎、角膜炎。②颗粒与滤泡见于沙眼。③结膜苍白见于贫血。④结膜发黄见于黄疸。⑤若有多少不等散在的出血点时，可见于感染性心内膜炎。⑥如伴充血、分泌物，见于急性结膜炎。⑦若有大片的结膜下出血，可见于高血压、动脉硬化。除沙眼、春季卡他性结膜炎外，几乎所有的结膜炎症在下睑结膜的表现都比上睑结膜更明显。

4. 眼球

（1）突出：双侧突出见于甲状腺功能亢进症。患者除突眼外还有以下眼征（表3-3-3）。

表 3-3-3　甲状腺功能亢进症的其他眼征

体　征	表　现
Stellwag 征	眨眼减少
Graefe 征	眼球下转时上睑不能相应下垂
Mobius 征	集合运动减弱，即目标由远处逐渐移近眼球时，两侧眼球不能适度内聚
Joffroy 征	上视时无额纹出现。单侧眼球突出，多由于局部炎症或眶内占位性病变所致，偶见于颅内病变

（2）眼球下陷：①单侧见于 Horner 综合征和眶尖骨折。②双侧见于严重脱水和营养不良。

（3）眼球运动：医师将目标物（棉签或手指尖）置于受检者眼前 30~40cm 处，嘱患者固定头位，眼球随目标方向移动，一般按左→左上→左下，右→右上→右下六个方向的顺序进行，若有某一方向运动受限提示该对配偶肌功能障碍，并伴有复视。

由支配眼肌运动的神经核、神经或眼外肌本身器质性病变所产生的斜视，称为麻痹性斜视，多由颅脑外伤、鼻咽癌、脑炎、脑膜炎、脑脓肿、脑血管病变所引起。

眼球震颤以水平方向常见，自发性眼球震颤见于耳源性眩晕、小脑疾病和视力严重低下等。

（4）眼压下降：见于眼球萎缩或脱水。

（5）眼压升高：见于青光眼。

（二）眼功能检查

1. 视力

（1）近视力：距视力表 33cm 处，能看清"1.0"为正常视力。

（2）远视力：距视力表 5m 处，能看清"1.0"为正常视力。

2. 视野　眼与视标的距离为 30cm。当患者用一眼（另一眼遮住）注视视标时，检查者从边缘周围各部位，将视标向中央移动，直至患者察觉为止。

视野在各方向均缩小者，称为向心性视野狭小。在视野内的视力缺失地区称为暗点。视野的左或右一半缺失，称为偏盲。双眼视野颞侧偏盲或象限偏盲，见于视交叉以后的中枢病变，单侧不规则的视野缺损见于视神经和视网膜病变。

3. 色觉

（1）色弱：对某种颜色的识别能力减低。

（2）色盲：对某种颜色的识别能力丧失。又分先天性与后天性两种，先天性以红绿色盲最常见，女性发病居多；后天性者多由视网膜病变、视神经萎缩和球后视神经炎引起。

（三）眼前节检查

1. 角膜　有丰富的神经末梢，透明而敏感。检查时用斜照光更容易观察其透明度。

（1）云翳与白斑：如发生在角膜的瞳孔部位可引起不同程度的视力障碍。

（2）角膜周边的血管增生：可能为严重沙眼所造成。

（3）角膜软化：见于婴幼儿营养不良、维生素 A 缺乏等。

（4）角膜边缘及周围出现灰白色混浊环：多见于老年人，故称为老年环，是类脂质沉着的结果，无自觉症状，不妨碍视力。

（5）角膜边缘若出现黄色或棕褐色的色素环：环的外缘较清晰，内缘较模糊，称为 Kayser-Fleischer 环，是铜代谢障碍的结果，见于肝豆状核变性（Wilson 病）。

2. 巩膜　巩膜血管少，呈瓷白色。在发生黄疸时，巩膜比其他黏膜更先出现黄染而易被发现。

检查时，让患者向内下视，暴露其巩膜的外上部分更易发现黄疸。中年以后在内眦部可出现不均匀性分布的黄色斑块，为脂肪沉着所形成，应与黄疸鉴别。血液中其他黄色色素成分增多时（如胡萝卜素、阿的平等），也可引起皮肤黏膜黄染，但其表现与黄疸时的巩膜有区别。

3. 虹膜　虹膜是眼球葡萄膜的最前部，中央有瞳孔，虹膜内有瞳孔扩大肌和括约肌。正常虹膜纹理近瞳孔部分呈放射状排列，周边呈环形排列。纹理模糊或消失见于虹膜炎症、水肿和萎缩。形态异常或有裂孔，见于虹膜后粘连、外伤、先天性虹膜缺损等。

4. 瞳孔　①直径 3~4mm。②形状等圆。③对光反射（直接，间接）。④调节反射。⑤辐辏反射。瞳孔异常表现，见表3-3-4。

表 3-3-4　瞳孔异常表现

瞳孔大小	病理情况
缩小	虹膜炎，有机磷中毒，药物（吗啡、氯丙嗪、毛果芸香碱）
扩大	外伤，颈交感神经刺激，青光眼绝对期，药物影响（阿托品、可卡因）

（四）眼底检查

常见疾病的眼底改变，见表3-3-5。

表 3-3-5　常见疾病的眼底改变

疾病名称	眼底改变
高血压动脉硬化	早期为视网膜动脉痉挛。硬化期为视网膜动脉变细，反光增强，有动静脉交叉压迫现象，动脉呈铜丝状甚至银丝状。晚期围绕视盘可见火焰状出血，棉絮状渗出物，严重时有视盘水肿

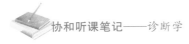

续　表

疾病名称	眼底改变
慢性肾炎	视盘及周围视网膜水肿，火焰状出血，棉絮状渗出物
子痫前期-子痫	视网膜动脉痉挛、水肿，渗出物增多时可致视网膜脱离
糖尿病	视网膜静脉扩张迂曲，视网膜有点状和片状深层出血
白血病	视盘边界不清，视网膜血管色淡，血管曲张或弯曲，视网膜上有带白色中心的出血斑及渗出物

二、耳

1. 外耳

（1）耳郭：注意耳郭的外形、大小、位置和对称性，是否有发育畸形、外伤瘢痕、红肿、瘘口、低垂耳等；观察是否有结节，痛风患者可在耳郭上触及痛性小结节，为尿酸盐沉着的结果。耳郭红肿并有局部发热和疼痛，见于感染。牵拉和触诊耳郭引起疼痛，常提示有炎症。

（2）外耳道：如有黄色液体流出并有痒痛者为外耳道炎；外耳道内有局部红肿疼痛，并有耳郭牵拉痛则为疖肿。有脓液流出并有全身症状，则应考虑急性中耳炎。有血液或脑脊液流出则应考虑到颅底骨折。对耳鸣患者则应注意是否外耳道瘢痕狭窄、耵聍或异物堵塞。

2. 中耳　如有溢脓并有恶臭，可能为表皮样瘤。

3. 乳突　有明显压痛，见于乳突炎。

4. 听力

（1）粗测法：自1m以外处逐渐移近，可听机械表或捻指声，双侧比较和与正常人比较。

（2）细测法：用音叉或电测听设备检查。

（3）听力减退：见于耵聍或异物堵塞、中耳炎、听神经或听觉中枢受损等。

主治语录：耳常见症状和体征包括听力减退或丧失、眩晕、耳鸣、耳道溢液、耳痛、耳瘙痒。

三、鼻

1. 外形

（1）如发红的皮肤损害主要在鼻尖和鼻翼，并有毛细血管扩张和组织肥厚，见于酒渣鼻。

（2）鞍鼻是由于鼻骨破坏、鼻梁塌陷所致，见于鼻骨骨折、鼻骨发育不良、先天性梅毒和麻风病。

（3）如鼻梁皮肤出现黑褐色斑点或斑片为日晒后或其他原因所致的色素沉着，如黑热病、慢性肝脏疾病等。

（4）如鼻梁部皮肤出现红色斑块，病损处高起皮面并向两侧面颊部扩展，见于系统性红斑狼疮。

（5）鼻腔完全堵塞、外界变形、鼻梁宽平如蛙状，称为蛙状鼻，见于肥大的鼻息肉患者。鼻骨骨折是最常见的骨折之一，凡鼻外伤引起鼻出血患者都应仔细检查有无鼻骨或软骨的骨折或移位。

2. 鼻翼扇动　呼气时鼻孔张大，吸气时鼻孔回缩，见于呼吸困难高热性疾病（大叶性肺炎），支气管哮喘和心源性哮喘发作时。

3. 鼻中隔

（1）多数人稍有偏曲，如明显偏曲且呼吸障碍，称为鼻中隔偏曲，严重的高位偏曲可压迫鼻甲，引起神经性头痛，也可因偏曲部骨质刺激黏膜而引起出血。

（2）鼻中隔出现孔洞称为鼻中隔穿孔，患者可听到鼻腔中有哨声，检查时用小型手电筒照射一侧鼻孔，可见对侧有亮光透入。穿孔多为鼻腔慢性炎症、外伤等引起。

4. 鼻出血

（1）多为单侧，见于外伤、鼻腔感染、局部血管损伤、鼻咽癌、鼻中隔偏曲等。

（2）双侧出血则多由全身性疾病引起，如某些发热性传染病（流行性出血热、伤寒等），血液系统疾病（血小板减少性紫癜、再生障碍性贫血、白血病、血友病），高血压，肝脏疾病维生素 C 或维生素 D 缺乏等。女性如发生周期性鼻出血则应考虑患子宫内膜异位症。

5. 鼻腔黏膜

（1）急性鼻黏膜肿胀多为炎症充血所致，伴有鼻塞和流涕，见于急性鼻炎。

（2）慢性鼻黏膜肿胀多为黏膜组织肥厚，见于各种因素引起的慢性鼻炎。

（3）鼻黏膜萎缩、鼻腔分泌物减少、鼻甲缩小、鼻腔宽大、嗅觉减退或丧失，见于慢性萎缩性鼻炎。

6. 分泌物

（1）清稀无色的分泌物为卡他性炎症。

（2）黏稠发黄或发绿的分泌物为鼻或鼻窦的化脓性炎症。

7. 鼻窦　①上额窦。②额窦。③筛窦。④蝶窦，位置较深，体表检查困难。鼻窦炎时出现鼻塞、流涕、头痛和鼻窦压痛。

主治语录：鼻骨骨折是最常见的骨折之一，凡鼻外伤引起鼻出血患者都应仔细检查有无鼻骨或软骨的骨折或移位。

四、口

1. 唇

（1）红润（正常）。

（2）苍白，见于贫血、虚脱、主动脉瓣关闭不全等。

（3）发绀，见于心力衰竭和呼吸衰竭等。

（4）疱疹，多为单纯疱疹病毒感染所引起，常伴发于大叶性肺炎、感冒、流行性脑脊髓膜炎、疟疾等。

（5）糜烂，见于核黄素缺乏症。

（6）肥大，见于黏液性水肿、肢端肥大症以及呆小病等。

（7）皲裂，见于严重脱水患者。

（8）唇裂，为先天性发育畸形。

（9）口唇突然发生非炎症性、无痛性肿胀，见于血管神经性水肿。

2. 口腔黏膜

（1）粉红色（正常）。

（2）蓝黑色色素沉着，多为肾上腺皮质功能减退症（Addison 病）。

（3）黏膜下出血或瘀斑，可能为各种出血性疾病或维生素 C 缺乏所引起。

（4）麻疹黏膜斑（Koplik spot），第二前磨牙颊黏膜针尖白色斑点，为麻疹早期症状。

（5）黏膜充血、肿胀并伴有小出血点，称为黏膜疹，多为对称性，见于猩红热、风疹和某些药物中毒。

（6）黏膜溃疡可见于慢性复发性口疮。

（7）雪口病（鹅口疮）为白色念珠菌感染，多见于衰弱的患儿或老年患者，也可出现于长期使用广谱抗生素和抗癌药之后。

3. 牙齿　检查有无龋齿、义齿、缺齿等。

4. 牙龈

（1）正常：粉红色，坚韧，与牙颈紧贴。

（2）异常：①红肿。②出血。③溢脓。④萎缩。⑤色素沉着。

5. 舌

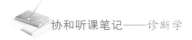

（1）正常：红润，湿润，居中。

（2）异常：见表3-3-6。

表 3-3-6　舌异常

舌异常	常见疾病
舌体大	肢端肥大症，甲减，呆小症或先天愚型，血管神经性水肿，黏液性水肿
干燥舌	脱水，发热，阿托品作用，放疗后
草莓舌	猩红热或长期发热患者
牛肉舌	糙皮病（烟酸缺乏）
地图舌	移行性舌炎
裂纹舌	Down 综合征，核黄素缺乏，梅毒性舌炎
镜面舌	缺铁性贫血、恶性贫血及慢性萎缩性胃炎
毛舌	久病衰弱或长期使用广谱抗生素（引起真菌生长）
震颤	甲状腺功能亢进症
偏斜	舌下神经麻痹

6. 咽和扁桃体

（1）鼻咽：软腭平面之上、鼻腔的后方，在儿童时期有腺状体或增殖体，青春期前后逐渐萎缩，如果过度肥大，可发生鼻塞、张口呼吸和语音单调。

（2）口咽：位于软腭平面之上、会厌上缘的上方；前方直对口腔，软腭向下延续形成前后两层黏膜皱襞，前面的黏膜皱襞称为舌腭弓，后称为咽腭弓。扁桃体位于舌腭弓和咽腭弓之间的扁桃体窝中。咽腭弓的后方称咽后壁。

1）检查时若发现咽部黏膜充血、红肿、黏膜腺分泌增多，多见于急性咽炎。

2）若咽部黏膜充血、表面粗糙，并可见淋巴滤泡呈簇状增殖，见于慢性咽炎。

3）扁桃体发炎时，腺体红肿、增大，在扁桃体隐窝内有黄白色分泌物，或渗出物形成的苔片状假膜，很易剥离。

4）白喉假膜不易剥离，若强行剥离则易引起出血。

扁桃体肿大分度，见表3-3-7。

表3-3-7 扁桃体肿大分度

分　度	范　　围
Ⅰ度	不超过咽腭弓
Ⅱ度	超过咽腭弓
Ⅲ度	达到或超过咽后壁中线

（3）喉咽：位于口咽之下，又称下咽部；检查需用间接或直接喉镜。

7. 喉　咽之下，气管之上。检查需用间接或直接喉镜。喉上神经与喉返神经损害可引起声带麻痹导致失音。

8. 口腔气味

（1）口臭：口腔局部、胃肠道或其他全身性疾病。

（2）烂苹果味：糖尿病酮症酸中毒。

（3）肝臭味：肝坏死。

（4）大蒜味：有机磷农药中毒。

（5）腥臭味：肺脓肿。

9. 腮腺

（1）正常腮腺体薄而软，触诊时摸不出腺体轮廓。

（2）腮腺肿大时可见到以耳垂为中心的隆起，并可触及边缘不明显的包块。

（3）腮腺导管开口相当于上颌第二磨牙对面的颊黏膜上。检查时应注意导管口有无分泌物。

（4）腮腺肿大见于以下疾病。①急性流行性腮腺炎。②急性化脓性腮腺炎。③腮腺肿瘤。

历年真题

1. 方颅见于
   A. 脑积水
   B. 小儿佝偻病
   C. 变形性骨炎
   D. 肢端肥大症
   E. 小儿肺炎

2. 关于麻疹黏膜斑（Koplik 斑），描述正确的是
   A. 颊黏膜白色斑块，大小不等高出表面
   B. 颊黏膜充血、肿胀并伴有小出血点
   C. 颊黏膜有蓝黑色色素沉着
   D. 第二磨牙的颊黏膜帽针头大小白色斑点周围绕以红晕
   E. 颊黏膜瘀斑

3. 外耳道有血液或脑脊液流出应考虑
   A. 急性中耳炎
   B. 脑疝
   C. 颅底骨折
   D. 耳疖
   E. 外耳道炎

参考答案：1. B 2. D 3. C

第四章 颈部检查

核心问题

颈部血管、甲状腺、气管的检查。

内容精要

颈部检查时手法应轻柔，当怀疑颈椎有疾病时更应注意，其中甲状腺、气管的检查为重点内容。

一、颈部外形与分区

1. 外形　直立，对称。
2. 颈前三角　胸锁乳突肌内缘，下颌骨下缘，前正中线。
3. 颈后三角　胸锁乳突肌后缘，锁骨上缘，斜方肌前缘。

二、颈部姿势与运动

1. 头不能抬起　见于严重消耗性疾病的晚期、重症肌无力、脊髓前角细胞损害、进行性脊肌萎缩等。
2. 斜颈　见于颈肌外伤、瘢痕收缩、先天性颈肌挛缩和斜颈。
3. 先天性斜颈　嘱患者把头位复正，病侧胸锁乳突肌的胸骨端会立即隆起。

4. 颈部运动受限并伴有疼痛　可见于软组织炎症、颈肌扭伤、肥大性脊椎炎、颈椎结核或肿瘤等。

5. 颈部强直　脑膜受刺激的特征，见于各种脑膜炎、蛛网膜下腔出血等。

三、颈部皮肤与包块

1. 皮肤　检查有无蜘蛛痣，瘘管，皮炎，感染（疖、痈、结核）等。

2. 包块

（1）如淋巴结肿大，质地不硬，有轻度压痛时，可能为非特异性淋巴结炎。

（2）如质地较硬，且伴有纵隔、胸腔或腹腔病变的症状或体征，则应考虑恶性肿瘤的淋巴结转移。

（3）如为全身性、无痛性淋巴结肿大，则多见于血液系统疾病。

（4）如包块圆形、表面光滑、有囊样感、压迫能使之缩小，则可能为囊状瘤。

（5）若颈部包块弹性大又无全身症状，则应考虑囊肿的可能。

（6）肿大的甲状腺和甲状腺来源的包块在做吞咽动作时可随吞咽向上移动，以此可与颈前其他包块鉴别。

四、颈部血管

1. 在坐位或半坐位（身体成45°）时，如颈静脉明显充盈、怒张或搏动，为异常征象，提示颈静脉压升高，见于右心衰竭、缩窄性心包炎、心包积液、上腔静脉阻塞综合征，以及胸腔、腹腔压力增加等情况。平卧位时若看不到颈静脉充盈，提示低血容量状态。

2. 颈静脉搏动可见于三尖瓣关闭不全等。

3. 在安静状态下出现颈动脉的明显搏动，则多见于主动脉瓣关闭不全、高血压、甲状腺功能亢进及严重贫血患者。一般静脉搏动柔和，范围弥散，触诊时无搏动感；动脉搏动比较强劲为膨胀性，搏动感明显。

4. 听诊颈部血管，让患者取坐位，一般用钟型听诊器听诊，如发现异常杂音，应注意其部位、强度、性质、音调、传播方向和出现时间，以及患者姿势改变和呼吸等对杂音的影响。

（1）如在颈部大血管区听到血管性杂音，应考虑颈动脉或椎动脉狭窄。

（2）颈动脉狭窄的典型杂音发自颈动脉分叉部，并向下颌部放射，出现于收缩中期，呈吹风样高音调性质。这种杂音往往提示强劲的颈动脉血流和颈动脉粥样硬化狭窄，但也可见于健侧颈动脉，可能是代偿性血流增快的关系。

（3）若在锁骨上窝处听到杂音，则可能为锁骨下动脉狭窄，见于颈肋压迫。

（4）颈静脉杂音最常出现于右侧颈下部，随体位变动、转颈、呼吸等改变其性质，故与动脉杂音不同。

（5）如在右锁骨上窝听到低调、柔和、连续性杂音，则可能为颈静脉血流快速流入上腔静脉口径较宽的球部所产生，这种静脉音是生理性的，用手指压迫颈静脉后即可消失。

5. 测中央静脉压　①测颈静脉搏动点与经过胸骨角水平线的距离。②不论坐位或卧位，胸骨角均在右心房中心之上约5cm。

五、甲状腺

甲状腺位于甲状软骨下方和两侧，15～25g，吞咽时向上移动，表面光滑、柔软不易触及。

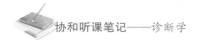

1. 视诊　观察甲状腺的大小和对称性。检查时嘱被检查者做吞咽动作，可见甲状腺随吞咽动作而向上移动。

2. 触诊

（1）甲状腺峡部：甲状腺峡部位于环状软骨下方第2~4气管环前面。

（2）甲状腺侧叶：前面触诊法。一手拇指施压于一侧甲状软骨，将气管推向对侧，另一手示、中指在对侧胸锁乳突肌后缘向前推挤甲状腺侧叶，拇指在胸锁乳突肌前缘触诊，配合吞咽动作，重复检查，可触及被推挤的甲状腺。

3. 听诊　当触到甲状腺肿大时，用钟型听诊器听诊，听到低调的连续性静脉"嗡鸣"音，对诊断甲状腺功能亢进症很有帮助。在弥漫性甲状腺肿伴功能亢进者还可听到收缩期动脉杂音。

4. 甲状腺肿大

（1）甲状腺肿大分度

1）Ⅰ度：不能看出肿大但能触及。

2）Ⅱ度：能看到肿大又能触及，但在胸锁乳突肌以内。

3）Ⅲ度：超过胸锁乳突肌外缘。

（2）引起甲状腺肿大的常见疾病：①甲状腺功能亢进。②单纯性甲状腺肿。③甲状腺癌。④慢性淋巴性甲状腺炎（桥本甲状腺炎）。⑤甲状旁腺腺瘤。

六、气管

1. 正常人气管位于颈前部正中部。检查时，示指和环指分别置于两侧胸锁关节上，中指置于气管上，以判断气管有无偏斜。

2. 根据气管的偏移方向可以判断病变的性质

（1）移向健侧：判断大量胸腔积液、气胸、单侧甲状腺肿

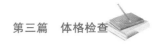

大及纵隔肿瘤。

（2）移向患侧：肺不张、肺纤维化、胸膜粘连。

历年真题

可借以鉴别桥本甲状腺炎与甲状腺
　癌的是
　A. 甲状腺的大小
　B. 甲状腺的质地
　C. 甲状腺是否为结节状

　D. 甲状腺是否有血管杂音
　E. 是否伴有颈总动脉搏动

参考答案：E

第五章 胸部检查

核心问题

1. 肺部和心脏检查中的视、触、叩、听等检查方法，异常体征的临床意义。

2. 常见呼吸、循环系统疾病的主要症状与体征。

内容精要

1. 胸部，颈部以上腹部以下的区域。

2. 胸廓组成，12 个胸椎、12 对肋骨、锁骨、胸骨。

3. 检查内容，胸廓外形、胸壁、乳房、胸壁血管、胸膜、纵隔、支气管、肺、心脏和淋巴结等。

第一节　胸部的体表标志

一、骨骼标志

见表 3-5-1。

表 3-5-1 骨骼标志的位置及意义

骨骼标志	位 置	意 义
胸骨上切迹	位于胸骨柄的上方	正常情况下气管位于切迹正中
胸骨柄	为胸骨上端略呈六角形的骨块	其上部两侧与左、右锁骨的胸骨端相连接
胸骨角（Louis角）	①由胸骨柄与胸骨体的连接处向前突起而成 ②其两侧分别与左、右第2肋软骨连接	①计数肋骨和肋间隙顺序的主要标志 ②标志支气管分叉 ③心房上缘 ④上、下纵隔交界 ⑤相当于第5胸椎的水平
腹上角（胸骨下角）	为左右肋弓（两侧第7~10肋软骨）在胸骨下端会合处所形成的夹角	相当于横膈穹隆部
剑突	为胸骨体下端的突出部分，呈三角性，底部与胸骨体相连	正常人剑突的长短存在很大的差异
肋骨（共12对）	第1~7肋骨在前胸部与各自的肋软骨连接，第8~10肋骨与3个联合一起的肋软骨连接后，再与胸骨相连。第11~12肋骨不与胸骨相连，其前端为游离缘，称为浮肋	参与构成胸廓的骨性支架
肋间隙	为2个肋骨之间的空隙	用以标记病变的水平位置
肩胛骨	位于后胸壁第2~8肋骨，肩胛骨的最下端称肩胛下角	①肩胛下角可作为第7或第8肋骨水平的标志，或相当于第8胸椎的水平 ②作为后胸部计数肋骨的标志
脊柱棘突	背部	①是后正中线的标志 ②位于颈根部的第7颈椎棘突最为突出，常以此处作为计数胸椎的标志
肋脊角	为第12肋骨与脊柱构成的夹角	为肾和输尿管所在区域

✎ **主治语录**：胸廓内含心肺等重要脏器，其体表投影的位置与相应脏器病变的体征有关。为标记胸廓内脏器的轮廓和位置，记录体征的部位和范围，掌握胸廓上的自然标志和人为的分区、划线就十分重要。

二、垂直线标志

1. 前正中线　又称胸骨中线，为通过胸骨正中的垂直线。

2. 锁骨中线　为通过锁骨的肩峰端与胸骨端两者中点的垂直线。

3. 胸骨线　为沿胸骨边缘与前正中线平行的垂直线。

4. 胸骨旁线　为通过胸骨线和锁骨中线中间的垂直线。

5. 腋前线　为通过腋窝前皱襞沿前侧胸壁向下的垂直线。

6. 腋后线　为通过腋窝后皱襞沿后侧胸壁向下的垂直线。

7. 腋中线　为自腋窝顶端于腋前线和腋后线之间向下的垂直线。

8. 肩胛线　为双臂下垂时通过肩胛下角与后正中线平行的垂直线。

9. 后正中线　即脊柱中线。为通过椎骨棘突，或沿脊柱正中下行的垂直线。

三、自然陷窝和解剖区域

1. 腋窝　为上肢内侧与胸壁相连的凹陷部。

2. 胸骨上窝　为胸骨柄上方的凹陷部，正常气管位于其后。

3. 锁骨上窝　为锁骨上方的凹陷部，相当于两肺上叶肺尖的上部。

4. 锁骨下窝　为锁骨下方的凹陷部，下界为第3肋骨下缘。相当于两肺上叶肺尖的下部。

5. 肩胛上区　为肩胛冈以上的区域，其外上界为斜方肌的上缘。相当于上叶肺尖的下部。

6. 肩胛下区 为两肩胛下角的连线与第 12 胸椎水平线之间的区域。后正中线将此区分为左、右两部。

7. 肩胛间区 为两肩胛骨内缘之间的区域。后正中线将此区分为左、右两部。

四、肺和胸膜的界限

1. 气管 自颈前部正中沿食管前方下行进入胸廓内，在平胸骨角即第 4 或第 5 胸椎水平处分为左、右主支气管，分别进入左、右肺内。

（1）右主支气管粗短而陡直，又分为 3 支，分别进入右肺的上、中、下 3 个肺叶。

（2）左主支气管细长而倾斜，又分为 2 支，分别进入左肺的上、下 2 个肺叶。

以后各自再分支形成支气管、细支气管分别进入相应的肺段。

✐ **主治语录**：每个肺叶在胸壁上的投影有一定的位置，了解其投影的部位，对肺部疾病的定位诊断具有重要的意义。

2. 肺尖 突出于锁骨之上，其最高点近锁骨的胸骨端，达第 1 胸椎的水平，距锁骨上缘约 3cm。

3. 肺上界 于前胸壁的投影呈一向上凸起的弧线。始于胸锁关节向上至第 1 胸椎水平，然后转折向下至锁骨中 1/3 与内 1/3 交界处。

4. 肺外侧界 由肺上界向下延伸而成，几乎与侧胸壁的内部表面相接触。

5. 肺内侧界 自胸锁关节处下行，于胸骨角水平处左右两肺的前内界几乎相遇。然后分别沿前正中线两旁下行，至第

4 肋软骨水平处分开，右侧几乎呈直线继续向下，至第 6 肋软骨水平处转折向右，下行与右肺下界连接。左侧于第 4 肋软骨水平处向左达第 4 肋骨前端，沿第 4~6 肋骨的前面向下，至第 6 肋软骨水平处再向左，下行与左肺下界连接。

6. 肺下界 前胸部的肺下界始于第 6 肋骨，向两侧斜行向下，于锁骨中线处达第 6 肋间隙，至腋中线处达第 8 肋间隙。后胸壁的肺下界几乎呈一水平线，于肩胛线处位于第 10 肋骨水平。

7. 叶间肺界

（1）叶间隙：两肺的叶与叶之间的脏胸膜分开处。

（2）斜裂：右肺上叶和中叶与下叶之间的叶间隙。左肺上、下叶之间的叶间隙。两者均始于后正中线第 3 胸椎，向外下方斜行，在腋后线上与第 4 肋骨相交，然后向前下方延伸，止于第 6 肋骨与肋软骨的连接处。右肺下叶的前上面则与中叶的下面相接触。

（3）水平裂：右肺上叶与中叶的分界呈水平位。始于腋后线第 4 肋骨，终于第 3 肋间隙的胸骨右缘。

8. 胸膜

（1）脏胸膜：覆盖在肺表面的胸膜。

（2）壁胸膜：覆盖在胸廓内面、膈上面及纵隔的胸膜。

（3）胸膜腔：胸膜的脏、壁两层在肺根部互相反折延续，围成左、右两个完全封闭的腔。

（4）肋膈窦：每侧的肋胸膜与膈胸膜于肺下界以下的转折处。

第二节 胸壁、胸廓与乳房

一、胸壁

检查胸壁时，除应注意营养状态、皮肤、淋巴结、骨骼肌的发育的情况外，还应着重检查以下各项。

1. 静脉 正常胸壁无明显静脉可见，当上腔静脉或下腔静脉血流受阻建立侧支循环时，胸壁静脉充盈或曲张。

✎ **主治语录**：上腔静脉阻塞时，静脉血流方向为自上而下；下腔静脉阻塞时，血流方向为自下而上。

2. 皮下气肿 胸部皮下组织有气体积存时称为皮下气肿。以手按压皮下气肿的皮肤，可出现捻发感或握雪感。

✎ **主治语录**：用听诊器按压皮下气肿部位时，可听到类似捻发音，即皮下气肿捻发音。常见于胸腔穿刺后、外伤等，偶见于产气杆菌感染。严重者气体可由胸壁皮下向颈部、腋部或其他部位蔓延。

3. 胸壁压痛 正常情况下胸壁无压痛。肋间神经炎、肋软骨炎、胸壁软组织炎、肋骨骨折患者，胸壁受累的局部可有压痛。白血病患者常有胸骨压痛和叩击痛。

4. 肋间隙 注意肋间隙有无异常（表3-5-2），即回缩或膨隆。

表3-5-2 肋间隙异常

异常表现	病因
吸气时回缩	呼吸道阻塞
大面积膨隆	大量胸腔积液、张力性气胸、严重肺气肿患者用力呼气时
局部膨隆	胸壁肿瘤、主动脉瘤或婴儿、儿童心脏明显肿大

二、胸廓

1. 正常胸廓 两侧大致对称。成年人胸廓的前后径较左右径为短，两者的比例约为1：1.5。小儿和老年人胸廓的前后径

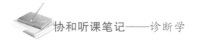

略小于左右径或几乎相等，故呈圆柱形。

2. 常见的异常胸廓（表3-5-3） 包括扁平胸、桶状胸、佝偻病胸、胸廓一侧变形、胸廓局部隆起、脊柱畸形引起的胸廓改变。

表3-5-3　常见的异常胸廓

畸形胸廓	表　现	原　因
扁平胸	扁平状，前后径不及左右径一半	体型瘦长者、慢性消耗性疾病，如肺结核等
桶状胸	前后径增加、肋斜度变小，其与脊柱夹角>45°、肋间隙变宽、腹上角增大	老年或矮胖体型者、严重肺气肿患者
佝偻病胸	佝偻病串珠、肋膈沟、漏斗胸、鸡胸	佝偻病，儿童多见
胸廓一侧变形	一侧膨隆、一侧平坦或下陷	①一侧膨隆：大量胸腔积液、气胸或一侧严重代偿性肺气肿 ②一侧平坦或下陷：肺不张、肺纤维化、广泛性胸膜增厚粘连
胸廓局部隆起	胸廓局部膨隆	大量胸腔积液、主动脉瘤、胸内或胸壁肿瘤、肋软骨炎、肋骨骨折
脊柱畸形引起的胸廓改变	胸廓两侧不对称，肋间隙增宽或变窄	直接原因：脊柱前凸、后凸或侧凸 病因：常见于脊柱结核

　　主治语录：胸部的体格检查应在温暖和光线充足的环境中进行，尽可能充分暴露胸部，患者可根据病情或检查需要采取仰卧、侧卧或坐位，检查一般按视、触、叩、听的顺序进行，先检查前胸及两侧的胸部，然后再检查背部。在患者一般情况较差、病情较重时，要避免过多的翻动患者。

三、乳房

检查乳房时患者坐位或卧位，充分暴露胸部，并有良好的光线。先行视诊，再做触诊，并按规定的程序逐步进行。检查乳房后还应注意检查引流乳房部位的淋巴结。

（一）视诊

注意乳房的对称性，皮肤有无红肿、溃疡、色素沉着、瘘管和瘢痕等。也应包括淋巴引流区域，如观察腋窝和锁骨上窝有无相应病变等。

1. 对称性

（1）一侧乳房明显增大：见于先天畸形、囊肿形成、炎症或肿瘤。

（2）一侧乳房明显缩小：见于发育不全。

2. 皮肤情况

（1）乳房皮肤发红：提示局部炎症或乳腺癌累及浅表淋巴管引起的癌性淋巴管炎。前者常伴局部肿、热、痛，后者局部皮肤呈深红色，不伴疼痛，发展快，面积多超过一个象限，可予鉴别。此外，还应注意乳房皮肤有无溃疡、色素沉着和瘢痕等。

（2）乳房水肿：使毛囊和毛囊开口明显可见，见于乳腺癌和炎症。癌肿引起的水肿为癌细胞浸润阻塞皮肤淋巴管所致，称之为淋巴水肿。此时，因毛囊及毛囊孔明显下陷，故局部皮肤外观呈"橘皮"或"猪皮"样变。炎症水肿由于炎症刺激使毛细血管通透性增高，血浆渗出至血管外，并进入细胞间隙之故，常伴有皮肤发红。乳房皮肤水肿应注意其确切部位和范围。

（3）皮肤回缩：可由于外伤或炎症，使局部脂肪坏死，成纤维细胞增生，造成受累区域乳房表层和深层之间悬韧带缩短。

主治语录：必须注意，如无确切的外伤病史，皮肤回缩常提示恶性肿瘤的存在，特别是当尚未触及局部肿块、无皮肤固定和溃疡等晚期乳腺癌表现的患者，轻度的皮肤回缩，常为早期乳腺癌的征象。

为了能发现早期乳房皮肤回缩的现象，检查时应请患者接受各种能使前胸肌收缩、乳房悬韧带拉紧的上肢动作，如双手上举超过头部，或相互推压双手掌面或双手推压两侧髋部等，均有助于查见乳房皮肤或乳头回缩的征象。

3. 乳头（表3-5-4）

表3-5-4　乳头改变

乳头改变	原　　因
回缩	发育异常或乳腺癌或炎性改变
出现分泌物及其变色	乳腺导管病变
出血	导管内良性乳头状瘤或乳腺癌及乳管炎
增大	妊娠
色素沉着	肾上腺皮质功能减退

4. 腋窝和锁骨上窝　必须详细观察有无包块、红肿、溃疡、色素沉着、瘘管和瘢痕等。

（二）触诊

包括被检查者的体位，触诊顺序及手法，硬度，弹性，压痛，包块（部位、大小、外形、硬度、压痛、活动度）。

1. 体位　坐位：先两臂下垂再高举或叉腰；仰卧位：可垫高肩部。

2. 触诊顺序及手法　先由正常乳房开始，检查者的手指和手掌平放在乳房上，应用指腹轻施压力，以旋转或来回滑动进行触诊。检查动作要轻柔，不宜用手指抓捏乳腺。

3. 检查顺序　左侧乳房自外上→外下→内下→内上各个象限，顺时针方向进行。右侧则按逆时针方向进行，即自外上→外下→内下→内上各个象限。乳腺的腋窝伸展部也要触诊。

乳房包块的检查，见表3-5-5。

表 3-5-5　乳房包块的检查

包块特征	检查要点
部位	以乳头为中心，按时钟钟点方位、轴向和距离描述
大小	必须描述长、宽、厚
外形	外形是否规则、边缘是否迟钝、与周围组织是否粘连固定
硬度	柔软、囊性、中等硬度、极硬等
压痛	确定是否有压痛和程度
活动度	是否可移动，若有固定应明确其位置

主治语录：良性肿瘤多光滑规整，柔软或呈囊性，活动度大；恶性凸凹不平，多固定，多硬，一般不痛，较固定。

（三）乳房的常见病变

急性乳腺炎与乳腺肿瘤的比较，见表3-5-6。

表 3-5-6　急性乳腺炎与乳腺肿瘤的比较

	易感人群	乳房表现	包　块	全身症状	男性发病
急性乳腺炎	哺乳期妇女	红肿热痛局限于一侧或一象限	硬结包块	寒战、发热、出汗	少见
乳腺肿瘤	中年以上妇女	无炎症表现	良性肿瘤多柔软或囊性；恶性多硬	消瘦等恶病质	男性乳房增生多见于内分泌紊乱

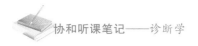

第三节 肺和胸膜

一、视诊

（一）呼吸运动

呼吸运动（表 3-5-7）是借助膈肌和肋间肌的收缩和松弛来完成的，胸廓随呼吸运动而扩大和缩小，以带动肺的扩张和收缩。此系通过中枢神经、神经反射的调节和意识共同的支配予以实现。

表 3-5-7 呼吸运动

呼吸方式	运动形式	存在人群
胸式呼吸	以肋间肌的运动为主	女性
腹式呼吸	以膈肌运动为主	正常男性和儿童

主治语录：实际上该两种呼吸运动均不同程度同时存在。

某些疾病可使呼吸运动发生改变，肺或胸膜疾病如肺炎、重症肺结核和胸膜炎等，或胸壁疾病如肋间神经痛，肋骨骨折等，均可使胸式呼吸减弱而腹式呼吸增强。腹膜炎、大量腹水，肝脾极度肿大，腹腔内巨大肿瘤及妊娠晚期时，膈肌向下运动受限，则腹式呼吸减弱，而代之以胸式呼吸。

呼吸困难的表现机制及病因、常见疾病分别见表 3-5-8、表 3-5-9。

表 3-5-8　呼吸困难的表现机制及病因

呼吸困难	表现及机制	可能病因
上气道阻塞（吸气性呼吸困难）	①三凹征：胸骨上窝、锁骨上窝及肋间隙向内凹陷 ②气流不能顺利入肺，吸气时肺内负压增高，引起三凹。又称吸气性呼吸困难	气管阻塞如气管内异物、肿瘤等
下气道阻塞（呼气性呼吸困难）	①肋间隙膨隆 ②气流呼出不畅，呼气需要用力，呼气时间延长，引起肋间隙膨隆，呼气困难。又称呼气性呼吸困难	支气管哮喘、阻塞性肺气肿
端坐呼吸	平卧后即出现呼吸困难或呼吸困难加重；在睡眠时需要一个以上的枕头	充血性心力衰竭 二尖瓣狭窄 重症哮喘（少见） 慢性阻塞性肺疾病（少见）
阵发性夜间呼吸困难	入睡后忽然发生气短、呼吸困难，坐起可减轻呼吸困难	急性左心衰竭
平卧呼吸	直立状态下呼吸困难加剧	肺叶切除术后、神经性疾病、肝硬化（肺内分流）、低血容量

表 3-5-9　呼吸困难的常见疾病

疾　　病	呼吸困难	其他伴随症状
哮喘	发作性，两次发作期间无症状	喘息、胸闷、咳嗽、咳痰
肺炎	逐渐起病，劳力性	咳嗽、咳痰、胸膜炎性疼痛
肺水肿	突发	呼吸增快、咳嗽、端坐呼吸和阵发性夜间呼吸困难
肺纤维化	进行性	呼吸增快、干咳
气胸	突然发作，中至重度呼吸困难	突感胸痛
慢性阻塞性肺疾病	逐渐起病，重度呼吸困难	当疾病进展时可出现咳嗽
肺栓塞	突发或逐渐，中至重度呼吸困难	胸痛、咯血、静脉血栓征象
肥胖	劳力性	—

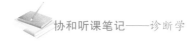

（二）呼吸频率

呼吸变化、影响呼吸频率和深度的常见因素分别见表 3-5-10、表 3-5-11。

表 3-5-10　呼吸变化

呼吸变化	频　　率	常见情况
正常呼吸	12~20 次/分	正常人
呼吸过速	>20 次/分	发热、疼痛、贫血、甲亢、心力衰竭
呼吸过缓	<12 次/分	麻醉药或镇静药过量、颅内压增高
呼吸深度变化	浅快	呼吸肌麻痹、严重鼓肠、肺炎、胸膜炎、胸腔积液和气胸
	深快	剧烈运动、情绪激动或过度紧张、糖尿病酮症酸中毒和尿毒症酸中毒
	深慢	严重代谢性酸中毒

主治语录：一般体温每升高 1℃，呼吸增加 4 次/分。

表 3-5-11　影响呼吸频率和深度的常见因素

增　　加	减　　少
酸中毒（代谢性）	碱中毒（代谢性）
中枢神经系统病变（脑桥）	中枢神经系统病变（大脑）
焦虑	重症肌无力
阿司匹林中毒	麻醉药过量
低氧血症	重度肥胖
疼痛	—

（三）呼吸节律

常见的呼吸节律改变，见表 3-5-12。潮式呼吸、间停呼吸是由于呼吸中枢兴奋性降低。缺氧严重，CO_2 积累到一定程度时，才刺激呼吸中枢，使呼吸加强；当 CO_2 呼出，呼吸中枢又失去有效兴奋性，呼吸再暂停。间停呼吸较潮式呼吸更为严重，预后多不良，常在临终前发生。

表 3-5-12　常见的呼吸节律改变

名　称	特　点	病　因
潮式呼吸（Cheyne-Stokes 呼吸）	一种由浅慢逐渐变为深快，然后再由深快转为浅慢，随之出现一段呼吸暂停后，又开始如上变化的周期性呼吸	药物引起的呼吸抑制，充血性心力衰竭，大脑损伤（通常于脑皮质水平）
间停呼吸（Biot 呼吸）	表现为有规律呼吸几次后，突然停止一段时间，又开始呼吸，即周而复始的间停呼吸	颅内压增高，药物引起呼吸抑制，大脑损害（通常于延髓水平）
抑制性呼吸	胸部所发生的剧烈疼痛所致的吸气相突然中断，呼吸运动短暂地受到抑制，呼吸较正常浅快	急性胸膜炎、胸膜恶性肿瘤、肋骨骨折及胸部严重外伤
叹气样呼吸	表现在一段正常呼吸节律中插入一次深大呼吸，并常伴有叹息声	此多为功能性改变，见于神经衰弱、精神紧张或抑郁症

✎ 主治语录：某些老年人熟睡时也可出现潮式呼吸，多为脑动脉硬化、中枢神经供血不足所致。也有部分人睡眠时出现呼吸暂停，为睡眠呼吸暂停综合征。其原因可以是中枢性的，也可以是上呼吸道梗阻所致。

二、触诊

胸廓检查见表 3-5-13。

表 3-5-13　胸廓检查

检查内容	表现	疾病
胸廓扩张度	两侧一致	正常
	常见一侧扩张度受限	大量胸腔积液、气胸、胸膜增厚和肺不张
语音震颤或称触觉震颤	增强	①肺泡内炎症浸润，因肺组织实变可使语音震颤传导良好，如大叶肺炎实变期、肺梗死 ②接近胸膜的肺内巨大空洞，如空洞型肺结核、肺脓肿
	减弱或消失	①肺泡内含气量过多，如肺气肿 ②支气管阻塞，如阻塞性肺不张 ③大量胸腔积液或气胸 ④胸膜高度增厚粘连 ⑤胸壁皮下气肿
胸膜摩擦感	常于胸部的下前侧部易触及，有如皮革相互摩擦的感觉	急性胸膜炎时，因纤维蛋白沉着于两层胸膜，呼吸时脏层和壁层胸膜互相摩擦，可用手感觉到

语音震颤的强弱主要取决于气管、支气管是否通畅，胸壁传导性等。正常人语音震颤的强弱与性别、年龄、体型、部位等有关。男性较女性强，成年人较儿童强、瘦者较胖者强，右上胸较左上胸强，前胸上部较下部强，后胸下部较上部强。

胸膜摩擦感当出现胸腔积液时，两层胸膜分离，胸膜摩擦感消失。在积液吸收过程中摩擦感可再次出现。

✎**主治语录：**当空气通过呼吸道内的黏稠渗出物或狭窄的气管时，亦可产生一种震颤传至胸壁，应与胸膜摩擦感予以鉴别，前者可由患者咳嗽而消失，后者不会。

三、叩诊

胸部叩诊是根据胸廓、肺组织的物理特性，叩击时产生的不同音响，用以判断肺部有无病变及其性质。

（一）方法

有间接叩诊法和直接叩诊法两种。

1. 让患者取坐位或仰卧位，均匀呼吸，放松肌肉。

2. 叩诊时板指平置于肋间隙并与肋骨平行；叩诊肩胛间区时，板指与脊柱平行；常以右手中指的指端垂直叩击板指，主要以腕关节的运动完成叩诊动作。叩击应速度快、时间短，叩击力量要适中、均匀，叩击后右手中指迅速抬起，每次叩击2~3下。

3. 检查前胸部时，胸部挺直，自锁骨上窝开始，然后自第1肋间隙自上而下逐一肋间隙叩诊。

4. 叩诊侧胸部时，患者上臂抬至头部，自腋窝开始叩诊，向下至肋缘为止。

5. 叩诊背部时，患者头稍低，交叉抱肘，上身前倾，自肺尖开始，叩出肺尖峡部宽度后，向下逐一肋间隙叩诊，直至肺底膈活动范围被确定为止。

（二）影响叩诊音的因素

1. 胸壁组织增厚，可使叩诊音变浊。如皮下脂肪多、肌肉层厚、乳房较大和水肿等。

2. 胸廓骨骼支架增大，共鸣作用增强。肋软骨钙化、胸廓变硬，可使叩诊的震动向四方散播的范围增大，因此定界叩诊较难得出准确的结果。胸腔积液，可影响叩诊的震动及声音的传播。

3. 肺泡含气量、弹性、张力的改变，均可影响叩诊音。如深吸气后，叩诊音调高。

（三）叩诊音的分类

见表3-5-14。

表 3-5-14　叩诊音的分类

分　类	表　　现	常见情况
清音	正常的肺部叩击音，呈中低音调	正常人
过清音	较清音的音调为低，并呈较深的回响，声音相对较强	正常儿童，肺气肿
鼓音	类似击鼓的声音，音调较正常清音为高，强度中等而响亮	肺内空腔性病变，且靠近胸壁，如空洞型肺结核、液化的肺脓肿
浊音	与清音相反，叩诊音较短，高调不响亮	肺部含气量的减少，炎症浸润渗出实变如大叶性肺炎
实音	叩诊时缺乏共鸣，如叩击装满液体的容器所发出的声音	大叶性肺炎

（四）正常叩诊音

1. 正常胸部叩诊音

（1）正常胸部叩诊为清音，其音响强弱和高低与肺脏含气量的多寡、胸壁的厚薄以及邻近器官的影响有关。

（2）由于肺上叶的体积较下叶为小，含气量较少，且上胸部的肌肉较厚，故前胸上部较下部叩诊音相对稍浊。

（3）因右肺上叶较左肺上叶为小，且惯用右手者右侧胸大肌较左侧为厚，故右肺上部叩诊音亦相对稍浊。

（4）由于背部的肌肉、骨骼层次较多，故背部的叩诊音较前胸部稍浊。

（5）右侧腋下部因受肝脏的影响叩诊音稍浊。

（6）左侧腋前线下方有胃泡的存在，故叩诊呈鼓音，又称Traube 鼓音区。

2. 肺界的叩诊（表 3-5-15）

表 3-5-15　肺界的叩诊

肺　界	正常位置	异　常	病　因
肺上界即肺尖宽度	正常 4~6cm	变窄或叩诊浊音	肺尖结核、肺尖炎症
		增宽，叩诊稍呈过清音	慢性阻塞性肺疾病
肺前界	相当于心脏的绝对浊音界	增大	心脏扩大、心肌肥厚、心包积液、主动脉瘤或肺门淋巴结明显肿大等
		缩小	慢性阻塞性肺疾病
肺下界	平静呼吸时位于锁骨中线第 6 肋间、腋中线第 8 肋间、肩胛线第 10 肋间	下降	①双侧下降见于支气管哮喘、肺气肿、慢性支气管炎、肺纤维化等 ②一侧下降见于：胸膜病变-积液、积气、粘连；肺组织病变-肺不张、肺部炎症；膈肌麻痹、肌无力；肝脓肿、膈下脓肿
		升高	肺不张、膈上升，如鼓肠、腹水、气腹、肝脾大、腹腔内巨大肿瘤及膈麻痹

（1）肺上界叩诊的方法：自斜方肌前缘中央开始叩诊，此处为清音，然后向外侧叩诊，当叩诊音为浊音时，做一标记，转向内侧叩诊，至浊音为止。此清音带的长度即为肺尖的宽度，正常为 4~6cm。由于右侧肺尖位置较低，故右侧稍窄。

（2）肺前界范围：正常肺前界左缘相当于心脏的绝对浊音界，右肺前界相当于胸骨线的位置。左肺前界则相当于胸骨旁线自第 4~6 肋间隙的位置。

（3）肺下界：两侧肺下界大致相同，平静呼吸时位于锁骨中线第 6 肋间隙上，腋中线第 8 肋间隙上，肩胛线第 10 肋间隙上。

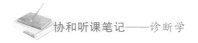

3. 肺下界的移动范围　见表3-5-16。

表3-5-16　肺下界的移动范围改变及原因

移动范围	病因或影响因素
正常（6~8cm）	体型、发育情况；矮胖者肺下界高一个肋间；瘦长者下降一个肋间
移动度减弱（<6cm）	①肺组织弹性消失：如慢性阻塞性肺疾病 ②肺组织萎缩：肺不张和肺纤维化 ③肺组织炎症和水肿
肺下界及移动度不能叩出	大量胸腔积液、积气及广泛胸膜增厚粘连

叩诊方法：在平静呼吸状态下，分别于锁骨中线、腋中线和肩胛下角线叩出肺下界，并做标记。嘱被检者深吸气后屏住气，重新叩出肺下界并标记；然后深呼气后屏住气，再叩出肺下界并标记。此深吸气后与深呼气后所标记的肺下界差距即为肺下界移动度。

4. 侧卧位的胸部叩诊　侧卧位时由于一侧胸部靠近床面对叩诊音施加影响，故近床面的胸部可叩得一条相对浊音或实音带。在该带的上方区域由于腹腔脏器的压力影响，使靠近床面一侧的膈肌升高，可叩出一粗略的浊音三角区，其底朝向床面，其尖指向脊柱。

（五）胸部异常叩诊音

胸部异常叩诊音：正常肺的清音区范围内，如出现浊音、实音、过清音或鼓音时，则为异常叩诊音，提示肺、胸膜、膈和胸壁有病理改变存在。

主治语录：距胸壁5~7cm深的病变可借叩诊发现病变，更深的部位则无法叩出。

四、听诊

听诊时要注意呼吸音和附加音的部位、响度、音调、性质以及与呼吸时相的关系。此外还应让受检者发出声音，听语音共振。

（一）正常呼吸音

见表 3-5-17。肺泡呼吸音的强弱与性别、年龄、呼吸的深浅、肺组织弹性的大小及胸壁的厚薄等有关。

表 3-5-17　正常呼吸音的特点

呼吸音类型	发生机制	表现	闻及部位
气管呼吸音	空气进出气管发出的声音	粗糙、响亮、吸气与呼气相几乎相等	气管处
支气管呼吸音	为吸入空气在声门、气管或主支气管形成湍流所产生的声音	类似"ha"的声音，呼气相长、呼气音强而高调，吸气时相短、音响弱、音调低	在喉部、胸骨上窝、背部第 6、7 颈椎及第 1、2 胸椎可闻及
支气管肺泡呼吸音	—	兼有支气管呼吸音和肺泡呼吸音的特点，吸气相与呼气相大致相等	胸骨两侧第 1、2 肋间隙，肩胛间区第 3、4 胸椎水平及肺尖前后部（主支气管处）
肺泡呼吸音	空气在细支气管和肺泡内进出移动的结果。肺泡弹性的变化和气流的振动是其形成的主要因素	为一种叹息样的或吹风样的"fu-fu"音。吸气时音响较强，音调较高，时相较长；呼气时音响较弱，音调较低，时相较短	小支气管、细支气管及肺叶处

（二）异常呼吸音

1. 异常肺泡呼吸音　见表 3-5-18。

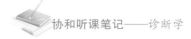

表 3-5-18　异常肺泡呼吸音

表　现	发生机制	病　因
肺泡呼吸音减弱和消失	肺泡内空气流量的减少、进入肺内空气流速减慢及呼吸音传导障碍有关	①胸廓活动受限：胸痛、肋软骨骨化和肋骨切除等 ②呼吸肌疾病：重症肌无力、膈瘫痪、膈升高和膈痉挛等 ③支气管阻塞：慢性支气管炎、支气管狭窄等 ④压迫性肺膨胀不全：胸腔积液、积气 ⑤腹部疾病：大量腹水、腹部巨大肿瘤等
肺泡呼吸音增强	双侧肺泡呼吸音增强与呼吸运动及通气功能增强有关，进入肺泡的空气流量增多或进入肺内的空气流速加快	①机体需氧量增加：运动、发热、代谢亢进 ②缺氧兴奋呼吸中枢，导致呼吸运动增强，如贫血 ③血液酸度增高，刺激呼吸中枢，如代谢性酸中毒等
	一侧肺胸病变引起肺泡呼吸音减弱，此时健侧肺可发生代偿性肺泡呼吸音增强	胸廓畸形、一侧胸腔积液、胸膜粘连、气胸等
肺泡呼吸音延长	下呼吸道部分阻塞、痉挛和狭窄所致或由于肺组织弹性减弱，使呼气的驱动力减弱	①支气管炎、支气管哮喘 ②慢性阻塞性肺气肿等
断续呼吸音	肺内局部性炎症或支气管狭窄，使空气不能均匀地进入肺泡	见于肺结核和肺炎，还可见于寒冷、疼痛和精神紧张等
粗糙呼吸音	支气管黏膜轻度水肿，或炎症浸润造成不光滑和狭窄，使气流进出不畅	见于支气管或肺炎早期

✎ 主治语录：病理性肺泡呼吸音分类。①肺泡呼吸音增强，见于发热、甲状腺功能亢进等。②代偿性呼吸音增强，见于胸廓畸形、病侧胸腔积液、胸膜粘连、气胸等。③肺泡呼吸音减弱或消失，见于胸腔积液、胸膜粘连、气胸、阻塞性肺不张等。

2. 异常支气管呼吸音　在正常肺泡呼吸音的部位听到支气管呼吸音时，则为异常支气管呼吸音，又称管状呼吸音见表 3-5-19。

表 3-5-19　异常支气管呼吸音

病　因	发生机制	表　现
肺组织实变	支气管呼吸音通过较致密的肺组织实变部分，传到体表而易于听到	其部位、范围和强弱与病变的部位、大小和深浅等因素有关。常见于大叶性肺炎的实变期，支气管呼吸音强而高调，且近耳
压迫性肺不张	胸腔积液时，压迫肺，可产生压迫性肺不张，因肺组织较致密，有利于支气管音的传导	有时在胸腔积液的上方可闻及支气管呼吸音，强度较弱且遥远
肺内大空洞	肺内大空洞与支气管相通，其周围组织又有实变存在时，音响在空腔内共鸣，并通过实变组织的良好传导，可闻及清晰的支气管呼吸音	常见于肺脓肿或空洞型肺结核

3. 异常支气管肺泡呼吸音　为在正常肺泡呼吸音的区域内听到的支气管肺泡呼吸音。产生机制为肺部实变区域较小、并且与正常肺组织混合在一起，或肺实变部位较深为正常肺组织所覆盖。常见于支气管肺炎、肺结核、大叶性肺炎初期或在胸腔积液上方的肺膨胀不全区域可闻及。

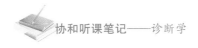

（三）啰音

啰音是呼吸音以外的附加音，正常情况下并不存在。故该音并非呼吸音的改变。啰音分类见表3-5-20。

表3-5-20　啰音的分类

性　质	定　义	表现特点
湿啰音	由于吸气时气体通过呼吸道内的分泌物形成的水泡破裂所产生的声音	①如同水泡破裂所产生的声音 ②断续而短暂，一次常连续出现多个，于吸气时或吸气终末较为明显，部位较为固定，咳嗽后可以减轻或消失
干啰音	由于气管、支气管或细支气管狭窄或部分阻塞，空气吸入或呼出时发生湍流所产生的声音	①干啰音的强度和性质易改变，部位易变换 ②发生在主支气管以上大气道的干啰音，有时不用听诊器亦可闻及，称喘鸣

1. 湿啰音

（1）按啰音的音响强度分类：见表3-5-21。

表3-5-21　按啰音的音响强度分类

按音响强度分类	发生机制
响亮性啰音	由于周围具有良好的传导介质，如肺组织的实变或空洞型肺结核
非响亮性啰音	由于病变周围有较多的正常组织，传导过程中声波逐渐减弱，听诊时感觉遥远

（2）按呼吸道管腔大小和管腔内渗出多少分类：见表3-5-22。

表 3-5-22 按呼吸道管腔大小和管腔内渗出多少分类

分 类	特 点	病 因
粗湿啰音	大水泡音，发生于气管、主支气管或空洞部位，多出现于吸气早期	①支气管扩张、肺水肿及肺结核或肺脓肿空洞 ②昏迷或濒死的患者因无力排出呼吸道分泌物于气管处可闻及粗湿啰音（又称痰鸣）
中湿啰音	中水泡音，发生于中等大小的支气管，多出现于吸气的中期	支气管炎、支气管肺炎
细湿啰音	小水泡音，发生于小支气管，吸气后期出现	①细支气管炎、支气管肺炎、肺淤血和肺梗死 ②弥漫性肺间质纤维化吸气后期出现的细湿啰音，其音调高，如同撕开尼龙扣带的声音，又称 Velcro 啰音
捻发音	极细而均匀一致的湿啰音，多在吸气终末闻及。系细支气管和肺泡壁因分泌物存在而互相黏着陷闭，当吸气时被气流冲开而重新充气，发出高音调、高频率的细小爆裂音	常见于细支气管和肺泡炎症或充血，如肺泡炎、肺淤血、肺炎早期等

（3）按湿啰音的部位分类

1）局限性：见于肺炎、肺结核、支气管扩张症。

2）两侧弥散性：见于心力衰竭、肺水肿、支气管肺炎。

2. 干啰音

（1）定义：由于气管、支气管或细支气管狭窄或部分阻塞，空气吸入或呼出时发生湍流所产生的声音。

（2）特点：一种持续时间较长带乐音性的呼吸附加音，音调较高，吸气与呼气均可闻及，但以呼气时为明显，强度和性质易改变，部位易变换。

（3）呼吸道狭窄或不完全阻塞的具体机制：炎症引起的黏膜水肿和分泌物增加；支气管平滑肌痉挛；管腔内肿瘤或异物

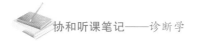

阻塞；管外肿大的淋巴结或纵隔压迫产生的管腔狭窄。

（4）分类（表3-5-23）：双侧肺部干啰音，常见于支气管哮喘、心源性哮喘和慢性支气管炎；局限性干啰音，是由于局部支气管狭窄所致，常见于支气管内膜结核或肿瘤。

表 3-5-23　干啰音的分类

分　类	表　　现	特　　点
高调干啰音	又称哨笛音，高调、短促的"zhi-zhi"声或带音乐性	用力呼气时其音质常呈上升性，源于较小的支气管或细支气管
低调干啰音	又称鼾音，音调低，如同鼾声	多发生于气管或支气管

（四）语音共振

1. 产生方式　与语音震颤的产生方式相同。喉部发音（yi）的长音，经气管、支气管、肺泡传导到胸壁，可用听诊器听到。

2. 分布　语音共振一般在气管和大支气管附近声音最强，肺底较弱。

3. 语音共振减弱　见于支气管阻塞、胸膜增厚、胸壁水肿、肥胖及慢性阻塞性肺疾病等。

4. 病理情况（表3-5-24）。

表 3-5-24　语音共振的病理情况

分　类	特　　点	病　　因
支气管语音	为语音共振的强度和清晰度均增强，同时有语音震颤增强，叩诊浊音和闻及病理性支气管呼吸音	肺实变
胸语音	一种更强、响亮和近耳的支气管语音	大范围的肺实变

分　类	特　点	病　因
羊鸣音	语音强度增加且性质亦发生改变，带有鼻音性质，如"羊叫声"	在中等量胸腔积液的上方肺受压区域可听到
耳语音	在胸壁听到增强、音调较高的耳语音	肺实变

主治语录：检查语音共振时注意双侧比较，有助于发现有无增强或减弱。

（五）胸膜摩擦音

胸膜面由于炎症、纤维素渗出而变得粗糙时，则随着呼吸便可出现胸膜摩擦音。胸膜摩擦音易听到的部位在前下胸壁，这与该区域的呼吸运动最大有关。胸腔积液增多时胸膜摩擦音可消失。

胸膜摩擦音常发生于纤维素性胸膜炎（结核性胸膜炎早期）肺梗死、胸膜肿瘤及尿毒症性胸膜炎等。

主治语录：注意鉴别心包摩擦音，屏住气若无消失则为心包摩擦音。由于肺尖活动度小，故很少在肺尖闻及胸膜摩擦音。

第四节　呼吸系统常见疾病的主要症状和体征

一、大叶性肺炎

大叶性肺炎是呈大叶性分布的肺脏炎性病变。其病原主要为肺炎链球菌。病理改变可分为三期：充血期、实变期及消散期。

1. **症状** 患者多为青壮年，受凉、疲劳、酗酒常为其诱因；起病多急骤，先有寒战，继之高热，体温可达 39～40℃，常呈稽留热，患者诉头痛，全身肌肉酸痛，患侧胸痛，呼吸增快，咳嗽，咳铁锈色痰，数天后体温可急剧下降，大量出汗，随之症状明显好转。

✎ **主治语录：常见急性热病容、口唇疱疹。**

2. **体征** 患者呈急性热病容，颜面潮红，鼻翼扇动，呼吸困难，发绀，脉率增速，常有口唇及口周疱疹。充血期病变局部呼吸动度减弱，语音震颤稍增强，叩诊浊音，并可听及捻发音。当发展为大叶实变时，语音震颤和语音共振明显增强，叩诊为浊音或实音，并可听到支气管呼吸音。如病变累及胸膜则可闻及胸膜摩擦音。当病变进入消散期时，病变局部叩诊逐渐变为清音，支气管呼吸音亦逐渐减弱，代之以湿啰音，最后湿啰音亦逐渐消失，呼吸音恢复正常。

二、慢性阻塞性肺疾病

慢性阻塞性肺疾病是气道、肺实质及肺血管的慢性非特异性炎症。起病潜隐，发展缓慢，晚期可发展为肺动脉高压和慢性肺源性心脏病。其病因较为复杂，多与长期吸烟，反复呼吸道感染，长期接触有害烟雾粉尘，大气污染，恶劣气象因素，机体的过敏因素，以及呼吸道局部防御、免疫功能降低和自主神经功能失调等有关。

1. **症状** 主要为长期咳嗽、咳痰或伴喘息。冬季加重，晨间咳嗽较重伴咳白色泡沫痰，合并感染时，痰多呈脓性。合并慢性阻塞性肺气肿时，常觉气短，胸闷，劳累时加重。

2. **体征** 早期可无明显体征。随病情加重出现明显体征，可见胸廓呈桶状，肋间隙增宽，呼吸动度减弱，语音共振减弱。

双肺叩诊呈过清音，肺下界下降，并移动度变小。肺泡呼吸音普遍性减弱，呼气相延长，双肺底可听到湿啰音，咳嗽后可减少或消失，啰音的量与部位常不恒定。心浊音界缩小或消失，肝浊音界下移。

三、支气管哮喘

支气管哮喘是以变态反应为主的气道慢性炎症，其气道对刺激性物质具有高反应性，易感者可引起不同程度的广泛的可逆性气道阻塞。发作时支气管平滑肌痉挛，黏膜充血、水肿，腺体分泌增加。

1. 症状 多在幼年或青年期发病，反复发作，常有季节性。发作前常有变应原接触史，或过敏性鼻炎症状，如鼻咽发痒、喷嚏、流涕或干咳等黏膜过敏先兆，继之出现胸闷，并迅速出现明显的呼气性呼吸困难，历时数小时，甚至数天，发作将停时，常咳出较多稀薄痰液后，气短减轻，发作逐渐缓解。

2. 体征 缓解期患者无明显体征。发作时出现严重呼气性呼吸困难，患者被迫端坐，呼吸辅助肌参与呼吸，严重者大汗淋漓并伴发绀胸廓胀满，呈吸气位，呼吸动度变小，语音共振减弱，叩诊呈过清音。两肺满布干啰音。反复发作病程较长的患者，常可并发慢性阻塞性肺疾病，并出现相应症状和体征。

四、胸腔积液

产生机制：当某些病理因素存在时，如胸膜毛细血管内静水压增高（心力衰竭等），胶体渗透压降低（如肝硬化、肾病综合征等所致的低蛋白血症）或胸膜毛细血管壁通透性增高（如结核病、肺炎、肿瘤等）等，导致胸膜腔内液体产生增多或吸收减少，形成胸腔积液。

按胸腔积液的性质或病因，可分为渗出液和漏出液。

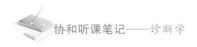

五、气胸

胸膜腔内积有气体，称气胸。常因慢性呼吸道疾病，肺表面胸膜下肺大疱导致脏胸膜破裂，使肺和支气管内气体进入胸膜腔，亦可因胸部外伤、胸膜腔穿刺或针刺治疗所引起。

🖊 **主治语录：少量胸腔积气者，常无明显体征。**

呼吸系统常见疾病的体征，见表 3-5-25。

表 3-5-25　呼吸系统常见疾病的体征

体征	大叶性肺炎	慢性阻塞性肺气肿	支气管哮喘	胸腔积液	气胸
视诊	呼吸急促、变浅，发绀，患侧呼吸活动受限	呼吸加深、气短，桶状胸	呼吸困难	患侧呼吸活动度减弱	呼吸急促、发绀，呼吸动度滞后
触诊	实变区域语音震颤增强、合并胸腔积液时语音震颤减弱	语音震颤减弱	语音震颤减弱、脉率增快	患侧呼吸运动减弱，心尖搏动和气管移向健侧，语音震颤减弱，脉率增快	语音震颤减弱至消失，心尖搏动、气管及纵隔移向健侧，脉率增快
叩诊 听诊	浊音或实音 湿啰音、支气管呼吸音	过清音 呼气延长，呼吸音和语音共振减弱	过清音 呼气相延长、干啰音、呼吸音减弱	浊音或实音 呼吸音减弱或消失	鼓音 呼吸音减弱或消失

第五节　心脏检查

一、视诊

心脏视诊方法如下。

1. 受检者取卧位，头部和躯干抬高 15°~30°。

2. 医师应站在患者右侧，先观察体位、呼吸、皮肤、胸廓外形等一般检查。

3. 医师两眼与患者胸廓同高，以便观察心前区异常搏动和隆起。

4. 当发现异常时，检查者站在床尾，取切线方向观察有助于发现搏动最强处。

（一）胸廓畸形

正常胸廓的前后径较左右径为短，比例为 1：1.5。胸廓畸形，见表 3-5-26。

表 3-5-26　胸廓畸形

畸形种类	表　　现	常见情况
心前区隆起	胸骨下段与胸骨左缘第 3、4、5 肋间隆起	①法洛四联症 ②肺动脉瓣狭窄 ③风湿性二尖瓣狭窄 ④心包积液
	胸骨左缘第 2 肋间隆起	①主动脉弓动脉瘤 ②升主动脉扩张
扁平胸	胸廓前后径不到左右径的一半	见于瘦长体形，慢性消耗性疾病
鸡胸	胸廓的前后径稍大于左右径，其上下距离较短，胸廓前侧肋骨有凹陷	可伴有马方综合征
漏斗胸	胸骨剑突处显著内陷，形似漏斗	佝偻病

（二）心尖搏动

心尖搏动指心脏收缩时，心尖冲击心前区左前下方胸壁，

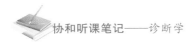

可引起局部外搏动。正常成年人位于左侧第 5 肋间隙，锁骨中线内侧 0.5~1.0cm，搏动范围以直径计算为 2.0~2.5cm。

✎ **主治语录**：对于微弱的搏动，检查者的双眼应在患者胸廓表面切线方向上观察。

1. 心尖搏动移位 见表 3-5-27。

表 3-5-27 心尖搏动移位

移位方向影响因素		外上	内下	左下	左	右
生理性因素	体位	仰卧（向上移）	坐立		左侧卧位	右侧卧位
	体型	肥胖、小儿、妊娠	瘦长			
	心脏本身			左室增大、左右室均大	右室增大	先天性右位心
病理性因素	横膈移位		严重肺气肿		大量腹水（向左外移）	
	纵隔移位	向患侧：一侧胸膜增厚、肺不张 向健侧：一侧胸腔积液、气胸				

✎ **主治语录**：注意不要把心尖搏动与心脏收缩期出现的胸壁牵缩相混淆，后者的面积较大，多在心尖与胸骨之间。

2. 搏动强度 见表 3-5-28。

表 3-5-28 搏动强度

原因		搏动增强	搏动减弱
生理		①运动、激动 ②胸壁厚、乳房悬垂、肋间隙窄	胸壁薄、肋间隙宽

续　表

原因	搏动增强	搏动减弱
病理	①发热、贫血、甲亢 ②左室肥大	①扩张型心肌病、急性心肌梗死 ②心包积液、缩窄性心包炎 ③肺气肿、胸腔积液、气胸

主治语录：有相当一部分人如过胖或女性有悬垂乳房等，心尖搏动不易看到，常需触诊才能确定。

3. 负性心尖搏动

（1）定义：心脏收缩时心尖区胸壁内陷。

（2）病因：粘连性心包炎或心包与周围组织有广泛粘连；也见于重度右心室肥大（顺钟向转位）导致左室后移。

（三）心前区搏动

见表 3-5-29。

表 3-5-29　心前区搏动

搏动位置		病　　因
胸骨左缘第 3~4 肋间搏动		右心室肥大
剑突下搏动		①肺气肿、右心室肥大 ②腹主动脉瘤
心底部搏动	胸骨左缘第 2 肋间	肺动脉扩张、肺动脉高压
	胸骨右缘第 2 肋间	主动脉弓动脉瘤、升主动脉扩张

主治语录：右心室肥大与腹主动脉瘤的鉴别方法如下。①患者深吸气，如搏动增强则为右心室搏动，搏动减弱则为腹主动脉瘤。②或以手指平放于剑突下，指端指向剑突，从剑突下向上后方加压，如搏动冲击指尖且吸气时增强，则为右心室搏动；如搏动冲击掌面且吸气时减弱，则为腹主动脉瘤或主动脉腹部搏动。

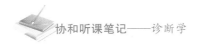

二、触诊

心脏触诊检查，除可验证视诊检查的结果外，还可发现视诊未能察觉的搏动、震颤或摩擦感等体征。

（一）手法

1. 检查者通常以用右手全手掌、手掌尺侧（小鱼际）或示指、中指和环指并拢，以指腹触诊。

2. 因手指易触及和分析搏动情况，检查者可先用手掌触诊心尖搏动，然后再用一个或两个手指指腹触诊心尖搏动，以便确定心尖搏动的准确位置和范围。

3. 手掌易发现震颤，检查震颤时常用手掌尺侧进行触诊。

4. 由于心脏搏动的突起冲动标志着收缩期的开始，可利用心尖搏动的触诊来判断震颤、心音及杂音出现的时期。

主治语录：触诊压力要适当，以免影响检查效果。

（二）心尖搏动及心前区搏动

1. 作用　进一步确定心尖搏动位置，判断心尖或心前区有无抬举。

2. 左心室肥厚特征　心尖部抬举性搏动。

3. 右心室肥厚特征　胸骨左下缘收缩期抬举性搏动。

（三）震颤

震颤为触诊时手掌尺侧（小鱼际）或手指指腹感到的一种细小震动感，与在猫喉部摸到的呼吸震颤类似，又称猫喘。

震颤为器质性心血管疾病的特征性体征之一。震颤的临床意义及发生机制与在相同部位闻及的杂音相同（表 3-5-30）。

表 3-5-30 震颤

时 相	部 位	常见病变	产生机制
收缩期	胸骨右缘第 2 肋间	主动脉瓣狭窄	血液经过狭窄瓣口或异常通道产生涡流，震动瓣膜、心壁和血管壁传至胸壁产生
	胸骨左缘第 2 肋间	肺动脉瓣狭窄	
	胸骨左缘第 3~4 肋间	室间隔缺损	
	心尖区	重度二尖瓣关闭不全	
舒张期	心尖部	二尖瓣狭窄	
连续性	胸骨左缘第 2 肋间及附近	动脉导管未闭	

主治语录：震颤的强度与狭窄程度、血流速度和两心腔之间的压差有关。

（四）心包摩擦感

1. 产生机制　急性心包炎时心包纤维素渗出导致表面粗糙，心脏收缩时脏层与壁层的心包摩擦产生的振动传至胸壁所致。

2. 触诊特点

（1）位置：心前区，以胸骨左缘第 3、4 肋间，以收缩期、前倾体位和呼气末明显。

（2）时相：收缩期和舒张期双相。

3. 临床意义　心包炎。

主治语录：心包渗液较多时，摩擦感不易触到。

三、叩诊

1. 目的　确定心界的大小及形状

2. 结果

（1）绝对浊音区：反映心脏被肺遮盖的部分。

（2）相对浊音区：反映心脏的实际大小。

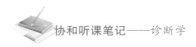

3．方法

（1）患者坐位：板指与肋间垂直。

（2）患者平卧位：板指与肋间平行。

4．顺序　由左而右、由下而上、由外而内。

（1）左侧：由心尖搏动外 2～3cm 处开始；逐个肋间向上，直至第 2 肋间。

（2）右侧：先叩出肝上界，在其上一肋间逐个肋间向上，直至第 2 肋间。

（一）正常心浊音界

见表 3-5-31。正常人心脏右界几乎与胸骨右缘相合，在第 4 肋间处可在胸骨右缘稍外方；左界第 2 肋间几乎与胸骨左缘相合，其下方则逐渐左移，并继续向左下形成向外突起的弧形。

表 3-5-31　正常成年人心脏相对浊音界

右界（cm）	肋间	左界（cm）
2～3	II	2～3
2～3	III	3.5～4.5
3～4	IV	5～6
	V	7～9

注：左锁骨中线至前正中线的距离为 8～10cm。

（二）心浊音界各部组成

1．心脏左界第 2 肋间处相当于肺动脉段，第 3 肋间为左心耳，第 4、5 肋间为左心室。

2．心脏右界第 2 肋间相当于升主动脉和上腔静脉，第 3 肋间以下为右心房。

3．心脏上界相当于第 3 肋骨前端下缘水平，其上即第 2 肋间以上为心底部浊音区，相当于主动脉、肺动脉段。

4. 心腰指主动脉与左心室交接处向内凹陷部分。

5. 心脏下界由右心室及左心室心尖部组成。

（三）心浊音界改变及其临床意义

见表3-5-32。

表 3-5-32　心浊音界改变及其临床意义

影响因素		心界改变	常见疾病
心脏以外		移向健侧	大量胸腔积液或气胸
		移向患侧	一侧胸膜粘连、增厚或肺不张
		向左扩大	大量腹水或腹腔巨大肿瘤
		心浊音界变小	肺气肿
心脏本身病变	左心室增大	左下移位，心腰加深，心界似靴形	主动脉关闭不全等
	右心室增大	轻度时绝对浊音界增大，相对浊音界无明显改变；严重时心界两侧扩大	肺心病、房间隔缺损
	双心室增大	向两侧扩大，左界向左下扩大（普大）	扩张型心肌病
	左心房增大或合并肺动脉段扩大	左心房增大：于第3肋间向左增大，心腰消失	二尖瓣狭窄（二尖瓣型心如梨形）
		左心房与肺动脉段均增大：于第2、3肋间心界增大，呈梨形心脏，心腰部饱满	
	主动脉扩张	胸骨右缘第1、2肋间浊音界增宽	升主动脉瘤等
	心包积液	向两侧扩大，坐位时心界呈三角形烧瓶样，卧位时心底部浊音增宽	心包积液

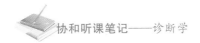

✎ 主治语录：大量胸腔积液、积气时，心界在患侧叩不出，健侧心浊音界向外移。肺实变、肺肿瘤或纵隔淋巴结肿大时，如与心浊音界重叠则心界叩不出。肺气肿时，心浊音界变小，甚至叩不出。

四、听诊

心脏听诊的目的，在于听取心脏正常的及病理的音响，以作为诊断心脏疾患的证据。听诊是检查心脏的重要方法，也是较难掌握的临床基本技能之一。

（一）心脏瓣膜听诊区

心脏各瓣膜产生的声音沿血流方向传导到前胸壁不同部位，听诊最清楚的部位为瓣膜听诊区。

常用听诊区：二尖瓣区、主动脉瓣区及其第二听诊区、肺动脉瓣区和三尖瓣区。

听诊时，患者多采取仰卧位，医师站在病床的右侧。如在门诊，也可采取坐位。必要时让患者改变体位，做深吸气或深呼气，或做适当运动（在病情允许时）等。

✎ 主治语录：钟型体件听高频声音，膜型体件听低频声音。加大压力可使低频声音消失，故钟型体件一般要加压听，膜型体件不能加压听。

（二）听诊顺序

心尖区→肺动脉瓣区→主动脉瓣区、主动脉瓣第二听诊区→三尖瓣区。

（三）听诊内容

包括心率、心律（期前收缩、心房颤动）、心音（心音改变、额外心音）、杂音和心包摩擦音。

1. 心率　指每分钟心跳的次数，正常成年人为 60 ~ 100 次/分。

2. 心律

（1）正常心律：成年人心跳节律是规整的，部分青年可见窦性心律不齐。

（2）异常心律：最常见的是期前收缩和心房颤动。

1）期前收缩：在规则心律上，突然提前出现一次心跳，其后又较长时间间隙。

2）心房颤动：听诊特点如下。①心跳节律不一。②第一心音强弱不一。③心率、脉率不一，脉率少于心率，这种脉搏脱漏现象称为脉搏短绌。

3. 心音（S）　心音（表 3-5-33）在临床上按其出现先后顺序称 S_1、S_2、S_3、S_4，通常听到的是 S_1、S_2，有时在青少年，可听到 S_3。一般不易听到 S_4。

表 3-5-33　心音

心　音	发生机制	特　点	意　义
第一心音	心室收缩时，主要为二尖瓣、三尖瓣关闭振动产生	心尖部最响，音调低，持续时间长（0.1 秒）	标志心室收缩开始
第二心音	心室舒张时，主要为半月瓣关闭振动产生（主动脉瓣关闭在前，肺动脉瓣关闭在后）	心底部最响，音调高，持续时间短（0.08 秒）	标志心室舒张开始
第三心音	心室舒张早期，血流从心房流入心室冲击心室壁，产生振动	心尖部及内上方最响；S_2 后 0.16 ~ 0.24 秒，低调、短、弱	可为生理性
第四心音	心室舒张末期，心房收缩室壁振动产生	心尖部及内侧最响；S_1 前 0.1 秒，低、弱	病理性

✎ 主治语录：有 40%～50% 的正常儿童及青少年可出现生理性第三心音。随年龄增长，其发生率逐渐减少，25 岁以后即很少闻及，40 岁以上的人一般不应听到，若听到则多为病理性。

对疑有心脏病的患者还可听诊心前区其他部位，必要时也可在腋下、颈部和背部进行听诊。

4. 心音改变及其意义　影响心音强度的因素：①心肌收缩力。②心室舒张期充盈度及瓣膜位置。③瓣膜病变，如主动脉瓣增厚，活动良好—A_2↑活动受限—A_2↓。④主动脉、肺动脉压力，高血压—A_2↑肺动脉高压—P_2↑（亢进）。⑤心音传导受阻，心音↓（心包积液，胸腔积液，肺气肿）。

（1）S_1、S_2 强度改变：见表 3-5-34。

表 3-5-34　S_1、S_2 强度改变

	心尖部 S_1	心底部 S_2（A_2）	心底部 S_2（P_2）
增强	高热，甲亢，MS	高血压，动脉硬化（亢进）	肺动脉高压（亢进）
减弱	心肌炎，AMI，MR，TR	AS，AI	PS，PI
强弱不等	房颤		

✎ 主治语录：常见缩写如下。AMI，急性心肌梗死；MS，二尖瓣狭窄；MR，二尖瓣反流；TR，三尖瓣反流；AS，主动脉瓣狭窄；AI，主动脉瓣关闭不全；PS，肺动脉瓣狭窄；PI，肺动脉瓣关闭不全；RBBB，右束支传导阻滞；TV，三尖瓣；SM，收缩期杂音。

（2）心音性质改变：钟摆律（胎心律）：S_1 失去原有特征，与 S_2 相似，心率快，收缩、舒张期相等，见于心肌病、大面积

AMI、重症心肌炎（心肌严重疾病）。

（3）心音分裂：见表 3-5-35。

表 3-5-35　心音分裂

心　音	原　　因	听诊部位	发生机制		常见疾病
S₁ 分裂	二尖瓣、三尖瓣先后关闭的时距延长	心尖部或胸骨左下缘	心室电或机械活动延迟，使右心室开始收缩时间晚于左心室，三尖瓣延迟关闭		完全性 RBBB、肺动脉高压
S₂ 分裂	主动脉瓣、肺动脉瓣先后关闭的时距延长	肺动脉瓣区	生理分裂	深吸气时胸腔负压增加，右心回血增多，右心室排血时间延长，肺动脉瓣关闭延迟	青少年常见
			通常分裂	右心室排血时间延长，肺动脉瓣关闭延迟	二尖瓣狭窄伴肺动脉高压、肺动脉瓣狭窄
			固定分裂	呼气时左心房向右房分流	房间隔缺损
			逆分裂或反常分裂	主动脉瓣关闭迟于肺动脉瓣，表现为吸气变窄，呼气变宽	完全左束支传导阻滞，主动脉瓣狭窄，重度高血压

通常分裂，也见于左心室射血时间缩短，使主动脉瓣关闭时间提前，如二尖瓣关闭不全、室间隔缺损等。

5. 额外心音

（1）舒张期额外心音：见表 3-5-36。

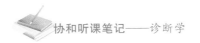

表 3-5-36　舒张期额外心音

名　称	特　点	发生机制	常见情况
舒张早期奔马律（第三心音奔马律）	实质为病理性第三心音，多伴心动过速	心室舒张期负荷过重，心肌张力减低与顺应性减低，心室舒张时室壁振动	心力衰竭、急性心肌梗死、重症心肌炎、扩张性心肌病
舒张晚期奔马律（收缩期前奔马律或房性奔马律）	病理性 S_4，音调较低，强度较弱，距 S_2 较远，较接近 S_1，在心尖部稍内侧听诊最清楚	心室舒张末期压力增高或顺应性减退，以致心房为克服心室的充盈阻力而加强收缩所产生	高血压性心脏病、肥厚型心肌病、主动脉瓣狭窄
重叠型奔马律	快速性心率或房室传导时间延长听诊音较明显	舒张早期和晚期奔马律在舒张中期重叠	快速性心率或房室传导时间延长时
开瓣音（二尖瓣开放拍击音）	二尖瓣狭窄，瓣膜弹性及活动性尚好，可作为二尖瓣分离术适应证参考之一	舒张早期狭窄的二尖瓣开放突然停止产生振动	
心包叩击音	在胸骨左缘最易闻及	舒张早期心室快速充盈时，由于心包增厚，阻碍室壁舒张，导致舒张不全的室壁振动	缩窄性心包炎
肿瘤扑落音	位于心尖或其内侧胸骨左缘第 3、4 肋间，在 S_2 后 $0.08 \sim 0.12$ 秒，出现时间较开瓣音晚，声音类似，但音调较低，且随体位改变	黏液瘤在舒张期随血流进入左心室，碰撞心室壁和瓣膜，瘤蒂柄突然紧张产生振动	心房黏液瘤

（2）收缩期额外心音：见表 3-5-37。

表 3-5-37 收缩期额外心音

名　称		特　点	发生机制	常见疾病
收缩早期喷射音	主动脉收缩期喷射音	为高频爆裂样声音，高调、短促而清脆，紧接于 S_1 后 0.05～0.07 秒，在心底部听诊最清楚	①心室收缩射血，扩大的主动脉、肺动脉壁振动②主动脉、肺动脉压力增高，半月瓣开放有力；或狭窄的瓣叶开放受限发生振动	高血压、主动脉瘤、主动脉瓣狭窄、主动脉瓣关闭不全与主动脉缩窄
	肺动脉收缩期喷射音			肺动脉高压、原发性肺动脉扩张、轻中度肺动脉瓣狭窄、房间隔缺损、室间隔缺损
收缩中、晚期喀喇音		高调、短促、清脆，在心尖区及其稍内侧最清楚，受体位影响	可由房室瓣（多数为二尖瓣）在收缩中、晚期脱入左房，瓣叶突然紧张或其腱索的突然拉紧产生震动所致（临床称二尖瓣脱垂）	二尖瓣脱垂

（3）医源性额外音

1）人工瓣膜音：钟表样，金属撞击音。

2）人工起搏音：起搏音和膈肌音。

6. 心脏杂音

（1）心脏杂音指是指除心音与额外心音外，在心脏收缩或舒张期发现的异常声音，杂音性质的判断对于心脏病的诊断具有重要的参考价值（表 3-5-38）。

表 3-5-38　心脏杂音的形成机制

机　制	说　明	常见情况
血流加速	血流速度越快，杂音也越响亮	剧烈运动、严重贫血、发热、甲亢
瓣膜口狭窄	血流通过狭窄处产生湍流而形成杂音；瓣口相对狭窄也可形成杂音	二尖瓣狭窄、主动脉瓣狭窄；肺动脉瓣狭窄、主动脉缩窄；肾动脉狭窄
瓣膜关闭不全	器质性病变（畸形、粘连、穿孔）	心腔扩大引起的相对关闭不全，如扩张型心肌病
异常血流通道	在心腔内或大血管间存在异常通道，血流经过时形成旋涡	室间隔缺损（VSD）、动脉导管未闭（PDA）、动静脉瘘、房间隔缺损（ASD）
心腔异常结构	心室内乳头肌、腱索断裂的残端漂浮，扰乱血液层流	心室内乳头肌断裂
大血管瘤样扩张	血液在流经该血管瘤（主要是动脉瘤）时会形成涡流	动脉瘤、动脉夹层

（2）杂音的听诊

1）部位（如心尖部）：杂音最响部位提示该部位有相应的病变。心尖区，二尖瓣病变；主动脉瓣区，主动脉瓣病变，如AS、AI；肺动脉瓣区，肺动脉瓣病变；胸骨左缘第3、4肋间粗糙收缩期杂音，VSD；胸骨左缘第4肋间，心包摩擦音。

2）强度：收缩期杂音一般采用 Levine 6 级分法，一般认为2/6级以下的收缩期杂音多为功能性，3/6级以上的收缩期杂音多为器质性。对舒张期杂音的分级也可参照此标准，但亦有只分为轻、中、重度三级（表3-5-39）。

表 3-5-39　杂音强度

级别	响　度	听诊特点	震　颤
1	最轻	很弱，须在安静环境下仔细听诊才能听到，易被忽略	无
2	轻度	较易听到，不太响亮	无

级别	响　度	听诊特点	震　颤
3	中度	明显的杂音，较响亮	无
4	响亮	杂音响亮	有
5	很响	杂音很强，且向四周甚至背部传导，听诊器离开胸壁即听不到	明显
6	最响	杂音震耳，即使听诊器离胸壁一定距离也能听到	强烈

3）形态：递增型杂音、递减型杂音、递增递减型杂音、连续型杂音和一贯型杂音。

4）时期：收缩期杂音、舒张期杂音、连续性杂音和双期杂音。

📝 **主治语录**：收缩期和舒张期均出现但不连续的杂音称为双期杂音。一般认为，舒张期杂音和连续性杂音均为器质性杂音，而收缩期杂音则可能系器质性或功能性，应注意鉴别。

5）性质：可分为吹风样、降隆样、雷鸣样、叹气样或灌水样、机械声样、乐音样等。

6）传导：MR——左腋下，AS——颈部，MS——无传导。

按音调高低又分为柔和、粗糙两种。功能性杂音多较柔和，器质性杂音多较粗糙。钟型听诊器，适于听低调心音和杂音（奔马律，心尖部 DM）；膜型听诊器，适于听高调杂音（如 AI 杂音）。

（3）杂音的临床意义

1）收缩期杂音、舒张期杂音的性质及病因：分别见表3-5-40、表3-5-41。

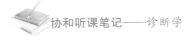

表 3-5-40　收缩期杂音的性质及原因

部　位	分　类	杂音性质	原　因
二尖瓣区	功能性	杂音性质柔和、吹风样、强度 2/6 级、无传导	运动等
	器质性	杂音性质粗糙、吹风样、强度 3/6 级以上，有传导	主要见于风湿性心瓣膜病、二尖瓣关闭不全、二尖瓣脱垂等
主动脉瓣区	功能性	杂音性质柔和，常有 A_2 亢进	主要见于升主动脉扩张
	器质性	杂音为收缩中期喷射音，性质粗糙、强度 3/6 级以上，向颈部传导，常有震颤	主要见于主动脉瓣狭窄
肺动脉瓣区	功能性	杂音性质柔和、吹风样、强度 2/6 级、无传导	生理性多见于青少年及儿童
	器质性	杂音为收缩中期喷射音，性质粗糙、强度 3/6 级以上，常有震颤	主要见于肺动脉瓣狭窄
三尖瓣区	功能性	杂音性质柔和、吹风样、强度 3/6 级以下，无传导	主要见于三尖瓣相对性关不全
	器质性	极少见，杂音特点与器质性二尖瓣关闭不全相似、但无传导	

主治语录：鉴别在某瓣膜听诊区听到杂音是该瓣膜产生的还是传导而来的，可用下述方法判定。将听诊器从听到杂音的一个瓣膜区向另一个瓣膜区移动，如杂音逐渐减弱，则另一瓣膜区的杂音可能是传导而来；如杂音先逐渐减弱，当移至另一瓣膜区时，杂音又增强，则考虑两个瓣膜皆有病变。

表 3-5-41　舒张期杂音的性质及病因

部　位	杂音性质	病　因
二尖瓣区	功能性	主要见于主动脉瓣关闭不全致相对性二尖瓣狭窄所产生的 Austin Flint 杂音
	器质性：杂音性质为舒张期隆隆样，局限于心尖区，常有震颤	主要见于风湿性心瓣膜病的二尖瓣狭窄
主动脉瓣区	舒张期早期，呈叹气样向心尖传导	主动脉瓣关闭不全
肺动脉瓣区	柔和、吹风样，又称为 Graham Steell 杂音	主要见于功能性肺动脉瓣关不全，器质性病变极少见
三尖瓣区		器质性三尖瓣狭窄极少见

2）连续性杂音：常见于心脏动脉导管未闭、动静脉瘘。不同病变引起的杂音区别，见表 3-5-42。

表 3-5-42　不同病变引起的杂音区别

	部　位	时期	性质	传导	震颤	意义	心音
MS	心尖	D	隆隆样	不	+	MS	$S_1 \uparrow$
MR	心尖	S	吹风样	左腋下	−	MR	$S_1 \downarrow$
Austin-Flint	心尖	D	隆隆样	不	−	AI	S_1 不 $\uparrow$
AS	胸骨右缘第 2 肋间	S	喷射性	颈部	+	AS	$A_2 \downarrow$
AI	胸骨左缘第 3 肋间	D	叹气样	胸骨下心尖	−	AI	$A_2 \downarrow$
PS	胸骨左缘第 2 肋间	S	喷射性	颈部	+	PS	$P_2 \downarrow$
ASD[*]	胸骨左缘第 2 肋间	S	吹风样	不		ASD	$P_2 \uparrow$

续　表

	部　位	时期	性质	传导	震颤	意义	心音
Graham-Stell	胸骨左缘第2肋间	D	吹风样	不	−	相对 PI	
VSD	胸骨左缘第3~4肋间	S	吹风样	心前区	+	VSD	
PDA	胸骨左缘第2肋间	SD	机器样	不	+	PDA	
心包摩擦音	胸骨左缘第4肋间	SD	摩擦样	不	−	心包炎	

注：＊ASD 杂音为相对性 PS 杂音。

主治语录：

1. 心尖部 MS 杂音与 Austin-Flint 杂音区别。Austin-Flint 杂音无 S_1 亢进，无舒张期震颤，无收缩期前加强，临床意义不同。

2. Graham-Steel 杂音与 AI 杂音区别。Graham-Steel 杂音局限，胸骨左缘第 2 肋间，不呈叹气样，临床意义不同。

3. ASD 与 PS 杂音区别。ASD 杂音局限，不粗糙，无收缩期震颤，PS 时 P_2↓。

7. 心包摩擦音　见于各种原因所致的心包炎。

第六节　血管检查

一、脉搏

脉搏指动脉的搏动。心脏搏动所引起的压力变化使主动脉管壁发生振动，沿着动脉管壁向外周传递，即成脉搏。

（一）脉率

正常成年人 60~100 次/分，3 岁以下儿童多在 100 次/分以上。注意脉率与心律是否一致。

（二）脉律

正常人规律，窦性心律者吸气快呼气慢。心房颤动时脉率绝对不规则、脉搏强弱不等和脉率少于心率（短绌脉）有期前收缩呈二联律或三联律者可形成二联脉、三联脉。脱落脉：二度房室传导阻滞时脉搏脱漏。

（三）紧张度与动脉壁状态

脉搏的紧张度与血压（收缩压）高低有关。

（四）强弱

1. 脉搏增强　可见于高热、甲亢、主动脉瓣关闭不全。
2. 脉搏减弱　可见于心力衰竭、主动脉瓣狭窄、休克。

（五）脉波

1. 正常脉波。

2. 水冲脉　脉压增大所致脉搏骤起骤落，见于主动脉瓣关闭不全、甲状腺功能亢进症、动脉导管未闭等。

3. 重搏脉　在明显主动脉硬化者，重搏波趋于不明显。

4. 交替脉　节律规则而强弱交替出现的脉搏，为左心室心力衰竭的重要体征之一。

5. 奇脉　吸气时脉搏减弱或消失，称为奇脉。是心包填塞的重要体征之一。

6. 无脉　可见于严重休克及多发性大动脉炎。

主治语录：上、下肢脉搏应做对比性检查，并应同时做上、下肢血压测量，可发现某些疾病。如多发性大动脉炎、主动脉缩窄等。

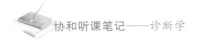

二、血压

血压（BP）指血液对血管壁的侧压力。在循环系统各段血管中血压高低不等，动脉血压较静脉血压高。一般所称血压是指动脉血压或体循环血压，通常以在上肢肱动脉测得的血压为代表。

动脉血压主要由心室收缩和周围动脉的阻力所形成。与动脉壁的弹性，循环血流量和血液的黏稠度也有关。

（一）测量方法

1. 直接测量法　将特制导管经皮穿刺由周围动脉送至主动脉，导管末端接监护测压系统，自动显示血压数值。本法虽然较精确且不受外周动脉收缩的影响，但需要专用设备，且有一定创伤，适用于危重疑难病。

2. 间接测量法　即袖带加压法，以血压计测量。血压计有汞柱式、弹簧式和电子血压计。间接测量法的优点是简便易行，不需特殊设备，但易受多种因素影响，尤其是周围动脉舒缩变化的影响。

（二）血压标准

血压水平的定义和分类，见表3-5-43。

表3-5-43　血压水平的定义和分类（18岁以上成年人）

类　别	收缩压（mmHg）	舒张压（mmHg）
正常血压	<120	<80
正常高值	120~139	80~89
1级高血压（轻度）	140~159	90~99
2级高血压（中度）	160~179	100~109

类　　别	收缩压（mmHg）	舒张压（mmHg）
3 级高血压（重度）	≥180	≥110
单纯收缩期高血压	≥140	<90

注：如收缩压与舒张压水平不在一个级别时，按其中较高的级别分类。

（三）血压变动的临床意义

1. 高血压　血压高于正常标准。高血压绝大多数是原发性高血压，约5%继发于其他疾病，称为继发性高血压，如慢性肾炎、肾动脉狭窄等。高血压是动脉粥样硬化和冠状动脉粥样硬化性心脏病的重要危险因素，也是心力衰竭的重要原因。

2. 低血压　血压低于 90/60mmHg。低血压常见于休克、急性心肌梗死、心力衰竭、心包填塞、肺梗死、肾上腺皮质功能减退等，也可见于极度衰弱者。

3. 两上肢血压不对称　正常双侧上肢血压差别达 5～10mmHg。超过此范围见于多发性大动脉炎、先天性动脉畸形等。

4. 上、下肢血压差异常　正常下肢血压应较上肢血压高20～40mmHg，如下肢血压低于上肢血压，应考虑主动脉缩窄或胸腹主动脉型大动脉炎等。

（四）动态血压监测

凡是疑有单纯性诊所高血压（白大衣高血压）、隐蔽性高血压、顽固难治性高血压、发作性高血压或低血压的患者，均应考虑动态血压监测作为常规血压的补充手段。

（五）家庭自测血压

对诊所高血压（白大衣高血压），除考虑动态血压监测外，

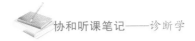

尚可观察家庭自测血压以进行鉴别。家庭自测血压的正常血压值为<135/85mmHg，注意与诊所血压的标准有所不同。

三、血管杂音及周围血管征

（一）静脉杂音

1. 压力低，不易出现涡流，杂音多不明显。

2. 生理性，右侧颈静脉营营声，系颈静脉血液快速回流入上腔静脉所致。

3. 病理性，甲亢之血管杂音和某些先天性心脏病的杂音。

4. 肝硬化门静脉高压引起腹壁静脉曲张时，可在脐周或上腹部闻及连续性静脉营营声。

主治语录：颈静脉营营声是生理性的，可被误诊为动脉导管未闭、甲状腺血管杂音或心脏其他杂音，注意鉴别。此音与甲状腺的血管杂音不同，后者随心脏收缩期加重，压迫颈静脉时并不消失。

（二）动脉杂音

多见于周围动脉，亦可见于肺动脉和冠状动脉（表 3-5-44）。

表 3-5-44　动脉杂音

常见情况	听　　诊
甲状腺功能亢进症	甲状腺侧叶的连续性杂音临床上多见，提示局部血流丰富
多发性大动脉炎	狭窄病变部位可听到收缩期杂音
肾动脉狭窄	在上腹部或腰背部闻及收缩期杂音
肺内动静脉瘘	在胸部相应部位有连续性杂音

续　表

常见情况	听　　诊
周围动静脉瘘	在病变部位出现连续性杂音
冠状动静脉瘘	在胸骨中、下端出现较表浅而柔和的连续性杂音或双期杂音，部分以舒张期更为显著
正常儿童及青年	锁骨上可有轻而短的呈递增递减型收缩期杂音，当双肩向后高度伸展可使杂音消失

（三）周围血管征

见表 3-5-45。

表 3-5-45　周围血管征

周围血管征	表　　现	疾　　病
枪击音	听诊器膜型体件于股动脉处可闻及与心跳一致的射枪样声音	常见于主动脉瓣关闭不全、甲状腺功能亢进症、严重贫血
Duroziez 双重杂音	以听诊器膜型体件稍加压力于股动脉，可闻及收缩期与舒张期双期吹风样杂音	
毛细血管搏动征	用手指轻压患者指甲末端或以玻片轻压患者口唇黏膜，使局部发白，当心脏收缩和舒张时则发白的局部边缘发生有规律的红、白交替改变	
水冲脉	脉压增大所致脉搏骤起骤落	

🖊️ **主治语录：**临床常见如下。①颈动脉异常搏动。重度主动脉瓣关闭不全、主动脉窦瘤破裂、重度贫血、高热、甲状腺功能亢进。②颈静脉怒张。右心衰竭、心包积液、缩窄性心包炎、上腔静脉压迫综合征等。③颈静脉搏动。三尖瓣关闭不全等。④肝颈静脉回流征。右心功能不全、心包积液。

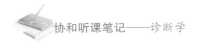

第七节　循环系统常见疾病的主要症状和体征

一、二尖瓣狭窄

（一）病理

1. 主要病理改变　瓣叶交界处发生炎症、水肿、粘连及融合。

2. 二尖瓣面积

（1）正常情况：瓣口面积 $4.0 \sim 6.0 \text{cm}^2$。

（2）轻度狭窄：瓣口面积减少至 $1.5 \sim 2.0 \text{cm}^2$。

（3）中度狭窄：瓣口面积减少至 $1.0 \sim 1.5 \text{cm}^2$。

（4）重度狭窄：瓣口面积 $<1.0 \text{cm}^2$。

3. 分期　主要根据狭窄程度和代偿状态分期（表3-5-46）。

表 3-5-46　二尖瓣狭窄的病理分期

分　期	表　现
代偿期	瓣口面积减少至 2.0cm^2，左心房发生代偿性扩张和肥厚
左心房失代偿期	瓣口面积减少至 1.5cm^2，甚至为 1.0cm^2 时，左心房压显著增高。左心房失代偿时，发生间质性肺水肿和肺血管壁增厚，引起肺顺应性降低，出现呼吸困难，并逐步加重
右心衰竭期	肺动脉高压及右心室负荷增加，出现右心室肥厚及扩张，最后导致右心衰竭

（二）症状

劳力性呼吸困难→休息时呼吸困难→端坐呼吸、阵发性夜间呼吸困难→急性肺水肿（咳大量粉红色泡沫痰）。

（三）体征

1. 视诊　两颧绀红色呈二尖瓣面容，口唇轻度发绀，心尖搏动可左移。儿童期即有二尖瓣狭窄者，心前区可有隆起。

2. 触诊　心尖区常有舒张期震颤。胸骨左下缘或剑突下可触及右心室收缩期抬举样搏动。

3. 叩诊　轻度无异常。中度以上狭窄可于胸骨左缘第2、3肋间心浊音界向左扩大，正常心腰消失，心浊音界可呈梨形。

4. 听诊

（1）局限于心尖区的低调、隆隆样、舒张中晚期递增型杂音，左侧卧位时更明显，这是二尖瓣狭窄最重要而有特征性的体征。窦性心律时，舒张晚期杂音加强；心房颤动时舒张晚期杂音可不明显。

（2）心尖区 S_1 亢进。

（3）部分患者于心尖区内侧可闻及一个紧跟 S_2 后的高调、短促、响亮的二尖瓣开放拍击音（开瓣音），提示瓣膜弹性及活动度尚好。如瓣叶钙化僵硬，则 S_1 减弱和/或开瓣音消失。

　主治语录：开瓣音在 S_2 后发生越早，提示左心房压高和狭窄严重。

（4）可有 P_2 亢进和分裂。

（5）肺动脉瓣区可有递减型高调叹气样舒张期早期 Graham Steell 杂音，于吸气末增强。

（6）右室扩大伴三尖瓣关闭不全时，胸骨左缘第4、5肋间有收缩期吹风性杂音，于吸气时增强。

（7）晚期患者可出现心房颤动，表现为心音强弱不等、心律绝对不规则和脉搏短细。

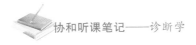

二、二尖瓣关闭不全

（一）症状

早期无明显自觉症状，表现为心悸、咳嗽、劳力性呼吸困难、疲乏无力等。

（二）体征

1. 视诊　左心室增大时，心尖搏动向左下移位，心尖搏动强，发生心力衰竭后心尖搏动有所减弱。

2. 触诊　心尖搏动有力，可呈抬举样，重度关闭不全者可触及收缩期震颤。

3. 叩诊　心浊音界向左下扩大。晚期可向两侧扩大。

4. 听诊　心尖区可闻及响亮粗糙、音调较高的3/6级及以上全收缩期吹风样杂音，向左腋下和左肩胛下区传导。后叶损害为主时，杂音可传向胸骨左缘和心底部。S_1 常减弱，P_2 可亢进和分裂。严重反流时心尖区可闻及 S_3，以及紧随 S_3 后的短促舒张期隆隆样杂音。

三、主动脉瓣狭窄

（一）症状

轻度狭窄患者可无症状。中、重度狭窄者，常见呼吸困难、心绞痛和晕厥。

（二）体征

1. 视诊　心尖搏动增强，位置可稍移向左下。

2. 触诊　心尖搏动有力，呈抬举样。胸骨右缘第2肋间可触及收缩期震颤。

3. 叩诊　心浊音界正常或可稍向左下增大。

4. 听诊　在胸骨右缘第 2 肋间可闻及 3/6 级及以上收缩期粗糙喷射性杂音，呈递增递减型，向颈部传导。主动脉瓣区 S_2 减弱，由于左室射血时间延长，可在呼气时闻及 S_2 逆分裂。因左心室显著肥厚致舒张功能减退，顺应性下降而使心房为增加排血而收缩加强。因此，心尖区有时可闻及 S_4。

四、主动脉瓣关闭不全

（一）症状

症状出现较晚。多有心悸、心前区不适、头部搏动感、体位性头晕等症状。可出现心绞痛，病变后期有劳力性呼吸困难。

（二）体征

1. 视诊　心尖搏动向左下移位。部分重度关闭不全者颈动脉搏动明显，并可有点头运动（de Musset 征）。可见毛细血管搏动。

2. 触诊　心尖搏动移向左下，呈抬举样搏动。有水冲脉。

3. 叩诊　心界向左下增大而心腰不大，心浊音界轮廓似靴形。

4. 听诊　主动脉瓣第二听诊区可闻及叹气样、递减型、舒张期杂音，向胸骨左下方和心尖区传导，以前倾坐位最易听清。重度反流者，有相对性二尖瓣狭窄，心尖区出现柔和、低调、递减型舒张中、晚期隆隆样杂音（Austin Flint 杂音）。周围大血管可听到枪击声和 Duroziez 双重杂音。

五、心包积液

（一）症状

胸闷、心悸、呼吸困难、腹胀、水肿等，以及原发病的症

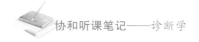

状。严重的心脏压塞可出现休克。

（二）体征

1. 视诊　心尖搏动明显减弱甚至消失。缩窄性心包炎可发现 Kussmaul 征。

主治语录：Kussmaul 征即因吸气时周围静脉回流增多而缩窄的心包使心室失去适应性扩张的能力，致静脉压增高，患者吸气时颈静脉扩张更明显。

2. 触诊　心尖搏动弱而不易触到，如能明确触及则在心相对浊音界之内侧。

3. 叩诊　心浊音界向两侧扩大，且随体位改变；卧位时心底部浊音界增宽，坐位则心尖部增宽。

4. 听诊　早期少量心包积液可在心前区闻及心包摩擦音，积液量增多后摩擦音消失。大量积液时，心率较快，心音弱而远。偶然可闻及心包叩击音。

大量积液时，由于静脉回流障碍，可出现颈静脉怒张、肝大和肝颈静脉回流征阳性。由于左肺受压出现 Ewart 征，即左肩胛下区语音震颤增强、叩诊浊音并闻及支气管呼吸音。脉压减小，可有奇脉。

六、心力衰竭

除以下表现外，尚有原发性心脏病变和心力衰竭诱因的症状与体征。

（一）左心衰竭

1. 症状　乏力，进行性劳力性呼吸困难、夜间阵发性呼吸困难、端坐呼吸，咳嗽、咳泡沫痰，少数出现咯血。

2．体征

（1）视诊：有呼吸急促、轻微发绀、高枕卧位或端坐体位。急性肺水肿时可出现自口、鼻涌出大量粉红色泡沫，呼吸窘迫，并大汗淋漓。

（2）触诊：严重者可出现交替脉。

（3）叩诊：除原发性心脏病体征外，通常无特殊发现。

（4）听诊：心率增快，心尖区及其内侧可闻及舒张期奔马律，P_2亢进。单侧或双侧肺可闻及由肺底往上的不同程度的细小湿啰音，可伴少量哮鸣音；急性肺水肿时双肺布满湿啰音和哮鸣音。

（二）右心衰竭

1．症状　腹胀、少尿及食欲减退，恶心、呕吐。

2．体征

（1）视诊：颈静脉怒张，可有周围性发绀，水肿。

（2）触诊：可触及肝大、压痛及肝颈静脉回流征阳性。下肢或腰骶部等下垂部位凹陷性水肿，严重者可全身水肿。

（3）叩诊：可有胸腔积液（右侧多见）与腹水体征。

（4）听诊：可在三尖瓣区闻及三尖瓣相对关闭不全的收缩期吹风样杂音，以及右心室舒张期奔马律。

 历年真题

一侧胸廓肋间隙回缩变窄常见于

A．阻塞性肺气肿

B．大量胸腔积液

C．胸膜增厚粘连

D．自发性气胸

E．肺大叶实变

参考答案：C

第六章　腹　　部

核心问题

1. 腹部分区和体表标志。
2. 腹部多个重要脏器的视诊、听诊、叩诊、触诊等检查方法。
3. 腹部常见疾病的主要症状和体征。

内容精要

腹部主要由腹壁、腹腔和腹腔内脏器组成。腹部检查是体格检查的重要组成部分。为了避免触诊引起胃肠蠕动增加，使肠鸣音发生变化腹部检查的顺序应为视、听、叩、触，尤以触诊最为重要。

第一节　腹部的体表标志及分区

一、体表标志

见表3-6-1。

表 3-6-1　腹部体表标志

名　称	解剖学特点	临床意义
肋弓下缘	由第 8~10 肋软骨连接形成的肋缘和第 11、12 浮肋构成	①腹部体表的上界（肋弓下缘） ②常用于腹部分区、肝、脾的测量和胆囊的定位
剑突	胸骨下端的软骨	①腹部体表的上界 ②常作为肝脏测量的标志
腹上角	是两侧肋弓至剑突根部的交角	常用于判断体型及肝脏的测量
脐	位于腹部中心，向后投影相当于第 3~4 腰椎	①腹部四区分法的标志 ②易有脐疝
髂前上棘	髂嵴前方凸出点	①腹部九区分法的标志 ②骨髓穿刺部位
腹直肌外缘	相当于锁骨中线的延续	常为手术切口和胆囊的定位
腹中线	是胸骨中线（前正中线）的延续	①腹部四分区法的垂直线 ②易有白线疝
腹股沟韧带	位于腹股沟区	①腹部体表的下界 ②寻找股动、静脉的标志，常是腹股沟疝的通过部位和所在
耻骨联合	两耻骨间的纤维软骨连接	与耻骨共同组成腹部体表下界
肋脊角	背部两侧第 12 肋骨与脊柱的交角	为检查肾脏压、叩痛的位置

主治语录：临床检查有代表意义的压痛点包括胆囊点、麦氏点、上和中输尿管点、肋脊点、肋腰点。

二、腹部分区

（一）四区分法

1. 通过脐画一水平线与一垂直线，两线相交将腹部分为四区，即左、右上腹部和左、右下腹部。

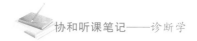

2. 各区脏器分布　见表3-6-2。

表3-6-2　四分区法的各区脏器分布

分　区	脏器分布
左上腹部	肝左叶、脾、胃、小肠、胰体、胰尾、左肾上腺、左肾、结肠脾曲、部分横结肠、腹主动脉、大网膜
右上腹部	肝、胆囊、幽门、十二指肠、小肠、胰头、右肾上腺、右肾、结肠肝曲、部分横结肠、腹主动脉、大网膜
左下腹部	乙状结肠、部分降结肠、小肠、左输尿管、胀大的膀胱、淋巴结、女性左侧卵巢和输卵管、增大的子宫、男性左侧精索
右下腹部	盲肠、阑尾、部分升结肠、小肠、右输尿管、胀大的膀胱、淋巴结、女性右侧卵巢和输卵管、增大的子宫、男性右侧精索

✒️**主治语录**：由于腹腔脏器很多，且又互相交错重叠，故体检时正常脏器部分与异常肿块容易混淆，因此需要仔细检查及辨别。

（二）九区分法

1. 由两侧肋弓下缘连线和两侧髂前上棘连线为两条水平线，左、右髂前上棘至腹中线连线的中点为两条垂直线，四线相交将腹部划分为井字形九区。即左、右上腹部（季肋部）、左、右侧腹部（腰部）、左、右下腹部（髂部）及上腹部、中腹部（脐部）和下腹部（耻骨上部）。

2. 各区脏器分布

（1）右上腹部（右季肋部）：肝右叶、胆囊、结肠肝曲、右肾、右肾上腺。

（2）右侧腹部（右腰部）：升结肠、空肠、右肾。

（3）右下腹部（右髂部）：盲肠、阑尾、回肠末端、淋巴结、女性右侧卵巢和输卵管、男性右侧精索。

（4）上腹部：胃、肝左叶、十二指肠、胰头、胰体、横结肠、腹主动脉、大网膜。

（5）中腹部（脐部）：十二指肠、空肠、回肠、下垂的胃或横结肠、肠系膜及淋巴结、输尿管、腹主动脉、大网膜。

（6）下腹部（耻骨上部）：回肠、乙状结肠、输尿管、胀大的膀胱、女性增大的子宫。

（7）左上腹部（左季肋部）：脾、胃、结肠脾曲、胰尾、左肾、左肾上腺。

（8）左侧腹部（左腰部）：降结肠、空肠、回肠、左肾。

（9）左下腹部（左髂部）：乙状结肠、淋巴结、女性左侧卵巢和输卵管、男性左侧精索。

第二节 视 诊

一、检查注意事项

1. 进行腹部视诊前，嘱患者排空膀胱，取低枕仰卧位，两手自然置于身体两侧，充分暴露全腹，上自剑突，下至耻骨联合，躯体其他部分应遮盖，注意保暖。

2. 光线宜充足而柔和，从前侧方射入视野，有利于观察腹部表面的器官轮廓、肿块、肠型和蠕动波等。医师站立于患者右侧，按一定顺序自上而下地观察腹部，有时为了查出细小隆起或蠕动波，医师应将视线降低至腹平面，从侧面呈切线方向进行观察。

二、腹部外形

（一）腹部外形

1. 应注意腹部外形是否对称，有无全腹或局部的膨隆或凹

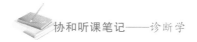

陷，有腹水或腹部肿块时，还应测量腹围的大小。

2. 正常腹部外形　见表3-6-3。

表3-6-3　正常腹部外形

分　类	表　现	出现情况
腹部平坦	①前腹壁大致处于肋缘与耻骨联合同一平面或略为低凹 ②坐起时脐以下部分稍前凸	健康正常成年人平卧时
腹部饱满	①腹部外形较饱满 ②前腹壁稍高于肋缘与耻骨联合的平面	肥胖者或小儿（尤其餐后）
腹部低平	腹壁皮下脂肪较少，腹部下陷，前腹壁稍低于肋缘与耻骨联合的平面	消瘦者及老年人

（二）腹部膨隆

1. 定义　平卧时前腹壁明显高于肋缘与耻骨联合的平面，外观呈凸起状，称腹部膨隆。

2. 原因　生理状况如肥胖、妊娠，或病理状况如腹水、腹内积气、巨大肿瘤等引起。

3. 全腹膨隆

（1）腹部弥漫性膨隆，可呈球形或椭圆形，除因肥胖、腹壁皮下脂肪明显增多，脐凹陷外，因腹腔内容物增多所致者腹壁无增厚，受腹压影响使脐凸出。

（2）全腹膨隆的情况：见表3-6-4。

表 3-6-4 全腹膨隆的情况

名 称	表 现	常见情况
腹水	①平卧位时腹壁松弛，液体下沉于腹腔两侧致侧腹壁明显膨出，腹部外形扁而宽，称蛙腹 ②侧卧或坐位时，因液体向下移动而使腹下部膨出 ③尖腹，腹部常呈尖凸型	肝硬化门静脉高压症，心力衰竭、缩窄性心包炎、腹膜癌转移（肝癌、卵巢癌多见）、肾病综合征、胰源性腹水或结核性腹膜炎等 腹膜炎症或肿瘤浸润
腹内积气	①大量积气可使腹部呈球形，两侧腰部膨出不明显，移动体位其形状无明显改变 ②气腹，指积气在腹腔内	肠梗阻或肠麻痹 胃肠穿孔（常伴腹膜炎症）或治疗性人工气腹
腹内巨大肿块	触诊有包块等	足月妊娠、巨大卵巢囊肿、畸胎瘤等

（3）腹围测量：让患者排尿后平卧，用软尺经脐绕腹一周，测得的周长即为腹围（脐周腹围），通常以厘米（cm）为单位，还可以测其腹部最大周长（最大腹围），同时记录。定期在同样条件下测量比较，可观察腹腔内容物（如腹水）的变化。

主治语录：全腹膨隆时，为观察其程度和变化，常需测量腹围。

4. 局部膨隆

（1）常见于脏器肿大，腹内肿瘤或炎性肿块、胃或肠胀气，以及腹壁上的肿物和疝等情况，见表 3-6-5。

表 3-6-5　局部膨隆的常见情况

部　位	常见情况
右上腹膨隆	肝大（肿瘤、脓肿、淤血等），胆囊肿大及结肠肝曲肿瘤等
右下腹膨隆	回盲部结核或肿瘤、Crohn 病及阑尾周围脓肿等
左上腹膨隆	脾大、结肠脾曲肿瘤或巨结肠
左下腹膨隆	降结肠及乙状结肠肿瘤，亦可因干结粪块所致
腰部膨隆	多囊肾、巨大肾上腺肿瘤，肾盂大量积水或积脓
脐部膨隆	脐疝、腹腔炎症性肿块（如结核性腹膜炎致肠粘连）引起
上腹中部膨隆	肝左叶肿大、胃癌、胃扩张（如幽门梗阻、胃扭转）、胰腺肿瘤或囊肿等
下腹膨隆	子宫增大（妊娠、子宫肌瘤等），膀胱胀大，后者在排尿后可以消失

（2）有时局部膨隆是由于腹壁上的肿块（如皮下脂肪瘤、纤维瘤、结核性脓肿等）而非腹腔内病变。其鉴别方法是嘱患者仰卧位做屈颈抬肩动作，使腹壁肌肉紧张，如肿块更加明显，说明肿块位于腹壁上。反之如变得不明显或消失，说明肿块位于腹腔内，被收缩变硬的腹肌所掩盖。

（3）局部膨隆近圆形者，多为囊肿、肿瘤或炎性肿块（后者有压痛亦可边缘不规则）；呈长形者，多为肠管病变如肠梗阻、肠扭转、肠套叠或巨结肠症等。膨隆有搏动者可能是动脉瘤，亦可能是位于腹主动脉上面的脏器或肿块传导其搏动。

（4）膨隆随体位变更而明显移位者，可能为游走的脏器（肾、脾等）、带蒂肿物（卵巢囊肿等）或大网膜、肠系膜上的肿块。腹壁或腹膜后肿物（神经纤维瘤、纤维肉瘤等）一般不随体位变更而移位。

（5）随呼吸移动的局部膨隆多为膈下脏器或其肿块。在腹白线、脐、腹股沟或手术瘢痕部位于腹压增加时出现膨隆，而卧位或降低腹压后消失者，为各部位的可复性疝。

（三）腹部凹陷

见表 3-6-6。

表 3-6-6　腹部凹陷

部　位	表　现	常见情况
全腹凹陷	仰卧时前腹壁水平明显凹陷	消瘦和脱水
	舟状腹	恶病质，如结核病、恶性肿瘤等慢性消耗性疾病
	吸气时腹凹陷	膈肌麻痹和上呼吸道梗阻
局部凹陷	立位或加大腹压时，凹陷更明显	手术后腹壁瘢痕收缩
	卧位时可见凹陷，立位或加大腹压时局部反而膨出	白线疝（腹直肌分裂）

三、呼吸运动

1. 腹式呼吸运动　正常人可以见到呼吸时腹壁上下起伏吸气时上抬，呼气时下陷。

2. 腹式呼吸为主　见于成年男性及小儿。

3. 胸式呼吸为主　见于成年女性。腹壁起伏不明显。

4. 腹式呼吸运动异常

（1）减弱：腹膜炎、腹水、急性腹痛、腹腔内巨大肿块、妊娠等。

（2）消失：胃肠穿孔所致的急性腹膜炎、膈肌麻痹等。

（3）增强：癔症性呼吸、大量胸腔积液等。

四、腹壁静脉

1. 静脉显露　正常人腹壁皮下静脉一般不显露，静脉显露见于以下情况。

（1）较瘦或皮肤白皙的人（隐约可见）。

（2）皮肤较薄而松弛的老人。

（3）腹压增加的情况（腹水、腹腔巨大肿物、妊娠等）。

2. 腹壁静脉曲张（或扩张）

（1）常见于门静脉高压致循环障碍或上、下腔静脉回流受阻而有侧支循环形成时，此时腹壁静脉可显而易见或迂曲变粗。

（2）门静脉高压显著时，于脐部可见到一簇曲张静脉向四周放射，如水母头。常在此处听到静脉血管杂音。

（3）腹壁静脉曲张血流方向的检查（指压法），选择一段没有分支的腹壁静脉，医师将右手示指和中指并拢压在静脉上，然后一只手指紧压静脉向外滑动，挤出该段静脉内血液，至一定距离后（7.5~10cm）放松该手指，另一手指紧压不动，看静脉是否充盈，如迅速充盈，则血流方向是从放松的一端流向紧压手指的一端。再同法放松另一手指，观察静脉充盈速度，即可看出血流方向。

3. 常见情况　见表3-6-7。

表3-6-7　腹壁静脉曲张的常见情况

情　　况	静脉曲张特点
门静脉高压	腹壁曲张静脉常以脐为中心向四周伸展，血液经脐静脉（胚胎时的脐静脉于胎儿出生后闭塞而成圆韧带，此时再通）脐孔而入腹壁浅静脉流向四方
下腔静脉阻塞	①曲张的静脉大都分布在腹壁两侧，有时在臀部及股部外侧 ②脐以下的腹壁浅静脉血流方向也转向上
上腔静脉阻塞	上腹壁或胸壁的浅静脉曲张血流均转向下方

五、胃肠型和蠕动波

1. 胃肠道发生梗阻时，梗阻近端的胃或肠段饱满而隆起，可显出各自的轮廓，称为胃型或肠型，伴有该部位的蠕动加强，为蠕动波。

2. 正常人腹部一般看不到胃和肠的轮廓及蠕动波形，除非腹壁菲薄或松弛的老年人、经产妇或极度消瘦者可能见到。

3. 不同蠕动波表现　见表3-6-8。

表 3-6-8　不同蠕动波表现

分　类	表　现
胃蠕动波	①正蠕动波：自左肋缘下开始，缓慢地向右推进，到达右腹直肌旁（幽门区）消失 ②逆蠕动波：自右向左
肠蠕动波	①小肠梗阻：蠕动波多见于脐部；严重梗阻时，胀大的肠袢呈管状隆起，横行排列于腹中部，可见肠型和蠕动波，全腹膨胀，伴高调肠鸣音或呈金属音调 ②结肠远端梗阻：宽大肠型多位于腹部周边，盲肠多胀大成球形，随每次蠕动波的到来而更加隆起 ③肠麻痹：蠕动波消失

🖊 **主治语录**：在观察蠕动波时，常需采取适当角度（如改俯视为从侧方观察）方可看见。亦可用手轻拍腹壁而诱发。

六、腹壁其他情况

1. 皮疹　常见情况如下。

（1）充血性或出血性皮疹：发疹性高热疾病或某些传染病（如麻疹、猩红热、斑疹伤寒），药物过敏。

（2）紫癜或荨麻疹：可能为过敏性疾病全身表现的一部分。

（3）一侧腹部或腰部疱疹：提示带状疱疹。

2. 色素　腹部皮肤颜色较暴露部位稍淡，出现色素的常见情况见表3-6-9。

表 3-6-9　腹壁色素的常见情况

色素表现	常见情况
散在点状深褐色色素沉着	血色病
皮肤皱褶处（如腹股沟及系腰带部位）褐色素沉着	肾上腺皮质功能减退
腰部、季肋部和下腹部皮肤呈蓝色（Grey-Turner 征）	重症急性胰腺炎和肠绞窄
脐周围或下腹壁皮肤发蓝（Cullen 征）	宫外孕破裂或重症急性胰腺炎
腹部和腰部不规则的斑片状色素沉着	多发性神经纤维瘤
脐与耻骨之间的中线上褐色素沉着	妇女妊娠（常持续至分娩后才逐渐消退）
红褐色环状或地图样痕迹，类似皮疹	长久的热敷腹部

3. 腹纹（表 3-6-10）　紫纹的产生机制：①糖皮质激素引起蛋白质分解增强和被迅速沉积的皮下脂肪膨胀。②真皮层中结缔组织胀裂，以致紫纹处的真皮萎缩变薄，上面覆盖一层薄薄表皮。③此时因皮下毛细血管网丰富，红细胞偏多，故条纹呈紫色。

表 3-6-10　腹纹

表现	部位	出现情况
白纹	下腹部	肥胖者或经产妇女，系腹壁真皮结缔组织因张力增高断裂所致，呈银白色条纹
妊娠纹	下腹部和髂部	妊娠、产后
紫纹	下腹部和臀部，股外侧和肩背部	皮质醇增多症

4. 瘢痕　腹部瘢痕多为外伤、手术或皮肤感染的遗迹，有时对诊断和鉴别很有帮助，特别是某些特定部位的手术瘢痕，

常提示患者的手术史。如右下腹 McBurney 点处切口瘢痕标志曾行阑尾手术。

5. 疝

（1）分类：腹内疝和腹外疝（较多见）。

（2）原因：为腹腔内容物经腹壁或骨盆壁的间隙或薄弱部分向体表突出而形成。

（3）疝的类别：见表 3-6-11。

表 3-6-11　疝的类别

种　类	表　现
脐疝	婴幼儿，成年人则可见于经产妇或有大量腹水的患者
白线疝	先天性腹直肌两侧闭合不良者
切口疝	手术瘢痕愈合不良处
股疝	位于腹股沟韧带中部，多见于女性
男性腹股沟斜疝	可下降至阴囊，在直立位或咳嗽用力时明显，至卧位时可缩小或消失

6. 脐部

（1）脐部分泌物：呈浆液性或脓性，有臭味，多为炎症所致；呈水样，有尿味，为脐尿管未闭的征象。

（2）脐部溃烂，可能为化脓性或结核性炎症。

（3）脐部溃疡，如呈坚硬、固定而突出，多为癌肿所致。

7. 腹部体毛　腹部体毛增多或女性阴毛呈男性型分布，见于皮质醇增多症和肾上腺性变态综合征；腹部体毛稀少，见于腺垂体功能减退症、黏液水肿和性腺功能减退症。

8. 上腹部搏动

（1）大多由腹主动脉搏动传导而来，可见于正常人较瘦者。

（2）上腹部搏动明显：可见于腹主动脉瘤和肝血管瘤、二尖瓣狭窄或三尖瓣关闭不全引起右心室增大时。

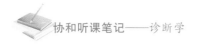

第三节 听 诊

听诊内容主要有：肠鸣音、血管杂音、摩擦音和搔弹音等。妊娠 5 个月以上的妇女还可在脐下方听到胎心音（130～160 次/分）。

一、肠鸣音

肠蠕动时，肠管内气体和液体随之而流动，产生一种断断续续的咕噜声（或气过水声）称为肠鸣音（表 3-6-12）。

表 3-6-12　肠鸣音

种　类	表　现	常见情况
正常	①每分钟 4～5 次 ②频率、声响和音调变异较大 ③餐后频繁明显，休息时稀疏微弱	肠蠕动时，肠管内气体和液体随之而流动而产生
肠鸣音活跃	每分钟 10 次以上，但音调不特别高亢	①肠蠕动增强 ②急性胃肠炎、服泻药后或胃肠道大出血
肠鸣音亢进	次数多且肠鸣音响亮、高亢，呈叮当声或金属音	①机械性肠梗阻 ②由于肠腔扩大，积气增多，肠壁胀大变薄，且极度紧张，与亢进的肠鸣音产生共鸣所致
肠鸣音减弱	数分钟才听到 1 次	①肠梗阻持续存在，肠壁肌肉劳损，肠壁蠕动减弱 ②老年性便秘、腹膜炎、电解质紊乱（低血钾）及胃肠动力低下等
肠鸣音消失	①持续 2 分钟以上未听到 ②用手指轻叩或搔弹腹部仍未听到	急性腹膜炎或麻痹性肠梗阻

二、血管杂音

1. 分类　①动脉性杂音常在腹中部或腹部两侧。②静脉性杂音为连续性潺潺声，无收缩期和舒张期性质，常出现于脐周或上腹部。

2. 临床检查　见表3-6-13。

表3-6-13　血管杂音的临床检查和临床意义

临床意义	临床检查
腹主动脉瘤	腹中部收缩期喷射性杂音，可触及搏动性肿块
腹主动脉狭窄	腹中部收缩期喷射性杂音，搏动减弱，下肢血压低于上肢，足背动脉搏动消失
肾动脉狭窄	左、右上腹收缩期杂音，可见于年轻的高血压患者
髂动脉狭窄	下腹两侧收缩期杂音
左叶肝癌压迫肝动脉或腹主动脉	在肿块部位听到吹风样或在肿瘤部位（较表浅时）听到轻微的连续性杂音
静脉性杂音	脐周或上腹连续潺潺声，提示门静脉高压（常为肝硬化引起）时的侧支循环形成，常出现于脐周或上腹部

三、摩擦音

1. 在脾梗死致脾周围炎、肝周围炎或胆囊炎累及局部腹膜等情况下，可于深呼吸时，于各相应部位听到摩擦音，严重时可触及摩擦感。

2. 腹膜纤维渗出性炎症时，亦可在腹壁听到摩擦音。

四、搔刮试验

1. 应用　用于肝下缘触诊不清楚时，以协助测定肝下缘。

2. 方法　患者取仰卧位，医师左手持听诊器膜型体件置于右肋缘肝脏表面上，右手示指在上腹部沿听诊器膜型体件半圆形等

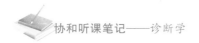

距离搔刮腹壁，当其未达肝缘时，只听到遥远而轻微的声音，当搔刮至肝脏表面时，声音明显增强而近耳。这是因为实质性脏器对声音的传导优于空腔脏器。此法常用于腹壁较厚或不能满意地配合触诊的患者，有时用于鉴别右上腹肿物是否为肿大的肝脏。

第四节 叩 诊

腹部叩诊（直接叩诊法和间接叩诊法）可叩知某些脏器的大小和叩痛，了解胃肠道充气情况，腹腔内有无积气、积液和肿块等。一般多采用间接叩诊法。叩诊可从左下腹开始逆时针方向至右下腹部，再至脐部，借此可获得腹部叩诊音的总体印象。

一、腹部叩诊音

1. 鼓音区域　正常情况下，腹部叩诊大部分区域均为鼓音。

2. 浊音区域　肝、脾所在部位，增大的膀胱和子宫占据的部位，以及两侧腹部近腰肌处。

3. 常见情况

（1）肝、脾或其他脏器极度肿大，腹腔内肿瘤或大量腹水：鼓音范围缩小，病变部位可出现浊音或实音。

（2）胃肠高度胀气和胃肠穿孔致气腹：鼓音范围明显增大或出现于不应有鼓音的部位（如肝浊音界内）。

二、肝脏及胆囊叩诊

1. 肝界

（1）肝上界。当由清音转为浊音时，即为肝上界。

（2）肝相对浊音界。肝上界相当于被肺遮盖的肝顶部，故又称肝相对浊音界。

（3）肝绝对浊音界。肝上界再向下叩第 1~2 肋间，则浊音变为实音，此处的肝脏不再被肺所遮盖而直接贴近胸壁，称肝绝对浊音界（亦为肝下界）。

（4）一般叩得的肝下界比触得的肝下缘高 1～2cm，但若肝缘明显增厚，则两项结果较为接近。

2. 匀称体型者的正常肝脏界限（表3-6-14）　右锁骨中线上的肝上、下径为 9～11cm。

表3-6-14　匀称体型者的正常肝脏界限

标志线	上　界	下　界
右锁骨中线上	第5肋间	右季肋下缘
右腋中线上	第7肋间	第10肋骨水平
右肩胛线上	第10肋间	——

主治语录：在确定肝的上、下界时要注意体型，矮胖体型者肝上、下界均可高1个肋间，瘦长体型者则可低1个肋间。

3. 肝浊音界改变　见表3-6-15。

表3-6-15　肝浊音界改变

肝浊音界	相关疾病
扩大	肝癌、肝脓肿、肝炎、肝淤血和多囊肝等
缩小	急性重型病毒性肝炎、肝硬化和胃肠胀气等
消失，代之以鼓音	①急性胃肠穿孔 ②腹部大手术后数天内、间位结肠（结肠位于肝与横膈之间）、全内脏转位
向上移位	右肺纤维化、右下肺不张及气腹、鼓肠等
向下移位	肺气肿、右侧张力性气胸等

主治语录：膈下脓肿时，由于肝下移和膈升高，肝浊音区也扩大，但肝脏本身并未增大。

4. **肝区叩击痛** 对于诊断病毒性肝炎、肝脓肿或肝癌有一定的意义。

5. **胆囊** 位于深部，且被肝脏遮盖，临床上不能用叩诊检查其大小，胆囊区叩击痛为胆囊炎的重要体征。

三、胃泡鼓音区及脾脏叩诊

1. **胃泡鼓音区（Traube 区）** 在左前胸下部肋缘以上，约呈半圆形，为胃底穹隆含气而形成。正常情况下胃泡鼓音区应该存在（除非在饱餐后），大小则受胃内含气量的多少和周围器官组织病变的影响。

2. **脾脏叩诊** 脾脏触诊不满意或在左肋下触到很小的脾缘时，宜叩诊进一步检查脾脏大小。脾脏浊音区的叩诊宜采用轻叩法，在左腋中线上进行。

3. **胃泡鼓音区与脾脏叩诊** 见表 3-6-16。

表 3-6-16 胃泡鼓音区与脾脏叩诊

	胃泡鼓音区（Traube 区）	脾脏叩诊
界限	上界为横膈及肺下缘，下界为肋弓，左界为脾脏，右界为肝左缘	左腋中线在第 9～11 肋，长度为 4～7cm，前方不超过腋前线
范围改变及意义	明显缩小或消失：见于中、重度脾大，左侧胸腔积液、心包积液、肝左叶肿大（不会使鼓音区完全消失）；急性胃扩张或溺水患者	①扩大：见于各种原因所致的脾大 ②缩小：见于左侧气胸、胃扩张、肠胀气等

四、移动性浊音

1. **定义** 因体位不同而出现浊音区变动的现象，称移动性浊音（发现有无腹水的重要检查方法）。

2. **检查方法** 检查时先让患者仰卧位，腹中部由于含气的肠管在液面浮起，叩诊呈鼓音，两侧腹部因腹水积聚叩诊呈浊音。医师自腹中部脐水平面开始向患者左侧叩诊，发现浊音时，板指固定不动，嘱患者右侧卧位，再度叩诊，如呈鼓音，表明浊音移动。同样方法向右侧叩诊，叩得浊音后嘱患者左侧卧位，以核实浊音是否移动。腹腔内游离腹水在1 000ml 以上时检查可阳性。

3. 如果腹水量少，用以上方法不能查出时，若病情许可可让患者取肘膝位，使脐部处于最低部位。由侧腹部向脐部叩诊，如由鼓音转为浊音，则提示有 120ml 以上腹水的可能（即水坑征）。也可让患者站立位，如下腹部积有液体而呈浊音，液体的上界呈一水平线，在此水平线上为浮动的肠曲，叩诊呈鼓音。

4. 需鉴别的情况

（1）肠梗阻：肠管内有大量液体潴留，可因体位变动出现移动性浊音，但常伴有肠梗阻的征象。

（2）巨大的卵巢囊肿

1）卵巢囊肿所致浊音，于仰卧时常在腹中部，鼓音区则在腹部两侧（这是由于肠管被卵巢囊肿挤压至两侧腹部所致）。

2）卵巢囊肿的浊音不呈移动性。

3）尺压试验。当患者仰卧位时，用一硬尺横置于腹壁上，医师两手将尺下压，如为卵巢囊肿，则腹主动脉的搏动可经囊肿壁传到硬尺，使尺发生节奏性搏动；如为腹水，则搏动不能被传导，硬尺无此种搏动。

五、肋脊角叩击痛

1. 主要检查肾脏病变。检查时患者取坐位或侧卧位，医师用左手掌平放在其肋脊角处（肾区），右手握拳用由轻到中等的力量叩击左手背。

2. 正常时肋脊角处无叩击痛，当有肾炎、肾盂肾炎、肾结石、肾结核及肾周围炎时，肾区有不同程度的叩击痛。

主治语录： 咽部或皮肤感染后 2～3 周，出现颜面水肿、少尿者，应想到急性肾炎的可能。

六、膀胱叩诊

1. 用于判断膀胱膨胀的程度。叩诊在耻骨联合上方进行，通常从上往下，由鼓音转成浊音。

2. 结果

（1）膀胱空虚时，因耻骨上方有肠管存在，叩诊呈鼓音，叩不出膀胱的轮廓。

（2）膀胱内有尿液充盈时，耻骨上方叩诊呈圆形浊音区。

3. 需注意的情况　女性妊娠时子宫增大，子宫肌瘤或卵巢囊肿时，在该区叩诊呈浊音，应予鉴别。排尿或导尿后复查，如浊音区转为鼓音，即为尿潴留所致膀胱胀大。腹水时，耻骨上方叩诊也可有浊音区，但此区的弧形上缘凹向脐部，而膀胱胀大时浊音区的弧形上缘凸向脐部。

第五节　触　　诊

一、注意事项

（一）被检查者要求

①应排尿后。②低枕仰卧位。③两手自然置于身体两侧。④两腿屈起并稍分开。⑤腹式呼吸。检查肝脏、脾脏时，可分别取左、右侧卧位。检查肾脏时可用坐位或立位。检查腹部肿瘤时还可用肘膝位。

（二）触诊原则

先触诊健康部位，逐渐移向病变区域。边触诊边观察患者的反应与表情，对精神紧张或有痛苦者给予安慰和解释。也可边触诊边与患者交谈。

（三）触诊手法

见表3-6-17。

表3-6-17 触诊手法

名　称	方　法	应　用
浅部触诊	使腹壁压陷约1cm	用于发现腹壁的紧张度、表浅的压痛、肿块、搏动和腹壁上的肿物等（如皮下脂肪瘤、结节等）
	使腹壁压陷至少2cm以上	了解腹腔内脏器情况，检查压痛、反跳痛和腹内肿物等
深部触诊	深压触诊	探测腹腔深在病变的压痛点和反跳痛
	滑动触诊	在被触及脏器或肿块上做上下、左右的滑动触摸，以探知脏器或肿块的形态和大小
	双手触诊	用于肝、脾、肾和腹腔内肿块的检查，检查盆腔的双合诊亦属此列
	浮沉触诊	用于大量腹水时检查深部的脏器或肿物
	钩指触诊	多用于肝、脾触诊

二、腹壁紧张度

肌卫增强：有些人（尤其儿童）因不习惯触摸或怕痒而发笑致腹肌自主性痉挛，不属异常。

（一）腹壁紧张度增加

如果有腹肌紧张，应注意：①自主性的还是非自主性的。

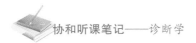

②范围。③性质，揉面感，抵抗或板样强直。④有无皮肤过敏区。局部腹壁紧张常由脏器炎症波及腹膜而引起。具体见表3-6-18、表3-6-19。

表 3-6-18　全腹壁紧张

表　　现	常见情况
腹部张力可增加，无肌痉挛，无压痛	腹腔内容物增加，如肠胀气或气腹、腹腔内大量腹水（多为漏出液或血性漏出液）
板状腹	因急性胃肠穿孔或脏器破裂所致急性弥漫性腹膜炎，腹膜受刺激而引起腹肌痉挛；腹壁常有明显紧张，甚至强直硬如木板
腹壁柔韧而具抵抗力，不易压陷（柔韧感）	结核性炎症或其他慢性病变由于发展较慢，对腹膜刺激缓和，且有腹膜增厚和肠管、肠系膜的粘连，亦可见于癌性腹膜炎

表 3-6-19　局部腹壁紧张

部　　位	常见情况
上腹或左上腹肌紧张	急性胰腺炎
右上腹肌紧张	急性胆囊炎
右下腹肌紧张	急性阑尾炎、胃穿孔

主治语录：在年老体弱、腹肌发育不良、大量腹水或过度肥胖的患者腹膜虽有炎症，但腹壁紧张可不明显，盆腔脏器炎症也不引起明显腹壁紧张。

（二）腹壁紧张度减低

1. 多因腹肌张力降低或消失所致，见于慢性消耗性疾病或大量放腹水后，亦见于经产妇或老年体弱、脱水的患者。

2. 脊髓损伤所致腹肌瘫痪和重症肌无力可使腹壁张力消失。

3. 局部紧张度降低，较少见，多由于局部的腹肌瘫痪或缺陷（如腹壁疝等）。

三、压痛及反跳痛

1. 压痛　真正的压痛多来自腹壁或腹腔内的病变。腹壁病变比较表浅，可借抓捏腹壁或仰卧位做屈颈抬肩使触痛更明显，而有别于腹腔内病变引起者（表3-6-20）。

表 3-6-20　压痛

压痛位置	常见情况
左腰部压痛	胰体和胰尾的炎症和肿瘤
上腹部或季肋部	胸部病变，如下叶肺炎、胸膜炎、心肌梗死等
胆囊点（右锁骨中线与肋缘交界处）	胆囊病变
McBurney点（脐与右髂前上棘连线中、外1/3）	阑尾病变

注：阑尾炎早期局部可无压痛，以后才有右下腹压痛。

2. 反跳痛

（1）当医师用手触诊腹部出现压痛后，用并拢的2~3个手指压于原处稍停片刻，使压痛感觉趋于稳定，然后迅速将手抬起，如此时患者感觉腹痛骤然加重，并常伴有痛苦表情或呻吟，称为反跳痛。

（2）反跳痛是腹膜壁层已受炎症累及的征象，当突然抬手时腹膜被激惹而引起，是腹内脏器病变累及邻近腹膜的标志。疼痛也可发生在远离受试的部位，提示局部或弥漫性腹膜炎。

✎ 主治语录：当腹内脏器炎症尚未累及壁腹膜时，可仅有压痛而无反跳痛。

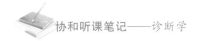

（3）腹膜刺激征：<u>腹膜炎患者常有腹肌紧张、压痛与反跳痛，称腹膜刺激征。</u>

四、脏器触诊

（一）肝脏触诊

主要用于了解肝脏下缘的位置和肝脏的质地、表面、边缘及搏动等。

1. 注意事项

（1）患者放松。处于仰卧位，两膝关节屈曲，使腹壁放松，并做较深呼吸动作以使肝脏在膈下上下移动。

（2）检查者立于患者右侧用单手或双手触诊。

2. 单手触诊法　医师将右手4个手指并拢，掌指关节伸直，与肋缘大致平行地放在右上腹部（或脐右侧）估计肝下缘的下方，随患者呼气时，手指压向腹壁深部，吸气时，手指缓慢抬起朝肋缘向上迎触下移的肝缘，如此反复进行，手指逐渐向肋缘移动，直到触到肝缘或肋缘为止。需在右锁骨中线及前正中线上分别触诊肝缘，并测量其与肋缘或剑突根部的距离，以 cm 表示。触诊肝脏时需注意以下内容。

（1）以示指前外侧指腹接触肝脏。

（2）检查腹肌发达者时，右手宜置于腹直肌外缘向上触诊，否则肝缘易被掩盖或将腹直肌腱误认为肝缘。

（3）触诊肝脏需密切配合呼吸动作，于吸气时手指上抬速度一定要落后于腹壁的抬起，而呼气时手指应在腹壁下陷前提前下压，这样才可能触到肝缘。

（4）当右手示指上移到肋缘仍未触到肝脏时，如右腹部较饱满，应考虑巨大肝脏，应下移初始触诊的部位，自髂前上棘或更低的平面开始。

（5）如遇腹水患者，深部触诊法不能触及肝脏时，可应用浮沉触诊法，此法在脾脏和腹部肿块触诊时亦可应用。

✎ **主治语录：** 鉴别易误为肝下缘的其他腹腔内容。①横结肠，为横行索条状物，可用滑行触诊法于上腹部或脐水平触到。②腹直肌腱划：左右两侧对称，不超过腹直肌外缘，且不随呼吸上下移动。③右肾下极，位置较深，边缘圆钝，不向两侧延展，触诊手指不能探入其后掀起下缘。

3. 双手触诊法　医师右手位置同单手法，而用左手放在患者右背部第 12 肋骨与髂嵴之间脊柱旁肌肉的外侧，触诊时左手向上推，使肝下缘紧贴前腹壁。

4. 钩指触诊法　适用于儿童和腹壁薄软者。

5. 触诊内容　见表 3-6-21。

表 3-6-21　肝脏触诊内容

项　目	正常情况	异常情况
大小	①肋缘下触不到 ②腹壁松软的瘦长体型，于深吸气时可于肋弓下触及肝下缘，在 1cm 以内 ③剑突下多在 3cm 以内	①肝下移：内脏下垂，肺气肿、右侧胸腔大量积液导致膈肌下降 ②弥漫性肿大：肝炎、肝淤血、脂肪肝、早期肝硬化、Budd-Chiari 综合征、白血病、血吸虫病、华支睾吸虫病等 ③局限性肝大：肝脓肿、肝肿瘤及肝囊肿（包括肝棘球蚴病）等 ④肝脏缩小：急性和亚急性肝坏死，门静脉性肝硬化晚期
质地	正常肝脏质地柔软，如触噘起之口唇	①质韧：急性肝炎及脂肪肝时肝质地稍韧；慢性肝炎及肝淤血：质韧如触鼻尖 ②质硬：肝硬化质硬，肝癌质地最坚硬，如触前额 ③囊性感：肝脓肿或囊肿有液体时呈囊性感，大而表浅者可能触到波动感

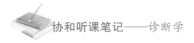

续　表

项　目	正常情况	异常情况
边缘和表面状态	边缘整齐且厚薄一致、表面光滑	①边缘圆钝：脂肪肝或肝淤血 ②边缘不规则表面不光滑，成不均匀的结节状：肝癌、多囊肝和肝棘球蚴病 ③表面呈大块状隆起：巨块型肝癌或肝脓肿 ④明显分叶状：肝梅毒
压痛	无压痛	①轻度弥漫性压痛：肝炎、肝淤血等 ②局限性剧烈压痛：较表浅的肝脓肿（常在右侧肋间隙处）。叩击时可有叩击痛
搏动	不伴有搏动	①不伴搏动：炎症、肿瘤等原因引起的肝大 ②单向性搏动：常为传导性搏动，系因肝脏传导了其下面的腹主动脉的搏动所致 ③扩张性搏动：见于三尖瓣关闭不全，或由于右心室的收缩搏动通过右心房、下腔静脉而传导至肝脏，使其呈扩张性
肝区摩擦感	无	肝区摩擦感：见于肝周围炎时，听诊时亦可听到肝区摩擦音
肝震颤	无	肝震颤：见于肝棘球蚴病
肝颈静脉回流征	阴性	阳性：见于右心衰竭引起肝淤血肿大

主治语录：①肝区疼痛、厌食、消瘦、进行性肝大，应警惕肝癌。②肝病患者一旦出现神志改变，要注意肝性昏迷早期表现。③发热、肝大伴局限性压痛，注意考虑肝脓肿。

（二）脾脏触诊

1. 正常人脾脏不能触及。

2. 触诊手法

（1）脾脏明显肿大而位置又较表浅时，用右手单手触诊稍用力即可查到。

（2）如果肿大的脾脏位置较深，应用双手触诊法进行检查，患者仰卧，两腿稍屈曲，医师左手绕过患者腹前方，手掌置于其左胸下部第9~11肋处，试将其脾脏从后向前托起，并限制了胸廓运动，右手掌平放于脐部，与左肋弓大致呈垂直方向，自脐平面开始配合呼吸，如同触诊肝脏一样，迎触脾尖，直至触到脾缘或左肋缘为止。在脾脏轻度肿大而仰卧位不易触到时，可嘱患者取右侧卧位，左下肢屈曲，此时用双手触诊则容易触到。

3. 触到脾脏后除注意大小外，还要注意其质地、边缘和表面情况、有无压痛及摩擦感等。

（1）脾大的测量法：见表3-6-22。

表 3-6-22　脾大的测量法

线　名	又　称	定　义	说　明
第Ⅰ线	甲乙线	左锁骨中线与左肋缘交点至脾下缘的距离	脾脏轻度肿大时只作第Ⅰ线测量
第Ⅱ线	甲丙线	左锁骨中线与左肋缘交点至脾脏最远点的距离（应大于第Ⅰ线测量）	脾脏明显肿大时，加测第Ⅱ线、第Ⅲ线
第Ⅲ线	丁戊线	脾右缘与前正中线的距离	脾脏高度增大向右越过前正中线，则测量脾右缘至前正中线的最大距离，以"＋"表示；未超过前正中线则测量脾右缘与前正中线的最短距离，以"－"表示

临床记录中，常将脾大分为轻、中、高三度。脾缘不超过肋下 3cm 为轻度肿大；超过 2cm，在脐水平线以上为中度肿大；超过脐水平线或前正中线则为高度肿大，即巨脾。

🖊️**主治语录：对巨脾进行触诊时，手法必须轻柔，以免引起脾破裂。**

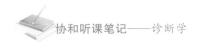

（2）触诊异常表现：见表 3-6-23。

表 3-6-23　脾触诊异常表现

异常表现	常见情况
轻度肿大、质地柔软	急慢性肝炎、伤寒、粟粒型结核、急性疟疾、感染性心内膜炎及败血症等
中度肿大、质地一般较硬	肝硬化、疟疾后遗症、慢性淋巴细胞性白血病、慢性溶血性黄疸、淋巴瘤、系统性红斑狼疮等
高度肿大、表面光滑	慢性粒细胞性白血病、黑热病、慢性疟疾和骨髓纤维化症等
表面不平滑、有结节	淋巴肉瘤和恶性组织细胞病
脾压痛	脾脓肿、脾梗死等
脾区摩擦感	见于脾周围炎或脾梗死时，听诊时也可闻及摩擦音

（3）需鉴别的肿块：见表 3-6-24。

表 3-6-24　需与脾脏鉴别的肿块

名　　称	鉴别要点
增大的左肾	①位置较深 ②即使高度肿大，也不会越过正中线 ③边缘圆钝，表面光滑并无切迹
肿大的肝左叶	①不会引起脾浊音区扩大 ②沿其边缘向右触诊，如发现其隐没于右肋缘后或与肝右叶相连，则为肝左叶
结肠脾曲肿物	质硬，多近圆形或不规则
胰尾部囊肿	不随呼吸移动，无锐利的边缘和切迹

（三）胆囊触诊

1. 正常时胆囊隐存于肝之后，不能触及。胆囊肿大（表

3-6-25）时方超过肝缘及肋缘，此时可在右肋缘下腹直肌外缘处触到，可用单手滑行触诊法或钩指触诊法。

表 3-6-25　胆囊肿大

名　称	表　现
急性胆囊炎	胆囊肿大呈囊性感，并有明显压痛
壶腹周围癌	胆囊肿大呈囊性感，无压痛
胆囊结石或胆囊癌	胆囊肿大，有实性感者

2. Murphy 征检查　医师用左手掌平放于患者右胸下部，以拇指指腹勾压于右肋下胆囊点处，然后嘱患者缓慢深吸气，在吸气过程中发炎的胆囊下移时碰到用力按压的拇指，即可引起疼痛，此为胆囊触痛，如因剧烈疼痛而致吸气中止，称 Murphy 征阳性。

3. 胆总管结石胆道阻塞时，可发生明显黄疸，但胆囊常不肿大，因胆囊多有慢性炎症，囊壁因纤维化而皱缩，且与周围组织粘连而失去移动性所致。

4. 胰头癌压迫胆总管导致胆道阻塞、黄疸进行性加深，胆囊也显著肿大，但无压痛，称为 Courvoisier 征。

（四）肾脏触诊

1. 正常人肾脏一般不易触及，有时可触到右肾下极。检查肾脏一般用双手触诊法。可采取仰卧位或立位。

卧位触诊右肾时，嘱患者两腿屈曲并做较深腹式呼吸，医师立于患者右侧，以左手掌托起其右腰部，右手掌平放在右上腹部，手指方向大致平行于右肋缘进行深部触诊右肾，于患者吸气时双手夹触肾脏。如触到光滑钝圆的脏器，可能为肾下极，如能在双手间握住更大部分，则略能感知其蚕豆状外形，此时

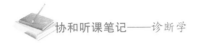

患者常有酸痛或类似恶心的不适感。触诊左肾时，左手越过患者腹前方从后面托起左腰部，右手掌横置于患者左上腹部，依前法双手触诊左肾。

如患者腹壁较厚或配合动作不协调，以致右手难以压向后腹壁时，可采用以下方法：患者吸气时，用左手向前冲击后腰部，如肾下移至两手之间时，则右手有被顶推的感觉；与此相反，也可用右手指向左手方向做冲击动作，左手也可有同样的感觉而触及肾脏。如卧位未触及肾脏，还可让患者站立床旁，医师于患者侧面用两手前后联合触诊肾脏。当肾下垂或为游走肾时，立位较易触到肾脏。

2. 触诊异常　见表 3-6-26。

表 3-6-26　肾触诊异常

名　　称	异常表现
肾下垂	在深吸气时能触到 1/2 以上的肾脏
游走肾	肾下垂明显并能在腹腔各个方向移动
肾脏肿大	见于肾盂积水或积脓、肾肿瘤、多囊肾等
肾盂积水或积脓	肾的质地柔软而富有弹性，有时有波动感
多囊肾	一侧或两侧肾脏为不规则形增大，有囊性感
肾肿瘤	表面不平，质地坚硬

主治语录： 有时右侧肾下垂易误认为肝大，左侧肾下垂易误认为脾大，应注意鉴别。

3. 肾脏和尿路有炎症或其他疾病时，可在相应部位出现压痛点（表 3-6-27）。

表 3-6-27 压痛点

名 称	位 置	病理意义
季肋点 （前肾点）	第 10 肋骨前端，右侧位置稍低，相当于肾盂位置	提示肾脏病变
上输尿管点	在脐水平线上腹直肌外缘	提示输尿管结石、结核或化脓性炎症
中输尿管点	在髂前上棘水平腹直肌外缘，相当于输尿管第二狭窄处	
肋脊点	第 12 肋骨与脊柱的交角（肋脊角）的顶点	常见于一些肾脏炎症性疾患如肾盂肾炎、肾脓肿和肾结核等
肋腰点	第 12 肋骨与腰肌外缘的交角（肋腰角）顶点	

（五）膀胱触诊

1. 正常膀胱空虚时隐存于盆腔内，不易触到。只有当膀胱积尿，充盈胀大时，才越出耻骨上缘而在下腹中部触到。膀胱触诊一般采用单手滑行法。在仰卧屈膝情况下医师以右手自脐开始向耻骨方向触摸，触及肿块后应详查其性质，以便鉴别其为膀胱、子宫或其他肿物。当膀胱有结石或肿瘤时，如果腹壁菲薄柔软，可用双手触诊法。

2. 膀胱胀大病因

（1）最多见于尿道梗阻（如前列腺肥大或癌）、脊髓病（如截瘫）所致的尿潴留。

（2）昏迷患者、腰椎或骶椎麻醉后、手术后局部疼痛患者。

（3）如长期尿潴留致膀胱慢性炎症，导尿后膀胱亦常不能完全回缩。

（六）胰脏触诊

胰腺病变的触诊，见表 3-6-28。

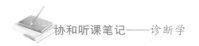

表 3-6-28　常见胰腺病变的触诊

病　变	体　征
胰腺炎症	上腹中部或左上腹有横行呈带状压痛及肌紧张，并涉及左腰部者
急性坏死型胰腺炎	起病急同时有左腰部皮下淤血而发蓝
慢性胰腺炎	上腹部触及质硬而无移动性横行条索状的肿物
胰腺癌	呈坚硬块状，表面不光滑似有结节
胰头癌	梗阻性黄疸及胆囊肿大而无压痛（即 Courvoisier 征阳性）
胰腺假性囊肿	上腹部肝缘下或左上腹触到囊性肿物（需与胃部肿瘤鉴别）

五、腹部肿块

（一）正常腹部可触到的结构

包括腹直肌肌腹及腱划、腰椎椎体及骶骨岬、乙状结肠粪块、横结肠和盲肠。

（二）异常肿块

如在腹部触到上述内容以外的肿块，则应视为异常，多有病理意义。

1. 部位（表 3-6-29）　某些部位的肿块常来源于该部的脏器。

表 3-6-29　腹部异常肿块的部位

肿块部位及特点	可能的原发器官及病变
上腹中部肿块	胃或胰腺的肿瘤、囊肿或胃内结石
右肋下肿块	与肝、胆有关

肿块部位及特点	可能的原发器官及病变
两侧腹部肿块	结肠的肿瘤
脐周或右下腹不规则，有压痛的肿块	结核性腹膜炎所致肠粘连
下腹两侧类圆形、可活动，具有压痛的肿块	腹腔淋巴结肿大
较深、坚硬不规则的肿块	腹膜后肿瘤
可在腹腔内游走	卵巢囊肿
腹股沟韧带上方的肿块	卵巢及其他盆腔器官

要区别腹壁包块与腹内包块。鉴别的方法是：让患者做仰卧起坐的动作时，如该包块仍可清楚触及者为腹壁包块。若变得不清楚或消失者为腹内包块。

主治语录：如系腹内包块，为了确定是否与皮肤相连，可设法捏起皮肤和皮下组织，如捏不起该处皮肤或反而出现牵缩性凹陷，则表示该包块与腹壁间有粘连。如局部皮肤和包块能单独自由捏起，则表示该包块与腹内脏器组织无关。

2. 大小 凡触及的肿块均应测量其上下（纵长）、左右（横宽）和前后径（深厚）。前后难以测出时，可大概估计，明确大小以便于动态观察。也可用公认大小的实物做比喻，如拳头大、鸡蛋大、核桃大、蚕豆大等。

（1）巨大肿块多发生于卵巢、肾、肝、胰和子宫等实质性脏器，且以囊肿居多。

（2）腹膜后淋巴结结核和肿瘤也可达到很大的程度。

（3）胃、肠道肿物很少超过其内腔横径，因为未达横径长度就已出现梗阻。

（4）如肿块大小变异不定，甚至自行消失，则可能是痉挛、

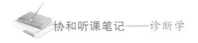

充气的肠袢所引起。

3. 形态（表3-6-30）　触到肿块应注意其形状、轮廓、边缘和表面情况是否规则。

表3-6-30　腹部异常肿块的形态

形　态	意　义
圆形且表面光滑	多为良性，以囊肿或淋巴结居多
形态不规则，表面凸凹不平且坚硬	多考虑恶性肿瘤、炎性肿物或结核性肿块
索条状或管状肿物，短时间内形态多变	蛔虫团或肠套叠
右上腹部边缘光滑的卵圆形肿物	胆囊积液
左上腹部肿块有明显切迹	脾脏

4. 质地　实质性肿块，质地可能柔韧、中等硬或坚硬，见于肿瘤、炎性或结核浸润块。囊性，质地柔软，见于囊肿、脓肿，如卵巢囊肿。

主治语录：柔软而富有张力的包块，要怀疑为过度充盈的腹腔内空腔脏器，如胃扩张、膀胱尿潴留、胆汁潴留等。

5. 压痛　炎性肿块有明显压痛。如位于右下腹的肿块压痛明显，常为阑尾脓肿、肠结核或 Crohn 病等。与脏器有关的肿瘤压痛可轻重不等。

6. 搏动

（1）生理性：消瘦者可以在腹部见到或触到动脉的搏动。

（2）病理性：腹中线附近触到明显的膨胀性搏动，应考虑腹主动脉或其分支的动脉瘤。

7. 移动度　局部炎性肿块或脓肿及腹腔后壁的肿瘤，一般不能移动。若包块随呼吸而上下移动，多为肝、脾、胃、肾或其肿物。移动度大的多为带蒂的肿物或游走的脏器。若包块能用手推动者，可能来自胃、肠或肠系膜等。

六、液波震颤

腹腔内有大量游离液体时，如用手指叩击腹部，可感到液波震颤，或称波动感。需 3 000～4 000ml 以上液量才能查出，不如移动性浊音（1 000ml 以上）敏感。

七、振水音

在胃内有多量液体及气体存留时可出现振水音。

1. 生理性　正常人在餐后或饮进多量液体时可有上腹部振水音。

2. 病理性　在清晨空腹或餐后 6～8 小时以上仍有此音，则提示幽门梗阻或胃扩张。

第六节　腹部常见疾病的主要症状和体征

一、消化性溃疡

1. 症状

（1）上腹部疼痛是消化性溃疡的主要症状。其发生机制如下。

1）胃酸对溃疡面的刺激。

2）胃酸作用于溃疡和周围组织引起化学性炎症，使溃疡壁和溃疡底部神经末梢的痛阈降低。

3）溃疡局部肌张力增高或痉挛。

4）溃疡穿透，使浆膜面受侵。

（2）胃溃疡和十二指肠溃疡的比较：见表 3-6-31。

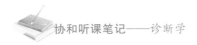

表 3-6-31　胃溃疡和十二指肠溃疡的比较

项目		胃溃疡	十二指肠溃疡
部位		中上腹部稍偏高处，或剑突下和剑突下偏左处	中上腹、脐、上方、脐上偏右处
性质		持续性钝痛，胀痛、灼痛、饥饿痛等	夜间痛、饥饿痛
节律性		进餐—疼痛—缓解	疼痛—进餐—缓解
周期性		好发季节为秋冬或冬春之交，与寒冷有明显关系	
长期性		溃疡愈合后常易复发	
影响因素	加重	过度紧张、劳累、焦虑、忧郁、饮食不慎、气候变化、烟酒和药物影响等	
	减轻	休息、进食、口服制酸药物或稍进食物后（十二指肠溃疡）等	

2. 体征

（1）患者多数为瘦长体型，腹上角成锐角。消化性溃疡缺乏特异性体征，在溃疡活动期多数患者有上腹部局限性轻压痛，少数患者可有贫血和营养不良的体征。

主治语录：**胃溃疡压痛点常偏左，十二指肠溃疡压痛点常偏右。**

（2）后壁溃疡穿孔，可有背部皮肤感觉过敏区和明显压痛。出血时可见全身皮肤黏膜苍白。

3. 并发症

（1）出血

1）胃、十二指肠溃疡并发出血是上消化道出血的最常见病因，表现为呕血和黑便。此乃溃疡侵蚀血管所致。

2）出血量在1 500ml 以上可引起循环障碍，可出现心动过速、血压降低和贫血等休克症状。出血前因溃疡局部充血，疼痛常加重，出血后因充血减轻，碱性血液又可中和胃酸，则可使疼痛减轻。

（2）穿孔

1）溃疡可发生穿孔。急性穿孔部位多为十二指肠前壁或胃前壁，腹痛往往突然变得非常剧烈，起始于上腹部，可蔓延至全腹，接着出现腹膜炎的症状和体征，患者可表现为恶心、呕吐、烦躁不安、面色苍白、四肢湿冷、心动过速，甚至有休克表现。

2）全腹壁呈板样强直，有明显压痛和反跳痛，肝浊音界缩小或消失，肠鸣音减弱或消失。

3）后壁溃疡穿孔或穿孔较小者，只引起局限性腹膜炎，称亚急性穿孔。后壁溃疡慢性穿孔常与邻近器官发生粘连，形成包裹性积液，称穿透性溃疡，可引起持续性、顽固的背部疼痛。

（3）幽门梗阻

1）病因：十二指肠溃疡和幽门管溃疡可引起幽门反射性痉挛、充血、水肿或瘢痕收缩，而产生幽门梗阻。

2）症状：餐后上腹饱胀、食欲减退、嗳气、反酸、呕吐，反复发作性呕吐是幽门梗阻的主要症状，多发生于餐后 30～60 分钟，每隔 1～2 天发作 1 次，每次呕吐量可达 1L 以上，为大量酸酵宿食，吐后感觉舒服。全身有脱水和消瘦的表现。

3）体征：腹部检查可发现胃型和胃蠕动波，空腹时上腹部可查到振水音，是幽门梗阻的特征性体征。

（4）癌变

1）胃溃疡可以癌变，估计癌变率在 1%～3% 以下。但十二指肠溃疡不会引起癌变。

2）如中年以上，有长期胃溃疡病史，顽固不愈，近来腹痛的节律性消失，食欲减退，营养状态明显下降，粪隐血试验持续阳性，溃疡发生于胃大弯或胃窦部，经严格内科药物治疗 4～6 周症状无改善者，均提示有溃疡癌变可能。

二、急性腹膜炎

1. 定义 当腹膜受到细菌感染或化学物质如胃、肠、胰液及胆汁等的刺激时，即可引起腹膜急性炎症，称为急性腹膜炎。临床上以细菌感染所致者最为严重。

主治语录：急性弥漫性腹膜炎常见于消化性溃疡穿孔和外伤性胃肠穿孔。

2. 分类（表3-6-32）

表3-6-32 急性腹膜炎的分类

分　类		特　点
炎症范围	弥漫性	炎症广泛，波及整个腹腔
	局限性	炎症被粘连分隔在腹膜腔的某一局部区域
发病来源	原发性	①指病原菌从腹腔外病灶经血液或淋巴液播散而感染腹膜 ②常见于抵抗力低下的患者，如肾病综合征或肝硬化患者
	继发性	①绝大多数腹膜炎为继发性 ②常继发于腹腔内脏器的穿孔、炎症、损伤破裂的直接蔓延，外伤及手术的感染
开始时性质	无菌性	常见于消化性溃疡急性穿孔的初期，化学性炎症，如胃液、胰液、胆汁、尿液或某些囊肿液漏入腹腔或腹腔内出血所致
	感染性	由各种病原体侵袭腹膜所致

3. 症状

（1）常见于消化性溃疡急性穿孔和外伤性胃肠穿孔。

（2）主要表现为突然发生的上腹部持续性剧烈疼痛，一般以原发病灶处最显著，腹痛迅速扩展至全腹，于深呼吸、咳嗽和转动体位时疼痛加剧。

主治语录：上腹部突然剧烈疼痛伴有血压下降，要警惕急性胰腺炎或急性心肌梗死。

（3）开始是因腹膜受炎症刺激而致反射性恶心与呕吐。以后出现麻痹性肠梗阻，呕吐为持续性，呕吐物可有肠内容物。

（4）全身表现可有发热及毒血症，严重者可出现血压下降、休克等征象。

（5）急性局限性腹膜炎常发生于病变脏器部位的附近，如急性阑尾炎时局限性腹膜炎可局限于右下腹；急性胆囊炎时，则局限性腹膜炎可局限于右上腹。此为脏器炎症扩散波及邻近壁腹膜，而产生局部包裹所致，疼痛可局限于病变部位，多呈持续钝痛。

4. 体征

（1）急性弥漫性腹膜炎患者多呈急性危重病容，全身冷汗，表情痛苦，为减轻腹痛常被迫采取仰卧位，两下肢屈曲，呼吸浅速。

（2）在病程后期因高热、不能进食、呕吐、失水、酸中毒等，使患者出现精神萎靡、面色灰白、皮肤和口舌干燥、眼球及两颊内陷、脉搏频速无力、血压下降等征象。

（3）腹部检查

1）视诊：腹式呼吸减弱或消失。腹腔炎性渗液多或肠管发生麻痹明显扩张时，可见腹部膨隆。

2）触诊：全腹均可触及腹肌紧张度、压痛和反跳痛。胃溃疡穿孔由于腹膜受胃酸强烈刺激，腹肌强烈收缩可呈现板状腹。

3）叩诊：胃肠穿孔游离气体积聚于膈下，可出现肝浊音界缩小或消失。腹腔大量渗液时，可有移动性浊音。

4）听诊：肠鸣音减弱或消失。

三、肝硬化

肝硬化是一种肝细胞弥漫损害引起弥漫性纤维组织增生和

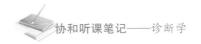

结节形成，导致正常肝小叶结构破坏肝内循环障碍为特点的常见慢性肝病。

1. 病因　主要有病毒性肝炎，慢性乙醇中毒、血吸虫病、营养不良、代谢障碍、药物和工业毒物中毒及慢性右心衰竭等。

主治语录：心力衰竭超过半年，伴有顽固性腹水者，要怀疑合并心源性肝硬化。

2. 症状

（1）临床上将肝硬化分为代偿期（早期）和失代偿期（中、晚期）。但两期间的分界并不明显。

（2）代偿期肝硬化症状较轻微，常缺乏特征性，可有食欲减退、消化不良、腹胀、恶心、大便不规则等消化系统症状，以及乏力、头晕、消瘦等全身症状。

（3）失代偿期肝硬化时上述症状加重，可出现水肿、腹水、黄疸、皮肤黏膜出血、发热、肝性脑病、少尿、无尿等症状。

3. 体征

（1）肝硬化患者表现

1）肝病面容，皮肤、巩膜黄染。

2）面、颈和上胸部可见毛细血管扩张或蜘蛛痣。

3）手掌的大、小鱼际和指端有红斑称为肝掌，男性常有乳房发育并伴压痛。

4）肝脏由肿大而变小，质地变硬，表面不光滑。

5）脾脏轻度至中度肿大，下肢常有水肿，皮肤可有瘀点、瘀斑、苍白等肝功能减退表现。

主治语录：临床上有多系统受累，以肝功能损害和门静脉高压为主要表现，晚期常出现消化道出血、肝性脑病、继发感染等严重并发症。

（2）失代偿期肝硬化均可出现门静脉高压的表现

1）腹水：①是肝硬化晚期最突出的临床表现。②腹水出现以前，常发生肠内胀气，有腹水后腹壁紧张度增加，患者直立时下腹部饱满，仰卧时则腹部两侧膨隆呈蛙腹状。③大量腹水使腹压增高时，脐受压而凸出形成脐疝。叩诊有移动性浊音。可有液波震颤。④大量腹水使横膈抬高和运动受限，可发生呼吸困难和心悸。腹水压迫下腔静脉可引起肾淤血和下肢水肿。⑤部分患者因大量腹水使腹压增高，腹水通过膈肌变薄的孔道和胸膜淋巴管漏入胸腔，产生胸腔积液。

2）侧支循环的建立与开放（表 3-6-33）：门静脉高压时，静脉回流受阻，使门静脉与腔静脉之间形成侧支循环，临床上重要的侧支循环有三条，分别是食管-胃底静脉曲张、腹壁静脉曲张及痔静脉曲张。

表 3-6-33　侧支循环的建立与开放

曲张静脉	侧支循环	体　征
食管-胃底静脉曲张（破裂可导致上消化道大出血）	门静脉系统的胃冠状静脉和腔静脉系统的食管静脉形成侧支	经奇静脉回流入上腔静脉产生食管下端和胃底黏膜下静脉曲张
腹壁静脉曲张	门静脉高压使脐静脉重新开放与腹壁静脉形成侧支	①脐周腹壁静脉曲张 ②脐以上腹壁静脉血流经胸壁静脉和腋静脉回流入上腔静脉，脐以下腹壁静脉经大隐静脉、髂外静脉回流入下腔静脉 ③在剑突下，脐周腹壁静脉曲张处可听到静脉连续性营营声 ④腹壁静脉高度曲张外观可呈水母头状
痔静脉曲张	门静脉系统的直肠上静脉与腔静脉系统的直肠下静脉和肛门静脉吻合成侧支	明显扩张形成痔核，破裂时可引起便血

3）脾大：门静脉高压时，脾脏由于慢性淤血，脾索纤维增生而轻、中度肿大。脾大时可伴脾功能亢进，全血细胞计数减少。

主治语录：上消化道出血时，脾脏可暂时缩小，甚至不能触及。如发生脾周围炎，可引起左上腹隐痛，脾区摩擦感和摩擦音。

四、急性阑尾炎

1. 定义　阑尾的急性炎症性病变，是外科最常见的急腹症。

2. 症状

（1）腹痛是主要症状。

（2）早期为中上腹或脐周范围较弥散疼痛（内脏神经痛）。

（3）经数小时后炎症波及浆膜和壁腹膜，出现右下腹疼痛（躯体神经痛）。

（4）70%~80%患者有典型转移性右下腹痛病史。少数患者病情发展快，疼痛一开始即局限于右下腹。患者常伴有恶心、呕吐、便秘、腹泻及轻度发热。

3. 体征　见表3-6-34。

表 3-6-34　临床检查及临床意义

体　　征	临床检查	临床意义
上腹轻压痛	上腹或脐周有模糊不清的轻压痛	病程早期
右下腹压痛	阑尾点（McBurney 点）固定压痛、反跳痛	诊断阑尾炎的重要依据
Rovsing 征（罗夫辛征）	右手加压左下腹降结肠区，再用左手反复按压前上端，患者诉右下腹痛，称结肠充气试验阳性	内脏移动使结肠内气体倒流刺激发炎阑尾所致

体　　征	临床检查	临床意义
腰大肌征	左侧卧位，两腿伸直，右腿被动向后过伸时发生右下腹痛	提示炎症阑尾位于盲肠后位
直肠指检	直肠右前壁触痛或触及肿块	直肠右前壁触痛提示低位或盆位阑尾炎；触及肿块提示阑尾周围脓肿

　　患者可有低热，无寒战，体温常低于38℃，但可随病情发展而升高，当阑尾炎进展至坏死穿孔后，出现高热，右下腹压痛和反跳痛更明显，并伴局部腹肌紧张。形成阑尾周围脓肿时，可触及有明显压痛的肿块。

五、肠梗阻

　　1. 定义　肠内容物在肠道通过受阻所产生的一种常见的急腹症。

　　2. 分类　见表3-6-35。

表3-6-35　肠梗阻分类

肠梗阻分类	原　　因	疾病举例
机械性肠梗阻	最常见，是由于各种原因引起肠腔狭小，影响肠内容物顺利通过	肠粘连、肠扭转、肠套叠、绞窄性疝、蛔虫团或粪块堵塞肠腔等
动力性肠梗阻	肠腔无狭窄，由于肠壁肌肉运动功能紊乱，使肠内容物不能通过	①麻痹性：腹部大手术后、急性弥漫性腹膜炎、腹膜后出血和感染等情况 ②痉挛性：见于肠腔受外伤、异物或炎症病变等刺激时
血运性肠梗阻	由于肠系膜血管有栓塞或血栓形成致肠管缺血，继而肠壁平滑肌发生麻痹，肠内容物运行停滞	肠系膜动脉栓塞

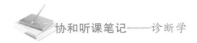

此外，肠梗阻按有无血液循环障碍，分为单纯性、绞窄性；按梗阻程度，分为完全性、不完全性；按肠梗阻发展的快慢，分为急性、慢性。

主治语录：肠梗阻亦可随其病情不断发展和演变，由单纯性发展为绞窄性；由不完全性变为完全性；由慢性变为急性；机械性肠梗阻如存在时间过长，可转化为麻痹性肠梗阻。

3. 症状

（1）临床表现为腹痛、呕吐、排便排气停止和腹胀。腹痛是最主要症状。

（2）机械性肠梗阻时，梗阻近端肠段平滑肌产生强烈收缩，而出现阵发性剧烈绞痛，约数分钟一次，小肠梗阻的腹痛较大肠梗阻严重。

（3）麻痹性肠梗阻可有溢出性严重呕吐，结肠梗阻一般无呕吐，或到病程晚期才有呕吐。

主治语录：高位梗阻者呕吐发生早，次数多，呕吐量大。低位小肠梗阻呕吐出现较晚。结肠梗阻时，很少出现呕吐。

（4）肠道积气积液可产生腹胀，小肠梗阻时上腹部和中腹部腹胀明显，结肠梗阻上腹部和两侧腹部腹胀明显。患者常无排便和排气，但在完全性小肠梗阻的早期，可排出结肠内积存的少量气体和粪便。

4. 体征

（1）全身症状：呈痛苦重病面容，眼球凹陷脱水貌，呼吸急促，脉搏细速，甚至有血压下降、休克等征象。

（2）腹部检查

1）小肠梗阻：可见脐周不规则肠型和蠕动波。

2）结肠梗阻：可见两侧腹部明显膨胀，腹肌紧张并伴压痛。

3）绞窄性肠梗阻：可出现反跳痛。

4）机械性肠梗阻：可听到肠鸣音明显亢进，呈金属音调。

5）麻痹性肠梗阻：肠鸣音减弱或消失。

六、腹部肿块

1. 病因 可由炎症、肿瘤、寄生虫、梗阻、先天发育异常引起脏器肿大和脏器移位等产生异常肿块等引起（表3-6-36）。

表 3-6-36 腹部肿块的病因

分 类	举 例
炎症性	病毒性肝炎、胆囊积液、阑尾脓肿、回盲部结核、盆腔结核、肾结核
肿瘤性	肝癌、胆囊癌、胃癌、结肠癌、卵巢癌、子宫肌瘤、肾癌、卵巢囊肿、白血病浸润脾脏等
梗阻性	幽门梗阻、肝淤血、肠套叠、尿潴留、肾盂积水等
先天性	多囊肾、肝囊肿等
寄生虫性	肝棘球蚴病、肠蛔虫症、晚期血吸虫病致脾大等
其他	脂肪肝、肝糖原累积症、腹壁病、腹壁纤维瘤、脂肪瘤、游走脾、游走肾等

2. 症状及体征 见表3-6-37。

表 3-6-37 腹部肿块的症状及体征

病 变	症状、体征
良性肿块	①病程较长，不伴全身其他症状，肿块生长速度缓慢 ②边缘清楚，表面光滑无明显压痛、质地柔软、中等、可活动
恶性肿块	①食欲减退、消瘦、贫血，肿块生长速度较快 ②外形不规则、表面呈结节状，质坚硬，位置较固定

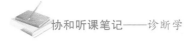
续　表

病　变	症状、体征
肝、胆、胰病变	肿块伴有黄疸
胃肠道病变	肿块伴消化道出血
胃肠道梗阻	肿块伴呕吐和腹部绞痛
肾、膀胱病变	肿块伴有尿路症状
卵巢、子宫病变	肿块伴月经周期紊乱
胰头癌	黄疸进行性加深，且扪及无压痛性肿大的胆囊
慢性心力衰竭	肝大伴压痛，多为肝淤血
胆结石	胆囊肿大有发热、间歇性黄疸、右上腹疼痛并向右肩背部放射
炎性肿块	①常伴有低热，肿块部位有疼痛 ②边缘不清且有轻度压痛的肿块
腹腔结核	多个结节，互相粘连则多见

 历年真题

1. 关于呕吐，下述哪一项描述不正确
   A. 恶心与呕吐可以同时发生，也可单独出现
   B. 反复呕吐提示幽门梗阻
   C. 育龄妇女晨起呕吐要注意询问月经史
   D. 神经性厌食的呕吐常为餐后即吐
   E. 老年妇女反复呕吐应注意有否器质性疾病的可能

2. 引起黑便最常见的疾病为
   A. 溃疡病

   B. Meckel 憩室炎
   C. Crohn 病
   D. 溃疡性结肠炎
   E. 结肠癌

3. 躯体性腹痛的特点，错误的是
   A. 腹痛部位确切
   B. 腹痛剧烈而持续
   C. 可有局部腹肌强直
   D. 腹痛与体位无关
   E. 咳嗽可加重腹痛

4. 腹痛部位与病变部位的关系错误的是
   A. 胆囊炎、胆石症多在右上

腹痛

B. 十二指肠溃疡多在右上腹或中腹痛

C. 急性阑尾炎开始就有右下腹痛

D. 膀胱炎为下腹痛

E. 急性腹膜炎为弥漫性腹痛

5. 男性，35 岁。反复腹泻半个月，近半月来无明显诱因腹泻，大便次数 2~3 次/天，稀，有时可见果酱样便，伴轻度脐周腹痛，排便后好转。病后无发热，小

便黄，余无特殊。查体：一般可，腹平软，无压痛，肝脾未及。考虑该患者最可能的诊断是

A. 大肠癌

B. 溃疡病并出血

C. 溶血性疾病

D. 过敏性肠病

E. 阿米巴痢疾

参考答案：1. B 2. A 3. D 4. C 5. E

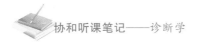

第七章　生殖器、肛门、直肠检查

核心问题

1. 肛门、直肠检查的重要性。

2. 肛门外生殖器的检查方法，常见疾病的症状及异常体征。

内容精要

生殖器、肛门、直肠检查是体格检查的组成部分，医师在检查前要以患者为中心，给患者以人文关怀，向患者说明检查目的、方法和重要性，同时尊重患者权利，保护患者隐私。

第一节　男性生殖器检查

男性生殖器包括阴茎、阴囊、前列腺和精囊等。阴囊内有睾丸、附睾及精索等。检查时应让患者充分暴露下身，双下肢取外展位，视诊与触诊相结合。

在临床实际中，非专科医师对该项检查的意义认识不足，且因有的患者不愿接受，故常被视为常规体格检查之外，以致发生误诊或漏诊，延误治疗，造成严重后果。

一、阴茎

阴茎为前端膨大的圆柱体，分头、体、根三部分。正常成年人阴茎长 7~10cm，由三个海绵体（两个阴茎海绵体，一个尿道海绵体）构成。其检查顺序如下。

1. 包皮　包茎见于先天性包皮口狭窄或炎症、外伤后粘连。包皮过长或包茎易引起尿道外口或阴茎头感染、嵌顿；污垢在阴茎颈部易于残留，长期的污垢刺激常被认为是阴茎癌的重要致病因素之一。

主治语录：包皮过长或包茎，提倡早期手术处理。

2. 阴茎头与阴茎颈

（1）阴茎结构

1）阴茎前端膨大部分称为阴茎头，俗称龟头。

2）在阴茎头、颈交界部位有一环形浅沟，称为阴茎颈或阴茎头冠。

检查时应尽量将包皮上翻暴露全部阴茎头及阴茎颈，观察其表面的色泽、有无充血、水肿、分泌物及结节等。

（2）阴茎常见病变（表 3-7-1）

表 3-7-1　阴茎常见病变

病　变	表　现
阴茎癌	有硬结并伴有暗红色溃疡、易出血或融合成菜花状
梅毒	阴茎颈处发现单个椭圆形质硬溃疡称为下疳，愈后留有瘢痕
尖锐湿疣	阴茎部如出现淡红色小丘疹融合成蕈样，乳突状突起

3. 尿道口

（1）检查尿道口时医师使用示指与拇指，轻轻挤压龟头使

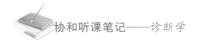

尿道张开，观察尿道口有无红肿、分泌物及溃疡。

主治语录：正常尿道口黏膜红润、清洁、无分泌物。

（2）尿道口异常（表3-7-2）

表3-7-2　尿道口异常

异　　常	常见疾病
红肿、分泌物及溃疡	淋球菌或其他病原体感染所致的尿道炎
狭窄	先天性畸形或炎症粘连
畸形	尿道下裂

4. 阴茎大小与形态

（1）过小：成年人阴茎过小呈婴儿型阴茎，见于垂体功能或性腺功能不全患者。

（2）过大：在儿童期阴茎过大呈成人型阴茎，见于性早熟，如促性腺激素过早分泌。假性性早熟见于睾丸间质细胞瘤患者。

主治语录：假性性早熟时不产生精子。

二、阴囊

1. 组成　阴囊为腹壁的延续部分，囊壁由多层组织构成。阴囊内中间有一隔膜将其分为左右两个囊腔，每囊内含有精索、睾丸及附睾。

2. 检查方法　检查时患者取立位或仰卧位，两腿稍分开。先观察阴囊皮肤及外形，后进行阴囊触诊，方法是医师将双手的拇指置于患者阴囊前面，其余手指放在阴囊后面，起托护作用，拇指做来回滑动触诊，可双手同时进行。也可用单手触诊。

主治语录：检查时应注意阴囊的外观、睾丸、附睾、精索及患者感觉。

3. 阴囊检查按以下顺序进行

（1）阴囊皮肤及外形：正常阴囊皮肤深暗色，多皱褶。视诊时注意观察阴囊皮肤有无皮疹、脱屑等损害，观察阴囊外形有无肿胀、肿块和静脉情况。

（2）阴囊常见病变（表3-7-3）

表3-7-3　阴囊常见病变

疾　　病	表　　现
阴囊湿疹	①阴囊皮肤增厚呈苔藓样，并有小片鳞屑 ②皮肤呈暗红色、糜烂，有大量浆液渗出，有时形成软痂，伴有顽固性奇痒，此种改变为阴囊湿疹的特征
阴囊水肿	①阴囊皮肤常因水肿而紧绷 ②可为全身性水肿的一部分，如肾病综合征。也可为局部因素所致，如局部炎症或过敏反应、静脉血或淋巴液回流受阻等
阴囊象皮肿（阴囊象皮病）	①阴囊皮肤水肿粗糙、增厚如象皮样 ②多为血丝虫病引起的淋巴管炎或淋巴管阻塞所致
阴囊疝	①一侧或双侧阴囊肿大，触之有囊样感，有时可推回腹腔 ②患者用力咳嗽使腹腔内压增高时可再降入阴囊
鞘膜积液	阴囊肿大触之有水囊样感，鞘膜积液时透光试验显示阴囊呈橙红色均质的半透明状，而阴囊病或睾丸肿瘤则不透光

4. 精索

（1）组成：由输精管、提睾肌、动脉、静脉、精索神经及淋巴管等组成。

（2）检查方法：检查时医师用拇指和示指触诊精索，从附睾摸到腹股沟环。

（3）正常情况：精索为柔软的条索状圆形结构，由腹股沟

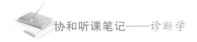

管外口延续至附睾上端。正常精索呈柔软的索条状，无压痛。

（4）精索常见疾病（表3-7-4）

表3-7-4　精索常见疾病

名　　称	表　　现
输精管结核	串珠样肿胀
精索急性炎症	挤压痛且局部皮肤红肿
丝虫病	靠近附睾的精索触及硬结
精索静脉曲张	精索有蚯蚓团样感

5. 睾丸

（1）检查方法：检查时医师用拇指和示、中指触及睾丸。注意其大小、形状、硬度及有无触压痛等，并作两侧对比。

（2）睾丸左、右各一，椭圆形，表面光滑柔韧。

（3）睾丸常见疾病（表3-7-5）

表3-7-5　睾丸常见疾病

名　　称	表　　现
急性睾丸炎	睾丸急性肿痛，压痛明显；常继发于流行性腮腺炎、淋病等
结核	睾丸慢性肿痛
睾丸肿瘤或白血病细胞浸润	一侧睾丸肿大、质硬并有结节
睾丸萎缩	流行性腮腺炎或外伤后遗症及精索静脉曲张所引起
睾丸过小	先天性或内分泌异常引起，如肥胖性生殖无能症等
隐睾症	睾丸隐藏在腹股沟管内或阴茎根部、会阴部等处
先天性无睾症	①性染色体数目异常所致 ②双侧无睾症患者生殖器官及第二性征均发育不良

　　主治语录：有时正常小儿因推入、受冷或提睾肌强烈收缩，可使睾丸暂时隐匿于阴囊上部或腹股沟管内，检查时可由上方将睾丸推入阴囊，嘱小儿咳嗽也可使睾丸降入阴囊。

　　6. 附睾

　　（1）定义：附睾是储存精子和促进精子成熟的器官，位于睾丸后外侧，上端膨大为附睾头，下端细小如囊锥状为附睾尾。

　　（2）检查方法：检查时医师用拇指和示、中指触诊。触诊时应注意附睾大小，有无结节和压痛。

　　（3）常见附睾疾病（表 3-7-6）

表 3-7-6　常见附睾疾病

名　称	表　现
急性附睾炎症	附睾肿痛明显，睾丸肿大，附睾与睾丸分界不清
慢性附睾炎	附睾肿大而压痛轻
附睾结核	①附睾肿胀而无压痛，质硬并有结节感，伴有输精管增粗且呈串珠状
	②结核病灶可与阴囊皮肤粘连，破溃后易形成瘘管

三、前列腺

　　1. 位置　　前列腺位于膀胱下方、耻骨联合后约 2cm 处。

　　2. 形状　　形状像前后稍扁的栗子，其上端宽大，下端窄小，后面较平坦。正中有纵行浅沟。尿道从前列腺中纵行穿过，排泄管开口于尿道前列腺部。

　　3. 检查方法　　检查时患者取肘膝卧位，跪卧于检查台上，也可采用右侧卧位或站立弯腰位。医师示指戴指套（或手套），指端涂以润滑剂，徐徐插入肛门，向腹侧触诊。

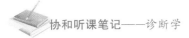

4. 正常前列腺质韧而有弹性，左、右两叶之间可触及正中沟。

5. 常见异常情况（表 3-7-7）

表 3-7-7　前列腺常见异常情况

异常情况	体　　征
良性前列腺肥大	正中沟消失，表面光滑、韧，无压痛及粘连
急性前列腺炎	前列腺肿大且有明显压痛
前列腺癌	前列腺肿大、质硬、无压痛，表面有硬结节

主治语录：男性老年人排尿不畅，常提示前列腺肥大。

四、精囊

精囊又称精囊腺，为长椭圆形的囊状器官，位于膀胱底的后方，输精管壶腹的外侧，左右各一，由迂曲的管道组成，其排泄管与输精管壶腹的末端合成射精管。正常精囊柔软、光滑，直肠指检一般不易触知。常见精囊病变，见表 3-7-8。

表 3-7-8　常见精囊病变

分　类	表　　现	病　　因
炎症	精囊呈索条状肿胀并有触压痛	精囊病变常继发于前列腺，如炎
结核	精囊表面呈结节状	症波及、结核扩散和前列腺癌的
癌变	质硬肿大	侵犯

主治语录：正常时，肛诊一般不易触及精囊。如可触及则视为病理状态。

第二节　女性生殖器检查

女性生殖器包括内、外两部分，一般情况下女性患者的生殖器不作为常规检查。检查时患者应排空膀胱，暴露下身，仰卧于检查台上，两腿外展、屈膝，医师戴无菌手套进行检查。

一、外生殖器

检查表现，见表 3-7-9。

表 3-7-9　女性外生殖器的检查表现

名　　称	异常表现
阴阜	①阴毛先浓密后脱落而明显稀少或缺如，见于性功能减退症或希恩综合征等 ②阴毛明显增多，呈男性分布，多见于肾上腺皮质功能亢进
大阴唇	①未生育妇女两侧大阴唇自然合拢遮盖外阴 ②经产妇两侧大阴唇常分开 ③老年人或绝经后则常萎缩
小阴唇	①小阴唇炎症：常有红肿疼痛 ②局部色素脱失：见于白斑 ③结节、溃烂：考虑癌变可能 ④乳突状或蕈样突起：见于尖锐湿疣
阴蒂	①过小：见于性发育不全 ②过大：应考虑两性畸形 ③红肿：见于外阴炎症
阴道前庭	①炎症：局部红肿、硬痛并有脓液溢出 ②前庭大腺囊肿：肿大明显而压痛轻

主治语录：1. 消瘦妇女有毛发稀疏、乏力、闭经，乳房萎缩，要想到希恩综合征。

2. 尿道口位于阴蒂与阴道口之间，其后壁有一对腺体，称尿道旁腺，常为细菌潜伏之处。

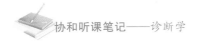

二、内生殖器

1. 生殖器的内脏部分，包括阴道、子宫、输卵管和卵巢，后两者常被称为子宫附件。

2. 女性内生殖器检查（表 3-7-10）

表 3-7-10　女性内生殖器检查

名　称	正常情况	注意事项
阴道	正常阴道黏膜呈浅红色，柔软、光滑	①未婚女性一般不做阴道检查，但已婚妇女有指征者不能省略该项检查 ②检查时注意紧张度，有无瘢痕、肿块、分泌物、出血及子宫颈情况等
子宫	正常成年未孕子宫长约 7.5cm，宽 4cm，厚约 2.5cm	①检查时应注意宫颈有无充血、糜烂、肥大及息肉 ②产后妇女子宫增大，触之较韧，光滑无压痛 ③子宫体积匀称性增大见于妊娠；非匀称性增大见于各种肿瘤
输卵管	①正常输卵管表面光滑、质韧无压痛 ②长 8～14cm	输卵管肿胀、增粗或有结节，弯曲或僵直，且常与周围组织粘连、固定，明显触压痛者，多见于急、慢性炎症或结核
卵巢	成年女子的卵巢约 4cm×3cm×1cm 大小，表面光滑、质软	①绝经后萎缩变小、变硬 ②增大有压痛常见于卵巢炎症 ③卵巢囊肿常出现卵巢不同程度肿大

第三节　肛门与直肠检查

①直肠全长 12～15cm，下连肛管。肛管下端在体表的开口为肛门，位于会阴中心体与尾骨尖之间。肛门与直肠的检查方法简便，常能发现许多有重要临床价值的体征。②肛门与直肠的检查方法以视诊、触诊为主，辅以内镜检查。③常用体位（表 3-7-11）。

✎ 主治语录：检查肛门与直肠时可根据病情需要，让患者采取不同的体位，以便达到所需的检查目的。

表 3-7-11　常用体位

体　位	检查方法	适用情况
肘膝位	患者两肘关节屈曲，置于检查台上，胸部尽量靠近检查台，两膝关节屈曲成直角跪于检查台上，臀部抬高	前列腺、精囊及内镜检查
左侧卧位	患者取左侧卧位，右腿向腹部屈曲，左腿伸直，臀部靠近检查台右边。于患者背后进行检查	病重、年老体弱或女性患者
仰卧位或截石位	患者仰卧于检查台上，臀部垫高，两腿屈曲、抬高并外展	①重症体弱患者或直肠膀胱陷凹的检查 ②亦可进行直肠双合诊，即右手示指在直肠内，左手在下腹部，双手配合，以检查盆腔脏器或病变情况
蹲位	患者下蹲呈排大便的姿势，屏气向下用力	直肠脱出、内痔及直肠息肉等

✎ 主治语录：肛门与直肠检查所发现的病变如肿块、溃疡等应按时针方向进行记录，并注明检查时患者所取体位。肘膝位时肛门后正中点为 12 点钟位，前正中点为 6 点钟位，而仰卧位的时钟位则与此相反。

一、视诊

1. 医师用手分开患者臀部，观察肛门及其周围皮肤颜色及皱褶，正常颜色较深，皱褶自肛门向外周呈放射状。让患者提肛收缩肛门时括约肌皱褶更明显，做排便动作时皱褶变浅。还应观察肛门还应观察肛门周围有无脓血、黏液、肛裂、外痔、瘘管口或脓肿等。

2. 肛门常见异常表现（表3-7-12）

表3-7-12　肛门常见异常表现

异　常	表　现	原　因
肛门闭锁与狭窄	手术等所致者可在肛周发现瘢痕	①新生儿先天性畸形 ②感染、外伤或手术
肛门瘢痕与红肿	肛门周围瘢痕	外伤或手术后
	肛门周围有红肿及压痛	肛门周围炎症或脓肿
肛裂	①排便时疼痛，排出的粪便周围常附有少许鲜血 ②肛门常可见裂口，触诊有明显触压痛	肛管下段（齿状线以下）深达皮肤全层的纵行及梭形裂口或感染性溃疡
痔	①内痔位于齿状线以上 ②外痔位于齿状线以下 ③混合痔是齿状线上、下均可发现紫红色包块	直肠下端黏膜下或肛管边缘皮下的内痔静脉丛或外痔静脉丛扩大和曲张所致的静脉团
肛门直肠瘘（简称肛瘘）	①肛门周围皮肤有瘘管开口有时有脓性分泌物流出 ②直肠或肛管内可见瘘管的内口或伴有硬结	多为肛管或直肠周围脓肿与结核所致，不易愈合
直肠脱垂（又称脱肛）	肛管、直肠或乙状结肠下端的肠壁，部分或全层向外翻而脱出于肛门外	—

主治语录：直肠部分脱垂（黏膜脱垂）停止排便时突出物常可回复至肛门内；若突出物呈椭圆形块状物，表面有环形皱襞，即为直肠完全脱垂（直肠壁全层脱垂），停止排便时不易回复。

二、触诊

1. 检查方法

（1）患者可采取肘膝位、左侧卧位或仰卧位等。

（2）触诊时医师右手示指戴指套或手套，并涂以润滑剂、如肥皂液、凡士林、液状石蜡后，将示指置于肛门外口轻轻按摩，等患者肛门括约肌适应放松后，再徐徐插入肛门、直肠内直肠指检。

2. 检查顺序

（1）先检查肛门及括约肌的紧张度，再查肛管及直肠的内壁。

（2）注意有无压痛及黏膜是否光滑，有无肿块及搏动感。

（3）男性还可触诊前列腺与精囊。

（4）女性则可检查子宫颈、子宫、输卵管等，必要时配用双合诊。

主治语录：在检查过程中应注意被检查者的表情，并询问有无不适或疼痛。

3. 检查内容

（1）直肠指检异常改变（表 3-7-13）

表 3-7-13 直肠指检异常改变

异常改变	常见疾病
直肠剧烈触痛	肛裂及感染
触痛伴有波动感	肛门、直肠周围脓肿
直肠内触及柔软、光滑而有弹性的包块	直肠息肉
触及坚硬凹凸不平的包块	直肠癌

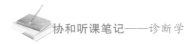

✎ **主治语录：正常人行直肠指检可感轻度不适，但无痛感。**

（2）指检后指套表面带有黏液、脓液或血液，应取其涂片镜检或做细菌学检查。如直肠病变病因不明，应进一步做内镜检查，如直肠镜和乙状结肠镜（见腔镜检查），以助鉴别。

 历年真题

1. 精索呈串珠状改变常见于
   A. 精索急性炎症
   B. 丝虫病
   C. 输精管结核
   D. 精索静脉曲张
   E. 梅毒
2. 直肠指检触及质硬凹凸不平的包块，应考虑为
   A. 肛裂伴感染
   B. 直肠周围脓肿
   C. 直肠癌

   D. 直肠脱垂
   E. 内痔
3. 直肠指检有触痛并伴有波动感常见于
   A. 直肠息肉
   B. 直肠癌
   C. 内痔
   D. 肛门直肠周围脓肿
   E. 肛裂

参考答案：1. C　2. C　3. D

第八章　脊柱与四肢检查

核心问题

1. 脊柱常见病变及病因。
2. 脊柱压痛及叩击痛。
3. 脊柱检查的几种特殊试验。

内容精要

脊柱的检查通常以视诊、触诊、叩诊相互结合，其主要内容包括脊柱的弯曲度、有无畸形、脊柱的活动度及有无压痛、叩击痛等。四肢及其关节的检查通常运用视诊与触诊，两者相互配合，特殊情况下采用叩诊和听诊。

第一节　脊　柱　检　查

脊柱由7个颈椎、12个胸椎、5个腰椎、5个骶椎和4个尾椎组成，病变主要表现为疼痛、姿势或形态异常以及活动度受限等。

一、脊柱弯曲度

（一）生理性弯曲

1. 四个生理弯曲　颈段稍向前凸，胸段稍向后凸，腰椎明

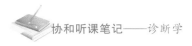

显向前凸，骶椎则明显向后凸。

2. 检查方法　让患者取站立位或坐位，从后面观察脊柱有无侧弯。轻度侧弯时需借助触诊确定，检查方法是检查者用示指、中指或拇指沿脊椎的棘突尖以适当的压力自上向下划压，划压后皮肤出现一条红色充血痕，以此痕为标准，观察脊柱有无侧弯。正常人脊柱无侧弯。

3. 除以上方法检查外，还应侧面观察脊柱各部形态，了解有无前后突出畸形。

（二）病理性变形

1. 颈椎变形

（1）颈部检查可通过自然姿势有无异常，如患者立位时有无侧偏、前屈、过度后伸和僵硬感。

（2）颈侧偏见于先天性斜颈，患者头向一侧倾斜，患侧胸锁乳突肌隆起。

2. 脊柱后凸

（1）脊柱过度后弯称脊柱后凸，又称驼背，多发生于胸段脊柱。脊柱后凸时前胸凹陷，头颈部前倾。

（2）脊柱胸段后凸的原因甚多，表现也不完全相同，常见病因见表3-8-1。

表3-8-1　脊柱胸段后凸的常见病因

名　称	表　现	发病时期
佝偻病	坐位时胸段呈明显均匀性向后弯曲，仰卧位时弯曲可消失	儿童期
结核病	①病变常在胸椎下段及腰段。由于椎体被破坏、压缩，棘突明显向后凸出，形成特征性的成角畸形 ②常伴全身其他脏器的结核病变，如肺结核等	青少年

名　称	表　现	发病时期
强直性脊柱炎	脊柱胸段成弧形（或弓形）后凸，常有脊柱强直性固定，仰卧位时亦不能伸直	成年人
脊椎退行性变	椎间盘退行性萎缩，骨质退行性变，胸腰椎后凸曲线增大，造成胸椎明显后凸，形成驼背	老年人
外伤	脊椎压缩性骨折造成脊柱后凸	任何年龄
脊椎骨软骨炎	胸段下部均匀性后凸	青少年

3. 脊柱前凸

（1）定义：脊柱过度向前凸出性弯曲，称为脊柱前凸。

（2）发生部位：多发生在腰椎部位，患者腹部明显向前突出，臀部明显向后突出。

（3）病因：多由于晚期妊娠、大量腹水、腹腔巨大肿瘤、腰椎向前滑脱、水平骶椎（腰骶角>34°）、髋关节结核及先天性髋关节后脱位等所致。

🖊主治语录：腰椎过分前凸畸形，在站立位时观察最清楚。其上腹部明显向前鼓出，臀部明显后凸，骨盆倾斜度增大；如其背部与臀部靠墙，则可看出其腰椎后方与墙壁之间的空隙加大。

4. 脊柱侧凸

（1）定义：脊柱离开后正中线向左或右偏曲，称为脊柱侧凸。

（2）分类：根据侧凸发生部位不同，分为胸段侧凸、腰段侧凸及胸腰段联合侧凸；亦可根据侧凸的性状分为姿势性和器质性两种，见表3-8-2。

表 3-8-2　脊柱侧凸的性状分类

	姿势性侧凸	器质性侧凸
脊柱结构异常	无	有
特点	姿势性侧凸早期脊柱的弯曲度多不固定，改变体位可使侧凸得以纠正，如平卧位或向前弯腰时脊柱侧凸可消失	改变体位不能使侧凸得到纠正
病因	①儿童发育期坐、立姿势不良 ②代偿性侧凸因一侧下肢明显短于另一侧所致 ③坐骨神经性侧凸，多因椎间盘突出，患者改变体位，放松对神经根压迫的一种保护性措施，突出的椎间盘位于神经根外侧，腰椎突向患侧；位于神经根内侧，腰椎突向健侧 ④脊髓灰质炎后遗症等	①先天性脊柱发育不全 ②肌肉麻痹 ③营养不良 ④慢性胸膜肥厚、胸膜粘连 ⑤肩部或胸廓的畸形

二、脊柱活动度

1. 正常活动度

（1）正常人脊柱有一定活动度，但各部位活动范围明显不同。

1）颈椎段和腰椎段的活动范围最大。

2）胸椎段活动范围最小。

3）骶椎和尾椎已融合成骨块状，几乎无活动性。

（2）检查脊柱的活动度时，应让患者做前屈、后伸、侧弯、旋转等动作，以观察脊柱的活动情况及有无变形。

主治语录：已有脊柱外伤可疑骨折或关节脱位时，应避免脊柱活动，以防止损伤脊髓。由于年龄、运动训练以及脊柱结构差异等因素，脊柱运动范围存在较大的个体差异。

（3）正常人颈、胸、腰椎及全脊椎活动范围（表 3-8-3）

表 3-8-3 正常人颈、胸、腰椎及全脊椎活动范围

	前 屈	后 伸	左右侧弯	旋转度（一侧）
颈椎	35°~45°	35°~45°	345°	60°~80°
胸椎	30°	20°	20°	35°
腰椎	75°~90°	30°	20°~35°	30°
全脊柱	128°	125°	73.5°	115°

2. 活动受限

（1）脊柱颈椎段活动受限常见疾病

1）颈部肌纤维组织炎及韧带受损。

2）颈椎病。

3）结核或肿瘤浸润。

4）颈椎外伤、骨折或关节脱位。

（2）脊柱腰椎段活动受限常见疾病

1）腰部肌纤维组织炎及韧带受损。

2）腰椎椎管狭窄。

3）腰椎间盘突出。

4）腰椎结核或肿瘤。

5）腰椎骨折或脱位。

主治语录：腰椎检查需注意，在运动中双足不准移动，双膝不可屈曲，骨盆不可左右旋转。

三、脊柱压痛与叩击痛

1. 压痛

（1）脊柱压痛的检查方法

1）嘱患者取端坐位，身体稍向前倾。

2）检查者以右手拇指从枕骨粗隆开始自上而下逐个按压脊椎棘突及椎旁肌肉，正常每个棘突及椎旁肌肉均无压痛。

3）如有压痛，提示压痛部位可能有病变，并以第7颈椎棘突骨性标志计数病变椎体的位置。

（2）除颈椎外，颈椎旁组织的压痛也提示相应病变。

主治语录：正常情况下脊椎棘突及椎旁肌肉均无压痛。某部位压痛多示其相应的脊椎或肌肉有病变。

（3）颈椎旁组织的压痛部位及病因（表3-8-4）

表 3-8-4　颈椎旁组织的压痛部位及病因

压痛部位	病　因
斜方肌中点	落枕
锁骨上窝和颈外侧三角区内	颈肋综合征及前斜角肌综合征
颈肩部	颈部肌纤维组织炎
相应脊椎棘突	胸腰椎病变，如结核、椎间盘突出、外伤或骨折
椎旁肌肉	腰背肌纤维炎或劳损

2. 叩击痛检查　正常人脊椎无叩击痛。颈椎疾病，特别是颈椎骨关节损伤，一般不用直接叩击法（表3-8-5）。

表 3-8-5　脊柱的叩击痛检查

名　称	直接叩击法	间接叩击法
方法	用中指或叩诊锤垂直叩击各椎体的棘突，多用于胸椎与腰椎	嘱患者取坐位，医师将左手掌置于其头部，右手半握拳以小鱼际肌部位叩击左手背，了解患者脊柱各部位有无疼痛
临床意义	叩击痛阳性见于脊柱结核、脊椎骨折及椎间盘突出等	

主治语录：叩击痛的部位多示病变所在。如有颈椎病或颈椎间盘突出症，间接叩诊时可出现上肢的放射性疼痛。

四、脊柱检查的几种特殊试验

1. 颈椎特殊试验（表 3-8-6）

表 3-8-6　颈椎特殊试验

名　　称	检查方法	阳性体征	病理意义
Jackson 压头试验	患者取端坐位，检查者双手重叠放于其头顶部，向下加压	患者出现颈痛或上肢放射痛	多见于颈椎病及颈椎间盘突出症
前屈旋颈试验（Fenz 征）	嘱患者头颈部前屈，并左右旋转	颈椎处感觉疼痛	多提示颈椎小关节的退行改变
颈静脉加压试验（压颈试验，Naffziger 试验）	患者仰卧，检查者以双手指按压患者两侧颈静脉	颈部及上肢疼痛加重	根性颈椎病（因脑脊液回流不畅致蛛网膜下腔压力增高所致）
		颈部加压时下肢症状加重	①常用于下肢坐骨神经痛患者的检查②提示其坐骨神经痛症状源于腰椎管内病变，即根性坐骨神经痛
旋颈试验	患者取坐位，头略后仰，并自动向左、右做旋颈动作	患者出现头晕、头痛、视物模糊症状	①提示椎动脉型颈椎病（因转动头部时椎动脉受到扭曲，加重了椎-基底动脉供血不足）②头部停止转动，症状亦随即消失

2. 腰骶椎的特殊试验（表 3-8-7）

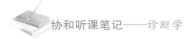

表 3-8-7　腰骶椎的特殊试验

名　称	检查方法	阳性体征	病理意义
摇摆试验	①患者平卧位，屈膝、屈髋，双手抱于膝前 ②检查者手扶患者双膝，左右摇摆	腰部疼痛	多见于腰骶部病变
拾物试验	将一物品放在地上，嘱患者拾起。腰椎正常者可两膝伸直，腰部自然弯曲，俯身将物品拾起	患者先以一手扶膝蹲下，腰部挺直地用手接近物品（拾物试验阳性）	①腰椎病变，如腰椎间盘脱出 ②腰肌外伤及炎症
直腿抬高试验（Lasegue征）	患者仰卧位，双下肢平伸，检查者一手握患者踝部，一手置于大腿伸侧，分别做双侧直腿抬高动作，腰与大腿正常可达80°~90°	抬高不足70°，且伴有下肢后侧的放射性疼痛	见于腰椎间盘突出症，也可见于单纯性坐骨神经痛
屈颈试验（Linder征）	患者仰卧位，也可取端坐位或直立位，检查者一手置于患者胸前，另一手置于枕后，缓慢、用力地上抬其头部，使颈前屈	下肢放射痛	①见于腰椎间盘突出症的"根肩型"患者 ②机制是曲颈时，硬脊膜上移，其脊神经根被动牵扯，加重了突出的椎间盘对神经根的压迫，因此出现下肢的放射痛
股神经牵拉试验	患者俯卧位，髋、膝关节完全伸直。检查者将一侧下肢抬起，使髋关节过伸	大腿前方出现放射痛为阳性	①高位腰椎间盘突出症（腰$_{2~3}$或腰$_{3~4}$）患者 ②机制：上述动作加剧了股神经本身及腰$_{2~4}$神经根的紧张度，加重了对受累神经根的压迫

第二节　四肢与关节检查

一、上肢

（一）长度

1. 双上肢长度可测量肩峰至桡骨茎突或中指指尖的距离（全上肢长度）。

2. 上臂长度是从肩峰至尺骨鹰嘴的距离。

3. 前臂长度测量是从鹰嘴突至尺骨茎突的距离。

4. 双上肢长度正常情况下等长，长度不一见于先天性短肢畸形、骨折重叠和关节脱位等，如肩关节脱位时患侧上臂长于健侧，肱骨颈骨折患侧短于健侧。

（二）肩关节

1. 外形

（1）嘱被检查者脱去上衣，取坐位，在良好的照明情况下，观察双肩的外形有无改变。正常双肩对称，双肩呈弧形。

（2）肩部常见畸形（表 3-8-8）

表 3-8-8　肩部常见畸形

名　称	表　现	病　因
方肩	肩关节弧形轮廓消失肩峰突出	肩关节脱位或三角肌萎缩
耸肩	两侧肩关节一高一低，颈短耸肩	先天性肩胛高耸症及脊柱侧弯
肩章状肩	锁骨骨折，远端下垂，使该侧肩下垂，肩部突出畸形如戴肩章状	外伤性肩锁关节脱位，锁骨外端过度上翘

2. 运动

（1）嘱患者做自主运动，观察有无活动受限，或检查者固

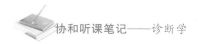

定肩胛骨，另一手持前臂进行多个方向的活动。肩关节外展可达 90°，内收 45°，前屈 90°，后伸 35°，旋转 45°。

（2）肩部常见运动障碍（表 3-8-9）

表 3-8-9　肩部常见运动障碍

疾　病	表　现
肩关节周围炎	关节各方向的活动均受限，称冻结肩
冈上肌腱炎	外展达 60°范围时感疼痛，超过 120°时则消失
肩关节炎	肩关节外展开始即痛，但仍可外展
肱骨或锁骨骨折	轻微外展即感疼痛
肩肱关节或肩锁骨关节脱位	搭肩试验常为杜加斯征阳性（Dugas 征）

🖊主治语录：关节活动时出现响声可为无症状的生理性关节弹响。亦可因关节内病变，如膝关节半月板撕裂、关节软骨磨损、关节滑囊挤压、关节周围肌腱或韧带的响声等。

3. 压痛点

（1）肱骨结节间的压痛，见于肱二头肌长头腱鞘炎。

（2）肱骨大结节压痛，可见于冈上肌腱损伤。

（3）肩峰下内方有触痛，可见于肩峰下滑囊炎。

（三）肘关节

1. 形态

（1）正常肘关节双侧对称、伸直时肘关节轻度外翻，称携物角，5°~15°。

（2）此角>15°为肘外翻，<15°肘为肘内翻。

（3）髁上骨折时，可见肘窝上方突出，为肱骨下端向前移位所致。

（4）桡骨头脱位时，肘窝外下方向桡侧突出。

（5）肘关节后脱位时，鹰嘴向肘后方突出，Hüter 线及 Hüter 三角（肘关节伸时肱骨内外上髁及尺骨鹰嘴形成的连线，和屈肘时形成的三角）解剖关系改变。

（6）肘关节积液和滑膜增生常出现肿胀。

2. 运动　肘关节活动正常时屈 135°~150°，伸 10°，旋前（手背向上转动）80°~90°，旋后（手背向下转动）80°~90°。

3. 触诊　注意肘关节周围皮肤温度，有无肿块，肱动脉搏动，桡骨小头是否压痛，滑车淋巴结是否肿大。

✎主治语录：比较皮温时要注意比较近远端的温度。一般来说远端皮温较低，如果近端皮温高于远端，不一定是皮温升高，远端高于近端，肯定是皮温升高。

（四）腕关节及手

1. 外形

（1）手的功能位置为腕背伸 30°并稍偏尺侧，拇指于外展时掌屈曲位，其余各指屈曲，呈握茶杯姿势。

（2）手的自然休息姿势呈半握拳状，腕关节稍背伸约 20°，向尺侧倾斜约 10°，拇指尖靠达示指关节的桡侧，其余四指呈半屈曲状，屈曲程度由示指向小指逐渐增大，且各指尖均指向舟骨结节处。

2. 局部肿胀与隆起（表 3-8-10）　腕关节可因外伤、关节炎、关节结核而肿胀。

表 3-8-10　局部肿胀与隆起

表　现	疾　病
腕关节背侧或旁侧局部隆起	腱鞘囊肿
腕背侧肿胀	腕肌腱腱鞘炎或软组织损伤
尺骨小头向腕背侧隆起	桡尺远侧关节半脱位

续　表

表　　现	疾　　病
手指关节梭形肿胀	类风湿性关节炎
单个指关节出现梭形肿胀	指骨结核或内生软骨瘤
指间关节侧方肿胀	手指侧副韧带损伤

　　主治语录：腱鞘滑膜炎常由类风湿性关节炎或结核病变引起。

　　3. 畸形

　　（1）腕部手掌的神经、血管、肌腱及骨骼的损伤或先天性因素，均可引起畸形。

　　（2）常见腕、手畸形（表3-8-11）

表 3-8-11　常见腕、手畸形

畸　　形	病因及表现
垂腕症	桡神经损伤
猿掌	正中神经损伤
爪形手	①尺神经损伤，进行性肌萎缩 ②手指呈鸟爪样
餐叉样畸形	Colles 骨折
杵状指/趾	①肢体末端慢性缺氧、代谢障碍及中毒性损害 ②手指或足趾末端增生、肥厚、增宽、增厚；指甲从根部到末端拱形隆起呈杵状
匙状甲（反甲）	①常见于缺铁性贫血和高原疾病，偶见于风湿热及甲癣 ②指甲中央凹陷，边缘翘起，指甲变薄，表面粗糙有条纹

　　主治语录：尺神经损伤可由肩关节脱位、肘关节外伤、肱骨或桡骨骨折、腕部穿通伤、上臂或前臂受压、腕管道中被滑膜炎、肿瘤或增厚的韧带压迫等所致。

（3）杵状指/趾的常见情况

1）呼吸系统疾病：如慢性肺脓肿、支气管扩张和支气管肺癌。

2）某些心血管疾病：如发绀型先天性心脏病，亚急性感染性心内膜炎。

3）营养障碍性疾病：如肝硬化。

二、下肢

（一）髋关节

1. 步态

（1）指由髋关节疾患引起的异常步态。

（2）异常步态（表3-8-12）

表3-8-12 异常步态

异常步态		表现	原因
跛行	疼痛性跛行	髋关节疼痛不敢负重行走	髋关节结核，暂时性滑膜炎，股骨头无菌性坏死等
	短肢跛行	以足尖落地或健侧下肢屈膝跳跃状行走	①一侧下肢缩短3cm以上 ②脊髓灰质炎后遗症
鸭步		走路时两腿分开的距离宽，左右摇摆，如鸭子行走	①先天性双侧髋关节脱位、髋内翻 ②脊髓灰质炎所致的双侧臀中、小肌麻痹
呆步		步行时下肢向前甩出，并转动躯干，步态呆板	髋关节强直、化脓性髋关节炎

2. 畸形

（1）检查方法：患者取仰卧位，双下肢伸直，使患侧髂前上棘连线与躯干正中线保持垂直，腰部放松，腰椎放平贴于床

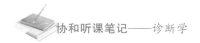

面，观察关节有无下列畸形，如果有，多为髋关节脱位、股骨干及股骨头骨折错位。

（2）内收畸形：正常时双下肢可伸直并拢，如一侧下肢超越躯干中线向对侧偏移，而且不能外展为内收畸形。

（3）外展畸形：下肢离开中线，向外侧偏移，不能内收。

（4）旋转畸形：仰卧位时，正常髌骨及踇趾指向上方，若向内外侧偏斜，为髋关节内外旋畸形。

3. 肿胀及皮肤皱褶

（1）腹股沟异常饱满，示髋关节肿胀。

（2）臀肌是否丰满，如髋关节病变时臀肌萎缩。

（3）臀部皱褶不对称，示一侧髋关节脱位。

主治语录：股部皮肤皱褶不对称阳性主要见于髋关节后脱位。

4. 肿块、窦道及瘢痕　注意髋关节周围皮肤有无肿块，窦道及瘢痕，髋关节结核时常有以上改变。

5. 压痛

（1）髋关节位置深，只能触诊其体表位置，腹股沟韧带中点后下 1cm，再向外 1cm，触及此处有无压痛及波动感。

（2）有波动感，为髋关节有积液。

（3）硬韧饱满，可能为髋关节前脱位。

（4）该处空虚，可能为后脱位。

6. 活动度（表 3-8-13）

表 3-8-13　髋关节活动度

检查内容	检查方法	活动度
屈曲	患者仰卧位，医师一手按压髂嵴，另一手将屈曲膝关节推向前胸	130°～140°

续　表

检查内容	检查方法	活动度
后伸	患者仰卧位，医师一手按压臀部，另一手握小腿下端，屈膝90°后上提	15°～30°
内收	仰卧位，双下肢伸直，固定骨盆，一侧下肢自中立位向对称下肢前面交叉内收	20°～30°
外展	患者仰卧位，双下肢伸直，固定骨盆，使一侧下肢自中立位外展	30°～45°
旋转	患者仰卧位，下肢伸直，髌骨及足尖向上，医师双手放于患者大腿下部和膝部旋转大腿，也可让患者屈髋屈膝90°，医师一手扶患者臀部，另一手握踝部，向相反方向运动，小腿作外展、内收动作时，髋关节则为外旋、内旋	45°

7. 其他

（1）患者下肢伸直，医师以拳叩击足跟，如髋部疼痛，则提示髋关节炎或骨折。

（2）嘱患者做屈髋和伸髋动作，可闻及大粗隆上方有明显的"咯噔"声，系紧张肥厚的阔筋膜张肌与股骨大粗隆的摩擦声。

（二）膝关节

1. 常见膝关节畸形（表3-8-14）

表3-8-14　常见膝关节畸形

畸形类型	表　现	病　因
膝外翻（又称"X形腿"）	两踝距离增宽，小腿向外偏斜，一双下肢呈"X"形	佝偻病
膝内翻（又称"O形腿"）	患者双股骨内髁间距增大，小腿向内偏斜，膝关节向内形成角度，双下肢形成"O"形	小儿佝偻病

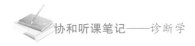

续　表

畸形类型	表　现	病　因
膝反张	膝关节过度后伸形成向前的反屈状，称膝反张畸形	①小儿麻痹后遗症 ②膝关节结核
	膝关节匀称性胀大，双侧膝眼消失并突出	膝关节积液
肿胀	髌骨上方明显隆起	髌上囊内积液
	髌骨前面明显隆起	髌前滑囊炎
	膝关节呈梭形膨大	膝关节结核
	关节间隙附近有突出物	半月板囊肿
肌萎缩	股四头肌及内侧肌萎缩	①膝关节病变 ②肌肉失用性萎缩

2. 压痛

（1）膝关节发炎时，双膝眼处压痛。

（2）髌骨软骨炎时，髌骨两侧有压痛。

（3）半月板损伤时，膝关节间隙压痛。

（4）侧副韧带损伤，多在韧带上、下两端的附着处压痛。

（5）胫骨结节骨髓炎时，髌韧带在胫骨的止点压痛。

3. 肿块

（1）髌骨前方肿块，并可触及囊性感，见于髌前滑囊炎。

（2）膝关节间隙处可触及肿块，且伸膝时明显，屈膝后消失，见于半月板囊肿。

（3）胫前上端或股骨下端有局限性隆起，无压痛，多为骨软骨瘤。

（4）腘窝处出现肿块，有囊状感，多为腘窝囊肿，如伴有与动脉同步的搏动，见于动脉瘤。

4. 摩擦感

（1）医师一手置于患膝前方，另一手握住患者小腿做膝关节的伸屈动作，如膝部有摩擦感，提示膝关节面不光滑，见于炎症后遗症及创伤性关节炎。

（2）推动髌骨做上下左右活动，如有摩擦感，提示髌骨表面不光滑，见于炎症及创伤后遗留的病变。

5. 活动度 膝关节屈曲可达 120°~150°，伸 5°~10°，内旋 10°，外旋 20°。

6. 特殊试验（表 3-8-15）

表 3-8-15　膝关节的特殊试验

试验名称	检查方法	病理意义
浮髌试验	①患者取平卧位，被检者下肢伸直放松 ②医师一手虎口卡于患膝髌骨上极，并加压压迫髌上囊，使关节液集中于髌骨低面，另一手示指垂直按压髌骨并迅速抬起	浮髌试验阳性（按压患者时髌骨与关节面有碰触感，松手时髌骨浮起），提示有中等量以上关节积液（50ml）
侧方加压试验	①患者取仰卧位，膝关节伸直 ②医师一手握住踝关节向外侧推抬，手置于膝关节外上方向内侧推压，使内侧副韧带紧张度增加	如膝关节内侧疼痛为阳性，提示内侧副韧带损伤 向相反方向加压，外侧膝关节疼痛，提示外侧副韧带损伤

主治语录：结核性膝关节腔积液时，由于结核病变破坏关节软骨，且滑膜有肉芽增生，髌骨与关节面相碰，有一种如同触及绒垫的柔软感。

（三）踝关节与足

1. 踝关节常见病变（表 3-8-16）

表 3-8-16　踝关节常见病变

病变类型		表　现	病　因
肿胀	匀称性肿胀	踝关节肿胀时跟腱两侧凹陷结构消失	踝关节扭伤、结核、化脓性关节炎及类风湿性关节炎
	局限性肿胀	足背或内、外踝下方局限肿胀	腱鞘炎或腱鞘囊肿
		跟骨结节处肿胀	跟腱周围炎
		第 2、3 跖趾关节背侧或跖骨干局限性肿胀	跖骨头无菌性坏死或骨折
局限性隆起		足背部骨性隆起	外伤、骨质增生或先天性异常
		内外踝明显突出	胫膝关节分离、内外踝骨折
		踝关节前方隆起	距骨头骨质增生

　　主治语录：痛风时由于尿酸盐在关节附近的骨骼或滑膜腔、腱鞘中沉积，并能侵蚀、破坏骨质，使关节僵硬、肥大或畸形，亦可在关节周围形成结节样痛风结石，甚至使局部溃破形成瘘管经久不愈。

　　2. 足部常见畸形（表 3-8-17）

表 3-8-17　足部常见畸形

畸　形	表　现	病　因
扁平足	足纵弓塌陷，足跟外翻，前半足外展，形成足旋前畸形，横弓塌陷，前足增宽，足底前部形成胼胝	—
弓形足	足纵弓高起，横弓下陷，足背隆起，足趾分开	—
马蹄足	踝关节跖屈，前半足着地	跟腱挛缩或腓总神经麻痹
跟足畸形	足不能跖屈，伸肌牵拉使踝关节背伸，形成跟足畸形，行走和站立时足跟着地	小腿三头肌麻痹

畸　形	表　现	病　因
足内翻	跟骨内旋，前足内收，足纵弓高度增加，站立时足不能踏平，外侧着地	脊髓灰质炎后遗症
足外翻	跟骨外旋，前足外展，足纵弓塌陷，舟骨突出，扁平状，跟腱延长线落在跟骨内侧	胫前胫后肌麻痹

主治语录： 痛风最常累及踇趾及跖趾关节，其次为踝、腕、膝、肘等关节。

3. 压痛点

（1）内外踝骨折，跟骨骨折，韧带损伤局部均可出现压痛。

（2）足部病变及压痛位置（表 3-8-18）

表 3-8-18　足部病变及压痛位置

病　变	压痛位置
跖骨头无菌性坏死	第 2、3 跖骨头处压痛
疲劳骨折	第 2、3 跖骨干压痛
跟腱腱鞘炎	跟腱压痛
跟骨骨刺或跖筋膜炎	足跟内侧压痛

4. 其他踝足部触诊

（1）应注意跟腱张力，足底内侧跖筋膜有无挛缩，足背动脉搏动有无减弱。

（2）方法：医师将示、中和环指末节指腹并拢，放置于足背第 1、2 趾长伸肌腱间触及有无搏动感。

5. 活动度

（1）可嘱患者主动活动或医师检查时做被动活动。

（2）踝关节与足的活动范围

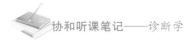

1）踝关节：背伸 20°~30°，跖屈 40°~50°；跟距关节：内、外翻各 30°；

2）跗骨间关节：内收 25°，外展 25°；跖趾关节：跖屈 30°~40°，背伸 45°。

 历年真题

1. 匙状甲多见于
   A. 肺气肿
   B. 肝硬化
   C. 缺铁性贫血
   D. 肺脓肿
   E. 心肌梗死
2. 下列何种疾病最易致脊柱病理性变形

   A. 脊柱结核
   B. 急性脊髓炎
   C. 吉兰－巴雷综合征
   D. 脊髓灰质炎
   E. 马尾肿瘤

参考答案：1. C 2. A

第九章　神经系统检查

> ## 核心问题
>
> 神经系统基本检查方法及检查内容。

内容精要

神经系统检查包括一般检查、脑神经检查、运动神经检查、感觉神经检查、神经反射检查以及自主神经检查。神经系统检查要求准确性要高，检查时需在被检查者充分的合作下，耐心细致地进行。

第一节　脑神经检查

脑神经共 12 对，检查时应按序进行，以免遗漏，同时注意双侧对比。

一、嗅神经

1. 嗅神经为第一对脑神经。
2. 嗅觉功能障碍，如能排除鼻黏膜病变，常见于同侧嗅神经损害，如嗅沟病变压迫嗅球、嗅束可引起嗅觉丧失。

✎ **主治语录：鼻黏膜炎症或萎缩亦可出现嗅觉障碍。**

二、视神经

1. 视神经系第二对脑神经。
2. 检查包括视力、视野检查和眼底检查。

✎ **主治语录：视野的异常改变提示视神经通路的损害，对定位诊断有重要意义。**

三、动眼神经、滑车神经、展神经

1. 动眼神经、滑车神经、展神经分别为第三、四、六对脑神经，共同支配眼球运动，合称眼球运动神经，可同时检查。

检查时需注意眼裂外观、眼球运动、瞳孔及对光反射、调节反射等。

2. 症状及病理意义

（1）眼球运动向内、向上及向下活动受限，以及上睑下垂、调节反射消失均提示有动眼神经麻痹。

（2）眼球向下及向外运动减弱，提示滑车神经有损害。

（3）眼球向外转动障碍则为展神经受损。

（4）瞳孔反射异常可由动眼神经或视神经受损所致。

（5）眼球运动神经的麻痹可出现相应眼外肌的功能障碍导致麻痹性斜视，单侧眼球运动神经的麻痹可导致复视。

四、三叉神经

1. 三叉神经为第五对脑神经，是混合性神经。

（1）感觉神经纤维分布于面部皮肤、眼、鼻、口腔黏膜。

（2）运动神经纤维支配咀嚼肌、颞肌和翼状内外肌。

2. 面部感觉

（1）嘱患者闭眼，以针刺检查痛觉、棉絮检查触觉和盛有冷或热水的试管检查温度觉。两侧对比，观察患者的感觉反应是否减退、消失或过敏，同时确定感觉障碍区域。

（2）注意区分周围性与核性感觉障碍，前者为患侧患支（眼支、上颌支、下颌支）分布区各种感觉缺失，后者呈葱皮样感觉障碍。

注意，面部三叉神经分布区域为前额至眼角外延、口角至耳前及下颌。

3．角膜反射

（1）直接角膜反射：嘱患者睁眼向内侧注视，以捻成细束的棉絮从患者视野外接近并轻触外侧角膜，避免触及睫毛，正常反应为被刺激侧迅速闭眼和对侧也出现眼睑闭合反应，称为直接角膜反射。

（2）间接角膜反射：如刺激一侧角膜，对侧也出现眼睑闭合反应，称为间接角膜反射。

（3）症状及病理意义

1）直接与间接角膜反射均消失见于三叉神经病变（传入障碍）。

2）直接反射消失，间接反射存在，见于患侧面神经瘫痪（传出障碍）。

4．运动功能

（1）检查者双手触按患者颞肌、咀嚼肌，嘱患者做咀嚼动作，对比双侧肌力强弱；再嘱患者做张口运动或露齿，观察张口时下颌有无偏斜。

主治语录：观察下颌有无偏斜，可以上下门齿的中缝为标志。

（2）症状及病理意义：当一侧三叉神经运动纤维受损时，患

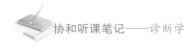

侧咀嚼肌肌力减弱或出现萎缩，张口时翼状肌瘫痪下颌偏向患侧。

五、面神经

1. 面神经为第七对脑神经，主要支配面部表情肌和具有舌前 2/3 味觉功能。

2. 运动功能

（1）检查面部表情肌时，首先观察双侧额纹、鼻唇沟、眼裂及口角是否对称。然后，嘱患者做皱额、闭眼、露齿、微笑、鼓腮或吹哨动作。

主治语录：临床中，首先观察患者在安静、说话和做表情动作时有无双侧面肌的不对称。

（2）面神经受损分类

1）一侧面神经周围性（核性或核下性）损害：患侧额纹减少、眼裂增大、鼻唇沟变浅，不能皱额、闭眼，微笑或露齿时口角歪向健侧，鼓腮及吹口哨时患侧漏气。

2）中枢性（核上的皮质脑干束或皮质运动区）损害：由于上半部面肌受双侧皮质运动区的支配，皱额、闭眼无明显影响，只出现病灶对侧下半部面部表情肌的瘫痪。

3. 味觉检查　嘱患者伸舌，将少量不同味感的物质（食糖、食盐、醋或奎宁溶液）以棉签涂于舌面测试味觉，患者不能讲话、缩舌和吞咽，用手指指出事先写在纸上的甜、咸、酸或苦四个字之一。每种味觉试验完成后，用水漱口，再测试下一种味觉。

主治语录：味觉检查时，先试可疑侧，再试另一侧。

六、位听神经

1. 位听神经为第八对脑神经，包括前庭及耳蜗两种感觉神经。

2. 听力检查　为测定耳蜗神经的功能。

🖊️**主治语录：粗略的检查可用耳语、表音或音叉，准确的检查需借助电测听计。**

3. 前庭功能检查　询问患者有无眩晕、平衡失调，检查有无自发性眼球震颤，通过外耳道灌注冷、热水试验或旋转试验，观察有无前庭功能障碍所致的眼球震颤反应减弱或消失。

七、舌咽神经、迷走神经

1. 舌咽神经、迷走神经分别为第九、第十对脑神经。

2. 运动

（1）检查时注意患者有无发音嘶哑、带鼻音或完全失音，是否呛咳、有无吞咽困难。观察患者张口发"啊"音时悬雍垂是否居中，两侧软腭上抬是否一致。

🖊️**主治语录：吞咽困难、饮水呛咳等，见于 Guillain-Barre 综合征、脑干病变或鼻咽癌脑转移等。**

（2）症状及病理意义：当一侧神经受损时，该侧软腭上抬减弱、悬雍垂偏向健侧；双侧神经麻痹时，悬雍垂虽居中，但双侧软腭上抬受限，甚至完全不能上抬。

3. 咽反射

（1）用压舌板轻触左侧或右侧咽后壁，正常者出现咽部肌肉收缩和舌后缩，并有恶心反应。

（2）症状及病理意义：有神经损害者则反射迟钝或消失。

4. 感觉

（1）可用棉签轻触两侧软腭和咽后壁，观察感觉。

（2）症状及病理意义：舌后 1/3 的味觉减退为舌咽神经损

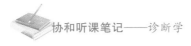

害，检查方法同面神经。

八、副神经

1. 副神经为第十一对脑神经，支配胸锁乳突肌及斜方肌。检查时注意肌肉有无萎缩，嘱患者做耸肩及转头运动，比较两侧肌力。

2. 症状及病理意义　副神经损害时，向对侧转头及同侧耸肩无力或不能，同侧胸锁乳突肌及斜方肌萎缩。

九、舌下神经

1. 舌下神经为第十二对脑神经。检查时嘱患者伸舌，注意观察有无伸舌偏斜，舌肌萎缩及肌束颤动。

2. 症状及病理意义

（1）单侧舌下神经麻痹时伸舌舌尖偏向患侧。

（2）双侧麻痹者则不能伸舌。

主治语录：舌向一侧偏斜常见于脑血管病变。

第二节　运动功能检查

一、肌容积

1. 定义　指肌肉的体积。观察和比较两侧对称部位肌容积，有无肌萎缩或假性肥大，可肉眼观察或用软尺测量肢体周径。

2. 肌萎缩　可见于下运动神经元损害、肌肉疾病、长期失用等情况。

3. 肌肉假性肥大　表现为外观肥大、触之坚硬、肌力减弱，可见于进行性肌营养不良患者，尤其以腓肠肌和三角肌表现明显。

二、肌力

1. 定义 肌肉运动时的最大收缩力。检查时注意两侧比较。

2. 肌力的记录 采用0~5级的六级分级法。

（1）0级：完全瘫痪，测不到肌肉收缩。

（2）1级：仅测到肌肉收缩，但不能产生动作。

（3）2级：肢体在床面上能水平移动，但不能抵抗自身重力，即不能抬离床面。

（4）3级：肢体能抬离床面，但不能抗阻力。

（5）4级：能做抗阻力动作，但不完全。

（6）5级：正常肌力。

3. 不同形式的瘫痪（表3-9-1）

表3-9-1 不同形式的瘫痪

名　称	特　点	临床意义
单瘫	单一肢体瘫痪	周围神经病、脊髓灰质炎、运动皮质局限损害
偏瘫	为一侧肢体（上、下肢）瘫痪，常伴有同侧脑神经损害	颅内病变或脑卒中
交叉性偏瘫	为一侧肢体瘫痪及对侧脑神经损害	脑干病变
截瘫	为双侧下肢瘫痪，是脊髓横贯性损伤的结果	脊髓外伤、炎症

主治语录：不同程度的肌力减退可为完全性瘫痪和不完全性瘫痪（轻瘫）。在形式上又可分为单瘫、偏瘫、截瘫及交叉瘫痪。

三、肌张力

1. 定义　静息状态下的肌肉紧张度，其实质是一种牵张反射，即骨骼肌受到外力牵拉时产生的收缩反应，这种收缩是通过反射中枢控制的。

2. 检查方法　在患者肌肉松弛时，医师的双手握住患者肢体，用不同的速度和幅度，反复做被动的伸屈和旋转运动，感到的轻度阻力就是这一肢体有关肌肉的张力。以同样方法进行各个肢体及关节的被动运动，并做两侧比较。

主治语录：用手触摸肌肉，从其硬度中亦可测知其肌张力。

3. 肌张力改变（表3-9-2）

表3-9-2　肌张力改变

改　变	体　征	临床意义
肌张力增高	①痉挛状态：在被动伸屈其肢体时，起始阻力大，终末突然阻力减弱，又称折刀现象	锥体束损害
	②铅管样强直：即伸肌和屈肌的肌张力均增高，做被动运动时各个方向的阻力增加是均匀一致的	锥体外系损害
肌张力降低	肌肉松软，伸屈其肢体时阻力低，关节运动范围扩大	下运动神经元病变（周围神经炎、前角灰质炎等）、小脑病变和肌源性病变等

四、不自主运动

1. 定义　患者意识清楚的情况下，随意肌不自主收缩所产生的一些无目的的异常动作，多见于锥体外系损害的表现。

✎ **主治语录：不自主运动的检查主要依靠视诊。**

2. 分类（表 3-9-3）

表 3-9-3 不自主运动的分类

分 类		表 现	临床意义
震颤	静止性震颤	静止时明显，而在运动时减轻，睡眠时消失，常伴肌张力增高	帕金森病
	意向性震颤（又称动作性震颤）	震颤在休息时消失，动作时发生，越近目的物越明显	小脑疾患
舞蹈样运动		做鬼脸、转颈、耸肩、手指间断性伸曲、摆手和伸臂等舞蹈样动作，睡眠时可减轻或消失	风湿热
手足徐动		为手指或足趾的一种缓慢持续的伸展扭曲动作	脑性瘫痪、肝豆状核变性和皮质基底节变性

五、共济运动

1. **定义** 机体任一动作的完成均依赖于某组肌群协调一致的运动。

2. **机制** 这种协调主要靠小脑的功能以协调肌肉活动、维持平衡和帮助控制姿势；也需要运动系统的正常肌力，前庭神经系统的平衡功能，眼睛、头、身体动作的协调，以及感觉系统对位置的感觉共同参与作用。任何这些部位的损伤均可出现共济失调。

3. **检查方法**（表 3-9-4）

表 3-9-4　共济失调检查方法

检　查	体　征	病理意义
指鼻试验	同侧指鼻不准	小脑半球病变
	睁眼时指鼻准确，闭眼时出现障碍	感觉性共济失调
跟-膝-胫试验	动作不稳	小脑损害
	闭眼时出现足跟难以寻到膝盖	感觉性共济失调
快速轮替动作	动作缓慢、不协调	共济失调
闭目难立征	闭目出现身体摇晃或倾斜	小脑病变
	睁眼时能站稳而闭眼时站立不稳	感觉性共济失调

　　主治语录：①小脑半球的病变以病侧上肢的共济失调为明显，睁眼和闭眼时变化不大，称为小脑性共济失调。②感觉性共济失调的特点是睁眼时仅见轻微障碍，闭目时由于失去了视觉的补偿，症状明显。③闭目睁目皆不稳提示小脑蚓部病变。

六、姿势与步态

见本篇第二章第一节相关内容。

第三节　感觉功能检查

感觉功能检查时注意患者需闭目，以避免主观或暗示作用。

一、浅感觉检查

见表 3-9-5。

表 3-9-5　浅感觉检查

浅感觉检查	检查方法	临床意义
痛觉	①用别针的针尖均匀地轻刺患者皮肤，询问患者是否疼痛 ②交替使用别针的针尖和针帽进行检查比较 ③两侧对称比较，记录痛感障碍类型（正常、过敏、减退或消失）与范围	痛觉障碍见于脊髓丘脑侧束损害
触觉	用棉签轻触患者的皮肤或黏膜，询问有无感觉	触觉障碍见于脊髓丘脑前和后索病损
温度觉	用盛有热水（40～50℃）或冷水（5～10℃）的玻璃试管交替测试患者皮肤，嘱患者辨别冷、热感	温度觉障碍见于脊髓丘脑侧束损害

主治语录：局部疼痛，为炎性病变影响到该部末梢神经。烧灼性疼痛则见于外周神经小纤维损伤。

二、深感觉检查

见表 3-9-6。

表 3-9-6　深感觉检查

名称	检查方法	临床意义
运动觉	检查者轻轻夹住患者的手指或足趾两侧，上或下移动，令患者根据感觉说出"向上"或"向下"	运动觉障碍见于后索病损
位置觉	检查者将患者的肢体摆成某一姿势，请患者描述该姿势或用对侧肢体模仿	位置觉障碍见于后索病损
震动觉	用震动着的音叉（128Hz）柄置于骨突起处，询问有无震动感觉，判断两侧有无差别	震动觉障碍见于后索病损

✎ **主治语录：正常老年人下肢的震动觉减退或消失是常见的生理现象。**

三、复合感觉检查（皮质感觉）

见表3-9-7。

表3-9-7　复合感觉检查

名　　称	检查方法	临床意义
皮肤定位觉	检查者以手指或棉签轻触患者皮肤某处，让患者指出被触部位	该功能障碍见于皮质病变
两点辨别觉	以钝脚分规轻轻刺激皮肤上的两点（小心不要造成疼痛），检查患者辨别两点的能力，再逐渐缩小双脚间距，直到患者感觉为一点时，测其实际间距，两侧比较	正常情况下，手指的辨别间距是2mm，舌是1mm，脚趾是3～8mm，手掌是8～12mm，后背是40～60mm。当触觉正常而两点辨别觉障碍时则为额叶病变
实体觉	嘱患者用单手触摸熟悉的物体，如钢笔、钥匙等，并说出物体的名称。先测功能差的一侧，再测另一手	功能障碍见于皮质病变
体表图形觉	患者闭目，在其皮肤上画图形或写简单的字，观察其能否识别，须双侧对照	功能障碍常为丘脑水平以上病变

✎ **主治语录：两点辨别觉检查时应注意个体差异，必须两侧对照。**

第四节　神经反射检查

神经反射是由反射弧的形成而完成，反射弧包括感受器、传入神经元、中枢、传出神经元和效应器等。反射又受高级神经中枢控制，如锥体束以上病变，可使反射活动失去抑制而出现反射亢进。反射包括生理反射和病理反射，根据刺激的部位，可将生理反射分为浅反射和深反射两部分。

如患者精神紧张或注意力集中于检查部位，可使反射受到抑制，影响检查结果。可向患者提出一些与检查无关的问题或嘱患者做深呼吸、咳嗽等动作，借以转移患者的注意力。

一、浅反射

1. 浅反射系刺激皮肤或黏膜引起的反应。
2. 浅反射异常表现（表 3-9-8）

表 3-9-8　浅反射异常表现

项　目	异常表现	临床意义
角膜反射	直接与间接角膜反射均消失	见于三叉神经病变（传入障碍）
	直接反射消失，间接反射存在	见于患侧面神经瘫痪（传出障碍）
腹壁反射	①上、中或下部反射消失	分别见于不同平面的胸髓病损
	②双侧上、中、下部反射均消失	见于昏迷和急性腹膜炎患者
	③一侧上、中、下部腹壁反射消失	见于同侧锥体束病损
	④腹壁反射减弱或消失	肥胖、老年及经产妇
提睾反射	①双侧反射消失	腰髓$_{1\sim2}$节病损
	②一侧反射减弱或消失	见于锥体束病损
	③影响提睾反射	局部病变如腹股沟疝、阴囊水肿
跖反射	反射消失	骶髓$_{1\sim2}$节病损
肛门反射	反射障碍	骶髓$_{4\sim5}$节、肛尾神经病损

二、深反射

1. 刺激骨膜、肌腱经深部感受器完成的反射称深反射，又称腱反射。深反射检查时患者要合作，肢体肌肉应放松。叩击力量要均等，并进行双侧对比。

2. 反射程度的常用分级

（1）0：反射消失。

（2）+：肌肉收缩存在，但无相应关节活动，为反射减弱。

（3）++：肌肉收缩并导致关节活动，为正常反射。

（4）+++：反射增强或活跃，可为正常或病理状况。

（5）++++：反射亢进并伴有非持续性的阵挛。

3. 深反射阳性（表3-9-9）

表3-9-9　深反射阳性

名　称	阳性表现	临床意义
肱二头肌反射	肱二头肌收缩，前臂快速屈曲	反射中枢为颈髓$_{5\sim6}$节
肱三头肌反射	肱三头肌收缩，引起前臂伸展	反射中枢为颈髓$_{6\sim7}$节
桡骨骨膜反射	肱桡肌收缩，发生屈肘和前臂旋前动作	反射中枢在颈髓$_{5\sim6}$节
膝反射	小腿伸展	反射中枢在腰髓$_{2\sim4}$节
跟腱反射	腓肠肌收缩，足向跖面屈曲	反射中枢为骶髓$_{1\sim2}$节
阵挛	踝阵挛：腓肠肌与比目鱼肌发生连续性节律性收缩而致足部呈现交替性屈伸动作	腱反射极度亢进
	髌阵挛：股四头肌发生节律性收缩使髌骨上下移动	腱反射极度亢进

主治语录：当出现双侧反射不对称时（一侧增强、减弱或消失）其临床意义较大。

三、病理反射

1. 病理反射指锥体束病损时，大脑失去了对脑干和脊髓的抑制作用而出现的异常反射。1岁半以内的婴幼儿由于神经系统发育未完善，也可出现这种反射，不属于病理性。

2. 病理反射类别（表 3-9-10）

表 3-9-10　病理反射类别

名　　称	阳性表现
Babinski 征	踇趾背伸，余趾呈扇形展开
Oppenheim 征	踇趾背伸，余趾呈扇形展开
Gordon 征	踇趾背伸，余趾呈扇形展开
Hoffmann 征	以拇指迅速弹刮患者的中指指甲，其余四指掌屈反应

✎主治语录：病理反射的出现是锥体束损害的确证，说明锥体束失去了对脑干和脊髓的抑制功能。

四、脑膜刺激征

1. 脑膜刺激征为脑膜受激惹的体征，见于脑膜炎、蛛网膜下腔出血和颅内压增高等。

2. 脑膜刺激征阳性（表 3-9-11）

表 3-9-11　脑膜刺激征阳性

刺激征	阳性表现
颈强直	被动屈颈检查时感觉到抵抗力增强
Kernig 征	伸膝受阻且伴疼痛与屈肌痉挛
Brudzinski 征	头部前屈时，双髋与膝关节同时屈曲

第五节　自主神经功能检查

1. 自主神经可分为交感与副交感两个系统，主要功能是调节内脏、血管与腺体等活动。大部分内脏接受交感和副交感神经纤维的双重支配，在大脑皮质的调节下，协调整个机体内、外环境的平衡。

主治语录：一般观察的观察内容包括皮肤及黏膜、毛发及指甲、出汗情况等。

2. 临床常用自主神经检查方法（表3-9-12）

表 3-9-12　临床常用自主神经检查方法

反射名称	正常情况	临床意义
眼心反射	正常可减少10~12次/分	①减少超过 12 次/分：副交感（迷走）神经功能增强 ②迷走神经麻痹则无反应 ③脉率加速，则提示交感神经功能亢进
卧立位试验	—	①由卧位到立位脉率增加超过 10~12 次/分为交感神经兴奋性增强 ②由立位到卧位，脉率减慢超过 10~12 次/分则为迷走神经兴奋性增强
皮肤划痕试验	皮肤先出现白色划痕（血管收缩）高出皮面，以后变红	①白色划痕持续较久，超过 5 分钟，提示交感神经兴奋性增高 ②红色划痕迅速出现、持续时间较长，提示副交感神经兴奋性增高或交感神经麻痹
竖毛反射	将冰块置于患者颈后或腋窝，数秒钟后可见竖毛肌收缩，毛囊处隆起如鸡皮	根据竖毛反射障碍的部位来判断交感神经功能障碍的范围
发汗试验	皮下注射毛果芸香碱10mg，作用于交感神经节后纤维而引起出汗，出汗处淀粉变蓝色，无汗处皮肤颜色不变	协助判断交感神经功能障碍的范围
Valsalva 动作	正常人大于或等于 1.4	小于 1.4 提示压力感受器功能不灵敏或其反射弧的传入纤维或传出纤维损害

主治语录：①皮肤划痕征只在脊髓病灶水平以上部位的皮肤出现，病灶以下不出现。②该征亦见于肝病或变态反应性疾病。

 历年真题

1. 病理反射的出现是由于
   A. 脑干网状结构受损
   B. 基底核受损
   C. 锥体束受损
   D. 神经系统兴奋性增高
   E. 脊髓反射弧受损

2. 静止性震颤常见于下列哪种疾病
   A. 小舞蹈病
   B. 震颤麻痹
   C. 小脑疾病
   D. 肝豆状核变性
   E. 迟发性运动障碍

3. 复合感觉不包括
   A. 皮肤定位觉
   B. 两点辨别觉
   C. 形体觉
   D. 体表图形觉
   E. 位置觉

参考答案：1. C 2. B 3. E

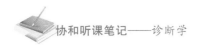

第十章　全身体格检查

核心问题

1. 全身体格检查的基本要求。
2. 在特殊情况下检查的注意事项。
3. 老年人体格检查的注意事项。

内容精要

全身体格检查是临床医师和医学生必备的基本功、也是评价和考核医师基本临床技能的重要组成部分。

第一节　全身体格检查的基本要求

全身体格检查对初学者十分重要，对没有主诉者或健康人的身体检查，对于住院患者建立完整的医疗保健档案是必不可少的。

全身体格检查的基本要求如下。

一、检查的内容务求全面系统

这是为了搜集尽可能完整的客观资料，起到筛查的作用，也便于完成住院病历规定的各项要求。

主治语录：全面查体能偶尔发挥意想不到的作用，有的患者因腹水到很多医院都查不出原因，可能就是因为都没做过直肠指检。

二、检查的顺序应是从头到脚分段进行

强调一种合理、规范的逻辑顺序，不仅可最大限度地保证体格检查的效率和速度，而且也可大大减少患者的不适和不必要的体位更动，同时也方便检查者操作。

主治语录：注意好顺序还可以避免遗漏项目。

三、酌情对个别检查顺序做适当调整

遵循上述全身体格检查内容和顺序的基本原则的同时，允许根据具体受检查和医师的情况，酌情对个别检查顺序做适当调整。举例如下。

1. 甲状腺触诊，常需从患者背后进行。因此，卧位的患者在坐位检查后胸时可再触诊甲状腺予以补充。

2. 检查前胸时，为了对发现的肺部体征有及时而全面的了解，也可立即检查后胸部。

3. 四肢检查中，上肢检查习惯上是由手至肩，而下肢应有近及远进行。

四、体格检查还要注意具体操作的灵活性

1. 急诊、重症病例，可能需要简单体检后即着手抢救或治疗，遗留的内容待病情稳定后补充。

2. 不能坐起的患者，背部检查只能侧卧进行。

3. 肛门直肠、外生殖器的检查应根据病情需要确定是否检查，如确需检查应特别注意保护患者隐私。

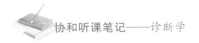

五、全身体格检查的顺序

举例如下。

1. <u>卧位患者</u>　一般情况和生命征→头颈部→前、侧胸部（心、肺）→（患者取坐位）后背部（包括肺、脊柱、肾区、骶部）→（卧位）腹部→上肢、下肢→肛门直肠→外生殖器→神经系统（最后站立位）。

2. <u>坐位患者</u>　一般情况和生命征，上肢→头颈部→后背部（包括肺、脊柱、肾区、骶部）→（患者取卧位）前胸部、侧胸部（心、肺）→腹部→下肢→肛门直肠→外生殖器→神经系统（最后站立位）。

主治语录：这样可以减少患者体位更动。

六、强调边查边想，正确评价；边问边查，核实补充

对于客观检查结果的正常限度、临床意义，需要医师的学识和经验。有时需要重复的检查和核实，才能获得完整而正确的资料。

七、检查过程中与患者的适当交流

这样不仅可以融洽医患关系，而且可以补充病史资料，如像补充系统回顾的内容，查到哪里，问到哪里，简单几个问题可十分自然而简捷地获取各系统患病的资料。

主治语录：健康教育及精神支持可在检查过程中体现。

八、掌握检查的进度和时间

一般应尽量在 40 分钟内完成。

九、检查结束时应与患者简单交谈

说明重要发现，患者应注意的事项或下一步的检查计划。但如对体征的意义把握不定，不要随便解释，以免增加患者思想负担或给医疗工作造成紊乱。

第二节　全身体格检查的基本项目

一般顺序及检查内容如下。

一、一般检查/生命体征

1. 准备和清点器械。
2. 自我介绍（姓名，简短交谈以融洽医患关系）。
3. 观察发育、营养、面容、表情和意识等一般状态。
4. 当受检者在场时洗手。
5. 测量体温（腋温，10 分钟）。
6. 触诊桡动脉至少 30 秒。
7. 用双手同时触诊双侧桡动脉，检查其对称性。
8. 计数呼吸频率至少 30 秒。
9. 测右上肢血压。

二、头颈部

10. 观察头部外形、毛发分布、异常运动等。
11. 触诊头颅。
12. 分别检查左右眼的近视力（用近视力表）。
13. 检查上、下睑结膜、球结膜和巩膜，检查泪囊。
14. 检查面神经运动功能（皱额、闭目）。
15. 检查眼球运动（检查六个方位）。

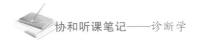

16. 检查瞳孔直接对光反射与间接对光反射。

17. 检查调节与集合反射。

18. 观察及触诊双侧外耳及乳突，触诊颞颌关节及其运动。

19. 分别检查双耳听力（摩擦手指检查法）。

20. 观察及触诊外鼻。

21. 观察鼻前庭、鼻中隔。

22. 检查上颌窦、额窦、筛窦，有无肿胀、压痛、叩痛等。

23. 观察口唇、牙齿、牙龈、舌质和舌苔。

24. 借助压舌板检查口腔黏膜、口咽部及扁桃体。

25. 检查舌下神经（伸舌）。

26. 检查面神经运动功能（露齿、鼓腮或吹口哨）。

27. 检查三叉神经运动支（触双侧咀嚼肌，或以手对抗张口动作）。

28. 检查三叉神经感觉支（上、中、下三支）。

29. 暴露颈部，观察颈部外形和皮肤、颈静脉充盈和颈动脉搏动情况。

30. 触诊颈部淋巴结（耳前耳后、枕后、颌下、颏下、颈前、颈后、锁骨上）。

31. 触诊甲状软骨、甲状腺峡部与侧叶（配合吞咽）。

32. 听诊颈部（甲状腺、血管）杂音。

33. 触诊气管位置。

34. 检查颈椎屈曲、侧弯、旋转活动。

35. 检查副神经（耸肩及对抗头部旋转）。

三、前、侧胸部

36. 暴露胸部，观察胸部外形、对称性、皮肤和呼吸运动等。

37. 分别触诊双侧乳房（四个象限、乳晕及乳头）。

38. 分别触诊双侧腋窝淋巴结（五组）。

39. 触诊胸壁弹性、压痛，检查双侧呼吸动度。

40. 检查双侧语音震颤。

41. 检查有无胸膜摩擦感。

42. 叩诊双侧肺尖、双侧前胸和侧胸。

43. 听诊双侧肺尖、双侧前胸和侧胸。

44. 检查双侧语音共振。

45. 切线方向观察心尖、心前区搏动。

46. 触诊心尖搏动（两步法）。

47. 触诊心前区。

48. 叩诊心脏相对浊音界。

49. 分别用膜型和钟型体件依次听诊二尖瓣区、肺动脉瓣区、主动脉瓣区、主动脉瓣第二听诊区、三尖瓣区，听诊心率、心律、心音、杂音、心包摩擦音。

四、背部

50. 请受检者坐起，充分暴露背部，观察脊柱、胸廓外形及呼吸运动。

51. 触诊脊柱有无畸形、压痛。

52. 叩诊法检查脊柱有无叩击痛。

53. 检查双侧肋脊点和肋腰点有无压痛。

54. 检查双侧肾区有无叩击痛。

55. 检查胸廓活动度及其对称性。

56. 检查双侧语音震颤。

57. 请受检者双上肢交叉，对比叩诊双侧后胸部。

58. 叩诊双侧肺下界移动度（肩胛线）。

59. 听诊双侧后胸部。

60. 检查双侧语音共振。

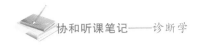

五、腹部

61. 正确暴露腹部，请受检者屈膝、放松腹肌，观察腹部外形、对称性、皮肤、脐及腹式呼吸等。

62. 听诊肠鸣与血管杂音。

63. 叩诊全腹。

64. 叩诊肝上、下界。

65. 检查移动性浊音（经脐平面先左后右）。

66. 浅触诊全腹部（自左下腹开始、逆时针）。

67. 深触诊全腹部（自左下腹开始、逆时针）。

68. 训练患者做加深的腹式呼吸，在右锁骨中线上单手法触诊肝脏。

69. 在右锁骨中线上双手法触诊肝脏。

70. 在前正中线上双手法触诊肝脏。

71. 检查肝颈静脉回流征。

72. 检查胆囊点有无压痛。

73. 双手法触诊脾脏。

74. 如未能触及脾脏，嘱受检者右侧卧位，再触诊脾脏。

75. 双手法触诊双侧肾脏。

76. 检查腹部触觉（或痛觉）与腹壁反射。

六、上肢

77. 正确暴露上肢，观察上肢皮肤、关节等。

78. 观察双手及指甲。

79. 触诊指间关节和掌指关节。

80. 检查指关节运动。

81. 检查上肢远端肌力。

82. 触诊腕关节和检查腕关节运动。

83. 触诊双肘鹰嘴和肱骨髁状突。

84. 触诊滑车上淋巴结。

85. 检查肘关节运动。

86. 检查屈肘、伸肘的肌力。

87. 视诊及触诊肩关节及其周围。

88. 检查肩关节运动及上肢近端肌力。

89. 检查上肢触觉（或痛觉）。

90. 检查肱二头肌反射。

91. 检查肱三头肌反射。

92. 检查桡骨骨膜反射。

93. 检查 Hoffmann 征。

七、下肢

94. 正确暴露下肢，观察双下肢外形、皮肤、趾甲等。

95. 触诊腹股沟区有无肿块、疝等。

96. 触诊腹股沟淋巴结横组与纵组。

97. 触诊股动脉搏动，必要时听诊。

98. 触诊双足背动脉。

99. 检查双下肢有无凹陷性水肿。

100. 检查下肢触觉（或痛觉）。

101. 检查髋关节屈曲、内旋外旋运动。

102. 检查双下肢近端肌力（屈髋）。

103. 触诊膝关节和浮髌试验。

104. 检查膝关节屈曲运动。

105. 检查膝腱反射与髌阵挛。

106. 触诊踝关节及跟腱。

107. 检查踝关节背屈、跖屈、内翻外翻运动。

108. 检查双足背屈、跖屈肌力。

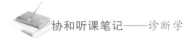

109. 检查屈趾、伸趾运动。

110. 检查跟腱反射与踝阵挛。

111. 检查 Babinski 征、Oppenheim 征、Gordon 征。

112. 检查 Kernig 征、Brudzinski 征。

113. 检查 Lasegue 征。

八、肛门直肠（必要时检查）

114. 嘱受检者左侧卧位，右腿屈曲，观察肛门、肛周、会阴区。

115. 戴上手套，示指涂以润滑剂行直肠指检，观察指套有无分泌物。

九、外生殖器（必要时检查）

116. 解释检查的必要性，注意保护隐私。确认受检者膀胱排空、取仰卧位。

117. 男性视诊，包括尿道外口、阴囊，必要时做提睾反射。

118. 男性触诊双侧睾丸、附睾、精索。

119. 女性视诊，包括尿道口及阴道口。

120. 女性触诊阴阜、大小阴唇、尿道旁腺、巴氏腺。

十、共济运动、步态与腰椎运动。

121. 请受检者站立，检查闭目难立征。

122. 检查指鼻试验（睁眼、闭眼）与双手快速轮替运动。

123. 观察步态。

124. 检查腰椎伸屈、侧弯、旋转运动。

第三节 特殊情况的体格检查

一、智力障碍患者的检查

1. 应特别耐心，创造舒适的检查环境，保护患者隐私。

2. 让一位亲近的家人或保健人员在场常可使患者减少顾虑，配合检查。

3. 应减慢速度，轻柔、细致，不得已时可分次完成。

4. 可能有损伤或带来恐惧感的检查应留待最后完成，以免因此影响关键部位的检查。

✎ **主治语录：** 儿科检查也是把有损伤或带来恐惧感的检查留待最后完成。

二、情绪障碍或有精神疾病患者的检查

1. 有时有经验的工作人员或家人在场可抚慰患者与医师合作，借机尽量完成全身体格检查。

2. 对于全身或重点体格检查绝对必要的精神病患者，可在用镇静药物或适当约束后进行。

三、病重或生理缺陷患者的检查

1. 检查需要更长的时间，更轻柔的手法，变通的检查方法和顺序来完成。

2. 抬起、翻身、变动体位都可能需要助手。

3. 要特别注意检查与主诉、现病史有关的器官系统。

4. 检查顺序需要酌情改变。

（1）卧床的患者：举例如下。

1）对不能坐起或站立的患者，眼底检查有时不得不在卧位情况下进行。

2）心脏检查有时需要配合变动体位的听诊，而患者又不能下蹲或做 Valsalva 动作，此时可嘱患者握拳、被动抬腿或用血压计袖带压迫双臂等方法增加回心血量，对心音和杂音的确定同样有效。

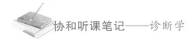

3）肺部检查时，常需助手帮助翻身以完成侧面及背部的叩诊与听诊。

4）直肠检查可以用左侧卧位方式进行触诊，注意屈髋、屈膝，右腿应尽量完全屈曲，同时也可检查背部，特别是检查压疮、叩诊脊柱等。

5）神经系统检查，在脑神经方面，卧位检查无困难，但不宜进行呕吐与吞咽反射的检查。

（2）轮椅上的患者：举例如下。

1）头颈心肺、上下肢检查方式，与通常坐位的患者相同。

2）腹部、直肠、外生殖器、下背部、臀部的检查则不可能满意，如必要，应转移至检查床上进行检查。

四、检查条件不佳的情景

1. 在患者家里进行体格检查，需要携带必要的检查器械，注意卧床，一般较医院的检查台较低，光线应尽量调整充足，最好有助手或家人在场协助完成。

2. 检查结束后应注意将所有用过的一次性消耗物品装袋处理，其余器械应充分清洁和消毒才能供第二次使用。

五、某些意外紧急情况下的体格检查

1. 在缺乏必要的器械的情况下，最重要的是思想准备，然后灵活应对现场的情景。

2. 生命体征的检查放在第一位。

第四节 老年人的体格检查

主治语录： 体检时应正确区分生理年龄所致的改变与病态，注意检查的技巧。

一、注意随着年龄增加而可能出现的老年性改变

举例如下。

1. 视力、听力有一定下降，记忆力减退。

2. 皮肤弹性降低。

3. 瞳孔对光反应稍迟钝，眼球向上凝视能力下降；角膜周围或虹膜的色素沉着所见的老年环也不是病理改变。

4. 收缩压略升高，但仍在正常范围；相应的脉压可有增大。

5. 与脊柱后弓和椎体下塌有关的胸腔前后径增加；胸部检查时有捻发音并不一定是疾病所造成。

6. 肠蠕动功能下降致肠鸣音较少和较弱。

7. 性器官（如女性阴唇、阴道，男性睾丸）萎缩。

8. 前列腺增大。

9. 肌肉常有轻度萎缩。

10. 步态变慢，跨步变小。

11. 神经系统检查时，踝反射可能减弱，其他深反射及肌力也可能减弱，但这种减弱一般是对称性的。

主治语录：除血压升高、前列腺增大外，其他的一般都减弱。

二、老年人体检注意事项

1. 照顾患者实际情况，准备更多时间，耐心、细致进行体检。

2. 检查的方法应灵活、机动。

主治语录：在交谈中可以有效了解高级智能活动、语言能力以及精神状态等相关神经系统体征。

3. 初步的精神状态检查可从患者一般状态、情感反应及语言、行为是否适度，加以评价。

4. 注意患者视力、听力下降程度，一般对耳语音及高调语音分辨能力较差。

5. 心脏检查时，注意第一心音改变及第三心音可能是病态表现。

6. 血压检查最好包括坐、卧、立位，以了解循环代偿能力，并应进行双侧检查。有下肢症状的，也可以同时进行上下肢的检查。

第五节　重点体格检查

1. 在门诊和急诊的日常医疗工作中，时间是相当有限的，而且，面对具体的患者，医师通过问诊又已经获得了病史资料，通过分析综合已勾画出疾病的假设，对患病的器官系统和病变的类型可能已有了初步印象。在此基础上进行的体格检查带有很强的目的性，可以用较少的时间进行重点的、有效的体格检查。

2. 进行有的放矢的重点体格检查，其顺序与全身体格检查基本一致，但应根据患者的体位、病情和需要对重点体格检查的部位和内容做适当的调整，尽量减少患者的不适，又能较快地完成需要的、有针对性的检查。

主治语录： 对什么样的主诉（当然还有更复杂的病史）需要重点作哪些内容的体格检查，这需要丰富的疾病鉴别诊断知识和迅速建立诊断假设的能力，实际上也就是医师的临床诊断思维能力的反映。

第四篇 实 验 诊 断

第一章 概 论

> ### 核心问题
>
> 1. 实验诊断的基本概念。
> 2. 实验诊断学的主要内容及应用范围。
> 3. 实验诊断的临床应用与评价。

内容精要

实验诊断是以实验室检查结果或数据为依据，结合其他临床资料，经过综合分析，应用于临床诊断、鉴别诊断、病情观察、疗效监测和预后判断的一种临床诊断方法。

一、实验诊断的概念

（一）实验诊断的内容

1. 临床血液学检查　血液和造血组织的原发性血液病以及非造血细胞疾病所致的血液学变化的检查，包括红细胞、白细胞和血小板的数量、生成动力学、形态学和细胞化学等的检验；止血凝血功能、抗凝和纤溶功能的检验；溶血的检验；血型鉴定和交叉配血试验等。

2. 临床生物化学检查　对组成机体的生理成分、代谢功能、重要脏器的生化功能、毒物分析及药物浓度监测等的临床生物化学检验，包括糖、脂肪、蛋白质及其代谢产物和衍生物的检验；血液和体液中电解质和微量元素的检验；血气和酸碱平衡的检验；临床酶学检验；激素和内分泌功能的检验；药物和毒物浓度检查等。

3. 临床免疫学检查　机体免疫功能检验、感染性免疫、自身性免疫及肿瘤标志物等检验。

4. 临床病原学检查　感染性疾病的常见病原体检验、医院感染的常见病原体检验、性传播性疾病的病原体检验，细菌耐药性检验等。

5. 体液与排泄物检查　对尿液、脑脊液、精液、胆汁等各种体液以及粪便、痰等排泄物的常规检验。

6. 其他检查　包括染色体分析、基因诊断以及即时检验指在患者旁边进行的医学检验等。

（二）实验诊断的应用范围

1. 为临床医疗工作服务。
2. 为开展预防工作提供依据。
3. 进行社会普查。
4. 开展健康咨询。

✎ 主治语录：实验诊断以往主要是为临床诊断所用，随着医学模式由单纯的疾病诊断逐渐向健康保健、疾病预防及遗传筛查等的方向发展，其职能和应用价值均得到了巨大的扩展。

二、实验诊断的质量体系和影响因素

1. 完善质量保证体系　采用各种科学的措施保证检查结果的准确性，为临床提供可靠的信息。管理措施包括室内质量控制、室间质量控制和实验质量体系。

2. 影响实验诊断的因素　影响实验诊断的因素有实验室前因素、实验室因素和实验室后因素。

三、患者标本的采集和处理

（一）血液标本

1. 血液标本的种类

（1）全血：用于对血细胞成分的检查。

（2）血清：用于大部分临床生化检查和免疫学检查。

（3）血浆：用于凝血因子测定和游离血红蛋白以及部分临床生化检查。

2. 采血部位

（1）毛细血管采血：主要用于床边项目和急诊项目，其结果代表局部的状态。成年人常在指端，婴幼儿可用拇指或足跟，烧伤患者可选择皮肤完整处采血。

（2）静脉采血：需血量较多时采用。通常多在肘部静脉、腕部静脉或手背静脉，婴幼儿在颈外静脉采血。

　　主治语录：严禁从静脉输液管中采取血液标本。

（3）动脉采血：常用于血气分析时。多在股动脉穿刺采血，也可用肱动脉或桡动脉。采得血标本必须与空气隔绝，立即送检。

3. 采血时间

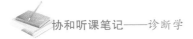

（1）空腹采血：在禁食 8 小时后空腹采取的标本，一般是在晨起早餐前采血，常用于临床生化检查。

（2）特定时间采血。

（3）急诊采血。

主治语录：因人体生物节律在昼夜间有周期性变化，故在 1 天不同时间采的血标本，检验结果也会随着变化，如激素、葡萄糖测定。

4. 标本采集后的处理

（1）添加剂：常用血液标本添加剂，见表 4-1-1。

表 4-1-1　常用血液标本添加剂

添加剂	作　用	用　途	注意事项
乙二胺四乙酸盐	与血液 Ca^{2+} 结合成螯合物	全血细胞计数	抗凝剂用量和血液的比例，立即混匀
枸橼酸钠	与血液 Ca^{2+} 结合	血沉、凝血试验、血液保养液	抗凝作用相对较弱，抗凝剂浓度、体积和血液的比例非常重要
肝素	加强抗凝血酶灭活丝氨酸蛋白酶，阻止凝血酶形成	血气分析；肝素钾适用于红细胞渗透脆性试验	采用电极法检查时，血清钾与血浆钾有差异；不适合血常规检查
草酸盐	与血液 Ca^{2+} 形成草酸钙沉淀	草酸钾干粉常用于血浆标本抗凝	容易造成钾离子污染其他检查项目；现已少用
促凝剂	促进激活凝血机制，加速血液凝固	缩短血清分离时间，特别适用于急诊生化检查	常用促凝剂有凝血酶、蛇毒、硅石粉、硅碳素等
分离胶	高黏度凝胶在血清和血块间形成隔层，达到分离血细胞和血清目的	能快速分离出血清标本；有利于标本的冷藏保存	分离胶的质量影响分离效果和检查结果

（2）及时送检和检查。

（3）微生物检验的血标本。

（二）骨髓标本

骨髓标本由骨髓穿刺而获得。

（三）排泄物、体液标本

尿液、脑脊液、粪便、浆膜腔积液等标本采集后均应随时尽快送检。

四、实验诊断的临床应用和评价

1. 正确选择实验室检查项目　选择检验项目的原则：针对性、有效性、经济性和及时性。

2. 常用于诊断性实验的评价指标　诊断灵敏度、诊断特异性、诊断准确度和连续定量数据分析。

3. 检验结果解释需与临床结合。

4. 与非特异性检查项目的组合。

五、实验诊断参考值范围、医学决定水平与危急值

1. 参考范围　参考值是指对抽样的个体进行某项目检查所得的值；所有抽样组测得值的平均值加减 2 个标准差即为参考范围。

2. 医学决定水平　不同于参考值的另一些限值，通过观察测定值是否高于或低于这些限值，可在疾病诊断中起排除或确认的作用，或对某些疾病进行分级或分类，或对预后做出估计，以提示医师在临床上应采取何种处理方式或决定采取某种治疗措施等。

3. 危急值　某些检验结果出现异常超过一定界值时，可能危及患者的生命，医师必须紧急处理，称为危急值。

第二章 临床血液学检测

核心问题

1. 血细胞的临床意义及正常值。
2. 血细胞从原始到成熟的发育过程。
3. 血型的鉴定及交叉配血实验。

内容精要

临床常见的血液学检测有血液一般监测，包括血液常规检测、有形成分形态学观察、红细胞沉降率测定等；溶血性贫血的实验室检测；骨髓细胞学检测主要包括骨髓细胞形态学检查、骨髓细胞化学检查、骨髓病理学检查、细胞遗传学检查、细胞免疫学表型分析、造血细胞培养等；血型鉴定与交叉配血试验。

第一节 血液一般检测

一、红细胞的检测和血红蛋白的测定

（一）参考值

正常人群红细胞数和血红蛋白参考值，见表4-2-1。

表 4-2-1　红细胞数和血红蛋白参考值

人　　群	参考值	
	红细胞数（$\times 10^{12}$/L）	血红蛋白（g/L）
成年男性	4.0~5.5	120~160
成年女性	3.5~5.0	110~150
新生儿	6.0~7.0	170~200

（二）临床意义

1. 红细胞及血红蛋白增多

（1）相对性增多：因血浆容量减少，使红细胞容量相对增加。见于严重呕吐、腹泻、大量出汗、大面积烧伤、慢性肾上腺皮质功能减退、尿崩症、甲状腺功能亢进危象、糖尿病酮症酸中毒。

（2）绝对性增多：临床上称为红细胞增多症，按发病原因可分为继发性和原发性两类，后者称为真性红细胞增多症，是血液肿瘤的一种。

1）继发性红细胞增多症：①红细胞生成素代偿性增加。生理性红细胞生成素代偿性增加见于胎儿及新生儿、高原地区居民。病理性增加则见于严重的慢性心、肺部疾病如阻塞性肺气肿、肺源性心脏病、发绀型先天性心脏病，以及携氧能力低的异常血红蛋白病等。②红细胞生成素非代偿性增加。红细胞生成素增加是与某些肿瘤或肾脏疾病有关，如肾癌、肝细胞癌、卵巢癌、肾胚胎瘤、肾上腺皮质腺瘤、子宫肌瘤以及肾盂积水、多囊肾等。

2）真性红细胞增多症：一种以红细胞数量增多为主的骨髓增殖性肿瘤。

主治语录：多次检查成年男性红细胞>6.0×10^{12}/L，血红蛋白>170g/L；成年女性红细胞>5.5×10^{12}/L，血红蛋白>160g/L时即认为增多。

2. 红细胞及血红蛋白减少

（1）生理性减少：婴幼儿及 15 岁以下的儿童，红细胞及血红蛋白一般比正常成年人低 10%～20%；部分老年人、妊娠中、晚期均可有红细胞数及血红蛋白减少。

（2）病理性减少：见于各种贫血。

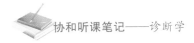

主治语录： 根据贫血产生的病因和发病机制不同，可将贫血分为红细胞生成减少、红细胞破坏增多、红细胞丢失过多。

3. 红细胞形态改变

（1）大小异常

1）小红细胞：红细胞直径小于 6μm。见于低色素性贫血，如缺铁性贫血。

2）大红细胞：直径大于 10μm。见于溶血性贫血，急性失血性贫血，也可见于巨幼细胞贫血。

3）巨红细胞：直径大于 15μm。常见于叶酸或/和维生素 B_{12} 缺乏所致的巨幼细胞贫血。

4）红细胞大小不均：红细胞大小悬殊，直径可相差 1 倍以上。这种现象见于病理造血，反映骨髓中红细胞系增生明显旺盛。

（2）形态异常：球形细胞、椭圆形细胞、口形细胞、靶形细胞、镰形细胞、泪滴形细胞、棘形细胞或刺突细胞、锯齿形细胞、裂细胞、红细胞缗线状排列、红细胞形态不完整。

（3）着色异常

1）低色素性：常见于缺铁性贫血、珠蛋白生成障碍性贫血、铁粒幼细胞性贫血，也可见于某些血红蛋白病。

2）高色素性：常见于巨幼细胞贫血，球形细胞也呈高色素性。

3）嗜多色性：嗜多色性红细胞增多反映骨髓造血功能活

跃、红细胞系增生旺盛、红细胞释放量增加。见于增生性贫血，尤以溶血性贫血时为最多见。

（4）结构异常

1）嗜碱性点彩：可见于骨髓增生旺盛的贫血，如巨幼细胞贫血等。铅中毒时出现量增多并呈粗颗粒状点彩，因此可用于铅中毒的筛查。

2）染色质小体：核碎裂的残余物或染色质的断裂、丢失，亦可出现于晚幼红细胞中。多见于溶血性贫血、巨幼细胞贫血、纯红白血病及其他增生性贫血。

3）卡波环：见于严重贫血、溶血性贫血、巨幼细胞贫血、铅中毒及白血病等。

4）有核红细胞：主要见于各种溶血性贫血；白血病；髓外造血，如骨髓纤维化；骨髓转移癌；脾切除后的滤血、清除功能丧失。

二、白细胞的检测

白细胞计数的参考值：成年人（4～10）×10^9/L；新生儿（15～20）×10^9/L；6 个月至 2 岁（11～12）×10^9/L。

（一）粒细胞

1. 中性粒细胞

（1）参考值（表 4-2-2）。

表 4-2-2　五种白细胞正常百分数和绝对值

细胞类型		百分数	绝对值（×10^9/L）
中性粒细胞（N）	杆状核（st）	0～5	0.04～0.5
	分叶核（sg）	50～70	2～7
嗜酸性粒细胞（E）		0.5～5	0.05～0.5

续　表

细胞类型	百分数	绝对值（$\times 10^9$/L）
嗜碱性粒细胞（B）	0~1	0~0.1
淋巴细胞（L）	20~40	0.8~4
单核细胞（M）	3~8	0.12~0.8

（2）临床意义

1）中性粒细胞增多：①在生理情况下，外周血白细胞及中性粒细胞1天内存在着波动，下午较早晨为高。妊娠后期及分娩时、剧烈运动或劳动后、饱餐或淋浴后、高温或严寒等均可使其暂时性升高。②病理性增多，见于急性感染，严重的组织损伤及大量血细胞破坏，急性大出血，急性中毒，白血病、骨髓增殖性肿瘤及一些恶性实体瘤。

2）中性粒细胞减少：引起中性粒细胞减少的原因有感染，血液系统疾病，物理、化学因素损伤，单核巨噬细胞系统功能亢进，自身免疫性疾病。

3）中性粒细胞的核象变化：①中性粒细胞核左移。外周血的非分叶核中性粒细胞的百分率增高时，称为核左移。常见于细菌性感染，特别是急性化脓性感染、急性失血、急性中毒及急性溶血反应等。②中性粒系细胞核右移。外周血中性粒细胞的细胞核出现5叶或更多分叶，且其百分率超过3%时，称为核右移。主要见于巨幼细胞贫血及造血功能衰退，也可见于应用抗代谢药物，如阿糖胞苷或6-巯基嘌呤等。

主治语录：如在疾病进展期突然出现中性粒细胞核右移的现象，则提示预后不良。

4）中性粒细胞形态异常：①中性粒细胞的中毒性改变。细胞大小不均、中毒颗粒、空泡变性、杜勒小体、核变性。②巨多分叶核中性粒细胞。多见于巨幼细胞贫血或应用抗代谢药物治疗后。③与遗传有关的中性粒细胞形态异常。Pelger-Huet 畸形、Chediak-Higashi 畸形、Aider-Reilly 畸形、May-HeggLin 畸形。

2. 嗜酸性粒细胞

（1）嗜酸性粒细胞增多：过敏性疾病、寄生虫病、皮肤病、血液病、某些恶性肿瘤、某些传染病、其他。

（2）嗜酸性粒细胞减少：常见于伤寒、副伤寒初期，大手术、烧伤等应激状态，或长期应用肾上腺皮质激素后，其临床意义不大。

3. 嗜碱性粒细胞

（1）嗜碱性粒细胞增多：过敏性疾病、血液病、恶性肿瘤、其他。

（2）嗜碱性粒细胞减少：无临床意义。

（二）淋巴细胞

1. 淋巴细胞增多

（1）儿童期淋巴细胞较高，婴儿出生时淋巴细胞约占 35%，4~6 天后淋巴细胞可达 50%，与粒细胞比例大致相等，直至 4~6 岁，此为儿童期的淋巴细胞生理性增多。4~6 岁后淋巴细胞比例逐渐减低，粒细胞比例升高，逐渐达正常成年人水平。

（2）病理性淋巴细胞增多，见于感染性疾病、成熟淋巴细胞肿瘤、急性传染病的恢复期、移植排斥反应、淋巴细胞比值相对升高的疾病。

2. 淋巴细胞减少　主要见于应用肾上腺皮质激素、烷化剂、抗淋巴细胞球蛋白等的治疗以及放射线损伤、T 淋巴细胞免疫缺陷病、丙种球蛋白缺乏症等。

3. 反应性淋巴细胞（异型淋巴细胞）　根据细胞形态学特

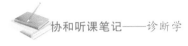

点可分为三型。

（1）Ⅰ型（泡沫型）：胞体较淋巴细胞稍大，呈圆形或椭圆形，部分为不规则形。核偏位，呈圆形、肾形或不规则形，核染色质呈粗网状或小块状、无核仁。胞质丰富，呈深蓝色，含有大小不等的空泡，使胞质呈泡沫状，无颗粒或有少数颗粒。

（2）Ⅱ型（不规则型）：胞体较Ⅰ型大，细胞外形常不规则，似单核细胞，故又称单核细胞型。胞质丰富，呈淡蓝色或淡蓝灰色，可有少量嗜天青颗粒，一般无空泡。核形与Ⅰ型相似，但核染色质较Ⅰ型细致，亦呈网状，核仁不明显。

（3）Ⅲ型（幼稚型）：胞体大，直径 15~18μm。呈圆形或椭圆形。胞质量多，蓝色或深蓝色，一般无颗粒，有时有少许小空泡。核圆形或椭圆形，核染色质呈纤细网状，可见 1~2 个核仁。

主治语录：具体病例中反应性淋巴细胞常一起或交叉出现，呈现反应性淋巴细胞的异质性，除上述三型外，有时也可见到不好归类的其他形态。

4. 反应性淋巴细胞增多　见于感染性疾病，药物过敏；输血、血液透析或体外循环术后，可能与巨细胞病毒感染有关；其他疾病如免疫性疾病、粒细胞缺乏症、放射治疗等也可出现反应性淋巴细胞。

（三）单核细胞

1. 单核细胞增多

（1）婴幼儿及儿童单核细胞可略多，属生理性。

（2）病理性增多

1）某些感染：如感染性心内膜炎、疟疾、黑热病、急性感染的恢复期、活动性肺结核等，单核细胞明显增多。

2）某些血液病：如单核细胞白血病、粒细胞缺乏症恢复期、骨髓增生异常综合征、慢性粒单细胞白血病等可见单核细胞增多。

2. 单核细胞减少　一般情况下无临床意义，毛发状细胞白血病时单核细胞减少。

三、网织红细胞的检测

（一）网织红细胞的测定

1. 参考值
（1）成年人：0.005~0.015（百分数为0.5%~1.5%）；绝对数（24~84）×10^9/L。
（2）儿童：0.005~0.015（百分数为0.5%~1.5%）。
（3）新生儿：0.03~0.06（百分数为3%~6%）。

2. 临床意义
（1）网织红细胞增多：常见于溶血性贫血、急性失血、缺铁性贫血、巨幼细胞贫血及某些贫血患者治疗后，如补充铁或维生素 B_{12} 及叶酸后。
（2）网织红细胞减少：见于再生障碍性贫血、纯红细胞再生障碍性贫血等。

（二）网织红细胞生成指数

1. 网织红细胞生成指数（RPI）　代表网织红细胞的生成相当于常人的倍数。

$$RPI=（患者网织红细胞\%/2）×（患者血细胞比容/正常人血细胞比容）×100$$

注："2"为网织红细胞成熟时间（天），正常人血细胞比容成年男性为0.45，成年女性为0.40。

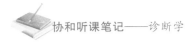

2. 参考值　正常人 RPI 为 2。

3. 临床意义　网织红细胞生成指数>3 提示为溶血性贫血或急性失血性贫血；<2 则提示为骨髓增生低下或红细胞系成熟障碍所致的贫血。

四、血小板的检测

（一）血小板计数（PC 或 PLT）

1. 参考值　（100～300）×10^9/L。

2. 临床意义

（1）血小板减少

1）血小板的生成障碍：见于再生障碍性贫血、放射性损伤、急性白血病、巨幼细胞贫血、骨髓纤维化晚期等。

2）血小板破坏或消耗增多：见于免疫性血小板减少症（ITP）、系统性红斑狼疮（SLE）、淋巴瘤、上呼吸道感染、风疹、新生儿血小板减少症、输血后血小板减少症、弥散性血管内凝血（DIC）、血栓性血小板减少性紫癜（TTP）、先天性血小板减少症。

3）血小板分布异常：如脾大（肝硬化、Banti 综合征）、血液被稀释（输入大量库存血或大量血浆）等。

（2）血小板增多

1）原发性增多：见于骨髓增殖性肿瘤，如真性红细胞增多症、原发性血小板增多症、原发性骨髓纤维化早期及慢性髓系白血病等。

2）反应性增多：见于急性感染急性溶血、某些癌症患者。

🖊主治语录：血小板计数是计数单位容积外周血液中血小板的数量，可以采用镜下目视法，目前多采用自动化血细胞分析仪检测。

（二）血小板平均容积（MPV）和血小板分布宽度（PDW）测定

1. 参考值　MPV 为 7~11fl；PDW 为 15%~17%。

2. 临床意义

（1）MPV 增加见于：血小板破坏增加而骨髓代偿功能良好者；造血功能抑制解除后，MPV 增加是造血功能恢复的首先征兆。

（2）MPV 减低见于：骨髓造血功能不良，血小板生成减少；有 50% 白血病患者 MPV 减低；MPV 随血小板数而持续下降，是骨髓造血功能衰竭的指标之一。

（3）PDW 减少表明血小板的均一性高。

（4）PDW 增高表明血小板大小悬殊，见于急性髓系白血病、巨幼细胞贫血、慢性髓系白血病、脾切除、巨大血小板综合征、血栓性疾病等。

（三）外周血血小板形态

正常血小板胞体为圆形，椭圆形或不规则形，直径 2~3μm。血小板形态变化的意义如下。

1. 大小的变化　主要见于 ITP、急性髓系白血病、慢性髓系白血病及某些反应性骨髓增生旺盛的疾病。

2. 形态的变化　正常幼稚型增多见于急性失血后，病理性幼稚型增多见于原发性和反应性血小板疾病。当骨髓巨核细胞增生旺盛时，尤其是 ITP 出现血小板减少危象和粒细胞白血病时，可以见到大量蓝色的、巨大的血小板。

3. 血小板分布情况　原发性血小板增多症，血小板聚集成团、成片可以占满整个油镜视野。再生障碍性贫血时，血小板明显减少。血小板无力症则不出现聚集成堆的血小板。

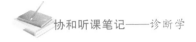

五、红细胞沉降率

1. 红细胞沉降率（ESR 或血沉率）　红细胞在一定条件下沉降的速率，简称血沉，是静止情况下，红细胞受地球引力、血浆浮力及血液组成相互作用的结果。

2. 影响因素

（1）血浆中组分变化：球蛋白、纤维蛋白原增加会使血沉加快。

（2）红细胞数量和形状：红细胞减少时血沉加快，球形红细胞增多血沉减慢。

3. 参考值　男性 0~15mm/1h；女性 0~20mm/1h。

4. 临床意义

（1）血沉增快

1）生理性增快：12 岁以下的儿童、60 岁以上的高龄者、妇女月经期、妊娠 3 个月以上血沉可加快，其增快可能与生理性贫血或纤维蛋白原含量增加有关。

2）病理性增快：见于各种炎症性疾病；组织损伤及坏死；恶性肿瘤；各种原因导致血浆球蛋白相对或绝对增高时，血沉均可增快；其他。

（2）血沉减慢：一般临床意义较小，红细胞增多症、球形红细胞增多症和纤维蛋白原含量重度缺乏者，血沉可减慢。

六、血细胞比容测定和红细胞有关参数的应用

（一）血细胞比容测定

1. 血细胞比容（HCT）　又称血细胞压积（PCV），是指血细胞在血液中所占容积的比值。用抗凝血在一定条件下离心沉淀即可测得。

2. 参考值

（1）微量法：男（0.467±0.039）L/L；女（0.421±0.054）L/L。

（2）温氏法：男 0.40～0.50L/L（40～50vol%）；平均 0.45L/L。女 0.37～0.48L/L（37～48vol%）；平均 0.40L/L。

3. 临床意义

（1）血细胞比容增高：临床上测定脱水患者的血细胞比容，作为计算补液量的参考。

（2）血细胞比容减低：见于各种贫血。

（二）红细胞平均值的计算

1. 平均红细胞容积（MCV）

（1）计算公式：MCV＝每升血液中血细胞比容/每升血液中红细胞数。

（2）参考值：手工法，82～92fl（82～92μm³）；血细胞分析仪法，80～100fl。

2. 平均红细胞血红蛋白量

（1）计算公式：MCH＝每升血液中血红蛋白量/每升血液中血红细胞数。

（2）参考值：手工法，27～31pg；血细胞分析仪法，27～34pg。

3. 平均红细胞血红蛋白浓度（MCHC）

（1）计算公式：MCHC＝每升血液中血红蛋白量/每升血液中血细胞比容。

（2）参考值：320～360g/L（32%～36%）。

4. 临床意义　根据上述三项红细胞平均值可进行贫血的形态学分类，见表4-2-3。

表 4-2-3　贫血的形态学分类

贫血的形态学分类	MCV fl	MCH pg	MCHC g/L	病　因
正常细胞性贫血	80~100	27~34	320~360	再生障碍性贫血、急性失血性贫血、多数溶血性贫血、骨髓病性贫血如白血病等
大细胞性贫血	>100	>34	320~360	巨幼细胞贫血及恶性贫血
单纯小细胞性贫血	<80	<27	320~360	慢性感染、炎症、肝病、尿毒症、恶性肿瘤、风湿性疾病等所致的贫血
小细胞低色素性贫血	<80	<27	<320	缺铁性贫血、珠蛋白生成障碍性贫血、铁粒幼细胞性贫血

主治语录：贫血的形态学分类取决于红细胞计数、血红蛋白量和血细胞比容测定的准确性。

(三) 红细胞体积分布宽度测定

1. 红细胞体积分布宽度（RDW）　反映外周血红细胞体积异质性的参数，由血细胞分析仪测量而获得。

2. 参考值　RDW-CV 11.5%~14.5%。

3. 临床意义

（1）用于贫血的形态学分类见表 4-2-4。

表 4-2-4　根据 MCV，RDW 的贫血形态学分类

MCV	RDW	贫血类型	常见疾病
增高	正常	大细胞均一性贫血	部分再生障碍性贫血
	增高	大细胞非均一性贫血	巨幼细胞性贫血、MDS

MCV	RDW	贫血类型	常见疾病
正常	正常	正常细胞均一性贫血	急性失血性贫血
	增高	正常细胞非均一性贫血	再生障碍性贫血、PNH、G6PD 缺陷症
减低	正常	小细胞均一性贫血	珠蛋白生成障碍性贫血、球形细胞增多症等缺铁性贫血
	增高	小细胞非均一性贫血	

（2）用于缺铁性贫血的诊断和鉴别诊断。

七、血细胞直方图的临床应用

1. 白细胞体积分布直方图。
2. 红细胞体积分布直方图。
3. 血小板直方图。

第二节　溶血性贫血的实验室检测

一、溶血性贫血筛查检测

见表 4-2-5。

表 4-2-5　溶血性贫血筛查检测

名　　称	参考值	临床意义
血浆游离血红蛋白检测	<50mg/L	发生血管内溶血时血浆游离血红蛋白明显增高。血管外溶血时血浆游离血红蛋白不增高。自身免疫性溶血性贫血、珠蛋白生成障碍性贫血可轻度增高
血清结合珠蛋白检测	0.7~1.5g/L	各种溶血时血清结合珠蛋白均有减低，血管内溶血时减低显著
血浆高铁血红素清蛋白检测	阴性	阳性表示为严重血管内溶血

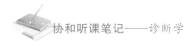

续　表

名　　称	参考值	临床意义
含铁血黄素尿试验（Rous试验）	阴性	慢性血管内溶血时可呈现阳性，并持续数周。常见于阵发性睡眠性血红蛋白尿症，在溶血初期可阴性
红细胞寿命测定	正常半衰期25~32天	溶血性贫血时常<15天是确定溶血性贫血的可靠方法

二、红细胞膜缺陷的检测

（一）红细胞渗透脆性实验

1. 原理　红细胞在低渗氯化钠溶液中细胞逐渐膨胀甚至破裂而溶血。红细胞渗透脆性试验是测定红细胞对不同浓度低渗氯化钠溶血的抵抗力，即红细胞的渗透脆性。

2. 参考值

（1）开始溶血：0.42%~0.46%（4.2~4.6g/L）NaCl溶液。

（2）完全溶血：0.28%~0.34%（2.8~3.4g/L）NaCl溶液。

3. 临床意义

（1）脆性增高：主要见于遗传性球形细胞增多症。

（2）脆性减低：常于海洋性贫血，也可见于缺铁性贫血、某些肝硬化及阻塞性黄疸等。

（二）红细胞孵育渗透脆性试验

1. 原理　红细胞孵育过程中，葡萄糖的消耗增加，储备的ATP减少，导致红细胞膜对阳离子的主动传递受阻，钠离子在红细胞内集聚，细胞膨胀，渗透脆性增加。

2. 参考值

（1）未孵育：50%溶血为4.00~4.45g/L NaCl。

（2）37℃孵育 24 小时：50%溶血为 4.65～5.9g/L NaCl。

3. 临床意义

（1）脆性增加：见于遗传性球形细胞增多症、遗传性椭圆形细胞增多症、遗传性非球形细胞溶血性贫血。

（2）脆性减低：见于珠蛋白生成障碍性贫血、缺铁性贫血、镰状细胞贫血、脾切除术后。

📌 主治语录：常用于轻型遗传性球形细胞增多症、遗传性非球形细胞溶血性贫血的诊断和鉴别诊断。

（三）自身溶血试验及纠正试验

1. 原理

（1）先天性非球形细胞性溶血性贫血患者，由于红细胞内酶缺陷，葡萄糖酵解障碍，不能提供足量 ATP，以维持红细胞内的钠泵作用。

（2）患者红细胞无菌条件下在自身血浆中温育 48 小时，使 ATP 储备减少，钠泵作用减弱，导致溶血增强。在孵育过程中，分别加入葡萄糖和 ATP 作为纠正物，并以氯化钠溶液为对照，观察溶血是否能被纠正。

2. 参考值　正常人红细胞经孵育 48 小时后，仅轻微溶血、溶血度<3.5%；加葡萄糖和加 ATP 孵育，溶血明显纠正，溶血度均<1%。

3. 临床意义　可用做遗传性球形细胞增多症和先天性非球形细胞性溶血性贫血的鉴别诊断。

三、红细胞酶缺陷的检测

（一）高铁血红蛋白还原试验

1. 原理

（1）在被检血液中加入亚硝酸钠使血红蛋白变成棕色的高铁血红蛋白，当血液中有足量还原型辅酶Ⅱ（NADPH）时，棕色的高铁血红蛋白又被高铁血红蛋白还原酶还原成亚铁型的血红蛋白。

（2）葡萄糖-6-磷酸脱氢酶（G6PD）含量与活性正常时，由磷酸戊糖代谢途径生成的 NADPH 的量足以完成上述还原反应。反之，则还原速度减慢，甚至不能还原。

2. 参考值 高铁血红蛋白还原率＞75%；高铁血红蛋白 0.3~1.3g/L。

3. 临床意义 减低：蚕豆病和伯氨喹型药物溶血性贫血患者由于 G6PD 缺陷，高铁血红蛋白还原率明显下降。

（二）氰化物-抗坏血酸试验

1. 原理 抗坏血酸钠与氧合血红蛋白（HbO_2）反应产生 H_2O_2，氧化钠能抑制过氧化氢酶使 H_2O_2 不被分解，于是 H_2O_2 与还原型谷胱甘肽（GSH）发生反应，产生氧化型谷胱甘肽（GSSG），NADPH 使 GSSG 再还原为 GSH。

2. 临床意义

（1）正常人血液要在 4 小时以上才变成棕色。

（2）纯合子 G6PD 缺陷的血液变成棕色，在 2 小时内即变色，杂合子者要 3~4 小时变色。

（三）变性珠蛋白小体生成试验

1. 原理

（1）G6PD 缺陷可致红细胞内的还原型谷胱甘肽（GSSG）含量减少，随之出现高铁血红蛋白增高，最后形成变性珠蛋白小体。

（2）取 G6PD 缺陷者血液，然后加乙酰苯肼于被检血样及对照标本中，37℃温育 2~4 小时，推薄血片，用1%煌焦油蓝染色。计算含 5 个或更多珠蛋白小体的红细胞百分率。

2. 参考值　<30%。

3. 临床意义　G6PD 缺陷病、不稳定 Hb、HbH 病等变性珠蛋白小体常高于 45%。

（四）葡萄糖 6 磷酸脱氢酶荧光斑点试验和活性测定

1. 原理

（1）在 G6PD 和氧化型辅酶Ⅱ（NADP）存在下，G6PD 能使 NADP 还原成 NADPH，后者在紫外线照射下会发出荧光。

（2）NADPH 的吸收峰在波长 340nm 处，可通过单位时间生成 NADPH 的量来测定 G6PD 活性。

2. 参考值　正常人有甚强荧光。

3. 临床意义　G6PD 缺陷者荧光很弱或无荧光；杂合子或某些 G6PD 变异体者则可能有轻到中度荧光。正常人酶活性为 (4.97 ± 1.43) U/gHb。

（五）丙酮酸激酶荧光筛选试验和活性测定

1. 原理　在二磷酸腺苷（ADP）存在条件下，丙酮酸激酶（PK）催化烯醇式磷酸丙酮酸变为丙酮酸，在还原型辅酶Ⅰ（NADH）存在情况下，丙酮酸被乳酸脱氢酶（LDH）作用转变成乳酸，此时有自发荧光能力的 NADH 变为 NAD，荧光消失。

2. 参考值　PK 活性正常，荧光在 20 分钟内消失。酶活性 (15.1 ± 4.99) U/gHb。

3. 临床意义　PK 严重缺陷（纯合子）荧光 60 分钟不消失；杂合子者荧光 25~60 分钟消失。

四、珠蛋白生成异常的检测

（一）血红蛋白电泳

1. 原理　与血清蛋白电泳相同。

2. 参考值　正常人的电泳图谱显示 4 条区带，最靠阳极端的为量多的 HbA，其后为量少的 HbA_2，再后为两条量更少的红细胞内的非血红蛋白成分（NH_1 和 NH_2）。

3. 临床意义

（1）HbA_2 增高：是诊断 β 轻型地中海贫血的重要依据。

（2）HbA_2 减低：缺铁性贫血及铁粒幼细胞贫血 HbA_2 减低。

主治语录：个别恶性贫血、叶酸缺乏所致巨幼细胞贫血、某些不稳定血红蛋白病 HbA_2 也会增高。

（二）胎儿血红蛋白酸洗脱试验

1. 原理　HbF 抗酸能力较 HbA 强。把经固定后的血涂片置酸性缓冲液中保湿一定时间，只有含 HbF 的红细胞不被洗脱，再用伊红染色而呈鲜红色。

2. 临床意义　脐带血、新生儿、婴儿阳性，成年人小于 1%。地中海贫血患者轻型者（杂合子）仅少数红细胞呈阳性，重型者阳性红细胞明显增多。

（三）胎儿血红蛋白测定或 HbF 碱变性试验

1. 原理　在碱性溶液中，HbF 不易变性沉淀，其他 Hb 在碱性溶液中可变性被沉淀。测定其滤液中 Hb 含量，即 HbF 含量。

2. 参考值　成年人<2%。新生儿 55%~85%，1 岁左右同成年人。

3. 临床意义　增高：β 地中海贫血明显增高，重型者高达 80%~90%。急性白血病、再生障碍性贫血、纯红白血病、淋巴瘤等也可轻度增高。

（四） HbA₂ 定量测定

1. 参考值　1%～3.2%。

2. 临床意义　同血红蛋白电泳。

（五） 限制性内切酶谱分析

1. 从白细胞、胎儿的绒毛或羊水细胞提取高分子量 DNA，用适当的限制性内切酶降解。

2. 经琼脂糖电泳分级，用 Southern 印迹法将 DNA 转移到硝酸纤维素膜上，再与放射性核素标记的基因探针杂交后放射自显影。

3. 根据患者 DNA 限制性内切酶图谱的变化或限制性内切酶降解 DNA 片段长度的多态性，来分析是否存在珠蛋白基因的突变、缺失等缺陷。

五、自身免疫性溶血性贫血检测

自身免疫性溶血性贫血（AIHA）系体内免疫发生异常，产生自身抗体或/和补体，结合在红细胞膜上，红细胞破坏加速而引起的一组溶血性贫血。

（一） 抗球蛋白试验

1. 原理

（1）已结合在红细胞相应抗原上的不完全抗体无法连接或桥接 2 个邻近的红细胞而不表现出红细胞凝集，抗球蛋白抗体可与多个不完全抗体的 Fc 段相结合起链接或桥接作用，导致红细胞凝集可被观察到，称为抗球蛋白试验阳性。

（2）直接抗球蛋白试验阳性说明红细胞表面已结合有不完全抗体。间接抗球蛋白试验阳性则说明患者血清中存在着不完全抗体。

2. 参考值　直接、间接抗球蛋白均呈阴性反应。

3. 临床意义

（1）阳性：见于新生儿溶血病、自身免疫性溶血性贫血、系统性红斑狼疮（SLE）、类风湿关节炎、一些淋巴瘤、甲基多巴及青霉素型等药物性溶血反应。

（2）温抗体与冷抗体：AIHA 大多属于温抗体型（即于 37℃ 条件下作用最强，主要为 IgG），也有少部分冷抗体型（主要为 IgM），故必要时应用于 4℃ 条件下进行试验，排除假阴性反应。

（3）抗体亚型：AIHA 大多为 IgG 型抗体，还有 IgG+C3 型、C3 型、IgA、IgM 型、极少数 IgG 亚型，故应使用广谱的抗球蛋白血清进行试验，必要时须加用上述各种单价抗血清，以提高检出阳性率。

（4）间接抗球蛋白试验：主要用于 Rh 或 ABO 妊娠免疫性新生儿溶血病、母体血清中不完全抗体的检测。

（二）冷凝集素试验

1. 原理　冷凝集素是一种可逆性抗体，在低温时可与自身红细胞、"O" 型红细胞或与患者同型红细胞发生凝集，当温度增高时，凝集现象又消失。

2. 参考值　效价<1：40，反应最适温度为 4℃。

3. 临床意义　某些 AIHA 患者的冷凝集素效价很高，有的效价可达64 000或更高。

（三）冷热溶血试验

1. 原理　阵发性寒冷性血红蛋白尿症（PCH）患者的血清中有特殊溶血素，在 0~4℃ 时，溶血素与红细胞结合并吸附补体，但不溶血，当升温至 30~37℃ 则发生溶血。

2. 参考值　阴性。

3. 临床意义　阳性见于 PCH。某些病毒感染如麻疹、流行性腮腺炎、水痘、传染性单核细胞增多症也可有阳性反应。

六、阵发性睡眠性血红蛋白尿症有关检测

阵发性睡眠性血红蛋白尿症（PNH）为获得性红细胞膜缺陷引起的慢性血管内溶血，常在睡眠时加重，可伴发作性血红蛋白尿和全血细胞减少。

（一）蔗糖溶血试验

1. 原理　蔗糖溶液离子浓度低，经孵育可加强补体与红细胞膜的结合，PNH 患者的红细胞膜上形成小孔，使蔗糖进入红细胞而导致溶血。

2. 参考值　阴性。

3. 临床意义　PNH 常为阳性。轻度阳性亦可见于部分巨幼细胞贫血，再生障碍性贫血，AIHA 和遗传性球形细胞增多症。此试验可作为 PNH 的筛选试验，阴性可排除 PNH，阳性应再做 Ham 试验。

（二）酸化溶血试验

1. 原理　酸化溶血试验又称 Ham 试验。PNH 患者的红细胞对补体敏感性增高，在酸化的血清中（pH 6.6～6.8），经 37℃孵育，会发生溶血。此法较敏感，假阳性较少。

2. 参考值　阴性。

3. 临床意义　阳性主要见于 PNH，某些 AIHA 发作严重时也可阳性。

（三）蛇毒因子溶血试验

蛇毒因子是以眼镜蛇毒中提取的一种分子量为 144 000 蛋白

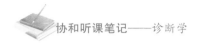

质，其能直接激活血清中的补体 C3，通过旁路途径激活补体系统，使 PNH 的红细胞溶血。本试验为特异性 PNH 试验。

第三节　骨髓细胞学检测

一、骨髓细胞学检测的临床应用

1. 骨髓细胞学检测的临床应用

（1）诊断造血系统疾病。

（2）辅助诊断某些疾病。

（3）提高某些疾病的诊断率。

2. 检查的适应证与禁忌证

（1）适应证

1）外周血细胞成分及形态异常，如一系、二系或三系细胞的增多和减少；外周血中出现原始、幼稚细胞等异常细胞。

2）不明原因发热，肝、脾、淋巴结肿大。

3）骨痛、骨质破坏、肾功能异常、黄疸、紫癜、血沉明显增加、血浆蛋白异常、免疫球蛋白定量及构成异常等。

4）化疗后的疗效观察。

5）需要骨髓做标本的检查，如骨髓活检、造血祖细胞培养、染色体核型分析、微生物及寄生虫学检查（如伤寒、疟疾）等。

（2）禁忌证：由于凝血因子缺陷引起的出血性疾病，如血友病；晚期妊娠的孕妇做骨髓穿刺术应慎重。

　主治语录：骨髓细胞形态学检查是通过观察骨髓涂片中细胞的形态以及细胞间的比例关系来检查骨髓细胞量和质的变化，是诊断造血系统疾病最常用的基本方法。

二、骨髓细胞学检测的方法和内容

（一）肉眼观察

选择骨髓膜染色正常、厚薄适当、尽可能有骨髓小粒的涂片进行镜下观察。

（二）低倍镜下检查

1. 在进行骨髓细胞学检查之前先评价骨髓的取材、涂片、染色效果、细胞分布是否均匀。选择理想的染片进行检查。
2. 估计骨髓有核细胞增生程度。
3. 计数巨核细胞数目。
4. 特殊细胞与其他。
5. 血液寄生虫。

（三）油浸镜检查

选择染色良好、细胞分布均匀、形态展示清楚的髓膜体尾交界处观察 200~500 个细胞，按细胞的种类、发育阶段分别计算，并计算它们各自的百分率；同时仔细观察各系统的增生程度和各阶段细胞数量和质量的变化。

（四）骨髓象的分析与报告

包括骨髓有核细胞增生程度、粒细胞与有核红细胞比例、粒系统细胞改变、红系统细胞改变（包括成熟红细胞）、巨核系统细胞改变、淋巴系统细胞改变、单核系统细胞改变和其他血细胞改变。巨核细胞单独计数并描述血小板分布状态。

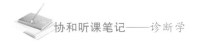

三、血细胞发育过程中形态演变的一般规律

见图 4-2-1。

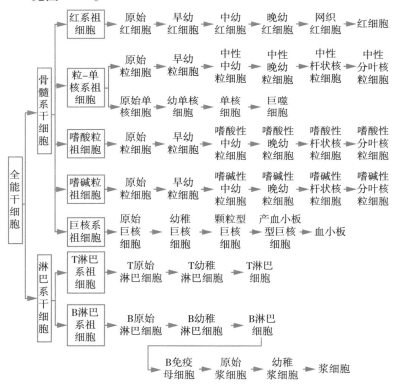

图 4-2-1　造血干细胞的分化及增殖示意图

1. **细胞体积**　随着血细胞的发育成熟，<u>胞体逐渐由大变小</u>。但巨核细胞体积通常由小变大，早幼粒细胞较原始粒细胞稍大。胞体大小变化的同时常发生形态变化如巨核细胞、单核细胞，从圆形或椭圆形变为不规则形。

2. 细胞质

（1）量：由少逐渐增多，但淋巴细胞变化不大。

（2）染色：由深蓝变浅染，甚至淡红，红细胞系最终变为橙红色。

（3）颗粒：从无颗粒（原始细胞）→嗜天青颗粒（早幼粒细胞）→特异性颗粒（中性、嗜酸性和嗜碱性颗粒）；单核细胞类似。但幼红细胞胞质内无颗粒，淋巴细胞除 NK 细胞外也无颗粒。

3. 细胞核

（1）大小：由大变小，由规则变为不规则，甚至分叶，但巨核细胞核由小变大；红细胞系核变小，核形规则，成熟以后脱核。

（2）染色质：由细致疏松逐渐变为粗糙、致密或凝集成块，着色由浅变深。

（3）核仁：由有到无，经清晰、模糊不清至消失。

（4）核膜：由不明显变为明显。

4. 细胞核/细胞质比例　由大变小，即由核大质少到核小质多。巨核细胞则相反。

四、血细胞的细胞化学染色

（一）髓过氧化物酶染色

1. 原理　血细胞中的髓过氧化物酶（MPO）催化试剂中的联苯胺脱氢氧化并使其化学结构发生变化，与试剂中亚硝基铁氰化钠结合形成稳定的蓝黑色的颗粒，沉着于细胞质中。反应中脱去的氢传递给 H_2O_2 形成水。

2. 结果

（1）胞质中无蓝黑色颗粒者为阴性反应。

（2）出现细小颗粒，分布稀疏者为弱阳性反应。

（3）颗粒大而密集者根据程度定为阳性、强阳性反应。

3. 临床意义 主要用于急性白血病类型的鉴别。

（1）急性髓系白血病（AML）中急性粒细胞白血病时，白血病细胞多呈阳性、强阳性反应（个别病例粒细胞发育处于偏早期阶段也会有偏弱的阳性）。

（2）急性单核细胞白血病时，白血病细胞呈弱阳性或阴性反应。

（3）急性粒、单细胞白血病会出现阳性和弱阳性、阴性细胞并存的现象。

（4）急性淋巴细胞白血病（ALL）时，白血病细胞呈阴性反应。

主治语录：MPO 染色对急性粒细胞白血病、急性单核细胞性白血病与急性淋巴细胞白血病之间的鉴别有价值。

（二）中性粒细胞碱性磷酸酶（NAP）染色

1. 原理

（1）偶氮偶联法：血细胞内碱性磷酸酶在 pH 为 9.4～9.6 的条件下，将基质液中的 α-磷酸萘酚钠水解，产生 α-萘酚与重氮盐偶联形成有色沉淀，定位于细胞质内酶活性所在之处。

（2）钙钴法。

2. 结果

（1）NAP 主要存在于成熟阶段的中性粒细胞（分叶核及杆状核），其他血细胞均呈阴性反应。

（2）阳性反应为胞质中出现浅到深的颜色沉淀物，反应强度分为 5 级，即 "－" "＋" "＋＋" "＋＋＋" "＋＋＋＋"。

（3）反应结果以阳性反应细胞百分率和积分值来表示。

（4）血涂片染色后，在油浸镜下，观察 100 个成熟中性粒细胞，阳性反应细胞所占百分率即为阳性率；对所有阳性反应细胞逐个按反应强度分级，将各级所占的百分率乘以级数，然后相加，即为积分值。

3. 参考值　成年人 NAP 阳性率 10%~40%，积分值 40~80 分。

4. 临床意义　NAP 活性可因年龄、性别、应激状态、月经周期、妊娠及分娩等因素有一定的生理性变化。在病理情况下，NAP 活性的变化常有助于某些疾病的诊断和鉴别诊断。

（1）感染性疾病：细菌性感染时 NAP 活性明显增高，病毒性感染时其活性在正常范围或略减低。

（2）慢性髓系白血病：NAP 活性明显减低，积分值常为 0。细菌感染引起的类白血病反应的 NAP 活性极度增高，故可作为与慢性髓系白血病鉴别的一个重要指标。

（3）急性粒细胞白血病：NAP 积分值减低，急性淋巴细胞白血病的 NAP 积分值多增高，急性单核细胞白血病时一般正常或减低。

（4）再生障碍性贫血：NAP 活性增高，阵发性睡眠性血红蛋白尿症时活性减低，因此也可作为两者鉴别的参考。

（5）其他血液病：一些成熟淋巴细胞的肿瘤如慢性淋巴细胞白血病、骨髓增殖性如真性红细胞增多症、原发性血小板增多症、骨髓纤维化症等 NAP 活性中度增高。

（6）腺垂体或肾上腺皮质功能亢进：应用肾上腺皮质激素、ACTH、雌激素等 NAP 积分值可增高。

（三）氯乙酸 AS-D 萘酚酯酶染色

1. 原理

（1）氯乙酸 AS-D 萘酚酯酶（NCE）又称特异性酯酶（SE）、粒细胞酯酶。

（2）血细胞中的氯乙酸 AS-D 萘酚酯酶能将基质液中的氯乙酸 AS-D 萘酚水解，产生萘酚 AS-D，后者与重氮盐 GBC 偶联，

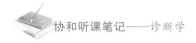

形成不溶性红色沉淀，定位于细胞质内。

2. 结果　胞质中出现红色沉淀者为阳性反应。

3. 临床意义

（1）急性粒细胞白血病时原始粒细胞和早幼粒细胞酶活性明显增强，AS-D NCE 染色呈强阳性反应。

（2）急性单核细胞白血病及急性淋巴细胞白血病时均呈阴性反应。

（3）急性粒、单核细胞白血病时，部分白血病细胞（粒系）呈阳性反应，而有些白血病细胞（单核系）呈阴性反应。

（四）α-乙酸萘酚酯酶染色

1. 原理

（1）α-醋酸萘酚酯酶（α-NAE）又称非特异性酯酶（NSE）、单核细胞型酯酶。

（2）α-醋酸萘酚酯酶能将基质液中的α-醋酸萘酚水解，产生α-萘酚，再与重氮染料偶联，形容不溶性的有色沉淀，定位于胞质内。

2. 结果

（1）α-果醋酸萘酚酯酶主要存在于单核系细胞中，胞质中出现有色沉淀者为阳性反应，因所用的重氮盐不同，阳性反应的沉淀可分灰黑色或棕黑色。

（2）原始单核细胞为阴性反应或弱阳性反应，幼稚单核细胞和单核细胞呈阳性反应。

（3）粒系细胞一般为阴性或弱阳性反应。

（4）淋巴细胞一般为阴性反应。

3. 临床意义

（1）急性单核细胞白血病细胞呈阳性或强阳性反应，但单核细胞中的酶活性可被氟化钠（NaF）抑制，故在进行染色时，常同时做氟化钠抑制试验。

（2）急性粒细胞白血病时，呈阴性反应或弱阳性反应，其阳性不被氟化钠抑制。

主治语录：α-乙酸萘酚酯酶染色法主要用于急性单核细胞白血病与急性粒细胞白血病的鉴别。

（五）糖原染色

1. 原理　糖原染色，又称过碘酸希夫反应（PAS 反应）。过碘酸能将血细胞内的糖原氧化生成醛基。醛基与 Schiff 液中的无色品红结合，形成紫红色化合物，定位于胞质内。

2. 结果

（1）胞质中出现红色者为阳性反应。阳性反应物可呈颗粒状、小块状或弥散均匀红色。PAS 反应的阳性程度通常以强阳性、阳性、弱阳性和阴性来表示。

（2）正常血细胞的 PAS 染色反应

1）粒系细胞中原始粒细胞为阴性反应，自早幼粒细胞至中性分叶核粒细胞均呈阳性反应，并随细胞的成熟，阳性反应程度渐增强。

2）单核细胞呈弱阳性反应。

3）淋巴细胞大多呈阴性反应，少数可呈弱阳性反应。

4）幼红细胞和红细胞均呈阴性反应。

5）巨核细胞和血小板均呈阳性反应，巨核细胞的阳性反应程度随细胞的发育成熟而增强，成熟巨核细胞多呈强阳性反应。

3. 临床意义

（1）纯红白血病时病理性幼红细胞呈强阳性反应，有助于与其他良性红细胞疾病的鉴别，严重缺铁性贫血、重型海洋性贫血及巨幼细胞贫血，部分病例的个别幼红细胞可呈阳性反应。

（2）急性粒细胞白血病，原始粒细胞呈阴性反应或弱阳性反应，阳性反应物质呈细颗粒状或均匀淡红色；急性淋巴细胞白血病原始和幼稚淋巴细胞常呈阳性反应，阳性反应物质呈粗颗粒状或块状；急性单核细胞白血病原始、幼稚单核细胞大多为阳性反应，呈弥散均匀红色或细颗粒状，有时在胞质边缘处颗粒较粗大。

（3）其他。

（4）几种常见类型急性白血病的细胞化学染色结果见表4-2-6。

表4-2-6　几种常见急性白血病的细胞化学染色结果

	急性淋巴细胞白血病	急性粒细胞白血病	急性单核细胞白血病	纯红白血病
MPO	−	+ ~ +++	− ~ +	−
AS-D NCE	−	++ ~ +++	− ~ +	同上
α-NAE	− ~ ++		++ ~ +++	同上
α-NAE+NaF		不被 NaF 抑制	能被 NaF 抑制	同上
NAP	增加	减少	正常或增加	同上
PAS	+，粗颗粒状或块状	−或+，弥散性淡红色	−或+，弥散性淡红色或细颗粒状	+++

（六）铁染色

1. 原理

（1）人体内的铁有一定量以铁蛋白和含铁血黄素的形式储存在骨髓中的单核-巨噬细胞胞质内，幼红细胞的线粒体中也含有亚铁血红素。

（2）这些含铁物质在酸性条件下与亚铁氰化钾反应，生成蓝绿色的亚铁氰化铁沉淀，定位于含铁的部位，此染色法又称普鲁士蓝反应。

2. 结果

（1）细胞外铁：观察骨髓小粒中储存在单核巨噬细胞系统内的铁（在幼红细胞之外的铁）。阳性反应为骨髓小粒上见到的呈蓝绿色均匀的无形物质，或呈蓝绿色的小珠状、粗颗粒状或蓝黑色的小块物质，按阳性反应的强度分为五级。

1）"−"骨髓小粒无蓝绿色显现（提示骨髓储存铁缺乏）。

2）"+"有少量铁颗粒，或偶见少量铁小珠。

3）"++"有较多的铁颗粒和铁小珠。

4）"+++"有很多铁颗粒、小珠和少数蓝绿色小块。

5）"++++"有极多铁颗粒和小珠，并有很多密集成堆的小块。

（2）细胞内铁：正常幼红细胞（主要是晚幼红细胞）的细胞核周围可见到1~5个呈蓝绿色的细小铁颗粒。在油浸镜下连续计数100个幼红细胞，记录铁粒阳性的幼红细胞数，即为铁粒幼细胞所占的百分率。

3. 参考值

（1）细胞外铁+~++，大多为++。

（2）细胞内铁20%~90%，平均值为65%，无环形铁粒幼红细胞。

4. 临床意义

（1）缺铁性贫血时，早期骨髓中储存铁就已耗尽，细胞外铁呈"−"。铁粒幼细胞百分率减低，常<15%甚至为"0"。经铁剂治疗后，数天内铁小粒出现在幼红细胞中，但细胞外铁需补铁治疗一段时间后才会出现。

（2）非缺铁性贫血，如慢性炎症性贫血、珠蛋白生成障碍性贫血、铁粒幼细胞性贫血等，细胞外铁多增加，常>+++~++++。

（3）铁粒幼细胞性贫血时，因血红素合成障碍，铁利用不

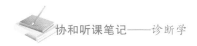

良，铁粒幼红细胞增多，可见到环形铁粒幼红细胞，占幼红细胞的15%以上。骨髓增生异常综合征（MDS）伴环形铁粒幼红细胞（MDS-RS），环形铁粒幼红细胞>15%。

主治语录： 铁染色是目前诊断缺铁性贫血及指导铁剂治疗的一项可靠和临床实用的检验方法。

五、细胞免疫分型

细胞免疫分型也称细胞免疫标记（表型）检测，即用单克隆抗体及免疫学技术对细胞膜表面和/或细胞质存在的特异性抗原进行检测，借以分析细胞所属系列，分化程度和功能状态的一种方法。

（一）检测方法

1. 免疫荧光法

（1）原理

1）用荧光素标记的单克隆抗体，在一定条件下与细胞表面的分化抗原相结合，经激发光照射则发荧光，借助于荧光显微镜或流式细胞仪观察荧光显示抗原。

2）荧光素直接标记在第一抗体上，为直接免疫荧光法；荧光素标记在第二抗体上为间接免疫荧光法。

（2）参考值：有荧光者为阳性细胞，无荧光者为阴性细胞。

2. 免疫酶标染色法 常用的免疫酶标染色法有 APAAP（碱性磷酸酶–抗碱性磷酸酶）法和 ABC（亲和素–生物素酶复合物）法，以 APAAP 法为例。

（1）原理

1）将鼠源性识别能识别某抗原的抗体（一抗）与检测细胞相结合，抗鼠 IgG 抗体（二抗）作为桥梁，连接鼠源性的抗碱性磷酸酶单克隆抗体–碱性磷酸酶复合物，形成 Ag-Ab1-Ab2-anti AP-AP 的复合物。

2）该法的免疫桥联技术敏感性高，结果易于判断；减少了内源性酶的影响，特异性强。

（2）参考值：显示颜色的细胞为阳性细胞，无色者为阴性细胞。

（二）细胞免疫分型的临床应用

1. 有助于识别不同系列的细胞。
2. 用于检测 T 淋巴细胞亚群。
3. 用于识别不同分化阶段的细胞。
4. 有助于识别不同功能态的细胞。
5. 可用于血液肿瘤的免疫表型分析。
6. 可用于血液肿瘤微小残留病的监测。

第四节 血型鉴定与交叉配血试验

一、红细胞血型系统

（一）ABO 血型系统

1. ABO 血型系统的抗原和抗体（表 4-2-7）。

表 4-2-7 ABO 血型系统分型

血 型	红细胞表面的抗原	血清中的抗体
A	A	抗 B
B	B	抗 A
AB	AB	无
O	无	抗 A 及抗 B

✎ **主治语录：A 和 B 血型物质除存在于红细胞和其他组织细胞表面外，还广泛存在于体液和分泌液中，故通过检查各种组织和体液中的血型物质也可帮助确定血型。**

2. ABO 血型的亚型　ABO 血型系统中重要的亚型是 A 抗原亚型。

3. ABO 血型鉴定和交叉配血试验

（1）ABO 血型鉴定（表 4-2-8）

表 4-2-8　用标准血清及标准红细胞鉴定 ABO 血型结果

标准血清+被检者红细胞			标准红细胞+被检者血清			被鉴定的血型
抗 A 血清	抗 B 血清	抗 AB 血清（O 型血清）	A 型红细胞	B 型红细胞	O 型红细胞	
+	−	+	−	+	−	A 型
−	+	+	+	−	−	B 型
+	+	+	−	−	−	AB 型
−	−	−	+	+	−	O 型

（2）交叉配血试验

1）交叉配血试验常采用试管法进行。由于配血试验主要是检查受血者血清中有无破坏供血者红细胞的抗体，故受血者血清加供血者红细胞悬液相配的一管称为主侧；供血者血清加受血者红细胞相配的一管称为次侧，两者合称为交叉配血。

✎ **主治语录：输血前必须进行交叉配血试验，其目的主要是进一步验证供者与受者的 ABO 血型鉴定是否正确，以避免血型鉴定错误导致输血后严重溶血反应。**

2）结果判断：①同型血之间做交叉配血时，主侧管与次侧管均无凝集反应，表示配血完全相合，可以输血。②无论何种原因导致主侧管有凝集时，则绝对不可输用。③异型配血时（指供血者系 O 型，受血者为 A 型或 B 型），如主侧管无凝集及溶血，而次侧管出现凝集，但凝集较弱，效价<1∶200，可以试输少量（不超过 200ml）该型血液。

3）配血方法的选择：①ABO 血型系统的配血，对无输血史及妊娠史者，可只做盐水介质凝集试验。②对有反复输血史及妊娠史者，尤其是有输血反应史或曾生育过有新生儿溶血病婴儿的妇女，则应做间接抗球蛋白配血法，以防有不完全抗体而引起输血反应。

4. ABO 血型系统的临床意义

（1）在输血上的应用。

（2）新生儿同种免疫溶血病：母亲与胎儿血型不合引起血型抗原免疫所致的一种溶血疾病。

（3）ABO 血型与器官移植：已知 ABO 抗原是一种强移植抗原，如供者与受者 ABO 血型不合可加速对移植物的排斥，特别是皮肤和肾移植。

（4）其他：ABO 血型检查还可用于亲缘鉴定，可疑血迹、精斑、毛发等的鉴定，以及与某些疾病相关性的调查。

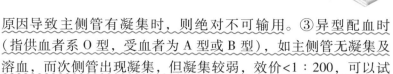

主治语录：新生儿同种免疫溶血病在我国最多见的是ABO 血型系统所引起的溶血病，其次为 Rh 系统所引起。

（二）Rh 血型系统

1. Rh 血型系统的抗原和抗体

（1）Rh 遗传基因位于第 1 号染色体断臂上。

（2）Rh 抗原主要有五种。五种抗原的抗原性强弱依次为D、E、C、c、e。

（3）Rh 血型形成的天然抗体极少，主要是由 Rh 血型不合输

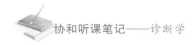

血或通过妊娠所产生的免疫性抗体。已知有五种，即抗 D、抗 E、抗 C、抗 c 及抗 e 抗体，抗 D 抗体是 Rh 系统中最常见的抗体。

2. Rh 血型系统的鉴定

（1）一般只做 D 抗原的鉴定。若仅用抗 D 血清进行鉴定，则可粗略地分为 Rh 阳性及阴性两类。

（2）鉴定所采用的方法，依抗体的性质而定。

3. Rh 血型系统的临床意义

（1）Rh 血型系统所致的溶血性输血反应。

（2）新生儿 Rh 溶血病。

主治语录：第 1 胎时因产生的抗 Rh 抗体很少，故极少发生溶血。

二、其他血型系统

1. 白细胞抗原系统　白细胞抗原可分为白细胞本身特有的以及与其他血液成分共有的两大类，后者包括 HLA 抗原及某些红细胞血型抗原。

2. 血小板抗原及抗体　人类血小板表面具有复杂的血小板血型抗原，通常分为血小板非特异性抗原和特异性抗原。

3. 血清蛋白成分的抗原特异性　由于遗传基因的不同，已发现血清蛋白中的许多成分，如免疫球蛋白、结合珠蛋白、清蛋白等，均有型的差别，具有抗原特异性。

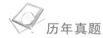历年真题

寄生虫病检查可见

  A. 中性粒细胞增多

  B. 淋巴细胞增多

  C. 嗜酸性粒细胞增多

  D. 单核细胞增多

  E. 嗜酸性粒细胞减少

参考答案：C

第三章　血栓与止血检测

核心考点

1. 毛细血管脆性实验及出血时间。
2. 血块收缩实验的临床意义。
3. 活化的部分凝血活酶时间测定的临床意义。
4. 血浆凝血酶原时间的临床意义。

内容精要

生理状态下，血液在血管内流动，它既不会溢出血管外引起出血，也不会在血管内凝固形成血栓，主要是由于机体内存在着完善的止凝血与抗凝血机制，此种机制呈动态平衡状态。一旦失调则可表现为：止凝血机制亢进（增强）或抗凝血机制减退（减弱）而形成血栓，临床上出现血栓性疾病；止凝血机制减退（减弱）或抗凝血机制亢进（增强），而引起出血，临床上出现出血性疾病。

第一节　血管壁检测

一、筛检试验

（一）出血时间（BT）

1. 原理　将皮肤刺破后，让血液自然流出到血流自然停止

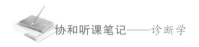

所需的时间称为出血时间。

2. 参考值　WHO 推荐用模板法或出血时间测定器法（TBT）测定。参考值为（6.9±2.1）分钟，超过 9 分钟为异常。

3. 临床意义

（1）BT 延长

1）血小板明显减少：如原发性和继发性血小板减少性紫癜。

2）血小板功能异常：如血小板无力症和巨血小板综合征。

3）严重缺乏血浆某些凝血因子：如血管性血友病、弥散性血管内凝血。

4）血管异常：如遗传性出血性毛细血管扩张症。

5）药物影响：如应用抗血小板药物、抗凝药和溶栓药。

（2）BT 缩短：本试验敏感度和特异性均差，又受诸多因素干扰，故临床价值有限。

（二）束臂试验

临床意义：新的出血点超过正常范围高限值为该试验阳性，见于以下几种情况。

1. 血管壁的结构和/或功能缺陷　如遗传性出血性毛细血管扩张症、过敏性紫癜、单纯性紫癜以及其他血管性紫癜。

2. 血小板数量和功能异常　原发性和继发性血小板减少症、血小板增多症以及遗传性和获得性血小板功能缺陷症等。

3. 血管性血友病。

4. 其他　如高血压、糖尿病、败血症、维生素 C 缺乏症、尿毒症、肝硬化和某些药等。

主治语录：束臂试验又称毛细血管脆性试验或毛细血管抵抗力试验。

二、诊断试验

（一）血管性血友病因子（vWF）抗原测定

vWF:Ag 是血管内皮细胞的促凝指标之一。它由血管内皮细胞合成和分泌，参与血小板的黏附和聚集反应，起促凝血作用。

1. 减低　见于血管性血友病（vWD），是诊断 vWD 及其分型的指标之一。

2. 增高　见于血栓前状态和血栓性疾病。

（二）血管性血友病因子活性（vWF：A）测定

1. 若 vWF:Ag、vWF:A 和 FⅧ:C 均正常，基本可以排除血友病 A 和 vWD。

2. 若 vWF:Ag、vWF:A 和 FⅧ:C 三项中有一项降低，则应该计算：（vWF:A）/（vWF:Ag）比值和（FⅧ:C）/（vWF:Ag）比值，两者比值均大于 0.7 可以诊断为 vWD 1 型。

3. 若（vWF:A）/（vWF:Ag）比值低于 0.7，（FⅧ:C）/（vWF:Ag）比值大于 0.7，可以诊断 vWD 2A、2B、2M 3 个亚型，此三个亚型可再用瑞斯托霉素诱导的血小板凝集试验（RIPA）、vWF 多聚体分析等试验加以区分。

4. 若（FⅧ:C）/（vWF:Ag）比值低于 0.7，（vWF:A）/（vWF:Ag）比值大 0.7，可以诊断 vWF 2N 亚型和血友病 A，再用 FⅧ抗原（FⅧ:Ag）检测可将 vWD 2N 亚型与血友病 A 相区别。

5. 血栓性疾病，vWF:Ag 与 vWF:A 均升高，（vWF:A）/（vWF:Ag）比值≥1.0。

（三）6-酮-前列腺素 $F_{1\alpha}$ 测定

6-酮-前列腺素 $F_{1\alpha}$ 是血管内皮细胞的抗凝指标之一。它由

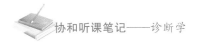

血管内皮细胞合成和分泌，有抗血小板聚集和扩张血管的作用，起抗凝血作用。减低见于血栓性疾病。

（四）血浆凝血酶调节蛋白（TM）抗原测定

TM：Ag参与血管内皮细胞的抗凝过程。TM：Ag水平增高反映血管内皮细胞的抗凝作用增强，见于血栓性疾病。

第二节　血小板检测

一、筛检试验（血块收缩试验）

1. 原理　血块收缩实验（CRT）是在富含血小板的血浆中加入Ca^{2+}和凝血酶，使血浆凝固形成凝块。

2. 参考值

（1）凝块法：血块收缩率（％）＝［血清（ml）／全血（ml）×（100％－Hct％）］×100％，参考值，65.8％±11.0％。

（2）血块收缩时间（小时）：2小时开始收缩，18～24小时完全收缩。

3. 临床意义

（1）减低（＜40％）：见于特发性血小板减少性紫癜（ITP）、血小板增多症、血小板无力症等。

（2）增高：见于先天性和获得性因子XIII缺陷症等。

✎ 主治语录：筛检试验包括血小板计数和血块收缩试验。

二、诊断试验

见表4-3-1。

表 4-3-1 诊断试验的项目、参考值及临床意义

项　　目	参考值	临床意义
单克隆抗体血小板抗原固定试验	ELISA 法：阴性	自身免疫性疾病 ITP 治疗评估
血小板黏附试验	玻珠柱法：62.5%±8.6%	增高见于血栓前状态和血栓性疾病，如心肌梗死、心绞痛等 降低见于血管性血友病、巨血小板综合征、血小板无力症等
血小板聚集试验	O'Brien 的参考值 中国医学科学院血液病研究所的参考值	增高见于血栓前状态和血栓性疾病，如心肌梗死、心绞痛等 减低见于血小板无力症、尿毒症等
血小板 P 选择素测定	酶标法：血小板膜表面 P 选择素含量为（780±490）分子数/血小板；血浆中 P 选择素为（1.61±0.72）×10^{10}分子数/ml ELISA 法：血浆中 P 选择素含量为 9.4~20.8ng/ml	为诊断或观察急性心肌梗死、心绞痛、糖尿病伴血管病变、脑血管病变、深静脉血栓形成、系统性红斑狼疮、原发性血小板增多症、肾病综合征等提供了较为特异的指标
血小板促凝活性测定	流式细胞术（FCM）测定血小板表面上的磷脂酰丝氨酸，正常人的阳性率为30%	减低见于血小板第 3 因子缺陷症、血小板无力症、巨血小板综合征等 增高见于血栓性疾病和血栓前状态
血浆血栓烷 B_2 测定	酶标法：（76.3±48.1）ng/L	增高见于血栓前状态和血栓性疾病 减低见于环氧酶或 TXA_2 合成酶缺乏症，服用抑制环氧酶或 TXA_2 合成酶的药物，如阿司匹林等

第三节　凝血因子检测

一、筛检试验

（一）活化的部分凝血活酶时间（APTT）测定

1. 原理　在受检血浆中加入活化部分凝血活酶时间试剂和

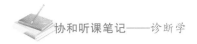

Ca^{2+}后，观察血浆凝固所需要的时间。

2. 延长　见于因子Ⅻ、Ⅺ、Ⅸ、Ⅷ、Ⅹ、Ⅴ、Ⅱ、激肽释放酶原（PK）、高分子量激肽原（HMWK）和纤维蛋白原缺乏，尤其用于 FⅧ、Ⅸ、Ⅺ 缺乏以及它们的抗凝物质增多；此外，APTT 是监测普通肝素和诊断狼疮抗凝物质的常用试验。

3. 缩短　见于血栓性疾病和血栓前状态，但灵敏度和特异度差。

主治语录：活化的部分凝血活酶时间测定是内源凝血系统较为灵敏和最为常用的筛选试验。

（二）凝血时间

1. 原理　试管法：静脉血放入试管中，观察血液接触试管壁开始至凝固所需的时间，称为凝血时间（CT）。本试验是反映由因子Ⅻ被负电荷表面激活到纤维蛋白形成，即反映内源凝血系统的凝血过程。

2. 临床意义

（1）延长

1）因子Ⅷ、Ⅸ、Ⅺ明显减少，即依次分别为血友病 A、B 和因子Ⅺ缺乏症。

2）凝血酶原、因子Ⅴ、Ⅹ 等重度减少，如严重的肝损伤等。

3）纤维蛋白原严重减少，如纤维蛋白（原）减少症、DIC 等。

4）应用肝素、口服抗凝药时。

5）纤溶亢进使纤维蛋白原降解增加时。

6）循环抗凝物质增加，如肝素和类肝素物质增多等。

7）DIC，尤其在失代偿期或显性 DIC 时 CT 延长。

（2）缩短：见于高凝状态，但敏感度差。

（三）血浆凝血酶原时间（PT）测定

1. 参考值　包括不同方法、不同的试剂检测的结果有较大差异，凝血酶原时间比值及国际正常化比值。

2. 临床意义

（1）延长：见于先天性凝血因子Ⅰ（纤维蛋白原）、Ⅱ（凝血酶原）、Ⅴ、Ⅶ、Ⅹ缺乏；获得性凝血因子缺乏，如严重肝病、维生素 K 缺乏、纤溶亢进、DIC、使用抗凝药物（如口服抗凝剂）等。

（2）缩短：见于血液高凝状态。

（3）PTR 及 INR 是监测口服抗凝剂的首选指标。

✎ 主治语录：WHO 推荐用 INR，国人的 INR 以 2.0~2.5 为宜。一般不要>3.0。

二、诊断试验

（一）血浆凝血因子Ⅷ、Ⅸ、Ⅺ、Ⅻ促凝活性测定

1. 增高　见于血栓前状态和血栓性疾病。

2. 减低　①FⅧ:C 减低见于血友病 A、血管性血友病、血中存在因子Ⅷ抗体、DIC 等。②FⅨ:C 减低见于血友病 B、肝脏疾病、维生素 K 缺乏症、DIC、口服抗凝药物等。③FⅪ:C 减低见于因子Ⅺ缺乏症、肝脏疾病、DIC 等。④FⅫ：C 减低见于先天性因子Ⅻ缺乏症、肝脏疾病、DIC 和某些血栓性疾病等。

（二）血浆因子Ⅱ、Ⅴ、Ⅶ、Ⅹ促凝活性测定

1. 增高　见于血栓前状态和血栓性疾病，尤其见于静脉系统血栓形成。

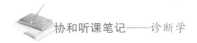

2. 减低 分别见于先天性因子Ⅱ、Ⅴ、Ⅶ和Ⅹ缺乏症，获得性因子缺乏症见于肝病、DIC、口服抗凝剂等。

（三）血浆纤维蛋白原测定

1. 参考值 WHO推荐用Clauss法（凝血酶比浊法）为2~4g/L。

2. 意义

（1）增高：见于糖尿病、急性心肌梗死及风湿病等。

（2）减低：见于原发性纤溶症、重症肝炎、肝硬化和低（无）纤维蛋白原血症。

第四节 抗凝系统检测

一、病理性抗凝物质的筛检试验

（一）血浆凝血酶时间（TT）

1. 原理 TT是测定在受检血浆中加入"标准化"凝血酶溶液，到开始出现纤维蛋白丝所需的时间。

2. 参考值 手工法：16~18秒。

3. 临床意义

（1）延长：见于低（无）纤维蛋白原血症和异常纤维蛋白原血症；血中纤维蛋白（原）降解产物（FDPs）增高；血中有肝素或者类肝素物质存在。

（2）缩短：无临床意义。

（二）凝血酶时间的甲苯胺蓝纠正试验或血浆游离肝素时间

1. 参考值 TT延长的受检血浆中加入甲苯胺蓝后，TT缩短5秒以上，提示受检血浆中有类肝素或肝素物质增多；如果 TT 不缩短，提示延长的 TT 不是由肝素类物质所致。

2. 临床意义　血中类肝素物质增多见于严重肝病、DIC、过敏性休克、使用氮芥类药物、放疗后、肝叶切除术后、肝移植术后等。临床应用肝素时，延长的 TT 也可被甲苯胺蓝纠正。

✎ **主治语录：甲苯胺蓝呈碱性，有中和肝素的作用。**

（三）APTT 交叉纠正试验

见图 4-3-1。

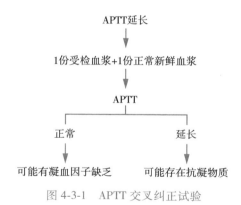

图 4-3-1　APTT 交叉纠正试验

二、病理性抗凝物质的诊断试验

1. 狼疮抗凝物质的参考值　阴性。

2. 狼疮抗凝物质的临床意义　本试验阳性见于有狼疮抗凝物质存在的患者，如系统性红斑狼疮、自发性流产、某些血栓性疾病以及抗磷脂抗体综合征等。

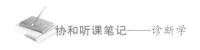
三、生理性抗凝因子检测

（一）血浆抗凝血酶（AT）活性测定

1. 参考值　发色底物法：108.5%±5.3%。

2. 临床意义

（1）增高：见于血友病、白血病和再生障碍性贫血等的急性出血期；也见于口服抗凝药治疗中。

（2）减低：见于先天性和获得性 AT 缺陷症，后者见于血栓前状态、血栓性疾病、DIC 和肝脏疾病。

（二）血浆蛋白 C 活性（PC）测定

1. 参考值　100.24%±13.18%。

2. 临床意义　血浆蛋白 C 活性减低见于遗传性和获得性的疾病。遗传性见于遗传性或先天性 PC 缺陷症；获得性见于 DIC、肝病、手术后、口服抗凝剂、急性呼吸窘迫综合征和 DIC 等。

（三）血浆游离蛋白 S（FPS）抗原和总蛋白 S（TPS）抗原测定

1. 参考值　免疫火箭电泳法：FPS 为 110.9%±29.1%；TPS 为 96.6%±9.8%。

2. 临床意义　FPS 减低见于先天性和获得性 PS 缺陷症，后者见于肝病、口服抗凝剂和 DIC 等。

（四）血浆凝血酶-抗凝血酶复合物测定

1. 参考值　酶标法：（1.45±0.4）μg/L。

2. 临床意义　本试验是反映凝血酶活性的试验。增高见于急性心肌梗死、不稳定型心绞痛、DIC、深静脉血栓形成、脑梗死、急性白血病等。

第五节 纤溶活性检测

一、筛检试验

（一）血浆 D-二聚体测定

1. 参考值　ELISA 法：0~0.256mg/L。

2. 临床意义

（1）正常：可排除深静脉血栓和肺血栓栓塞。

（2）增高：可见于 DIC、恶性肿瘤、急性早幼粒细胞白血病、肺血栓栓塞、深静脉血栓形成等。

（二）血浆纤维蛋白（原）降解产物（FDPs）测定

1. 参考值　<5mg/L。

2. 临床意义　FDPs 阳性或增高见于原发性纤溶和继发性纤溶，后者如 DIC、恶性肿瘤、急性早幼粒细胞白血病等。

（三）优球蛋白溶解时间

1. 参考值　加钙法：（129.8±41.1）分钟；加酶法：（157.0±59.1）分钟。一般认为<70 分钟为异常。

2. 临床意义

（1）纤维蛋白凝块在 70 分钟内完全溶解：表明纤溶活性增强，见于原发性和继发性纤溶亢进，后者常见于手术、应激状态和创伤等。

（2）纤维蛋白凝块在超过 120 分钟仍不溶解：表明纤溶活性减低，见于血栓前状态、血栓性疾病和应用抗纤溶药等。

主治语录：优球蛋白溶解时间试验敏感性低，特异性高。

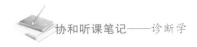

二、诊断试验

（一）血浆组织型纤溶酶原激活物测定

1. 参考值　发色底物法：0.3～0.6 活化单位/ml。

2. 临床意义

（1）增高：表明纤溶活性亢进，见于原发性纤溶和继发性纤溶（如 DIC）等。

（2）减低：表明纤溶活性减弱，见于血栓前状态和血栓性疾病，如动脉血栓形成、深静脉血栓形成和高脂血症等。

（二）血浆纤溶酶原（PLG）活性测定

1. 参考值　发色底物法：75%～140%。

2. 临床意义

（1）PLG：A 增高：表示纤溶活性减低，见于血栓前状态和血栓性疾病。

（2）PLG：A 减低：表示纤溶活性增高，见于原发性纤溶、继发性纤溶和先天性 PLG 缺乏症。

（三）血浆纤溶酶原激活抑制物-1（PAI-1）活性测定

1. 参考值　发色底物法：0.1～1.0 抑制单位/ml。

2. 临床意义

（1）PAI-1 增高：表示纤溶活性减低，见于血栓前状态和血栓性疾病。

（2）PAI-1 减低：表示纤溶活性增高，见于原发性和继发性纤溶。

（四）血浆鱼精蛋白副凝固试验

1. 参考值　正常人为阴性。

2. 临床意义

（1）阳性：见于继发性纤溶症。但在恶性肿瘤、上消化道出血、外科大手术后等也可出现假阳性。

（2）阴性：见于正常人、原发性纤溶症等。晚期 DIC 由于凝血相关因子耗竭也可出现阴性。

（五）血浆纤溶酶-抗纤溶酶复合物测定

1. 参考值　ELISA 法为 0~150ng/ml。

2. 临床意义　本试验是反映纤溶酶活性较好的试验。增高见于血栓前状态和血栓性疾病，如 DIC、急性心肌梗死、脑梗死等。

第六节　血液流变学检测

1. 血液流变学是指机体内血液具有流动性，血浆及其有形成分在流动过程中产生流体力学特征和形变规律，分析全血和血浆在切变率下的表现，了解其生理病理意义。目前由于检测结果缺乏特异性临床意义，多作为临床血栓前状态的筛检。

2. 原理　包括全血黏度测定及血浆黏度测定。

3. 临床意义　包括全血黏度增高或减低、血浆黏度增高、全血还原黏度及血沉方程 K 值等。

第七节　血栓弹力图检测

1. 血栓弹力图系采用物理和化学的方法检测血液凝固状态。

2. 37℃条件下，抗凝全血在圆柱形的检测杯中，以 4°45′角（频率 0.1Hz），来回摆动。接触血液的悬垂丝穿过杯盖连接扭力传感器。

3. 血样呈液体状态时，杯子的摆动不影响杯盖。当血凝块

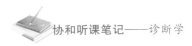

一旦形成，可将杯和盖紧密相连，杯子摆动所产生的扭转力以及改变了的黏弹性传导至杯盖和悬垂丝。

4. 血块逐渐形成，使信号的振幅增加直到最大。当血凝块回缩或溶解时，杯盖与血凝块的联结解除，杯的运动不再传递给悬垂丝。扭力转换成电子信号，通过 A/D 转换盒从而在电脑上形成 TEG 图形。

第八节　检测项目的选择和应用

一、筛检试验的选择与应用

1. 一期止血缺陷筛检试验的选择与应用。
2. 二期止血缺陷筛检试验的选择与应用。
3. 纤溶亢进筛检试验的选择与应用。

二、抗血栓和溶血栓治疗检测项目的选择与应用

1. 普通肝素和低分子量肝素治疗的监测。
2. 抗凝药治疗的监测。
3. 溶血栓治疗的监测。
4. 抗血小板药治疗的监测。
5. 降纤药治疗的监测。

历年真题

下列属于毛细血管壁异常导致出血时间延长的是

A. 血小板无力症
B. 血小板减少性紫癜
C. 维生素 C 缺乏症
D. 血管性血友病
E. 巨大血小板综合征

参考答案：C

第四章　排泄物、分泌物及体液检测

核心问题

1. 尿液标本的种类、特点及用途。
2. 尿液病理性蛋白尿的分类。
3. 细胞的管型及红细胞形态学分类。
4. 粪便的颜色、性状及痰液的检测。
5. 脑脊液的颜色。

内容精要

　　排泄物、分泌物与体液检测是临床常用的实验室检查之一，包括尿液、粪便、痰液、脑脊液、浆膜腔积液、精液、阴道分泌物、前列腺液等的检测等。

第一节　尿液检测

一、尿液标本采集

　　1. 尿液标本采集方法　临床常用尿液标本的种类、特点及用途见表4-4-1。

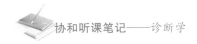

表 4-4-1　临床常用尿液标本的种类、特点及用途

种　类	特　点	用　途
晨尿	清晨起床后的第一次尿液，其浓缩、酸化，有形成分、化学成分浓度高	适用于有形成分、化学成分和早孕检查
随机尿	可随时采集的尿液标本。其采集方便，标本易得；但影响因素多	适合于门诊、急诊
3 小时尿	采集上午 6~9 时时段内的尿液标本	尿液有形成分排泄率检查，如白细胞排泄率等
12 小时尿	晚 8 时排空膀胱并弃去此次尿液，采集至次日晨 8 时最后一次排出的全部尿液	12 小时尿有形成分计数，但其检查结果变化较大，已较少应用
24 小时尿	晨 8 时排空膀胱并弃去此次尿液，采集此后直至次日晨 8 时的全部尿液	化学成分定量检查
餐后尿	午餐后 2 小时的尿液标本	检查病理性尿蛋白、尿糖和尿胆原
清洁中段尿	清洗外阴后，不间断排尿，弃去前、后时段的尿液，无菌容器采集中间时段的尿液	微生物培养

2．尿液标本保存

（1）冷藏：如果尿液标本不能及时完成检查，则将其保存于 2~8℃条件下，但不能超过 6 小时（用于微生物学检查的标本在 24 小时内仍可进行培养）。

（2）化学防腐：防腐剂可抑制细菌生长，维持尿液的弱酸性。常用尿液化学防腐剂、用量及用途见表 4-4-2。

表 4-4-2　常用尿液化学防腐剂、用量及用途

防腐剂	用　　量	用　　途
甲醛	100ml 尿液中加入 400g/L 甲醛 0.5ml	用于管型、细胞检查。甲醛具有还原性，不适于尿糖等化学成分检查，过量可干扰显微镜检查

防腐剂	用　　量	用　　途
硼酸	1 000ml 尿液加入约 10g 硼酸	在 24 小时内可抑制细菌生长，可有尿酸盐沉淀。用于蛋白质、尿酸、5-羟吲哚乙酸、羟脯氨酸、皮质醇、雌激素、类固醇等检查；不适于 pH 检查
甲苯	100ml 尿液加入 0.5ml 甲苯	用于尿糖、尿蛋白检查
盐酸	1 000ml 尿液加入 10ml 浓盐酸	用于钙、磷酸盐、草酸盐、尿 17-OHS、17-KS、肾上腺素、儿茶酚胺等检查。因其可破坏有形成分、沉淀溶质及杀菌，故不能用于常规筛查
碳酸钠	24 小时尿液加入约 4g 碳酸钠	用于卟啉、尿胆原检查；不能用于常规筛查
麝香草酚	100ml 尿液加入 0.1g 麝香草酚	用于有形成分和结核分枝杆菌检查，过量可使尿蛋白呈假阳性，并干扰胆色素检查

主治语录：尿液标本采集后应及时送检，并在 1 小时内完成检查（最好在 30 分钟内）。

3. 注意事项

（1）标本采集时间可以影响检查结果，晨尿标本的价值最大。

（2）采集尿液标本之前，医护人员必须对患者进行指导。患者务必用肥皂洗手、清洁尿道口及其周围皮肤。

（3）粪便、精液、阴道分泌物和月经血可污染标本。

（4）尿液标本放置时间过长，可影响检查结果。

（5）向患者解释采集计时尿标本（尤其是 24 小时尿液标本）的意义，确保患者理解，并指导患者尽可能在接近采集时间点的终点排尿。

（6）如果标本不能在 1 小时送达实验室或检查，应冷藏保

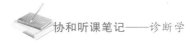

存或加入适当的防腐剂。

二、尿液一般性状检查

（一）参考值

尿液一般性状检查的指标与参考值见表4-4-3。

表4-4-3　尿液一般性状检查的指标与参考值

指　标	参考值
尿量	成年人：1 000~2 000ml/24h。儿童：按体重计算排尿量，为成年人的3~4倍
颜色与透明度	新鲜尿液呈淡黄色、清晰透明
比重	成年人：1.015~1.025，晨尿最高，一般大于1.020；婴幼儿尿液比重偏低
酸碱度	新鲜尿液多呈弱酸性，随机尿pH 4.5~8.0，晨尿pH约6.5
气味	挥发性酸的气味

（二）临床意义

1. 尿量

（1）多尿：成年人24小时尿量大于2 500ml，儿童24小时尿量大于3 000ml 称为多尿。

1）生理性多尿：肾脏功能正常，由于外源性或生理性因素所致的多尿。

2）病理性多尿：可见于内分泌疾病、肾脏疾病和代谢性疾病等患者。

（2）少尿或无尿：成年人24小时尿量少于400ml或每小时少于17ml，学龄前儿童尿量少于300ml/24h，婴幼儿尿量少于200ml/24h，称为少尿。成年人24小时尿量少于100ml，小儿少于 30~50ml，称为无尿。少尿与无尿主要由肾前性、肾性和肾后性等因素所致。

2. 颜色与透明度

（1）红色：含有一定量红细胞的尿液称为血尿。1 000ml 尿液所含血量超过 1ml，外观可出现红色的尿液称为肉眼血尿。见表 4-4-4。

表 4-4-4　红色尿液的种类、颜色变化及临床意义

种　类	尿液颜色	临床意义
血尿	淡红色云雾状，洗肉水样或混有血凝块	①泌尿生殖系统疾病：如炎症、损伤、结石、出血或肿瘤等 ②出血性疾病：如血小板减少症、血友病等 ③其他：如感染性疾病、结缔组织病、心血管系统疾病、内分泌与代谢系统疾病，某些健康人剧烈运动后的一过性血尿等
血红蛋白尿	暗红色、棕红色甚至酱油色	蚕豆病、PNH 及血型不合的输血反应，阵发性寒冷性血红蛋白尿（PCH）、行军性血红蛋白尿、免疫性溶血性贫血等
肌红蛋白尿	粉红色或暗红色	肌肉组织广泛损伤、变性，如 AMI、大面积烧伤、创伤等
卟啉尿	红葡萄酒色	常见于先天性卟啉代谢异常等

（2）深黄色：最常见的是胆红素尿。

（3）白色：白色尿液的种类、颜色变化及临床意义见表 4-4-5。

表 4-4-5　白色尿液的种类、颜色变化及临床意义

种　类	尿液颜色	临床意义
乳糜尿和脂肪尿	乳白色、乳状混浊或脂肪小滴	常见于丝虫病及肾周围淋巴管梗阻；脂肪挤压损伤、骨折和肾病综合征

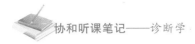

续　表

种　类	尿液颜色	临床意义
脓尿和菌尿	白色混浊或云雾状	泌尿系统化脓性感染，如肾盂肾炎、膀胱炎、尿道炎等
结晶尿	黄白色、灰白色或淡粉红色	由于尿液含有高浓度的盐类结晶所致，以磷酸盐和碳酸盐最常见，还可见尿酸盐、草酸盐结晶

（4）黑褐色：见于重症血尿、变性血红蛋白尿，也可见于酪氨酸病、酚中毒、黑尿酸症或黑色素瘤等。

（5）蓝色：主要见于尿布蓝染综合征，也可见于尿蓝母、靛青生成过多的某些胃肠疾病等，以及某些药物或食物的影响。

（6）淡绿色：见于铜绿假单胞菌感染，以及服用某些药物后，如吲哚美辛、亚甲蓝、阿米替林等。

主治语录：因含有尿色素、尿胆素、尿胆原及卟啉等物质，健康人的尿液肉眼观察多呈淡黄色或橘黄色。

3. 透明度（表 4-4-6）

表 4-4-6　混浊尿的原因及特点

混　浊	原　因	特　点
灰白色云雾状	盐类结晶（磷酸盐、尿酸盐、碳酸盐结晶）	加酸或加热、加碱，混浊消失
红色云雾状	红细胞	加乙酸溶解
黄色云雾状	白细胞、脓细胞、细菌、黏液、前列腺液	加乙酸不溶解
膜状	蛋白质、红细胞、上皮细胞	有膜状物出现
白色絮状	脓液、坏死组织、黏液丝等	放置后有沉淀物
乳白色混浊或凝块	乳糜	外观具有光泽感，乳糜试验阳性

4. 比重 尿液中所含溶质浓度的指标。

（1）比重增高：比重大于 1.025 的尿液称为高渗尿或高比重尿。常见于血容量不足导致的肾前性少尿、糖尿病、急性肾小球肾炎、肾病综合征等。

（2）比重降低：比重小于 1.015 的尿液称为低渗尿或低比重尿。常见于大量饮水、慢性肾小球肾炎、肾小管间质性疾病、慢性肾衰竭、尿崩症等。尿比重固定于 1.010±0.003，提示肾脏浓缩稀释功能丧失。

✎ 主治语录：比重是指在 4℃ 条件下尿液与同体积纯水的重量之比。

5. 酸碱度（pH） 见表 4-4-7。

表 4-4-7 尿液酸碱度的变化与临床意义

酸碱度变化	临床意义
pH 降低	进食肉类（含硫、磷）及混合性食物等，服用氯化铵、维生素 C 等酸性药物，酸中毒、高热、糖尿病、痛风等，低钾性代谢性碱中毒患者尿液呈酸性为其特征之一
pH 增高	进食蔬菜、水果（含钾、钠），服用噻嗪类利尿药、碳酸氢钠等碱性药物，碱中毒、膀胱炎及肾小管性酸中毒等。另外，尿液放置过久因尿素分解释放氨，可使尿液呈碱性
药物干预	尿液 pH 可作为用药的一个指标，用氯化铵酸化尿液，可促使碱性药物从尿液中排出；而用碳酸氢钠碱化尿液，可促使酸性药物从尿液中排出

三、尿液化学检查

（一）参考值

见表 4-4-8。

表 4-4-8　尿液化学检查的指标与参考值

指标	蛋白质	葡萄糖	酮体	胆红素	尿胆原
参考值	定性：阴性 定量： 0~80mg/24h	定性：阴性 定量： 0.56~5.0mmol/24h	阴性	定性：阴性 定量： ≤2mg/L	定性：阴性或弱阳性 定量：≤10mg/L

（二）临床意义

1. 蛋白质

（1）生理性蛋白尿

1）功能性蛋白尿：因剧烈运动（或劳累）、受寒、发热、精神紧张、交感神经兴奋等所致的暂时性蛋白尿，与肾血管痉挛或充血导致的肾小球毛细血管壁通透性增高有关。多见于青少年，尿蛋白定性不超过（+），定量不超过500mg/24h。

2）体位性蛋白尿：又称为直立性蛋白尿，可能是由于人体直立位时前突的脊柱压迫左肾静脉导致局部静脉压增高所致，卧位休息后蛋白尿即消失。此种蛋白尿多发生于瘦高体型的青少年。

（2）病理性蛋白尿（表 4-4-9）

表 4-4-9　病理性蛋白尿

分　类	标志性蛋白	临床意义
肾小球性蛋白尿	清蛋白或抗凝血酶、转铁蛋白、前清蛋白、IgG、IgA、IgM 和补体 C3 等	急性肾炎、肾缺血和糖尿病肾病
肾小管性蛋白尿	α_1-MG、β_2-MG、视黄醇结合蛋白、胱抑素 C、β 素素醇结	肾盂肾炎、间质性肾炎、重金属中毒、药物损害及肾移植术后等
混合性蛋白尿	清蛋白、α_1-MG、总蛋白	糖尿病、系统性红斑狼疮等
溢出性蛋白尿	血红蛋白、肌红蛋白、本-周蛋白	溶血性贫血、挤压综合征、多发性骨髓瘤、浆细胞病、轻链病

分　类	标志性蛋白	临床意义
组织性蛋白尿	Tamm-Horsfall 蛋白	肾小管收炎症或药物刺激等
假性蛋白尿	血液、脓液、黏液等	肾脏以下的泌尿道疾病，如膀胱炎、尿道炎、尿道出血及尿液内混入阴道分泌物等

2. 尿糖

（1）血糖增高性糖尿（表 4-4-10）。

表 4-4-10　血糖增高性糖尿

种　类	临床意义
代谢性糖尿	由于糖代谢紊乱引起高血糖所致，典型的是糖尿病
应激性糖尿	在颅脑外伤、脑血管意外、情绪激动等情况下，延髓血糖中枢受刺激，导致肾上腺素、胰高血糖素大量释放，出现暂时性高血糖和糖尿
摄入性糖尿	短时间内摄入大量糖类或输注高渗葡萄糖溶液，引起血糖暂时性增高而产生的糖尿
内分泌性糖尿	生长激素、肾上腺素、糖皮质激素等分泌过多，都可使血糖浓度增高

（2）血糖正常性糖尿：常见于慢性肾炎、肾病综合征、间质性肾炎等。

（3）暂时性糖尿：见于饮食性糖尿、精神性糖尿、妊娠期糖尿等。

（4）其他糖尿：进食乳糖、半乳糖、果糖、甘露糖及一些戊糖等过多或体内代谢失调使血液浓度增高时，可出现相应的糖尿。

（5）假性糖尿：尿液中含有的某些还原性物质，如维生素C、尿酸、葡萄糖醛酸，以及一些随尿液排出的药物，如异烟

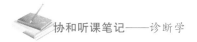

肼、链霉素、水杨酸等，可使尿糖定性检查出现假阳性反应。

主治语录： 当血糖浓度超过 8.88mmol/L 时，尿液中开始出现葡萄糖，这时的血糖浓度称为肾糖阈。

3. 酮体

（1）糖尿病酮症酸中毒：尿酮体对诊断糖尿病酸中毒或昏迷有极高的价值，并能与低血糖、心脑血管疾病的酸中毒或高血糖渗透性糖尿病昏迷相鉴别（尿酮体一般不高）。

（2）非糖尿病性酮症：如感染性疾病（肺炎、伤寒、败血症、结核等）、严重呕吐、剧烈运动、腹泻、长期饥饿、禁食、全身麻醉后等患者均可出现酮尿。

（3）中毒：如氯仿、乙醚麻醉后和磷中毒等，尿酮体也可阳性。

（4）药物影响：服用降糖药的患者，由于药物有抑制细胞呼吸的作用，也可出现尿酮体阳性的现象。

4. 尿液胆红素与尿胆原（表 4-4-11）。

表 4-4-11　不同类型黄疸患者尿胆原和尿液胆红素的变化特点

指　标	健康人	溶血性黄疸	肝细胞性黄疸	胆汁淤积性黄疸
尿液颜色	浅黄	深黄	深黄	深黄
尿胆原	弱阳性/阴性	强阳性	阳性	阴性
尿胆素	阴性	阳性	阳性	阴性
尿液胆红素	阴性	阴性	阳性	阳性

四、尿液显微镜检查

（一）参考值

见表 4-4-12。

表 4-4-12　尿液显微镜检查的指标与参考值

指　标	参考值
红细胞	玻片法平均（0~3）个/HPF，定量检查（0~5）个/μl
白细胞和脓细胞	玻片法平均（0~5）个/HPF，定量检查（0~10）个/μl
上皮细胞	①肾小管上皮细胞：无 ②移行上皮细胞：无或偶见 ③鳞状上皮细胞：男性偶见，女性为（3~5）个/HPF
管型	偶见透明管型

（二）临床意义

1. 细胞

（1）红细胞：离心尿液中红细胞数量增多，超过 3 个/HPF，且外观无血色的尿液称为镜下血尿。根据尿液红细胞的形态可将红细胞分为三种，其特点与临床意义见表 4-4-13。

表 4-4-13　尿液异常红细胞的类型及特点与临床意义

类　型	特点与临床意义
均一性红细胞	肾小球以外部位的泌尿系统的出血，如尿路结石、损伤、出血性膀胱炎、血友病、剧烈活动等
非均一性红细胞	见于肾小球肾炎、肾盂肾炎、肾结核、肾病综合征，此时多伴有蛋白尿和管型
混合性红细胞	以上两种红细胞混合存在

（2）白细胞和脓细胞

1）尿液中的白细胞主要是中性粒细胞，在低渗尿液中，中性粒吸水肿胀，胞质内的颗粒呈布朗分子运动，由于光的折射，在油镜下可见灰蓝色发光现象，称为闪光细胞，多见于肾盂肾炎。

2）白细胞数量增多主要见于肾盂肾炎、膀胱炎、肾移植排斥反应等。

　　■ 主治语录：白细胞检查主要用于泌尿系统感染的诊断。

　　（3）上皮细胞：上皮细胞检查对泌尿系统疾病有定位诊断的价值。

　　1）肾小管上皮细胞数量增多提示肾小管有病变，见于急性肾小球肾炎、急进性肾炎、肾小管坏死性患者。慢性肾炎、肾梗死的患者肾小管上皮细胞可发生脂肪变性，胞质内有较多的脂肪颗粒，称为脂肪颗粒细胞。如果其颗粒较多，甚至覆盖于核上，又称为复粒细胞。

　　2）移行上皮细胞数量增多提示泌尿系统相应部位病变，膀胱炎、肾盂肾炎患者移行上皮细胞明显增多，并伴有白细胞增多。

　　3）鳞状上皮细胞数量增多主要见于尿道炎患者，并伴有白细胞或脓细胞数量增多。

　　2. 管型（表 4-4-14）

表 4-4-14　常见管型的组成成分及意义

管　型	组成成分	临床意义
透明管型	T-H 蛋白、清蛋白、少量氯化物	健康人偶见，其增多见于肾实质性病变
红细胞管型	管型基质+红细胞	急性肾小球病变、肾小球出血
白细胞管型	管型基质+白细胞	肾脏感染性病变或免疫性反应
上皮细胞管型	管型基质+肾小管上皮细胞	肾小管坏死
颗粒管型	管型基质+变性细胞分解产物	肾实质性病变伴有肾单位淤滞
蜡样管型	细颗粒管型衍化而来	肾单位长期阻塞、肾小管有严重病变、预后差
脂肪管型	管型基质+脂肪滴	肾小管损伤、肾小管上皮细胞脂肪变性
肾衰管型	颗粒管型、蜡样管型演变而来	急性肾衰竭多尿期，出现于慢性肾衰竭提示预后不良

3. 结晶

（1）生理性结晶：多来自于食物及人体正常的代谢，一般无临床意义。

（2）病理性结晶：可由疾病因素或药物代谢异常所致。尿液中常见病理性结晶的形态特征及临床意义见表 4-4-15。

表 4-4-15　尿液中常见病理性结晶的形态特征及临床意义

结　晶	形态特征	临床意义
胆红素结晶	黄红色成束的针状或小块状	胆汁淤积性黄疸、肝硬化、肝癌、暴发性肝衰竭、急性磷中毒
胱氨酸结晶	无色的片状六边形，常重叠排列	肾结石、膀胱结石
亮氨酸结晶	黄褐色小球状，具同心纹	急性磷中毒、氯仿中毒、暴发性肝衰竭、肝硬化
酪氨酸结晶	略黑色，细针状、束状或羽毛状排列	急性磷中毒、氯仿中毒、暴发性肝衰竭、肝硬化
胆固醇结晶	无色缺角的方形薄片状	肾盂肾炎、膀胱炎、肾淀粉样变性或脂肪变性
磺胺嘧啶结晶	棕黄色不对称秸束状或球状	同时伴红细胞出现提示药物性损伤
磺胺甲噁唑结晶	无色透明的长方形六面体	同时伴红细胞出现提示药物性损伤

4. 其他　除上述的有形成分外，尿液中还可见到细菌、真菌、寄生虫、精子等。

（1）细菌：按无菌要求采集的尿液标本，见到较多量的细菌，同时见到大量白细胞和上皮细胞及红细胞，多提示尿路感染。

（2）真菌：多为白假丝酵母菌，常见于糖尿病患者、女性尿液或碱性尿液。

（3）寄生虫：尿液中的寄生虫及虫卵多为标本污染所致。

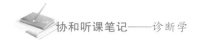

五、尿液其他检查

（一）人绒毛膜促性腺激素（HCG）

1. 目的

（1）诊断早孕。

（2）监测孕早期反应（异位妊娠、流产）。

（3）监测滋养层肿瘤。

（4）作为 Down 综合征三联试验的诊断指标之一。

2. 参考值

（1）定性（用于常规妊娠检查）：阴性。

（2）定量（用于 HCG 非常规检查）：男性、女性（未妊娠）<5U/L。

3. 临床意义

（1）早期妊娠诊断。

（2）异位妊娠诊断。

（3）流产诊断和监测。

（4）妊娠滋养细胞疾病的诊断与监测。

（5）其他疾病。

主治语录：人绒毛膜促性腺激素是受孕女性胎盘滋养层细胞分泌产生的，可促进性腺发育的一种糖蛋白激素。

（二）本周蛋白（BJP）

1. 参考值　阴性。

2. 临床意义　60%~80%多发性骨髓瘤患者尿液中 BJP 呈阳性。肾盂肾炎、慢性肾炎、肾癌、肾病综合征等患者尿液中偶可检出 BJP。

六、尿液检测项目的选择与应用

1. 常规检查或健康体检。
2. 尿蛋白定性检查方法选择。
3. 联合检查肾功能。

第二节　粪　便　检　测

一、粪便标本采集

1. 粪便标本采集方法（表 4-4-16）。

表 4-4-16　常见粪便标本的采集方法与要求

标　　本	采集方法	要　　求
常规检查标本	新鲜，选取异常部分，无异常时可多部位采集	无污染，及时送检
寄生虫检查标本		
血吸虫毛蚴	采集脓液、血液或黏液处	不小于 30g 或全部标本送检
蛲虫卵	透明薄膜拭子于晚 12 时或清晨排便立即送检前自肛门皱襞处拭取	立即送检
阿米巴滋养体	脓血和稀软部分	立即送检，寒冷季节注意保温
虫体检查及虫卵计数	24 小时粪便	检查虫体时应仔细寻找或筛查，检查虫卵时应混匀标本后检查，坚持"三送三检"
FOBT（化学法）标本	新鲜	检查前 3 天禁食肉类及动物血，并禁服铁剂、铋剂、维生素 C。检查前 3 天禁食生鲜蔬菜、水果等
粪胆原定量标本	3 天的粪便标本	每天混匀后称取 20g 送检
脂肪定量标本	脂肪膳食 6 天，从第 3 天起采集 72 小时内标本	将采集的标本混合称量，取出 60g 送检

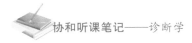

续 表

标　　本	采集方法	要　　求
无粪便标本	可经直肠指检或采便管拭取标本	确需检查时

　　主治语录：粪便标本采集的质量可直接影响检查结果的准确性和可靠程度。

　　2. 注意事项

　　（1）标本要新鲜，不得混有尿液、消毒剂和污水等，以免破坏其有形成分和病原体等。

　　（2）应选取含有黏液、脓液和血液等病理成分的部分，外观无异常的粪便可于其表面和深处多部位采集标本。

　　（3）采集标本后及时送检，并于标本采集后1小时内完成检查，否则可因消化酶、酸碱度变化以及细菌的作用等因素的影响，导致粪便有形成分被破坏。

　　（4）采集标本的容器应清洁、干燥、有盖，不吸水和渗漏；细菌学检查要采用灭菌有盖的容器采集标本。

　　（5）任何标本都应视为潜在的高危病原菌感染源，采集标本时要特别小心。务必使用合适的器具移取标本，避免被感染或污染环境。

二、粪便一般性状检查

（一）参考值

　　1. 成年人　每天一般排便1次，100～300g，为成形软便，呈黄褐色，有少量黏液，有粪臭。

　　2. 婴幼儿　粪便可为黄色或金黄色糊状。

（二）临床意义

1. 量　健康人的粪便量随着食物种类、食量及消化器官的功能状态而异。如果排便次数少，但排便量增多，多见于肠道上段病变；排便次数增多，但每次排便量减少，多为肠道下段病变。

2. 性状（表 4-4-17）

表 4-4-17　粪便性状改变及临床意义

粪　便	特　　点	临床意义
稀汁便	脓样，含有膜状物；洗肉水样；红豆汤样；稀水样	假膜性肠炎；副溶血性弧菌食物中毒；出血性小肠炎；艾滋病伴肠道隐孢子虫感染
米泔样便	白色淘米水样，含有黏液片块	霍乱、副霍乱
黏液便	小肠病变的黏液混在粪便中；大肠病变的黏液附着在粪便表面	肠道炎症或受刺激、肿瘤或便秘、某些细菌性痢疾
胨状便	黏胨状、膜状或纽带状物	过敏性肠炎、慢性细菌性痢疾
鲜血便	鲜红色，滴落于排便之后或附在粪便表面	直肠癌、直肠息肉、肛裂或痔疮
脓血便	脓样、脓血样、黏液血样、黏液脓血样	细菌性痢疾、阿米巴痢疾、结肠癌、肠结核、溃疡性结肠炎
乳凝块	黄白色乳凝块或蛋花样	婴儿消化不良、婴儿腹泻
变形便	球形硬便；细条、扁片状；细铅笔状	习惯性便秘、老年人排便无力；肠痉挛、直肠或肛门狭窄；肠痉挛、肛裂、痔疮、直肠癌

3. 颜色（表 4-4-18）

表 4-4-18　粪便颜色变化及意义

颜　色	生理性	病理性
淡黄色	婴儿	服用大黄、山道年、番泻叶等

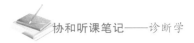

续　表

颜　色	生理性	病理性
绿色	食用大量绿色蔬菜	服用甘汞等
白陶土色	食用大量脂肪	胆汁淤积性黄疸，服用硫酸钡、金霉素
红色	食用大量番茄、红辣椒、西瓜等	直肠癌、痔疮、肛裂等，服用利福平
果酱色	食用大量咖啡、可可、樱桃等	阿米巴痢疾、肠套叠等
柏油色	食用动物血和肝脏等	上消化道出血，服用铁剂、活性炭等

主治语录：粪便的颜色可因进食种类不同而异，肉食者粪便偏黑褐色，进食过多绿色蔬菜者的粪便呈暗绿色。

4. 气味（表 4-4-19）

表 4-4-19　粪便气味的临床意义

气味	临床意义
恶臭	慢性肠炎、胰腺疾病、消化道大出血、结肠或直肠癌溃烂时，未消化的蛋白质发生腐败等
腥臭	阿米巴肠炎
酸臭	由脂肪、糖类消化不良或吸收不良，脂肪酸分解或糖的发酵所致

5. 寄生虫和结石

（1）寄生虫：肠道寄生虫感染时粪便中可出现寄生虫，肉眼即可发现；钩虫虫体需要筛查粪便后才能发现。服用驱虫药后应常规检查有无寄生虫。

（2）结石：粪便中出现胆石多见于服用排石药物或碎石术之后。

三、粪便隐血试验（FOBT）

1. 参考值 阴性。

2. 临床意义 FOBT 是粪便检查最常用的筛查项目，可作为消化道恶性肿瘤普查的一个筛查指标，其连续检查对早期发现结肠癌、胃癌等恶性肿瘤有重要的价值。FOBT 的临床意义与评价见表 4-4-20。FOBT 阳性的临床诊断方法与临床意义见表 4-4-21。

表 4-4-20 FOBT 的临床意义与评价

临床意义	评 价
诊断消化道出血	凡是能引起消化道出血的疾病或损伤都可使 FOBT 呈阳性反应
鉴别溃疡与肿瘤	①FOBT 对消化性溃疡诊断的阳性率为 40%~70%，且呈间断性阳性 ②FOBT 对消化道恶性肿瘤诊断的阳性率达 95%，且呈持续性阳性
恶性肿瘤筛查	①FOBT 常作为消化道恶性肿瘤的筛查试验 ②对 50 岁以上的无症状的中老年人，每年做 1 次 FOBT ③FOBT 作为消化道恶性肿瘤的筛查试验，其特异度不可能达到 100%，因此，FOBT 结果必须与临床其他资料结合分析，进行诊断与鉴别诊断

表 4-4-21 FOBT 阳性的临床诊断方法与临床意义

诊断方法	项 目	临床意义
体格检查	局部视诊	寻找痔疮、肛门周围组织或局部疾病
	肛门指检	检查是否有息肉
实验室检查	肿瘤标志物	筛查消化道肿瘤
器械检查	结肠镜	检查良性、恶性肿瘤，感染性疾病、憩室炎等
	胃镜	检查胃、十二指肠溃疡，肿瘤裂孔疝或食管静脉曲张
	小肠镜	检查腹部疾病、Meckel 憩室炎、血管发育异常等

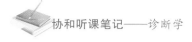

四、粪便显微镜检查

(一) 参考值

见表 4-4-22。

表 4-4-22　粪便显微镜检查项目及参考值

项 目	参考值
细胞	无红细胞、吞噬细胞和肿瘤细胞，偶见白细胞，少见柱状上皮细胞
食物残渣	偶见淀粉颗粒、脂肪小滴，可见少量肌肉纤维、结缔组织、弹力纤维、植物细胞和植物纤维
结晶	可见少量无临床意义的结晶，如磷酸盐、草酸钙、碳酸钙结晶
细菌	粪便中的细菌较多，球菌与杆菌的比例大致为 1∶10，约占粪便干重的 1/3 多为正常菌群。可有人体酵母菌
寄生虫	无寄生虫及寄生虫虫卵

(二) 临床意义

1. 细胞和食物残渣

(1) 细胞（表 4-4-23）

表 4-4-23　粪便中细胞增多的临床意义

细 胞	临床意义
红细胞	①肠道下段的病变 ②阿米巴痢疾可见大量堆积、变性的红细胞，且数量多于白细胞 ③细菌性痢疾红细胞形态多正常，数量少于白细胞，且分散存在
白细胞	中性粒细胞为主 ①肠炎患者白细胞小于 15 个/HPF，常分散存在 ②细菌性痢疾、溃疡性结肠炎患者白细胞大量增多，可见成堆的脓细胞 ③肠易激综合征、寄生虫感染患者可见大量嗜酸性粒细胞
吞噬细胞	见于急性细菌性痢疾、出血性肠炎、溃疡性结肠炎患者。吞噬细胞是诊断急性细菌性痢疾的主要依据之一

细 胞	临床意义
上皮细胞	大量增多或成片出现见于结肠炎、假膜性肠炎患者
肿瘤细胞	结肠癌、直肠癌患者

（2）残渣（表 4-4-24）

表 4-4-24　粪便中食物残渣增多的临床意义

残渣成分	临床意义
脂肪小滴	脂肪小滴大于 6 个/HPF 为脂肪排泄增多。如果出现大量脂肪小滴称为脂肪泻，见于急性和慢性胰腺炎、胰头癌、吸收不良综合征、胆汁淤积性黄疸等
肌肉纤维	肠蠕动亢进、胰蛋白酶缺乏、腹泻等
结缔组织、弹力纤维	胃蛋白酶缺乏症和腹泻
植物细胞、植物纤维	胃蛋白酶缺乏症、肠蠕动亢进和腹泻等
淀粉颗粒	消化功能不良、腹泻、慢性胰腺炎、胰腺功能不全

2. 结晶　病理性结晶主要有 Charcot-Leyden 结晶和血红素结晶。

3. 细菌。

4. 寄生虫及虫卵。

五、粪便检测项目的选择与应用

1. 肠道感染性疾病。

2. 肠道寄生虫病。

3. 消化吸收功能筛查试验。

4. 鉴别黄疸。

5. 消化道肿瘤筛查试验。

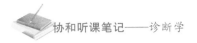

第三节 痰 液 检 测

痰液是肺泡、支气管和气管所产生的分泌物。健康人痰液很少，只有当呼吸道黏膜和肺泡受刺激时，其分泌物增多，可有痰液咳出，痰液中有时易混入唾液和鼻腔分泌物。

一、痰液标本采集

1. 根据检查目的和患者情况而定，自然咳痰法是最常用的采集方法。

2. 痰液标本的质量直接影响痰液一般性状检查结果。因此，要特别注意标本的采集与处理（表 4-4-25）。

表 4-4-25　痰液标本采集与处理的注意事项

项　目	注意事项
采集方法	①采用合适的痰液标本。采集痰液标本时，先用清水漱口，用力咳出气管深处的痰液，注意勿混入鼻咽部分泌物 ②咳痰时最好有医护人员在场，以指导患者正确咳痰
送检时间	及时送检，若不能及时送检，可暂时冷藏保存，但不能超过 24 小时
标本容器	采用专用容器采集痰液
采集时间	
一般性状检查	①痰液一般性状检查以清晨第一口痰标本最适宜 ②检查 24 小时痰液量或观察分层情况时，容器内可加少量苯酚防腐
细胞学检查	以上午 9~10 时采集深咳的痰液最好
病原生物学检查	①采集 12~24 小时的痰液，用于漂浮或浓集抗酸杆菌检查 ②无菌采集标本（先用无菌水漱口，以避免口腔内正常菌群的污染）适用于细菌培养 ③经气管穿刺吸取法和经支气管镜抽取法采集标本，适用于厌氧菌培养

二、痰液一般性状检查

(一) 参考值

无痰液或仅有少量白色、灰白色泡沫样或黏液样痰，无异物，新鲜痰液无特殊气味。

(二) 临床意义

1. 痰液量 痰液量增多常见于支气管扩张、肺脓肿、肺水肿、肺空洞性改变和慢性支气管炎，有时甚至超过 100ml/24h。

2. 颜色 （表 4-4-26）

表 4-4-26 痰液颜色改变的常见原因及临床意义

颜 色	常见原因	临床意义
黄色、黄绿色	脓细胞增多	肺炎、慢性支气管炎、支气管扩张、肺脓肿、肺结核
红色、棕红色	出血	肺癌、肺结核、支气管扩张
铁锈色	血红蛋白变性	急性肺水肿、大叶性肺炎、肺梗死
粉红色泡沫样	肺淤血、肺水肿	左心衰竭
烂桃样灰黄色	肺组织坏死	肺吸虫病
棕褐色	红细胞破坏	阿米巴肺脓肿、肺吸虫病
灰色、灰黑色	吸入粉尘、烟雾	矿工、锅炉工、长期吸烟者
无色（大量）	支气管黏液溢出	肺泡细胞癌

3. 性状 （表 4-4-27）

表 4-4-27 痰液性状改变及临床意义

性 状	特 点	临床意义
黏液性	黏稠、无色透明或灰色、白色、牵拉成丝	急性支气管炎、支气管哮喘、早期肺炎；白假丝酵母菌感染

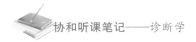

续　表

性　状	特　点	临床意义
浆液性	稀薄、泡沫	肺水肿、肺淤血、棘球蚴病
脓性	脓性、混浊、黄绿色或绿色、有臭味	支气管扩张、肺脓肿、脓胸向肺内破溃、活动性肺结核等
黏液脓性	黏液、脓细胞、淡黄白色	慢性气管炎发作期、支气管扩张、肺结核等
浆液脓性	痰液静置后分四层，上层为泡沫和黏液，中层为浆液，下层为脓细胞，底层为坏死组织	肺脓肿、肺组织坏死、支气管扩张
血性	痰液中带鲜红血丝、血性泡沫样痰、黑色血痰	肺结核、支气管扩张、肺水肿、肺癌、肺梗死、出血性疾病筹

4. 异物（表4-4-28）

表4-4-28　痰液常见异物的特点及临床意义

异　物	特　点	临床意义
支气管型	纤维蛋白、黏液、白细胞等在支气管内凝集。呈灰白或棕红，刚咳出即卷曲成团	慢性支气管炎、纤维蛋白性支气管炎、大叶性肺炎
干酪样小块	肺组织坏死的崩解产物。呈豆腐渣或干酪样	肺结核、肺坏疽
硫磺样颗粒	放线菌和菌丝团形成。呈淡黄、黄色或灰白，形似硫磺颗粒	肺放线菌病
肺结石	碳酸钙或磷酸钙结石。呈淡黄或白色小石块，表面不规则	肺结核、异物进入肺内钙化
库施曼螺旋体	小支气管分泌的黏液凝固。呈淡黄色、灰白色富有弹性的丝状物	支气管哮喘、喘息性支气管炎
寄生虫	肺吸虫卵、蛔虫蚴、阿米巴滋养体、卡氏肺孢子菌等	肺吸虫病、肺蛔虫病、阿米巴肺脓肿、卡氏肺孢子菌感染

5. 气味

（1）血腥气味见于各种原因所致的呼吸道出血，如肺癌、肺结核等。

（2）粪臭味见于膈下脓肿与肺相通时、肠梗阻、腹膜炎等。

（3）特殊臭味见于肺脓肿、晚期肺癌、化脓性支气管炎或支气管扩张等。

（4）大蒜味见于砷中毒、有机磷杀虫剂中毒等。

三、痰液显微镜检查

1. 参考值　少量中性粒细胞和上皮细胞。

2. 临床意义（表 4-4-29）

表 4-4-29　痰液中常见有形成分及临床意义

有形成分	临床意义
红细胞	支气管扩张、肺癌、肺结核
白细胞	中性粒细胞增多见于化脓性感染；嗜酸性粒细胞增多见于支气管哮喘、过敏性支气管炎、肺吸虫病；淋巴细胞增多见于肺结核
上皮细胞	可见鳞状上皮、柱状上皮细胞，肺上皮细胞，无临床意义。增多见于呼吸系统炎症
肺泡巨噬细胞	肺炎、肺淤血、肺梗死、肺出血
癌细胞	肺癌
寄生虫和虫卵	寄生虫病
结核分枝杆菌	肺结核
放线菌	放线菌病
夏科-雷登结晶	支气管哮喘、肺吸虫病
弹性纤维	肺脓肿、肺癌
胆固醇结晶	慢性肺脓肿、脓胸、慢性肺结核、肺肿瘤
胆红素结晶	肺脓肿

主治语录：痰液显微镜检查是诊断病原微生物感染和肿瘤的直接方法。

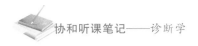

四、痰液检测项目的选择与应用

可用于肺部感染性疾病的病原学诊断，开放性肺结核的诊断，肺癌的诊断和肺部寄生虫病的诊断。

第四节　脑脊液检测

一、脑脊液的生理作用

1. 脑脊液（CSF）　存在于脑室及蛛网膜下腔内的一种无色透明液体，循环流动于脑和脊髓表面，主要由脑室系统脉络丛超滤和分泌。正常脑脊液容量成年人为 90～150ml，新生儿 10～60ml。

2. 脑脊液的生理作用

（1）保护脑和脊髓免受外力的震荡损伤。

（2）调节颅内压力的变化。

（3）参与脑组织的物质代谢。

（4）供给脑、脊髓营养物质和排出代谢产物。

（5）调节神经系统碱储量，维持正常 pH 等。

二、脑脊液标本采集

1. 脑脊液标本采集方法

（1）通过腰椎穿刺术获得脑脊液标准，特殊情况下可采用小脑延髓池或脑室穿刺术。

（2）穿刺成功后首先测定脑脊液压力。待测定压力后，根据检查目的，分别采集脑脊液于 3 个无菌试管中，每个试管 1～2ml。

1）第 1 管用于病原生物学检查。

2）第 2 管用于化学和免疫学检查。

3）第 3 管用于一般性状和细胞学检查。

主治语录：如疑为恶性肿瘤，则再采集 1 管进行脱落细胞学检查。标本采集后应在检查申请单上注明标本采集的日期和时间。

2. 注意事项

（1）腰椎穿刺前一定要向患者解释穿刺的目的、意义和风险，强调医患合作的重要性，必要时使用镇静药。

（2）脑脊液标本采集有一定的创伤性，必须严格掌握其适应证和禁忌证（表 4-4-30），严格无菌操作，穿刺时避免损伤微血管。

表 4-4-30　脑脊液检查的适应证和禁忌证

适应证	禁忌证
有脑膜刺激征患者	颅内高压患者
可疑颅内出血患者、脑膜白血病和肿瘤颅内转移患者	颅后窝占位性病变患者
原因不明的剧烈头痛、昏迷、抽搐或瘫痪患者	处于休克、全身衰竭状态患者
脱髓鞘疾病患者	穿刺局部有化脓性感染患者
中枢神经系统疾病椎管内给药治疗、麻醉和椎管内造影患者	

三、脑脊液一般性状检查

（一）参考值

见表 4-4-31。

表 4-4-31　脑脊液一般性状检查的指标与参考值

指　标	参考值
颜色	无色或淡黄色

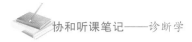

续　表

指　标	参考值
透明度	清澈透明
凝固性	无凝块、无沉淀（放置 24 小时不形成薄膜）
比重（腰椎穿刺）	$1.006 \sim 1.008$
压力	卧位：成年人为 $80 \sim 180mmH_2O$，儿童 $40 \sim 100mmH_2O$

（二）临床意义

1. 颜色　脑脊液常见的颜色变化及其原因见表 4-4-32。脑脊液新鲜出血与陈旧性出血的鉴别见表 4-4-33。

表 4-4-32　脑脊液常见颜色变化的原因及临床意义

颜　色	原　因	临床意义
无色		正常脑脊液、病毒性脑炎、轻型结核性脑膜炎、脊髓灰质炎、神经梅毒
红色	出血	穿刺损伤出血、蛛网膜下腔或脑室出血
黄色	黄变症	出血、黄疸、淤滞和梗阻等
白色	白细胞增多	脑膜炎球菌、肺炎链球菌、溶血性链球菌引起的化脓性脑膜炎
绿色	脓性分泌物增多	铜绿假单胞菌性脑膜炎、急性肺炎链球菌性脑膜炎
褐色	色素增多	脑膜黑色素肉瘤、黑色素瘤

表 4-4-33　脑脊液新鲜性出血与陈旧性出血的鉴别

项　目	新鲜性出血	陈旧性出血
外观	混浊	清晰、透明
易凝性	易凝	不易凝
离心后上清液	无色、透明	红色、黄褐色或柠檬色
红细胞形态	无变化	皱缩

项　目	新鲜性出血	陈旧性出血
上清液隐血试验	多为阴性	阳性
白细胞	不增高	继发性或反应性增高

2. 透明度　脑脊液细胞数量超过 $300×10^6/L$ 或含大量细菌、真菌时则呈不同程度混浊。

（1）化脓性脑膜炎患者脑脊液细胞数量极度增高，其外观呈乳白色混浊。

（2）结核性脑膜炎患者脑脊液细胞数量中度增高，其外观呈毛玻璃样混浊。

（3）病毒性脑膜炎、流行性乙型脑膜炎、中枢神经系统梅毒等患者脑脊液细胞数量仅轻度增高，其外观仍清晰透明或微浊。

（4）健康人脑脊液可因穿刺损伤带入红细胞而呈轻度混浊。

3. 凝固性

（1）化脓性脑膜炎患者脑脊液在 1~2 小时内呈块状凝固。

（2）结核性脑膜炎患者脑脊液在 12~24 小时内呈薄膜或纤细的凝块。

（3）神经梅毒患者脑脊液可有小絮状凝块。

（4）蛛网膜下腔梗阻患者的脑脊液呈黄色胶样凝固。

主治语录：脑脊液同时存在胶样凝固、黄变症和蛋白质-细胞分离（蛋白质明显增高，细胞正常或轻度增高）的现象，称为 Froin-Nonne 综合征，这是蛛网膜下腔梗阻的脑脊液特点。

4. 压力

（1）脑脊液压力大于 $200mmH_2O$ 称为颅内压增高。常见于

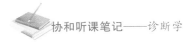

以下情况。

1）化脓性脑膜炎、结核性脑膜炎等颅内各种炎症性病变等。

2）脑肿瘤、脑出血、脑积水等颅内非炎症性病变。

3）高血压、动脉硬化等颅外因素。

4）咳嗽、哭泣、静脉注射低渗溶液等。

（2）脑脊液压力降低主要见于脑脊液循环受阻、脑脊液流失过多、脑脊液分泌减少等因素。

5. 比重　增高常见于各种颅内炎症、肿瘤、出血性脑病、尿毒症和糖尿病患者。比重降低见于脑脊液分泌增多。

四、脑脊液化学检查

（一）参考值

见表 4-4-34。

表 4-4-34　脑脊液化学检查的指标与参考值

指　标	参考值
蛋白质	①定性：阴性或弱阳性 ②定量：腰椎穿刺：0.2~0.4g/L
葡萄糖	腰椎穿刺：2.5~4.4mmol/L
氯化物	成年人：120~130mmol/L；儿童：111~123mmol/L
乳酸脱氢酶	8~32U
转氨酶	AST 5~20U，ALT 5~15U

（二）临床意义

1. 蛋白质　脑脊液蛋白质阳性常见于脑组织和脑膜炎症性病变，如化脓性脑膜炎、结核性脑膜炎、脊髓灰质炎、流行性脑炎等。强阳性见于脑出血、脑外伤等（血液混入脑脊液中）。

2. 葡萄糖（表 4-4-35）

表 4-4-35　脑脊液葡萄糖浓度的变化及临床意义

变　化	临床意义
降低	①急性化脓性脑膜炎、结核性脑膜炎、真菌性脑膜炎
	②脑肿瘤，尤其是恶性肿瘤
	③神经梅毒
	④低血糖
	⑤脑寄生虫病：如脑囊虫病、血吸虫病、肺吸虫病等
增高	①早产儿或新生儿
	②饱餐或静脉注射葡萄糖后
	③影响到脑干的急性外伤或中毒
	④脑出血
	⑤糖尿病等

3. 氯化物

（1）降低：见于细菌或真菌感染；在细菌性脑膜炎的后期，由于脑膜有明显的炎症浸润或粘连，局部有氯化物附着，使脑脊液氯化物降低，并伴有蛋白质明显增高；呕吐、肾上腺皮质功能减退症患者，由于血氯降低，其脑脊液氯化物浓度亦降低。

（2）增高：主要见于尿毒症、肾炎、心力衰竭、病毒性脑膜炎或脑炎患者。

4. 酶学

（1）乳酸脱氢酶（LDH）：活性增高主要见于细菌性脑膜炎、脑梗死、脑出血、蛛网膜下腔出血的急性期、脑肿瘤的进展期、脱髓鞘病。

主治语录：LDH 可作为鉴别细菌性和病毒性脑膜炎的重要指标。

（2）氨基转移酶：增高主要见于中枢神经系统器质性病变、

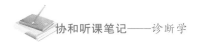

中枢神经系统感染、中枢神经系统转移癌、缺氧性脑病和脑萎缩等。

（3）脑脊液其他酶学指标增高的临床意义（表4-4-36）

表 4-4-36　脑脊液其他酶学指标的增高的临床意义

指　标	临床意义
CK	①中枢神经系统感染，以化脓性脑膜炎最明显 ②脑出血、蛛网膜下腔出血 ③进行性脑积水脱髓鞘病、继发性癫痫
Lys	①细菌性脑膜炎，以结核性脑膜炎增高最明显 ②脑肿瘤
PHI	①脑部肿瘤，特别是恶性肿瘤 ②中枢神经系统感染，以结核性脑膜炎增高更明显 ③急性脑梗死
ChE	①多发性硬化症 ②重症肌无力、脑肿瘤和多发性神经根神经炎等 ③脑部外伤时，假性胆碱酯酶（PChE）增高，而 AChE 活性降低 ④脑膜炎、脊髓灰质炎 PChE 增高
NSE	脑出血、脑梗死、癫痫持续状态
醛缩酶	①家族性黑矇性痴呆 ②颅脑外伤伴有长期昏迷者 ③急性脑膜炎、脑积水、神经梅毒、多发性硬化症
ADA	结核性脑膜炎（可作为诊断和鉴别诊断结核性脑膜炎的指标）

五、脑脊液显微镜检查

1. 参考值（表4-4-37）

表 4-4-37　脑脊液显微镜检查的指标与参考值

指　标	参考值
红细胞	无
白细胞（$\times 10^6$/L）	成年人：0~8；儿童：0~15

指　标	参考值
有核细胞分类	多为淋巴细胞及单核细胞（7∶3），偶见内皮细胞
病原生物学	阴性

2. 临床意义

（1）脑脊液细胞数量增多（表4-4-38）。

表 4-4-38　脑脊液血细胞增高的临床意义

增高程度	细　胞	临床意义
显著	中性粒细胞	化脓性脑膜炎
	红细胞	蛛网膜下腔出血或脑出血、穿刺损伤
轻度或中度	早期中性粒细胞、后期淋巴细胞	结核性脑膜炎，且有中性粒细胞、淋巴细胞、浆细胞同时存在的现象
	嗜酸性粒细胞	寄生虫感染
正常或轻度	淋巴细胞	浆液性脑膜炎、病毒性脑膜炎、脑水肿

（2）病原生物学检查。

六、脑脊液检测项目的选择与应用

1. 中枢神经系统感染性疾病的诊断与鉴别诊断。
2. 脑血管疾病的诊断与鉴别诊断。
3. 脑肿瘤的辅助诊断。
4. 中枢神经系统疾病的治疗及疗效观察。

第五节　浆膜腔积液检测

一、浆膜腔积液分类和发生机制

见表4-4-39。

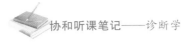

表 4-4-39　漏出液与渗出液发生机制和常见原因

积　　液	发生机制	常见原因
漏出液	毛细血管流体静压增高	静脉回流受阻、充血性心力衰竭和晚期肝硬化
	血浆胶体渗透压降低	血浆清蛋白浓度明显降低的各种疾病
	淋巴回流受阻	丝虫病、肿瘤压迫等所致的淋巴回流障碍
	钠水潴留	充血性心力衰竭、肝硬化和肾病综合征
渗出液	微生物的毒素、缺氧以及炎性介质刺激	结核性与其他细菌性感染
	血管活性物质增多、癌细胞浸润	转移性肺癌、乳腺癌、淋巴瘤等
	外伤、化学物质刺激等	血液、胆汁、胰液和胃液等刺激，外伤

二、浆膜腔积液标本采集

1. 采集方法　浆膜腔穿刺术。

✎ **主治语录：** 一般性状检查、细胞学检查和化学检查各采集 2ml，厌氧菌培养采集 1ml，结核分枝杆菌检查采集 10ml。

2. 注意事项

（1）浆膜腔穿刺具有创伤性，务必掌握好穿刺的适应证。

1）新发生的浆膜腔积液。

2）已有浆膜腔积液且有突然增多或伴有发热的患者。

3）需进行诊断或治疗性穿刺的患者。

（2）由于积液极易出现凝块、细胞变性、细菌破坏和自溶等，所以采集标本后应在 30 分钟内送检。否则应将标本置于 4℃冰箱内保存。

（3）最好在抗生素应用前进行检查。

三、浆膜腔积液一般性状检查

（一）参考值

见表 4-4-40。

表 4-4-40　浆膜腔积液一般性状的特点

项　目	漏出液	渗出液
颜色	淡黄色	黄色、红色、乳白色
透明度	清晰透明	混浊
比重	<1.015	>1.018
pH	>7.4	<7.4
凝固性	不凝固	易凝固

（二）临床意义

1. 颜色（表 4-4-41）

表 4-4-41　浆膜腔积液颜色变化及其临床意义

颜　色	临床意义
红色	由于出血量和出血时间不同，积液可呈淡红色、暗红色或鲜红色，常由穿刺损伤、结核、肿瘤、内脏损伤、出血性疾病等所致
白色	呈脓性或乳白色 ①脓性常由化脓性感染时的大量白细胞和细菌所致 ②乳白色见于胸导管阻塞或淋巴管阻塞时的真性乳糜积液，或积液含有大量脂肪变性细胞时的假性乳糜积液 ③有恶臭气味的脓性积液多为厌氧菌感染所致
绿色	由铜绿假单胞菌感染所致。如腹水呈绿色可能因胆囊或肠道穿孔，混入胆汁所致
棕色	多由阿米巴脓肿破溃进入胸腔或腹腔所致

续　表

颜　色	临床意义
黑色	由曲霉菌感染引起
草黄色	多见于尿毒症引起的心包积液

2. 透明度　漏出液多清晰透明或微混；渗出液因含大量细胞、细菌而呈不同程度的混浊。

3. 凝固性　漏出液一般不易凝固。渗出液因含纤维蛋白原等凝血因子，当有细胞破坏释放出的凝血活酶时，易发生凝固或形成凝块；但如渗出液中含纤维蛋白溶酶时，则不易出现凝固。

4. 比重　比重高低与浆膜腔积液所含的溶质有关。

主治语录：漏出液因含细胞、蛋白质少而比重低；渗出液因含细胞、蛋白质多而比重高。

5. 酸碱度　pH降低见于感染性浆膜炎及风湿性疾病等继发性浆膜炎。

四、浆膜腔积液化学和免疫学检查

1. 参考值（表4-4-42）

表4-4-42　浆膜腔积液的化学与免疫学的特点

项　　目	漏出液	渗出液
黏蛋白定性试验	阴性	阳性
蛋白质浓度（g/L）	<25	>30
积液蛋白/血清蛋白	<0.5	>0.5
清蛋白梯度（g/L）	胸腔积液>12；腹水>11	胸腔积液<12；腹水<11
葡萄糖（mmol/L）	接近血糖水平	<3.33
LDH（U/L）	<200	>200
积液LDH/血清LDH	<0.6	>0.6

2．临床意义

（1）黏蛋白定性试验：主要用于鉴别漏出液与渗出液。

（2）蛋白质定量：浆膜腔积液蛋白质的变化对鉴别渗出液与漏出液以及寻找浆膜腔积液的原因有重要意义。

（3）葡萄糖定量：漏出液的葡萄糖浓度近似于血糖；渗出液中因含有大量白细胞和细菌，分解利用葡萄糖，导致其葡萄糖浓度降低，甚至无糖。

（4）酶活性检查。

五、浆膜腔积液显微镜检查

1．参考值（表4-4-43）

表4-4-43　浆膜腔积液的细胞学特点

项　　　目	漏出液	渗出液
细胞总数（×10^6/L）	<100	>500
有核细胞分类	以淋巴细胞和间皮细胞为主	急性炎症以中性粒细胞为主，慢性炎症或恶性积液以淋巴细胞为主
肿瘤细胞	无	可有

2．临床意义

（1）红细胞：大量红细胞提示血性渗出液，常见于恶性肿瘤、结核、肺栓塞等患者。

（2）白细胞：白细胞数量的变化对诊断积液的性质有一定的帮助，白细胞主要为淋巴细胞、中性粒细胞。

（3）细胞分类：漏出液中细胞较少，以淋巴细胞和间皮细胞为主，渗出液细胞种类较多。浆膜腔积液细胞分类计数增多的临床意义见表4-4-44。

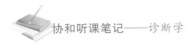

表 4-4-44　浆膜清积液细胞分类计数增多的临床意义

细　胞	临床意义
中性粒细胞	化脓性浆膜腔积液、早期结核性浆膜腔积液，肺梗死、膈下脓肿、腹膜炎所致的浆膜腔积液
淋巴细胞	结核性浆膜腔积液，肿瘤、病毒、结缔组织疾病等所致的浆膜腔积液
浆细胞	充血性心力衰竭、恶性肿瘤或多发性骨髓瘤浸润浆膜所致的浆膜腔积液
嗜酸性粒细胞	胸腔积液见于血胸和气胸、肺梗死、真菌或寄生虫感染、间皮瘤、过敏综合征；腹水见于腹膜透析、血管炎、淋巴瘤、充血性心力衰竭等
间皮细胞	主要见于漏出液，以及炎症、淤血、肿瘤所致的浆膜腔积液
恶性细胞	恶性肿瘤所致的浆膜腔积液
其他细胞	组织细胞见于炎性浆膜腔积液；含铁血黄素细胞见于陈旧性血性浆膜腔积液

（4）脱落细胞：恶性肿瘤细胞是诊断原发性或继发性肿瘤的重要依据。

六、浆膜腔积液病原生物学检查

1. 参考值　漏出液常无细菌，渗出液多有细菌。

2. 临床意义

（1）细菌：感染性积液常见的细菌有脆弱类杆菌、大肠埃希菌、粪肠球菌、铜绿假单胞菌、结核分枝杆菌等。

（2）寄生虫：对乳糜样积液离心后的沉淀物应检查有无微丝蚴，疑为阿米巴积液应检查有无阿米巴滋养体，棘球蚴病患者积液应检查有无棘球蚴头节和小钩。

七、浆膜腔积液检测项目的选择与应用

1. 浆膜腔积液检查项目的选择　常规检查项目仅限于一般性状、化学和细胞学检查，其鉴别积液性质的符合率较低；随着特异性化学和免疫学检查的开展，提高了浆膜腔积液性质和病因诊断的准确率。在分析检查结果时，应结合临床综合分析，才能提高浆膜腔积液性质诊断的准确率。

2. 浆膜腔积液检查项目的应用

（1）渗出液与漏出液鉴别。

（2）寻找积液病因。

（3）可用于治疗。

第六节 阴道分泌物检测

一、阴道分泌物标本采集

1. 阴道分泌物标本采集方法 一般采用消毒刮板、吸管、生理盐水浸湿的棉拭子自阴道深部或后穹隆、子宫颈管口等处采集，将采集到的标本浸于盛有 1~2ml 生理盐水的试管内，立即送检。或将其制备成薄涂片，进行肿瘤细胞或病原微生物筛查。

2. 注意事项

（1）根据不同检查目的自不同部位采集标本，尽量采集阴道深部或穹隆后部、子宫颈管口等部位的标本或进行多点采集。

（2）有肉眼可见的病变及脓性分泌物时，从病变部位采集及直接采集脓性分泌物。

（3）标本采集时需将子宫颈表面分泌物拭去，用棉拭子插入子宫颈管 1cm 处停留 10~30 秒，旋转 1 周采集标本，并制备成涂片。用于恶性肿瘤筛查的标本，可采用子宫颈刮片或子宫腔吸片。

（4）检查阴道毛滴虫时可采用盐水棉拭子采集标本，并置于少量盐水的试管中立即送检。检查细菌及真菌可根据检查要求将阴道分泌物制成薄涂片（染色检查），或采用湿拭子采集标

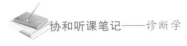

本后置于洁净试管中送检。

二、阴道分泌物一般性状检查

1. 参考值

（1）外观：白色稀糊状，无气味。

（2）酸碱度：呈酸性，pH 4.0~4.5。

2. 临床意义

（1）外观（表 4-4-45）

表 4-4-45　阴道分泌物颜色与性状变化及临床意义

分泌物	颜色与性状	临床意义
黏液性	无色、透明	卵巢颗粒细胞瘤和应用雌激素等药物治疗后
脓性	黄色、黄绿色，有臭味	阴道毛滴虫、化脓性细菌感染引起的慢性子宫颈炎、老年性阴道炎、子宫内膜炎，以及阴道异物等
泡沫样脓性	黄色、黄绿色	滴虫性阴道炎
血性	红色，有特殊臭味	子宫颈癌、子宫内膜癌、子宫颈息肉、子宫黏膜下肌瘤、老年性阴道炎、重度慢性子宫颈炎及宫内节育器损伤等
水样	黄色	子宫黏膜下肌瘤、子宫颈癌、子宫内膜癌、输卵管癌等病变组织变性、坏死所致
豆腐渣样	乳白色	假丝酵母样真菌性阴道炎
奶油样	灰白色、稀薄均匀，黏稠度低	阴道加德纳菌感染

（2）酸碱度：pH 增高见于各种阴道炎患者以及绝经后妇女。

三、阴道清洁度检查

1. 阴道分泌物清洁度的分度及判断标准（表 4-4-46）

表 4-4-46　阴道分泌物清洁度的分度及判断标准

清洁度	杆　菌	球　菌	上皮细胞	白（脓）细胞（个/HPF）
Ⅰ	++++	−	++++	0~5
Ⅱ	++	−/少量	++	5~15
Ⅲ	−/少量	++	−/少量	15~30
Ⅳ	−	++++	−	>30

2. 临床意义　判断阴道炎症和生育期妇女卵巢功能的指标。

四、阴道分泌物病原生物学检查

1. 参考值

（1）病原生物：无或阴性。

（2）加德纳菌与线索细胞：不见或仅见少量阴道加德纳菌。

2. 临床意义

（1）常见的病原体：细菌、真菌、病毒、寄生虫。

（2）阴道杆菌和阴道加德纳菌数量：可作为细菌性阴道炎诊断的参考。

🖊主治语录：细菌性阴道病（BV）主要是由阴道加德纳菌、各种厌氧菌及支原体等引起的混合感染。

五、子宫颈（阴道）脱落细胞学检查

子宫颈（阴道）脱落细胞学检查主要用于：①子宫颈癌的筛查、早期诊断、疗效观察和预后判断。②良性病变的诊断与鉴别诊断。③了解卵巢功能，评估雌激素水平。

六、阴道分泌物检测项目的选择与应用

1. 阴道分泌物检查项目的选择

（1）一般性状检查：包括外观、酸碱度等，反映成年女性

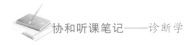

月经和生殖周期的变化，以及是否存在感染等状况。

（2）清洁度检查：反映雌激素水平和有无感染及程度。

（3）病原生物学检查：用于病原生物感染的诊断。

（4）生化免疫检查：如白细胞酯酶、过氧化物酶及唾液酸苷酶等检查，可协助细菌性阴道病的诊断，以及阴道微生态状况的判断。

（5）子宫颈（阴道）脱落细胞学检查可用于子宫颈癌的诊断等。

2. 阴道分泌物检查项目的应用

（1）诊断和鉴别诊断女性生殖系统感染。

（2）诊断肿瘤。

（3）判断雌激素水平。

第七节　精液检测

一、精液标本采集

1. 精液标本采集方法（表 4-4-47）

表 4-4-47　精液标本采集的方法与评价

方　法	评　　　价
手淫法	最妥善的方法。手淫后将精液采集于洁净、干燥的容器内，刚开始射出的精液内精子数量最多，注意不要丢失
安全套法	方法易行，但必须使用专用安全套。普通乳胶安全套内含有损害精子活动力的物质
体外射精法	如果手淫法采集不到标本，可采用此法（不是可靠的方法），但注意不要丢失最初射出的富含精子的精液
其他方法	采用上述方法采集不到标本时，也可采用电振动法或前列腺按摩法采集标本

2. 注意事项

（1）标本采集前应禁欲（无性交、无手淫、无遗精）2~7天，如果需要多次采集标本，每次禁欲时间应尽可能一致。

（2）标本采集前应向患者解释标本采集的方法和注意事项，注意保护患者的隐私。

（3）选用恰当的采集方法，手淫法是最妥善的方法。不提倡体外射精法、电振动法、前列腺按摩法和安全套法。

（4）如果标本不完整，尤其是富含精子的初始精液丢失，要在检查报告中注明，并且在禁欲2~7天后重新采集标本检查。

（5）标本采集后应记录禁欲时间、标本采集时间、标本是否完整，并立即送检（不能超过1小时）。冬季还需要将标本保温在20~37℃的环境中。

（6）精液内可能含有危险的传染性病原体，如HBV、HIV和疱疹病毒等，故精液需要按潜在生物危害物质进行处理。

二、精液一般性状检查

参考值及临床意义见表4-4-48。

表4-4-48　精液一般性状检查的参考值与临床意义

指　标	参考值	临床意义
精液量	1.5~6毫升/次	<1.5毫升/次或>6毫升/次视为异常
颜色和透明度	灰白色或乳白色，半透明	血性精液常见于前列腺和精囊腺的非特异性炎症、生殖系统结核、肿瘤等；脓性精液常见于精囊腺炎、前列腺炎等
凝固及液化	射精后立即凝固，液化时间<60分钟，但一般在30分钟内液化	凝固障碍见于精囊腺炎或输精管缺陷等；液化不完全见于前列腺炎
黏稠度	拉丝长度<2cm，呈水样，形成不连续小滴	降低常见于先天性无精囊腺等；增高多与附属性腺功能异常有关

续 表

指 标	参考值	临床意义
气味	栗花或石楠花的特殊气味	前列腺炎患者的精液有腥臭味
酸碱度（pH）	7.2~8.0	大于8.0见于前列腺、精囊腺、尿道球腺和附睾的炎症，小于7.0见于输精管阻塞、先天性精囊腺缺如等

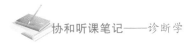主治语录：精液一般性状检查可粗略评价男性生育状态。

三、精液显微镜检查

（一）参考值

见表4-4-49。

表 4-4-49 精液显微镜检查的参考值及临床意义

指 标	参考值
精子活动率	射精30~60分钟内精子活动率为80%~90%，至少>60%；精子存活率>58%（伊红染色）
精子活动力	总活动力（PR+NP）≥40%，前向运动（PR）≥32%
精子计数	精子浓度≥15×10^9/L；精子总数≥39×10^6/次
精子凝集	无凝集
精子形态	正常形态精子>4%
细胞	未成熟生殖细胞<1%
	白细胞<1×10^9/L 或<5 个/HPF
	偶见红细胞

（二）临床意义

1. 精子活动率和活动力

（1）精子活动率：指活动精子占精子总数的百分率。

（2）精子活动力：指精子前向运动的能力。WHO 将精子活动力分为三级，即前向运动、非前向运动和无运动。

（3）精子活动率小于 40%，且活动力低下，为男性不育症的主要原因之一。常见于：①精索静脉曲张。②生殖系统感染。③应用某些抗代谢药物、抗疟药、雌激素、氧化氮芥等。

2. 精子计数　精子浓度持续小于 $15 \times 10^9/L$ 时为少精子症；精液多次检查无精子时称为无精子症（连续检查 3 次，离心后沉淀物中仍无精子）。精子浓度降低和无精子症是男性不育的主要原因。

3. 精子形态　异常形态精子数量增多常见于：①精索静脉曲张。②睾丸、附睾功能异常。③生殖系统感染。④应用某些化学药物，如卤素、乙二醇、重金属、雌激素等。⑤放射线损伤等。

4. 细胞

（1）未成熟生殖细胞：当睾丸曲细精管受到某些药物或其他因素影响或损害时，精液中可出现较多的未成熟的生殖细胞。

（2）其他细胞

1）当白细胞大于 5 个/HPF 为异常，常见于前列腺炎、精囊腺炎和附睾炎等。当精液中白细胞大于 $1 \times 10^9/L$，称为脓精症或白细胞精子症。

2）红细胞数量增多常见于睾丸肿瘤、前列腺癌等，此时精液中还可出现肿瘤细胞。

四、精液病原生物学检查

1. 参考值　阴性。

2. 临床意义　男性生殖系统任何部位的感染均可从精液中检查到病原生物。男性生殖系统感染后，释放到精液中的细菌

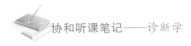

毒素将严重影响精子的生成和精子的活动力，导致男性不育症。

五、精液其他检查

参考值及临床意义见表4-4-50。

表 4-4-50　精液其他检查指标的变化及临床意义

指　标	参考值	临床意义
果糖（mmol/L）	9.11~17.67	降低见于精囊腺炎；无果糖见于精囊腺缺如、输精管发育不良
乳酸脱氢酶-X（U/L）	1430±940	降低可见于睾丸萎缩、长期食用粗制棉籽油
抗精子抗体	阴性	阳性见于输精管阻塞、睾丸损伤、生殖系统感染等
顶体酶（U/L）	36±21	降低见于男性不育症
精子低渗肿胀	g型精子>50	男性不育症患者的精子肿胀率明显降低

六、精液检测项目的选择与应用

1. 精液检查项目的选择
（1）精液常规分析。
（2）精浆生化检查。
（3）精液白细胞和生精细胞的检查。
（4）抗精子抗体的检查。
（5）精液培养。
（6）精子功能的检查。
2. 精液检查项目的应用
（1）评价男性生育功能，用于不育症的诊断和疗效观察。
（2）为精子库或人工授精筛选优质精子。
（3）辅助诊断男性生殖系统疾病。
（4）法医学鉴定。

第八节 前列腺液检测

一、前列腺液标本采集

1. 前列腺液标本采集 可用前列腺按摩法获得。

🖊**主治语录：按摩后采集不到标本时，可以采集按摩后的尿液进行检查。**

2. 注意事项

（1）1次采集标本失败或检查结果阴性，而又有临床指征时，可间隔3~5天后重新采集标本复查。

（2）疑有前列腺结核、急性炎症、脓肿或肿瘤时，应禁止或慎重进行前列腺按摩。

（3）检查前应禁欲3天，以免因性兴奋后导致前列腺液内的白细胞假性增多。

二、前列腺液一般性状检查

参考值及临床意义见表4-4-51。

表 4-4-51 前列腺液一般性状检查的参考值及临床意义

指 标	参考值	临床意义
量	数滴至2ml	减少见于前列腺炎；多次按摩无前列腺液排出，提示前列腺分泌功能严重不足，常见于前列腺的炎性纤维化、某些性功能低下患者。增多主要见于前列腺慢性充血、过度兴奋时
颜色与透明度	乳白色、不透明、稀薄、有光泽	①黄色脓性或混浊黏稠：见于前列腺炎 ②血性：见于精囊腺炎、前列腺炎、前列腺结核等，也可为按摩前列腺用力过重所致
酸碱度	弱酸性，pH 6.3~6.5	70岁以上老年人前列腺液 pH 可略增高，混入较多精囊腺液时其 pH 亦可增高

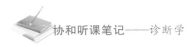

三、前列腺液显微镜检查

参考值及临床意义见表4-4-52。

表4-4-52　前列腺液直接涂片显微镜检查成分的参考值及临床意义

成　分	参考值	临床意义
磷脂酰胆碱小体	大量	前列腺炎时减少或消失，且分布不均，并有成堆现象
红细胞（个/HPF）	<5	增多见于前列腺炎或肿瘤、结核、精囊腺炎、前列腺按摩过重
白细胞（个/HPF）	<10	增多且成堆出现见于前列腺炎、前列腺脓肿
前列腺颗粒细胞（个/HPF）	<1	增多伴有大量白细胞见于前列腺炎，也可见于正常老年人
淀粉样小体	有	常随年龄增长而增加，无临床意义
精子	可有	按摩前列腺时因精囊腺受挤压而排出精子，无临床意义
滴虫	无	阳性见于滴虫性前列腺炎
结石	可见	主要为碳酸钙、磷酸钙-胆固醇、磷酸精胺结石，少量时无意义

四、前列腺液病原生物学检查

1. 参考值　阴性。
2. 临床意义　可用于判断前列腺有无感染及种类。

 历年真题

1. 尿酮体阳性见于
   A. 急性膀胱炎
   B. 肾结核
   C. 肾盂肾炎
   D. 肾结石
   E. 糖尿病酮症酸中毒

2. 关于痰液标本收集的内容，说法错误的是

A. 留痰前应先漱口

B. 用力咳出气管深处的痰液

C. 以清晨第一口痰为宜

D. 可有适量鼻咽分泌物

E. 注意避免混入唾液

参考答案：1. E　2. D

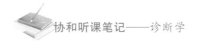

第五章 常用肾脏功能实验室检测

核心问题

1. 肾脏功能实验室检测项目及临床意义。
2. 肾小球和肾小管功能的评价指标。
3. 肾小球滤过率评价指标。

内容精要

　　肾脏是人体重要的生命器官，其主要生理功能是生成尿液，以维持体内水、电解质、蛋白质和酸碱等代谢平衡，维持机体内环境稳定。肾病常用的实验室检测有尿液检测和肾功能检测。

第一节　肾小球功能检测

一、基本概念

　　1. 肾小球的主要功能是滤过，评估滤过功能最重要的参数是肾小球滤过率（GFR）。
　　2. 单位时间内（分钟）经肾小球滤过的血浆液体量，称为肾小球滤过率。
　　3. 肾血浆清除率系指双肾于单位时间内，能将若干毫升血浆中所含的某物质全部加以清除，结果以毫升/分或升/24 小时表示。

4. 各种物质经肾排出的方式大致分类。

（1）全部由肾小球滤过，肾小管既不吸收也不分泌。

（2）全部由肾小球滤过，不被肾小管重吸收，很少被肾小管排泌。

（3）全部由肾小球滤过后又被肾小管全部重吸收。

（4）除肾小球滤过外，大部分通过肾小管周围毛细血管向肾小管分泌后排出。

主治语录：利用清除率可分别测定 GFR、肾血流量、肾小管对各种物质的重吸收和分泌作用。

二、血清肌酐（Cr）测定

1. **参考值**　全血 Cr 为 88.4～176.8μmol/L；血清或血浆 Cr，男性 53～106μmol/L。女性 44～97μmol/L。

2. **临床意义**

（1）评价肾小球滤过功能。

（2）鉴别肾前性和肾实质性少尿。

（3）生理变化。

（4）药物影响。

三、内生肌酐清除率（Ccr）测定

（一）Ccr 计算方法

1. 标准 24 小时留尿计算法

（1）患者连续 3 天进低蛋白饮食（<40g/d），并禁食肉类，避免剧烈运动。

（2）于第 4 天晨 8 时将尿液排净，然后收集记录 24 小时尿量（次日晨 8 时尿必须留下），并加入甲苯 4~5ml 防腐。取血 2~3ml，与 24 小时尿液同时送检。

（3）测定尿液及血 Cr 浓度。

（4）应用下列公式计算 Ccr。Ccr＝尿肌酐浓度×每分钟尿量/血浆肌酐浓度

主治语录：由于每个人肾的大小不同，排尿能力也有差异。故需进行校正，矫正清除率＝实际清除率×标准体表面积（1.73m^2）/受试者的体表面积。

2. 4 小时留尿改良法　用 4 小时尿及空腹一次性取血进行肌酐测定，先计算每分钟尿量，再按公式 1.（4）计算清除率。

3. 血肌酐计算方法

Ccr＝（140-年龄）×体重/72×血肌酐浓度（男性）

Ccr＝（140-年龄）×体重/85×血肌酐浓度（女性）

（二）参考值

成年人 80~120ml/min，老年人随年龄增长，有自然下降趋势。西咪替丁、甲苯嘧啶、长期限制剧烈运动均使 Ccr 下降。

（三）临床意义

1. 判断肾小球损害功能。

2. 评估肾功能　可分为四期。

（1）第 1 期（肾衰竭代偿期）Ccr 为 80~51ml/min。

（2）第 2 期（肾衰竭失代偿期）Ccr 为 50~20ml/min。

（3）第 3 期（肾衰竭期）Ccr 为 19~10ml/min。

（4）第 4 期（尿毒症期或终末期肾衰竭）Ccr<10ml/min。

3．指导治疗。

（1）慢性肾衰竭 Ccr<30~40ml/min，应开始限制蛋白质摄入。

（2）Ccr<30ml/min，噻嗪类利尿药治疗常无效，不宜应用。

（3）小于 10ml/min 应结合临床进行肾替代治疗，肾脏对利尿药（如呋塞米、依他尼酸钠）的反应已极差。

四、血尿素氮（BUN）测定

1．参考值　成年人 3.2~7.1mmol/L；婴儿、儿童 1.8~6.5mmol/L。

2．临床意义　增高见于器质性肾功能损害，肾前性少尿，蛋白质分解或摄入过多，血 BUN 作为肾衰竭透析充分性指标。

五、肾小球滤过率测定

1．^{99m}Tc-二乙三胺五醋酸（^{99m}Tc-DTPA）几乎完全经肾小球滤过而清除，其最大清除率即为肾小球滤过率（GFR）。

2．参考值　总 GFR（100±20）ml/min。

3．临床意义

（1）GFR 影响因素：与年龄、性别、体重有关。

主治语录：30 岁后每 10 年 GFR 下降 10ml/（min·1.73m^2），男性比女性 GFR 高约 10ml/min，妊娠时 GFR 明显增加，第 3 个月增加 50%，产后降至正常。

（2）GFR 降低：急性和慢性肾衰竭、肾小球功能不全、肾动脉硬化、肾盂肾炎（晚期）、糖尿病（晚期）和高血压（晚期）、甲状腺功能减退、肾上腺皮质功能不全、糖皮质激素缺乏。

（3）GFR 升高：肢端肥大症和巨人症、糖尿病肾病早期。

（4）其他：可同时观察左右肾位置、形态和大小，也可结

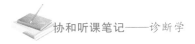

合临床初步提示肾血管有无栓塞。

六、血 β_2-微球蛋白（β_2-MG）测定

1. 参考值　成年人血清 $1\sim2mg/L$。

2. 临床意义

（1）评价肾小球功能。

（2）其他：IgG 肾病、恶性肿瘤，以及多种炎性疾病如肝炎、类风湿关节炎等可致 β_2-MG 生成增多。

七、血清胱抑素 C（Cys C）测定

1. 参考值　成年人血清 $0.6\sim2.5mg/L$。

2. 临床意义

（1）Cys C 作为糖尿病肾病肾脏滤过功能早期损伤的评价。

（2）Cys C 与肾移植。

（3）Cys C 在化疗中的应用。

第二节　肾小管功能检测

一、近端肾小管功能检测

（一）尿 β_2-微球蛋白测定

1. 参考值　成年人尿 $< 0.3mg/L$，或以尿肌酐校正 $< 0.2mg/g$ 肌酐。

2. 临床意义　尿 β_2-MG 增多较灵敏地反映近端肾小管重吸收功能受损。

（二）α_1-微球蛋白（α_1-MG）测定

1. 参考值　成年人尿 α_1-MG$<15mg/24h$ 尿，或 $<10mg/g$ 肌

酐；血清游离 α_1-MG 为 $10\sim30$mg/L。

2. 临床意义

（1）近端肾小管功能损害：尿 α_1-MG 升高，是反映各种原因包括肾移植后排斥反应所致早期近端肾小管功能损伤的特异、灵敏指标。

（2）评估肾小球滤过功能。

（3）其他：血清 α_1-MG 降低见于严重肝实质性病变所致生成减少，如重症肝炎、肝坏死等。

（三）视黄醇结合蛋白（RBP）测定

1. 参考值　血清 RBP 约为 45mg/L，尿液为（0.11 ± 0.07）mg/L，男性高于女性，成年人高于儿童。

2. 临床意义　尿液 RBP 升高可见于早期近端肾小管损伤。血清 RBP 升高常见于肾小球滤过功能减退、肾衰竭。

主治语录：RBP 可特异地反映机体的营养状态，血清 RBP 水平是一项诊断早期营养不良的灵敏指标。

二、远端肾小管功能检测

远端肾小管功能检测的试验见表 4-5-1。

表 4-5-1　远端肾小管功能检测

项　目	参考值	临床意义
昼夜尿比密试验	成年人尿 $1\,000\sim2\,000$ml/24h，其中夜尿量小于 750ml，昼尿量（晨 8 时至晚 8 时的 6 次尿量之和）和夜尿量比值一般为（$3\sim4$）∶1；夜尿或昼尿中至少 1 次尿比密大于 1.018，昼尿中最高与最低尿比密差值大于 0.009	用于诊断各种疾病对远端肾小管稀释浓缩功能的影响

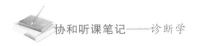

续　表

项　目	参考值	临床意义
3 小时尿比密试验	成年人 24 小时尿量 1 000 ~ 2 000ml，昼尿量（晨 8 时至晚 8 时 4 次尿量和）多于夜尿量，两者比值为（3~4）：1。至少 1 次尿比密>1.020（多为夜尿），1 次低于 1.003	用于诊断各种疾病对远端肾小管稀释-浓缩功能的影响
尿渗量（尿渗透压）测定	禁饮后尿渗量为 600 ~ 1 000mmol/L，平均 800mmol/L；血浆 275 ~ 305mmol/L，平均 300mmol/L。尿/血浆渗量比值为（3~4.5）：1	判断肾浓缩功能；鉴别肾前性、肾性少尿

第三节　　血尿酸检测

1. **参考值**　成年人酶法血清（浆）尿酸浓度男性为 150~416μmol/L，女性为 89~357μmol/L。

2. **临床意义**

（1）血尿酸浓度升高：见于肾小球滤过功能损伤；体内尿酸生成异常增多，常见于遗传性酶缺陷所致的原发性痛风，以及多种血液病、恶性肿瘤等因细胞大量破坏所致的继发性痛风。

（2）血尿酸浓度降低：见于各种原因所致的肾小管重吸收尿酸功能损害，尿中大量丢失以及肝功能严重损害尿酸生成减少。

第四节　　肾小管性酸中毒的检测

肾小管性酸中毒是由于肾小管分泌氢离子或重吸收碳酸氢根离子的功能减退，使尿酸化功能失常，而产生的一种慢性酸中毒。肾小管性酸中毒的检测见表 4-5-2。

表 4-5-2　肾小管性酸中毒的检测

项　目	参考值	临床意义
氯化铵负荷（酸负荷）试验	成年人短或长程法的 5 次尿液至少有 1 次 pH<5.5	若 5 次尿样 pH 均大于 5.5，可诊断远端肾小管性酸中毒，一般其尿液 pH 都在 6~7
碳酸氢根离子重吸收排泄试验（碱负荷试验）	成年人尿 HCO_3^- 部分排泄率 ≤ 1%，即原尿中的 HCO_3^- 几乎 100% 地被重吸收	尿 HCO_3^- 部分排泄率 >15%，是主要影响近端肾小管功能的 II 型肾小管性酸中毒的确诊标准

第五节　肾功能检测项目的选择和应用

1. 选择和应用肾功能检测的原则

（1）根据临床需要选择必需的项目或做项目组合，为临床诊断、病情监测和疗效观察等提供依据。

（2）结合临床资料和其他检测，综合分析，做出客观结论。

2. 应用

（1）常规检查或健康体检。

（2）全身性疾病所致的肾损害。

（3）评价肾功能。

 历年真题

内生肌酐清除率测定反映的是

　A. 近端肾小管排泌功能

　B. 远端肾小管排泌功能

　C. 肾小球滤过功能

　D. 肾脏浓缩稀释功能

　E. 肾血流量

参考答案：C

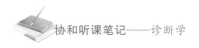

第六章　肝脏病常用实验室检测

核心问题

1. 蛋白质在肝脏的代谢特点、各种肝病时总蛋白、清蛋白、清/球比值的变化规律。
2. 胆红素的代谢、三种黄疸时胆红素的变化规律。
3. 肝酶谱的内容（包括同工酶）及诊断价值。
4. 肝脏病实验室检测指标的综合应用及评价。
5. 肝纤维化的检测指标及临床意义。

内容精要

肝脏是人体内最大的实质性腺体器官，由肝实质细胞、胆道系统及单核-巨噬细胞系统组成。其基本的最主功能是物质代谢功能。主要的实验室检查项目，包括蛋白质代谢检查、糖代谢检查和胆红素代谢检查等。

第一节　肝脏病常用的实验室检测项目

一、蛋白质代谢功能检测

（一）血清总蛋白（STP）和清蛋白（A）、球蛋白（G）比值测定

1. **参考值**　正常成年人血清总蛋白 60~80g/L，清蛋白

40~55g/L，球蛋白 20~30g/L，A/G 为（1.5~2.5）∶1。

主治语录：血清总蛋白及清蛋白含量与性别无关，但和年龄相关，新生儿及婴幼儿稍低，60 岁以后约降低 2g/L，血清清蛋白占总蛋白量至少达 60%，球蛋白不超过 40%。

2. 临床意义（表 4-6-1）

表 4-6-1　蛋白质代谢功能检测的临床意义

实验室结果	临床意义
血清总蛋白及清蛋白增高	血清水分减少，单位容积总蛋白浓度增加，全身总蛋白量并未增加，如各种原因导致的血液浓缩、肾上腺皮质功能减退等
血清总蛋白及清蛋白减低	①肝细胞损害影响总蛋白与清蛋白合成 ②营养不良 ③蛋白丢失过多 ④消耗增加 ⑤血清水分增加
血清总蛋白及球蛋白增高	①慢性肝脏疾病 ②M 球蛋白血症 ③自身免疫性疾病 ④慢性炎症与慢性感染
血清球蛋白浓度降低	①生理性减少 ②免疫功能抑制 ③先天性低 γ 球蛋白血症
A/G 倒置	严重肝功能损伤及 M 蛋白血症等

（二）血清 α_1-抗胰蛋白酶（AAT）

1. 参考值　0.9~2.0g/L。

2. 临床意义　见于 ATT 缺陷与肝病；AAT 缺陷与其他疾病。

（三）铜蓝蛋白（Cp）

1. 参考值　0.2~0.6g/L。

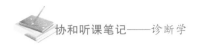

2. 临床意义　主要作为 Wilson 病的辅助诊断指标。

（四）血清蛋白电泳

1. 原理　在碱性环境中血清蛋白质均带负电，在电场中均会向阳极泳动，因血清中各种蛋白质的颗粒大小、等电点及所带的负电荷多少不同，它们在电场中的泳动速度也不同。电泳后从阳极开始依次为清蛋白、α_1 球蛋白、α_2 球蛋白、β 球蛋白和 γ 球蛋白五个区带，结果常用光密度计扫描图表示。

2. 参考值（醋酸纤维素膜法）

（1）清蛋白：0.62~0.71（62%~71%）。

（2）α_1 球蛋白：0.03~0.04（3%~4%）。

（3）α_2 球蛋白：0.06~0.10（6%~10%）。

（4）β 球蛋白：0.07~0.11（7%~11%）。

（5）γ 球蛋白：0.09~0.18（9%~18%）。

3. 临床意义

（1）肝脏疾病：慢性肝炎、肝硬化、肝细胞肝癌（常合并肝硬化）时，清蛋白降低，α_1、α_2、β 球蛋白也有减少倾向；γ 球蛋白增加，典型者 β 和 γ 区带融合，出现 β-γ 桥，在慢性活动性肝炎和失代偿的肝硬化增加尤为显著。

（2）M 蛋白血症：如骨髓瘤、原发性巨球蛋白血症等。清蛋白浓度降低，单克隆 γ 球蛋白明显升高，β 球蛋白升高、偶有 α 球蛋白升高，大部分患者在 γ 区带、β 区带或与 γ 区带之间可见结构均一、基地窄、峰高尖的 M 蛋白。

（3）肾病综合征、糖尿病、肾病：清蛋白降低；由于血脂增多可致 α_2 及 β 球蛋白（是脂蛋白的主要成分）增高、γ 球蛋白不变或相对降低。

（4）其他：结缔组织疾病伴有多克隆 γ 球蛋白增多，先天性低丙种球蛋白血症 γ 球蛋白降低。蛋白丢失性肠病表现为清蛋白及 γ 球蛋白降低，α_2 球蛋白则增高。

（五）血清前清蛋白测定

1. 参考值

（1）1 岁：100mg/L。

（2）1~3 岁：168~281mg/L。

（3）成年人：280~360mg/L。

2. 临床意义

（1）降低

1）营养不良、慢性感染、晚期恶性肿瘤。

2）肝胆系统疾病：肝炎、肝硬化、肝癌及梗阻性黄疸。

（2）增高：见于霍奇金淋巴瘤。

主治语录：血清前清蛋白测定对早期肝炎、急性重症肝炎有特殊诊断价值。

（六）血浆凝血因子测定

参考值及临床意义见表 4-6-2。

表 4-6-2　血浆凝血因子参考值及临床意义

项　目	参考值	临床意义
凝血酶原时间（PT）测定	11~14 秒	PT 延长是肝硬化失代偿期的特征，也是诊断胆汁淤积，肝脏合成维生素 K 依赖因子 Ⅱ、Ⅴ、Ⅶ、Ⅹ 是否减少的重要实验室检查
活化部分凝血活酶时间（APTT）测定	30~42 秒	严重肝病时，因子 Ⅸ、Ⅹ、Ⅺ、Ⅻ 合成减少，致使 APTT 延长；维生素 K 缺乏时，因子 Ⅸ、Ⅹ 不能激活，APTT 亦可延长

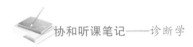

续　表

项　目	参考值	临床意义
凝血酶时间（TT）测定	16～18 秒	TT 延长主要反映血浆纤维蛋白原含量减少或结构异常和 FDP 的存在。肝硬化或急性暴发性肝衰竭合并 DIC 时，TT 是一个常用的检测手段
肝促凝血酶原试验（HPT）		反映因子Ⅱ、Ⅶ、Ⅹ的综合活性
抗凝血酶Ⅲ（AT-Ⅲ）测定		严重肝病时由于肝脏合成 AT-Ⅲ减少、消耗增多以及跨毛细血管流过率改变等原因致使血浆 AT-Ⅲ活性明显降低，合并 DIC 时降低更显著

（七）血氨测定

1. **参考值**　18～72μmol/L。

2. **临床意义**

（1）升高

1）生理性增高见于进食高蛋白饮食或运动后。

2）病理性增高见于严重肝损害、上消化道出血、尿毒症及肝外门静脉系统分流形成。

（2）降低：低蛋白饮食、贫血。

二、脂类代谢功能检查

（一）血清胆固醇和胆固醇酯测定

1. **参考值**

（1）总胆固醇：2.9～6.0mmol/L。

（2）胆固醇酯：2.34～3.38mmol/L。

（3）胆固醇酯：游离胆固醇＝3：1。

2. **临床意义**

（1）肝细胞损害时，LCAT 合成减少，胆固醇的酯化障碍，血中胆固醇酯减少；在肝脏严重损害如肝硬化、暴发性肝衰竭时，血中总胆固醇也降低。

（2）胆汁淤积时，由于胆汁排出受阻而反流入血，血中出现阻塞性脂蛋白 X，同时肝合成胆固醇能力增加，血中总胆固醇增加，其中以游离胆固醇增加为主。胆固醇酯与游离胆固醇比值降低。

（3）营养不良及甲状腺功能亢进症患者，血中总胆固醇减少。

（二）阻塞性脂蛋白 X（LP-X）测定

1. 参考值　正常血清中 LP-X 为阴性。

2. 临床意义

（1）梗阻性黄疸的诊断：血清 LP-X 阳性有助于梗阻性黄疸的诊断。

（2）肝内、外阻塞的鉴别诊断：LP-X 的定量与胆汁淤积程度相关，肝外阻塞比肝内阻塞引起胆汁淤积程度严重，一般认为其含量>2 000mg/L 时提示肝外胆道阻塞。

主治语录：脂蛋白-X 为胆汁淤积时在血液中出现的异常脂蛋白，是胆汁淤积的敏感而特异的生化学指标，对胆汁淤积的临床诊断有重要意义。

三、胆红素代谢检查

（一）血清总胆红素（STB）测定

1. 参考值

（1）新生儿

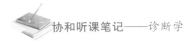

1）0~1 天：34~103μmol/L。

2）1~2 天：103~171μmol/L。

3）3~5 天：68~137μmol/L。

（2）成年人：3.4~17.1μmol/L。

2. 临床意义

（1）判断有无黄疸、黄疸程度及演变过程

1）当 STB>17.1μmol/L，但<34.2μmol/L 时为隐性黄疸或亚临床黄疸。

2）34.2~171μmol/L 为轻度黄疸。

3）171~342μmol/L 为中度黄疸。

4）>342μmol/L 为高度黄疸。

（2）根据黄疸程度推断黄疸病因

1）溶血性黄疸通常<85.5μmol/L。

2）肝细胞黄疸为 17.1~171μmol/L。

3）不完全性梗阻性黄疸为 171~265μmol/L。

4）完全性梗阻性黄疸通常>342μmol/L。

（3）根据总胆红素、结合及非结合胆红素增高程度判断黄疸类型：若 STB 增高伴非结合胆红素明显增高提示为溶血性黄疸，总胆红素增高伴结合胆红素明显升高为梗阻性黄疸，三者均增高为肝细胞性黄疸。

（二）血清结合胆红素（CB）与非结合胆红素（UCB）测定

1. 参考值　结合胆红素 0~6.8μmol/L；非结合胆红素 1.7~10.2μmol/L。

2. 临床意义

（1）根据结合胆红素与总胆红素比值，可协助鉴别黄疸类型，如 CB/STB<20%提示为溶血性黄疸，20%~50%常为肝细胞

性黄疸，比值>50%为梗阻性黄疸。

（2）结合胆红素测定可能有助于某些肝胆疾病的早期诊断。

（三）尿液胆红素检查

1. 参考值　正常人为阴性反应。

2. 临床意义　尿胆红素试验阳性提示血中结合胆红素增加，见于如下情况。

（1）胆汁排泄受阻：肝外胆管阻塞，如胆石症、胆管肿瘤、胰头癌等；肝内小胆管压力升高如门静脉周围炎症、纤维化，或因肝细胞肿胀等。

（2）肝细胞损害：病毒性肝炎、药物或中毒性肝炎、急性酒精性肝炎。

（3）黄疸鉴别诊断：肝细胞性及梗阻性黄疸尿内胆红素阳性，而溶血性黄疸尿内胆红素则为阴性。先天性黄疸中 Dubin-Johnson 综合征和 Rotor 综合征尿内胆红素阳性，而 Gilbert 和 Crigler-Najjar 综合征则为阴性。

（4）碱中毒时胆红素分泌增加，可出现尿胆红素试验阳性。

（四）尿中尿胆原检查

1. 参考值

（1）定量：0.84~4.2μmol/（L·24h）。

（2）定性：阴性或弱阳性。

2. 临床意义

（1）尿胆原增多

1）肝细胞受损，如病毒性肝炎，药物或中毒性肝损害及某些门静脉性肝硬化患者。

2）循环中红细胞破坏增加及红细胞前体细胞在骨髓内破坏增加，如溶血性贫血及巨幼细胞贫血。

3）内出血时由于胆红素生成增加，尿胆原排出随之增加；充血性心力衰竭伴肝淤血时，影响胆汁中尿胆原转运及再分泌，进入血中的尿胆原增加。

4）其他，如肠梗阻、顽固性便秘，使肠道对尿胆原回吸收增加，使尿中尿胆原排出增加。

（2）尿胆原减少或缺如

1）胆道梗阻，如胆石症、胆管肿瘤、胰头癌等，完全梗阻时尿胆原缺如，不完全梗阻时则减少，同时伴有尿胆红素增加。

2）新生儿及长期服用广谱抗生素时，由于肠道细菌缺乏受到药物抑制，使尿胆原生成减少。

主治语录：临床上血中结合胆红素、非结合胆红素测定及尿内尿胆红素、尿胆原的检查对黄疸诊断与鉴别诊断有重要价值。

四、胆汁酸代谢检查

1. 参考值　总胆汁酸（酶法）：0~10μmol/L。

2. 临床意义　总胆汁酸增高见于以下情况。

（1）肝细胞损害。

（2）胆道阻塞。

（3）门静脉分流，肠道中次级胆汁酸经分流的门脉系统直接进入体循环。

（4）进食后血清胆汁酸可一过性增高，为一生理现象。

五、摄取、排泄功能检查

（一）靛氰绿滞留率试验（ICGR）

1. 参考值

（1）15 分钟血中滞留率（R_{15ICG}）：0~10%。

（2）血中清除率（K）：0.168~0.206/min。

（3）肝最大移除率（Rmax）：（3.18±1.62）mg/（kg·min）。

2. 临床意义

（1）ICG 滞留率增加：见于肝功能损害、胆道阻塞。

（2）先天性黄疸的鉴别诊断：Dubin-Johnson 综合征 ICG 滞留率正常；Gilbert 综合征正常，有时可轻、中度升高；而 Rotor 综合征患者 ICG 滞留率多>50%。

（3）手术前肝脏功能储备功能评估：R_{15ICG} 是目前能全面反映肝脏储备功能少有的指标之一，对肝脏手术切除方案的制定具有指导意义。

（二）利多卡因试验

1. 参考值 （100±18）μg/L。

2. 临床意义

（1）利多卡因试验对肝脏贮备功能的评价。

（2）利多卡因试验还可作为肝移植时选择供肝的依据，并用于预测肝移植后移植肝存活状况。

主治语录：利多卡因试验作为一个定量肝功能试验，与慢性肝病组织学变化相一致，能够正确反映正常肝细胞储备功能及不同程度肝细胞损害。

六、血清酶及同工酶检查

（一）血清氨基转移酶

1. 参考值

（1）ALT：5~25 卡门单位（终点法）。

（2）ALT：5~40U/L（速率法）。

（3）AST：8~28卡门单位（终点法）。

（4）AST：8~40U/L（速率法）。

（5）DeRitis比值（AST/ALT）：1.15。

2. 临床意义

（1）急性病毒性肝炎：ALT与AST均显著升高，可达正常上限的20~50倍，甚至100倍，但ALT升高更明显。通常ALT>300U/L、AST>200U/L，DeRitis比值<1，是诊断急性病毒性肝炎重要的检测手段。

（2）慢性病毒性肝炎：转氨酶轻度上升（100~200U）或正常，DeRitis比值<1，若AST升高较ALT显著，即DeRitis比值>1，提示慢性肝炎进入活动期可能。

（3）酒精性肝病、药物性肝炎、脂肪肝、肝癌等非病毒性肝病：转氨酶轻度升高或正常，且DeRitis比值均>1，其中肝癌时>DeRitis比值≥3。

（4）肝硬化：转氨酶活性取决于肝细胞进行性坏死程度，DeRitis比值≥2，终末期肝硬化转氨酶活性正常或降低。

（5）肝内、外胆汁淤积：转氨酶活性通常正常或轻度上升。

（6）急性心肌梗死：梗死后6~8小时，AST增高，18~24小时达高峰，其值可达参考值上限的4~10倍，与心肌坏死范围和程度有关，4~5天后恢复，若再次增高提示梗死范围扩大或新的梗死发生。

（7）其他疾病：如骨骼肌疾病（皮肌炎、进行性肌萎缩）、肺梗死、肾梗死、胰梗死、休克及传染性单核细胞增多症，转氨酶轻度升高（50~200U）。

（二）碱性磷酸酶（ALP）及其同工酶测定

1. 碱性磷酸酶

（1）参考值范围：磷酸对硝基苯酚速率法（37℃）。

1）男性：45~125U/L。

2）女性：20~49 岁，30~100U/L；50~79 岁，50~135U/L。

（2）临床意义

1）肝胆系统疾病：各种肝内、外胆管梗阻性疾病，如胰头癌、胆道结石引起的胆管阻塞、原发性胆汁性肝硬化、肝内胆汁淤积等，ALP 明显升高，且与血清胆红素升高相平行；累及肝实质细胞的肝胆疾病（如肝炎、肝硬化），ALP 轻度升高。

2）黄疸的鉴别诊断：ALP 和血清胆红素、转氨酶同时测定有助于黄疸鉴别诊断。①梗阻性黄疸，ALP 和血清胆红素明显升高，转氨酶仅轻度增高。②肝细胞性黄疸，血清胆红素中等程度增加，转氨酶活性很高，ALP 正常或稍高。③肝内局限性胆道阻塞（如原发性肝癌、转移性肝癌、肝脓肿等），ALP 明显增高，ALT 无明显增高，血清胆红素大多正常。

3）骨骼疾病：如纤维性骨炎、佝偻病、骨软化症、成骨细胞瘤及骨折愈合期，血清 ALP 升高。

4）其他：营养不良，严重贫血，重金属中毒，胃、十二指肠损伤，结肠溃疡等时，ALP 也有不同程度的升高。血清 ALP 活性降低比较少见，主要见于呆小病，ALP 过少症，维生素 C 缺乏症。

2. 碱性磷酸酶同工酶

（1）参考值

1）正常人血清中以 ALP2 为主，占总 ALP 的 90%，出现少量 ALP3。

2）发育中儿童 ALP3 增多，占总 ALP 的 60%以上。

3）妊娠晚期 ALP4 增多，占总 ALP 的 40%~65%。

4）血型为 B 型和 O 型者可有微量 ALP5。

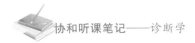

（2）临床意义

1）在梗阻性黄疸，尤其是癌性梗阻时，100%出现 ALP1，且 ALP1>ALP2。

2）急性肝炎时，ALP2 明显增加，ALP1 轻度增加，且 ALP1<ALP2。

3）80% 以上的肝硬化患者，ALP5 明显增加，可达总 ALP40%以上。但不出现 ALP1。

（三）γ-谷氨酰转移酶（GGT）

1. 参考值　γ-谷氨酰-3-羧基-对硝基苯胺法（37℃）：男性：11~50U/L，女性：7~32U/L。

2. 临床意义

（1）胆道阻塞性疾病。

（2）急、慢性病毒性肝炎，肝硬化。

（3）急、慢性酒精性肝炎，药物性肝炎。

（4）其他，如脂肪肝、胰腺炎、胰腺肿瘤、前列腺肿瘤等 GGT 亦可轻度增加。

（四）α-L-岩藻糖苷酶（AFU）

1. 参考值　（27.1±12.8）U/L。

2. 临床意义

（1）用于岩藻糖苷蓄积病的诊断。

（2）用于肝细胞癌与其他肝内占位病变的鉴别诊断。

（五）5′-核苷酸酶

1. 参考值　0~11U/L（速率法，37℃）。

2. 临床意义　与 ALP 类似。

✎ **主治语录：** 5'-核苷酸酶是一种碱性单磷酸酯酶，能专一水解核苷酸。

（六）单胺氧化酶（MAO）

1. 参考值　0~3U/L（速率法，37℃）。

2. 临床意义

（1）肝脏疾病：80%的重症肝硬化及伴有肝硬化的肝癌MAO增高。但对早期肝硬化不敏感，急性肝炎多正常。中、重度慢性肝炎有50%血清MAO增高，表明有肝细胞坏死和纤维化形成。

（2）肝外疾病：慢性充血性心力衰竭、糖尿病、甲状腺功能亢进症、系统硬化症等MAO可升高。

（七）脯氨酰羟化酶（PH）测定

1. 参考值　（39.5±11.87）μg/L。

2. 临床意义

（1）肝脏纤维化的诊断。

（2）肝脏病变随访及预后诊断。

七、其他检查

（一）Ⅲ型前胶原氨基末端肽（PⅢP）测定

1. 参考值　41~163μg/L。

2. 临床意义

（1）肝炎：急性病毒性肝炎时，血清PⅢP增高，但在炎症消退后PⅢP恢复正常，若PⅢP持续升高提示转为慢性活动性肝炎。因此，PⅢP检测还可鉴别慢性持续性肝炎与慢性活动性肝炎。在酒精性肝炎时，PⅢP也明显增高，

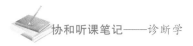

并与 PH 活性相关，此酶与胶原合成所必需的羟脯氨酸合成有关。

（2）肝硬化：血清 PⅢP 含量能可靠地反映肝纤维化程度和活动性及肝脏的组织学改变，是诊断肝纤维化和早期肝硬化的良好指标。伴有肝硬化的原发性肝癌，血清 PⅢP 明显增高。但与原发性血色病患者的肝纤维化程度无相关性。

（3）用药监护及预后判断：血清 PⅢP 检测可用于免疫抑制剂（如甲氨蝶呤）治疗慢性活动性肝炎的疗效监测，并可作为慢性肝炎的预后指标。

（4）肺纤维化、骨髓纤维化及某些恶性肿瘤：血清 PⅢP 也增高。

（二）Ⅳ型胶原（CIV）及其分解片段（7S 片段和 NCl 片段）

1. **参考值** RIA 法：血清 CIV NCl 片段为（5.3±1.3）μg/ml。

2. **临床意义** 包括肝硬化早期判断、用药疗效及预后判断等。

（三）血清铜测定

1. **参考值** 成年人 11~22μmol/L。

2. **临床意义**

（1）增高：见于肝胆系统疾病；风湿性疾病和其他等。

（2）降低：见于肝豆状核变性、肾病综合征、烧伤、营养不良等。

✒ **主治语录**：血清铁/铜比值有助于黄疸鉴别。铁/铜比值>1 时多为病毒性肝炎、肝细胞性黄疸，而铁/铜比值<1 时，多见于梗阻性黄疸。

第二节 常见肝脏疾病的各种实验诊断指标变化特点

一、急性肝损伤

1. 急性肝损伤主要包括各种急性病毒性肝炎、急性缺血性肝损伤及急性毒性肝损伤。

2. 主要实验室检测变化特征是转氨酶的显著升高，AST>200U/L，ALT>300U/L，通常超过正常参考范围上限 8 倍以上，DeRitis 比值<1，常伴有血清胆红素的升高。

二、慢性肝损伤

1. 在较长时间内（>6 个月）肝细胞发生持续性损伤称为慢性肝损伤，主要包括慢性病毒性肝炎、自身免疫性肝炎、Wilson病、血色素沉着病、原发性胆汁性肝硬化、原发性硬化性胆管炎等。

2. 慢性肝损伤时，血清转氨酶活性轻度升高，通常在其正常参考范围上限 4 倍以下，少数患者血清转氨酶活性可在正常参考范围之内。

三、肝硬化

肝硬化时血清 ALT/AST 比值常<1，纤维化程度越高，则比值越低，则可能与肝损害后肝脏产生减少有关。

第三节 常见肝脏病检查项目的合理选择与应用

1. 健康体检 可选择 ALT、AST、GGT、A/G 比值及肝炎病毒标志物。必要时可增加 ALP、STP 及血清蛋白电泳。

2. 怀疑为无黄疸性肝病 对急性病患者可查 ALT、胆汁酸、尿液尿胆原及肝炎病毒标志物。对慢性病患者加查 AST、ALP、GGT、STP、A/G 比值及血清蛋白电泳。

3. 对黄疸患者的诊断与鉴别诊断 应查 STB、CB、尿液尿胆原与胆红素、ALP、GGT、LP-X、胆汁酸。

4. 怀疑为原发性肝癌 除查一般肝功能外，应加查 AFP、GGT 及其同工酶，ALP 及其同工酶。

5. 怀疑肝脏纤维化或肝硬化 ALT、AST、STB、A/G、蛋白电泳、ICGR 为筛查，此外应查 MAO、PH 和 PⅢP。

6. 疗效判断及病情随访 急性肝炎可查 ALT、AST、前清蛋白、ICG、STB、CB、尿液尿胆原及胆红素。慢性肝病可观察 ALT、AST、STB、CB、PT、血清总蛋白、A/G 比值及蛋白电泳等。必要时查 MAO、PH、PⅢP。原发性肝癌应随访 AFP、GGT、ALP 及其同工酶等。

7. 几种常见肝病肝功能改变（表 4-6-3）

表 4-6-3　几种常见肝病的实验指标改变

	AST	ALT	STB	ALP	GGT	A	G	BA	PⅢP
急性肝炎	↑↑↑	↑↑↑		N～↑	↑	N	N	↑↑	↑
酒精性肝炎	↑	↑	N～↑	N～↑	↑↑↑	N	N	↑	↑
慢性肝炎	↑	↑	N～↑	N～↑	N～↑	↓	↑	↑	↑
肝硬化	N～↑	N～↑	N～↑	N～↑	N～↑	↓↓	↑↑	↑	↑↑
胆汁淤积	N～↑	N～↑	↑～↑↑↑	↑↑↑	↑↑↑	N	N	↑	N
肝癌	N～↑	N～↑	N～↑	↑↑	↑↑↑↑	N～↓	N～↑	↑	↑↑
暴发性肝衰竭	↑↑↑	↑↑↑	↑↑	↑↑	↑↑	↓	N～↑	↑	N

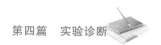

历年真题

急性病毒性肝炎为

    A. ALT 明显升高

    B. 血氨明显升高

    C. γ-谷氨酰转移酶明显升高

    D. 乳酸脱氢酶明显升高

    E. ALP 明显升高

参考答案：A

第七章 临床常用生物化学检测

核心问题

1. 空腹血糖检测的临床意义。
2. 口服葡萄糖耐量试验的参考值及临床意义。
3. 血钾离子的临床意义。
4. 肌酸激酶测定的临床意义。

内容精要

临床生物化学检测是实验诊断学的重要组成部分，其主要内容包括以物质分类为主探讨疾病时的生物化学变化；以器官和组织损伤为主探讨疾病时的生物化学变化；临床酶学及临床治疗药物检测等。为临床诊断、鉴别诊断、病情观察、预后判断和治疗监测提供了重要依据。

第一节 血糖及其代谢产物的检测

一、空腹血糖检测（FBG）

1. 适应证（表4-7-1）

表 4-7-1 血糖检测的适应证

状 态	适应证
高糖血症	①门诊患者或住院患者的糖尿病筛检 ②糖尿病治疗监测 ③评价碳水化合物代谢（孕妇、慢性肝病、急性肝炎等）
低糖血症	①糖尿病治疗时出现低糖血症有关的症状 ②排除临床表现健康的低糖血症患者（胰岛素瘤除外） ③患者的低糖血症相关症状 ④新生儿低糖血症的检测 ⑤儿童期先天性代谢障碍的相关线索

2. 参考值 成年人空腹血浆（清）葡萄糖：3.9~6.1mmol/L。

3. 临床意义

（1）FBG 增高

1）生理性增高：餐后 1~2 小时、高糖饮食、剧烈运动、情绪激动、胃倾倒综合征等。

2）病理性增高：各型糖尿病；内分泌疾病；应激性因素；药物影响；肝脏和胰腺疾病；其他。

（2）FBG 减低

1）生理性减低：饥饿、长期剧烈运动、妊娠期等。

2）病理性减低：胰岛素过多；对抗胰岛素的激素分泌不足；肝糖原贮存缺乏；急性乙醇中毒，先天性糖原代谢酶缺乏；消耗性疾病；非降糖药物影响；特发性低血糖。

✎ 主治语录：空腹血糖是诊断糖代谢紊乱最常用的最重要的指标。

二、口服葡萄糖耐量试验（OGTT）

葡萄糖耐量试验是检测葡萄糖代谢功能的试验，主要用于诊断症状不明显或血糖升高不明显的可疑糖尿病。现多采用

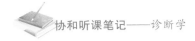

WHO 推荐的 75g 葡萄糖标准 OGTT，分别检测 FPG 和口服葡萄糖后 0.5 小时、1 小时、2 小时、3 小时的血糖和尿糖。

1. 适应证

（1）无糖尿病症状，随机血糖或 FBG 异常，以及有一过性或持续性糖尿者。

（2）无糖尿病症状，但有明显的糖尿病家族史。

（3）有糖尿病症状，但 FBG 未达到诊断标准者。

（4）妊娠期、甲状腺功能亢进症、肝脏疾病时出现糖尿者。

（5）分娩巨大胎儿或有巨大胎儿史的妇女。

（6）原因不明的肾脏疾病或视网膜病变。

2. 参考值

（1）FPG 3.9～6.1mmol/L。

（2）口服葡萄糖后 0.5～1 小时，血糖达高峰（一般为 7.8～9.0mmol/L），峰值<11.1mmol/L。

（3）2 小时血糖（2 小时 PG）<7.8mmol/L。

（4）3 小时血糖恢复至空腹水平。

（5）各检测时间点的尿糖均为阴性。

3. 临床意义

（1）诊断糖尿病

1）具有糖尿病症状，FPG≥7.0mmol/L。

2）OGTT 2 小时 PG≥11.1mmol/L。

3）具有临床症状，随机血糖≥11.1mmol/L，且伴有尿糖阳性者。

（2）判断糖耐量异常（IGT）：FPG<7.0mmol/L，2 小时 PG 为 7.8～11.1mmol/L，且血糖到达高峰的时间延长至 1 小时后，血糖恢复正常的时间延长至 2～3 小时以后，同时伴有尿糖阳性者为 IGT。

主治语录：IGT 常见于 2 型糖尿病、肢端肥大症、甲状腺功能亢进症、肥胖症及皮质醇增多症等。

（3）平坦型糖耐量曲线：FPG 降低，口服葡萄糖后血糖上升也不明显，2 小时 PG 仍处于低水平状态。常见于胰岛 B 细胞瘤、肾上腺皮质功能减退症、腺垂体功能减退症。也可见于胃排空延迟、小肠吸收不良等。

（4）储存延迟型糖耐量曲线：口服葡萄糖后血糖急剧升高，提早出现峰值，且大于 11.1mmol/L，而 2 小时 PG 又低于空腹水平。常见于胃切除或严重肝损伤。

（5）鉴别低血糖

1）功能性低血糖：FPG 正常，口服葡萄糖后的高峰时间及峰值均正常，但 2~3 小时后出现低血糖，见于特发性低血糖症。

2）肝源性低血糖：FPG 低于正常，口服葡萄糖后血糖高峰提前并高于正常，但 2 小时 PG 仍处于高水平，且尿糖阳性。常见于广泛性肝损伤、病毒性肝炎等。

三、血清胰岛素检测和胰岛素释放试验

1. 参考值

（1）空腹胰岛素：10~20mU/L。

（2）释放试验：口服葡萄糖后胰岛素高峰在 0.5~1 小时，峰值为空腹胰岛素的 5~10 倍。2 小时胰岛素<30mU/L，3 小时后达到空腹水平。

2. 临床意义　主要用于糖尿病的分型诊断及低血糖的诊断与鉴别诊断。

（1）糖尿病

1）1 型糖尿病空腹胰岛素明显降低，口服葡萄糖后释放曲线低平。

2）2 型糖尿病空腹胰岛素可正常、稍高或减低，口服葡萄糖后胰岛素呈延迟释放反应。

（2）胰岛 B 细胞瘤：常出现高胰岛素血症，胰岛素呈高水

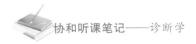

平曲线，但血糖降低。

（3）其他：肥胖、肝功能损伤、肾衰竭、肢端肥大症、巨人症等血清胰岛素水平增高；腺垂体功能低下、肾上腺皮质功能不全或饥饿时，血清胰岛素水平减低。

四、血清 C-肽检测

1. 参考值

（1）空腹 C-肽：0.3~1.3nmol/L。

（2）C-肽释放试验：口服葡萄糖后 0.5~1 小时出现高峰，其峰值为空腹 C-肽的 5~6 倍。

2. 临床意义

（1）C-肽水平增高

1）胰岛 β 细胞瘤时空腹血清 C-肽增高、C-肽释放试验呈高水平曲线。

2）肝硬化时血清 C-肽增高，且 C-肽/胰岛素比值降低。

（2）C-肽水平减低

1）空腹血清 C-肽降低，见于糖尿病。

2）C-肽释放试验：口服葡萄糖后 1 小时血清 C-肽水平降低，提示胰岛 B 细胞储备功能不足。释放曲线低平提示 1 型糖尿病；释放延迟或呈低水平见于 2 型糖尿病。

3）C-肽水平不升高，而胰岛素增高，提示为外源性高胰岛素血症，如胰岛素用量过大等。

主治语录：空腹 C-肽水平变化、C-肽释放试验可用于评价胰岛 B 细胞分泌功能和储备功能。

五、糖化血红蛋白（GHb）检测

1. 参考值　$HbA_1c\ 4\%~6\%$，$HbA_1\ 5\%~8\%$。

2. 临床意义

（1）评价糖尿病控制程度。

（2）筛检和预测糖尿病。

（3）预测血管并发症。

（4）鉴别高血糖。

✎ 主治语录：HbA_1c 对高血糖，特别是血糖和尿糖波动较大时有特殊诊断价值。

六、糖化清蛋白（GA）检测

1. 参考值　10.8%～17.1%。

2. 临床意义

（1）评价短期糖代谢控制情况。

（2）辅助鉴别应激性高血糖。

（3）筛检糖尿病。

第二节　血清脂质和脂蛋白检测

一、血清脂质检测

（一）总胆固醇（TC）测定

1. 参考值

（1）合适水平：<5.20mmol/L。

（2）边缘水平：5.23～6.20mmol/L。

（3）升高：>6.20mmol/L。

2. 临床意义

（1）增高

1）动脉粥样硬化所致的心、脑血管疾病。

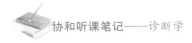

2）各种高脂蛋白血症、胆汁淤积性黄疸、甲状腺功能减退症、类脂性肾病、肾病综合征、糖尿病等。

3）长期吸烟、饮酒、精神紧张和血液浓缩等。

4）应用某些药物，如环孢素、糖皮质激素、阿司匹林、口服避孕药、β 受体阻断药等。

（2）减低

1）甲状腺功能亢进症。

2）严重的肝脏疾病，如肝硬化和急性重型肝炎。

3）贫血、营养不良和恶性肿瘤等。

4）应用某些药物，如雌激素、甲状腺激素、钙通道阻滞药等。

（二）三酰甘油（TG）测定

1．适应证

（1）早期识别动脉粥样硬化的危险性和高脂血症的分类。

（2）对低脂饮食和药物治疗的监测。

2．参考值

（1）合适水平：0.56~1.70mmol/L。

（2）边缘水平：1.70~2.30mmol/L。

（3）升高：>2.30mmol/L。

3．临床意义

（1）增高：见于冠心病；原发性高脂血症、动脉粥样硬化症、肥胖症等。

（2）减低：见于低 β-脂蛋白血症和无 β-脂蛋白血症；严重的肝脏疾病、吸收不良、甲状腺功能亢进症、肾上腺皮质功能减退症等。

二、血清脂蛋白检测

（一）乳糜微粒（CM）测定

1. 参考值　阴性。

2. 临床意义　血清 CM 极易受饮食中的 TG 的影响，易出现乳糜样血液。如果血液中脂蛋白酯酶缺乏或活性减低，血清 CM 不能及时廓清，使血清混浊。常见于 I 型和 V 型高脂蛋白血症。

（二）高密度脂蛋白（HDL）测定

1. 适应证

（1）早期识别动脉粥样硬化的危险性（非致动脉粥样硬化胆固醇成分检测）。

（2）使用降脂药物治疗反应的监测（在使用降脂药物治疗的过程中应避免 HDL 降低）。

2. 参考值

（1）1.03 ~ 2.07mmol/L；合适水平：> 1.04mmol/L；减低：≤ 1.0mmol/L。

（2）电泳法：30% ~ 40%。

3. 临床意义

（1）HDL 增高：对防止动脉粥样硬化、预防冠心病的发生有重要作用。还可见于慢性肝炎、原发性胆汁性胆管炎等。

（2）HDL 减低：常见于动脉粥样硬化、急性感染、糖尿病、肾病综合征以及应用雄激素、β 受体阻断药和孕酮等药物。

（三）低密度脂蛋白（LDL）测定

1. 适应证

（1）早期识别动脉粥样硬化的危险性。

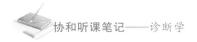

（2）使用降脂药物治疗过程的监测。

2. 参考值

（1）合适水平：≤3.4mmol/L。

（2）边缘水平：3.4～4.1mmol/L。

（3）升高：>4.1mmol/L。

3. 临床意义

（1）LDL 增高

1）判断发生冠心病的危险性：LDL 是动脉粥样硬化的危险因子，LDL 水平增高与冠心病发病呈正相关。因此，LDL 可用于判断发生冠心病的危险性。

2）其他：遗传性高脂蛋白血症、甲状腺功能减退症、肾病综合征、胆汁淤积性黄疸、肥胖症以及应用雄激素、β 受体阻断药、糖皮质激素等 LDL 也增高。

（2）LDL 减低：常见于无 β-脂蛋白血症、甲状腺功能亢进症、吸收不良、肝硬化以及低脂饮食和运动等。

（四）脂蛋白（a）测定

1. 参考值　0～300mg/L。

2. 临床意义

（1）LP（a）水平高低主要由遗传因素决定，基本不受性别、饮食和环境的影响。

（2）LP（a）增高：LP（a）增高与动脉粥样硬化、冠心病、心肌梗死冠状动脉搭桥术后或经皮腔内冠状动脉成形术（PTCA）后再狭窄或中风的发生有密切关系。LP（a）增高还可见于 1 型糖尿病、肾脏疾病、炎症、手术或创伤后以及血液透析后等。

主治语录：检测 LP（a）对早期识别动脉粥样硬化的危险性，特别是在 LDL-C 浓度升高的情况下具有重要价值。

三、血清载脂蛋白（apo）检测

（一）载脂蛋白 A（apoA）Ⅰ测定

1. 参考值
（1）男性：（1.42±0.17）g/L。
（2）女性：（1.45±0.14）g/L。

2. 临床意义
（1）增高：可直接反应 HDL 水平。
（2）减低

1）家族性 apoA Ⅰ缺乏症、家族性 a 脂蛋白缺乏症、家族性 LCAT 缺乏症和家族性低 HDL 血症等。

2）急性心肌梗死、糖尿病、慢性肝病、肾病综合征和脑血管病等。

（二）载脂蛋白 B（apoB）测定

1. 参考值
（1）男性：（1.01±0.21）g/L。
（2）女性：（1.07±0.23）g/L。

2. 临床意义
（1）apoB 增高

1）apoB 可直接反映 LDL 水平，因此，其增高与动脉粥样硬化、冠心病的发生率呈正相关。

2）高 β-脂蛋白血症、糖尿病、甲状腺功能减退症、肾病综合征和肾衰竭等 apoB 增高。

（2）apoB 减低：见于低 β-脂蛋白血症、无 β-脂蛋白血症、apoB 缺乏症、恶性肿瘤、甲状腺功能亢进症、营养不良等。

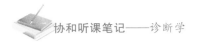

（三）载脂蛋白 A Ⅰ（apoA Ⅰ）/载脂蛋白 B（apoB）比值测定

1. 参考值　1~2。

2. 临床意义　apoA Ⅰ/apoB 比值随着年龄增长而降低。动脉粥样硬化、冠心病、糖尿病、高脂血症、肥胖症等 apoA Ⅰ/apoB 比值减低。apoA Ⅰ/apoB 比值<1 对诊断冠心病的危险性较血清 TC、TG、HDL、LDL 更有价值，其灵敏度为 87%，特异性为 80%。

第三节　血清电解质检测

一、血清阳离子检测

（一）血钾测定

1. 适应证

（1）高血压。

（2）心律失常。

（3）服用利尿药或泻药。

（4）已知有其他电解质紊乱。

（5）急性肾衰竭和慢性肾衰竭。

（6）腹泻、呕吐。

（7）酸碱平衡紊乱。

（8）重症监护患者的随访监测。

2. 参考值　3.5~5.5mmol/L。

3. 临床意义

（1）血钾增高：血清钾超过 5.5mmol/L 时称为高钾血症。高钾血症的发生机制和原因见表 4-7-2。

表 4-7-2 高钾血症的发生机制和原因

发生机制	原　　因
摄入过多	高钾饮食、静脉输注大量钾盐、输入大量库存血液等
排出减少	①急性肾衰竭少尿期、肾上腺皮质功能减退症，导致肾小球排钾减少 ②长期使用螺内酯（安体舒通）、氨苯蝶啶等潴钾利尿药 ③远端肾小管上皮细胞泌钾障碍，如系统性红斑狼疮、肾移植术后、假性低醛固酮血症等
细胞内钾外移增多	①组织损伤和血细胞破坏，如严重溶血、大面积烧伤、挤压综合征等 ②缺氧和酸中毒 ③β 受体阻断药、洋地黄类药物可抑制 Na^+-K^+-ATP 酶，使细胞内钾外移 ④家族性高血钾性麻痹 ⑤血浆晶体渗透压增高，如应用甘露醇、高渗葡萄糖盐水等静脉输液，可使细胞内脱水，导致细胞内钾外移增多
假性高钾	①采血时上臂压迫时间过久（几分钟）、间歇性握拳产生的酸中毒，引起细胞内钾释放 ②血管外溶血 ③白细胞增多症：$WBC>500\times10^9/L$，若标本放置后可因凝集而释放钾 ④血小板增多症：$PLT>600\times10^9/L$，可引起高钾血症

（2）血钾减低：血清钾低于 3.5mmol/L 时称为低钾血症。其中血钾在 3.0～3.5mmol/L 者为轻度低钾血症；2.5～3.0mmol/L 为中度低钾血症；<2.5mmol/L 为重度低钾血症。低钾血症的发生机制和原因见表 4-7-3。

表 4-7-3 低钾血症的发生机制和原因

发生机制	原　　因
分布异常	①细胞外钾外移，如应用大量胰岛素、低钾性周期性瘫痪、碱中毒等 ②细胞外液稀释，如心功能不全、肾性水肿或大量输入无钾盐液体等

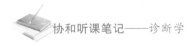

续 表

发生机制	原　　因
丢失过多	①频繁呕吐、长期腹泻、胃肠引流等 ②肾衰竭多尿期、肾小管性酸中毒、肾上腺皮质功能亢进症、醛固酮增多症等使钾丢失过多 ③长期应用呋塞米（速尿）、依他尼酸（利尿酸）和噻嗪类利尿药等排钾利尿药
摄入不足	①长期低钾饮食、禁食和厌食等 ②饥饿、营养不良、吸收障碍等
假性低钾	血标本未能在 1 小时内处理，WBC>$100×10^9$/L，白细胞可从血浆中摄取钾

（二）血钠测定

1. 适应证

（1）水电解质平衡紊乱。

（2）其他电解质超出参考值。

（3）多尿、口渴感减弱。

（4）酸碱平衡紊乱。

（5）肾脏疾病。

（6）高血压。

（7）某些内分泌疾病，如甲状腺功能减退症、盐皮质激素过多或缺乏症。

（8）水肿。

（9）摄入过量的钠。

2. 参考值　135~145mmol/L。

3. 临床意义　血清钠超过 145mmol/L，并伴有血液渗透压过高者，称为高钠血症。血清钠低于 135mmol/L 称为低钠血症。高钠血症、低钠血症的发生机制和原因见表 4-7-4、表 4-7-5。

表 4-7-4　高钠血症的发生机制和原因

发生机制	原　因
水分摄入不足	水源断绝、进食困难、昏迷等
水分丢失过多	大量出汗、烧伤、长期腹泻、呕吐、糖尿病性多尿、胃肠引流
内分泌病变	肾上腺皮质功能亢进症、原发性或继发性醛固酮增多症，肾小管保钠排钾
摄入过多	进食过量钠盐或输注大量高渗盐水；心脏复苏时输入过多的碳酸氢钠等

表 4-7-5　低钠血症的发生机制和原因

发生机制	原　因
丢失过多	①肾性丢失：慢性肾衰竭多尿期和大量应用利尿药 ②皮肤黏膜性丢失：大量出汗、大面积烧伤时血浆外渗，丢失钠过多 ③医源性丢失：浆膜腔穿刺丢失大量液体等 ④胃肠道丢失：严重的呕吐、反复腹泻和胃肠引流等
细胞外液稀释	常见于水钠潴留 ①饮水过多而导致血液稀释，如精神性烦渴等 ②慢性肾衰竭、肝硬化失代偿期、急性或慢性肾衰竭少尿期 ③尿崩症、剧烈疼痛、肾上腺皮质功能减退症等的抗利尿激素分泌过多 ④高血糖或使用甘露醇，细胞外液高渗，使细胞内液外渗，导致血钠减低
消耗性低钠或摄入不足	①肺结核、肿瘤、肝硬化等慢性消耗性疾病，由于细胞内蛋白质分解消耗，细胞内液渗透压降低，水分从细胞内渗到细胞外，导致血钠减低 ②饥饿、营养不良、长期低钠饮食及不恰当的输液等

　　主治语录：血清钠多以氯化钠的形式存在，其主要功能在于保持细胞外液容量、维持渗透压及酸碱平衡，并具有维持肌肉、神经正常应激性的作用。

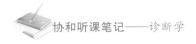

（三）血钙测定

1. 参考值

（1）血清总钙：2.25~2.58mmol/L。

（2）离子钙：1.10~1.34mmol/L。

2. 临床意义　血清总钙超过 2.58mmol/L 称为高钙血症。血清总钙低于 2.25mmol/L 称为低钙血症。当血清总钙浓度超过 3.5mmol/L 时所出现的极度消耗、代谢性脑病和胃肠道症状，称为高钙血症危象，一旦血钙浓度下降，症状就会缓解。高钙血症和低钙血症的发生机制和原因见表 4-7-6、表 4-7-7。

表 4-7-6　高钙血症的发生机制和原因

发生机制	原　　因
溶骨作用增强	①原发性甲状旁腺功能亢进症 ②多发性骨髓瘤、骨肉瘤等伴有血清蛋白质增高的疾病 ③急性骨萎缩、骨折后和肢体麻痹 ④分泌前列腺素 E_2 的肾癌、肺癌；分泌破骨细胞刺激因子（OSF）的急性白血病、多发性骨髓瘤、Burkitt 淋巴瘤等
肾功能损害	急性肾衰竭的少尿期，钙排出减少而沉积在软组织中；多尿期时沉积于软组织中的钙大量释放
摄入过多	静脉输入钙过多、饮用大量牛奶
吸收增加	大量应用维生素 D、维生素 D 中毒等

表 4-7-7　低钙血症的发生机制和原因

发生机制	原　　因
成骨作用增强	甲状旁腺功能减退症、恶性肿瘤骨转移等
吸收减少	佝偻病、婴儿手足搐搦症、骨质软化症等
摄入不足	长期低钙饮食
吸收不良	乳糜泻或小肠吸收不良综合征、胆汁淤积性黄疸等，可因钙及维生素 D 吸收障碍，使血钙减低

续　表

发生机制	原　　因
其他	①慢性肾衰竭、肾性佝偻病、肾病综合征、肾小管性酸中毒等 ②急性坏死性胰腺炎（ANP）可因血钙与 FFA 结合形成皂化物，也可使血钙减低 ③妊娠后期及哺乳期需要钙量增加，若补充不足时，使血钙减低

二、血清阴离子检测

（一）血氯测定

1. 适应证

（1）酸碱平衡紊乱。

（2）水钠平衡紊乱。

（3）重症监护患者出现危险情况时。

2. 参考值　95～105mmol/L。

3. 临床意义

（1）血氯增高：血清含氯量超过 105mmol/L 称为高氯血症，其发生机制和原因见表 4-7-8。

表 4-7-8　高氯血症的发生机制和原因

发生机制	原　　因
排出减少	急性或慢性肾衰竭的少尿期、尿道或输尿管梗阻、心功能不全等
血液浓缩	频繁呕吐、反复腹泻、大量出汗等导致水分丢失、血液浓缩
吸收增加	肾上腺皮质功能亢进，如库欣综合征及长期应用糖皮质激素等，使肾小管对 NaCl 吸收增加
代偿性增高	呼吸性碱中毒过度呼吸，使 CO_2 排出增多，HCO_3^- 减少，血氯代偿性增高

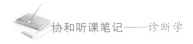

续　表

发生机制	原　因
低蛋白血症	肾脏疾病时的尿蛋白排出增加，血浆蛋白质减少，使血氯增加，以补充血浆阴离子
摄入过多	食入或静脉补充大量的 $NaCl$、$CaCl_2$、NH_4Cl 溶液等

（2）血氯减低：血清氯含量低于 95mmol/L 称为低氯血症。

1）摄入不足：饥饿、营养不良、低盐治疗等。

2）丢失过多：严重呕吐、腹泻、胃肠引流等，丢失大量胃液、胰液和胆汁，致使氯的丢失大于钠和 HCO_3^- 丢失。慢性肾衰竭、糖尿病以及应用噻嗪类利尿药，使氯由尿液排出增多。慢性肾上腺皮质功能不全，由于醛固酮分泌不足，氯随钠丢失增加。呼吸性酸中毒，血 HCO_3^- 增高，使氯的重吸收减少。

　　主治语录：氯是细胞外液的主要阴离子，但在细胞内外均有分布。

（二）血磷测定

1. 参考值　0.97~1.61mmol/L。

2. 临床意义　血磷增高和血磷减低的发生机制和原因见表4-7-9、表4-7-10。

表 4-7-9　血磷增高的发生机制和临床意义

发生机制	原　因
内分泌疾病	原发性或继发性甲状旁腺功能减退症
排除障碍	肾衰竭等所致的磷酸盐排出障碍
吸收增加	摄入过多维生素 D，可促进肠道吸收钙、磷，导致血清钙、磷均增高

发生机制	原　因
其他	肢端肥大症、多发性骨髓瘤、骨折愈合期、Addison 病、急性重型肝炎等

表 4-7-10　血磷减低的发生机制和原因

发生机制	原　因
摄入不足或吸收障碍	饥饿、恶病质、吸收不良、活性维生素 D 缺乏、长期应用含铝制剂等
丢失过多	大量呕吐、腹泻、血液透析、肾小管性酸中毒、Fanconi 综合征、应用噻嗪类利尿药等
转入细胞内	静脉注射胰岛素或葡萄糖、过度换气综合征、碱中毒、AMI 等
其他	乙醇中毒、糖尿病酮症酸中毒、甲状旁腺功能亢进症、维生素 D 抵抗性佝偻病等

第四节　血清铁及其代谢产物检测

一、血清铁检测

1. 适应证

（1）转铁蛋白测定的参数。

（2）铁吸收实验参数。

（3）急性铁中毒。

2. 参考值

（1）男性：10.6~36.7μmol/L。

（2）女性：7.8~32.2μmol/L。

（3）儿童：9.0~22.0μmol/L。

3. 临床意义（表 4-7-11）

表 4-7-11　血清铁增高和减低的发生机制和原因

增高或减低	发生机制	原　因
血清铁增高	利用障碍	铁粒幼细胞贫血、再生障碍性贫血、铅中毒等
	释放增多	溶血性贫血、急性肝炎、慢性活动性肝炎等
	铁蛋白增多	白血病、含铁血黄素沉着症、反复输血等
	铁摄入过多	铁剂治疗过量时
血清铁减低	铁缺乏	缺铁性贫血
	慢性失血	月经过多、消化性溃疡、恶性肿瘤、慢性炎症等
	摄入不足	①长期缺铁饮食 ②机体需铁增加时，如生长发育期的婴幼儿、青少年，生育期、妊娠期及哺乳期的妇女等

二、血清转铁蛋白（Tf）检测

1. 参考值　28.6~51.9μmol/L（2.5~4.3g/L）。

2. 临床意义

（1）Tf 增高：常见于妊娠期、应用口服避孕药、慢性失血及铁缺乏，特别是缺铁性贫血。

（2）Tf 减低：常见于铁粒幼细胞贫血、再生障碍性贫血。营养不良、重度烧伤、肾衰竭。遗传性转铁蛋白缺乏症。急性肝炎、慢性肝损伤及肝硬化等。

三、血清总铁结合力（TIBC）检测

1. 参考值

（1）男性：50~77μmol/L。

（2）女性：54~77μmol/L。

2. 临床意义

（1）TIBC 增高

1）Tf 合成增加：如缺铁性贫血、红细胞增多症、妊娠

后期。

2）Tf 释放增加：急性肝炎、亚急性重型肝炎等。

（2）TIBC 减低

1）Tf 合成减少：肝硬化、慢性肝损伤。

2）Tf 丢失：肾病综合征。

3）铁缺乏：肝脏疾病、慢性炎症、消化性溃疡等。

四、血清转铁蛋白饱和度（Tfs）检测

1. 参考值 33%～55%。

2. 临床意义

（1）Tfs 增高：常见于以下情况。①铁利用障碍。如再生障碍性贫血、铁粒幼细胞贫血。②血色病。

主治语录：Tfs 大于 70% 为诊断血色病的可靠指标。

（2）Tfs 减低：常见于缺铁或缺铁性贫血。Tfs 小于 15% 并结合病史即可诊断缺铁或缺铁性贫血。也见于慢性感染性贫血。

五、血清铁蛋白（SF）检测

1. 参考值

（1）男性：15～200μg/L。

（2）女性：12～150μg/L。

2. 临床意义

（1）SF 增高

1）体内贮存铁增加：原发性血色病、继发性铁负荷过大。

2）铁蛋白合成增加：炎症、肿瘤、白血病、甲状腺功能亢进症等。

3）贫血：溶血性贫血、再生障碍性贫血、恶性贫血。

4）组织释放增加：肝坏死、慢性肝病等。

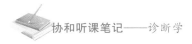

（2）SF 减低：常见于缺铁性贫血、大量失血、长期腹泻、营养不良等。若 SF 低于 15μg/L 即可诊断铁缺乏。SF 也可以作为营养不良的流行病学调查指标。如果 SF 大于 100μg/L，即可排除缺铁。

六、红细胞内游离原卟啉（FEP）检测

1. 参考值

（1）男性：0.56～1.00μmol/L。

（2）女性：0.68～1.32μmol/L。

2. 临床意义

（1）FEP 增高：常见于缺铁性贫血、铁粒幼细胞贫血、阵发性睡眠性血红蛋白尿（PNH）以及铅中毒等。对诊断缺铁，FEP/Hb 比值更灵敏。

（2）FEP 减低：常见于巨幼细胞贫血、恶性贫血和血红蛋白病等。

第五节　心肌酶和心肌蛋白检测

一、心肌酶检测

（一）肌酸激酶（CK）测定

1. 适应证

（1）怀疑有心肌疾病

1）有临床的 ECG 表现的典型心肌梗死（检查 CK 和 CK-MB）。

2）介入疗法有禁忌证的患者（检查 CK 和 CK-MB）。

3）治疗血栓溶解的评价（检查 CK 和 CK-MB）。

4）对心绞痛患者危险分级（检查 CK 和肌钙蛋白）。

5）心肌炎。

（2）其他

1）怀疑有骨骼肌病变。

2）监测心肌和骨骼肌疾病。

3）监测癌症患者的治疗。

2. 参考值　速率法：男性 50~310U/L，女性 40~200U/L。

3. 临床意义

（1）CK 增高

1）AMI：在 AMI 发病 3~8 小时 CK 水平即明显增高，其峰值在 10~36 小时，3~4 天恢复正常。CK 为早期诊断 AMI 的灵敏指标之一。

2）心肌炎和肌肉疾病。

3）溶栓治疗：如果溶栓后 4 小时内 CK 即达峰值，提示冠状动脉的再通能力达 40%~60%。

4）手术。

（2）CK 减低：长期卧床、甲状腺功能亢进症、激素治疗等 CK 均减低。

（二）肌酸激酶同工酶测定

1. CK 是由两个亚单位组成的二聚体，形成三个不同的亚型。

（1）CK-MM：主要存在于骨骼肌和心肌中。

（2）CK-MB：主要存在于心肌中。

（3）CK-BB：主要存在于脑、前列腺、肺、肠等组织中。

主治语录：正常人血清中以 CK-MM 为主，CK-MB 较少，CK-BB 含量极微。

2. 参考值

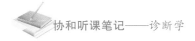

（1）CK-MM：94%~96%。

（2）CK-MB：<5%。

（3）CK-BB：极少或无。

3. 临床意义

（1）CK-MB 增高

1）AMI：CK-MB 对 AMI 早期诊断的灵敏度、特异性都很高。CK-MB 一般在发病后 3~8 小时增高，9~30 小时达高峰，48~72 小时恢复正常水平。

✐ **主治语录：CK-MB 高峰出现早者较出现晚者预后好。**

2）其他心肌损伤：心绞痛、心包炎、慢性心房颤动、安装起搏器等。

3）肌肉疾病及手术。

（2）CK-MM 增高

1）AMI：CK-MM 亚型对诊断早期 AMI 较为灵敏。CK-MM_3/CK-MM_1 一般为 0.15~0.35，其比值大于 0.5，即可诊断为 AMI。

2）其他：骨骼肌疾病、重症肌无力、肌萎缩等。

（3）CK-BB 增高

1）神经系统疾病：脑梗死、急性颅脑损伤、脑出血、脑膜炎。

2）肿瘤。

（三）肌酸激酶异型测定

1. 参考值

（1）CK-MB_1<0.71U/L。

（2）CK-MB_2<1.0U/L。

（3）MB_2/MB_1<1.4。

2. 临床意义

（1）CK-MB$_1$、CK-MB$_2$ 对诊断 AMI 具有更高的灵敏度和特异性，明显高于 CK-MB。

（2）CK-MB 异型对诊断溶栓治疗后是否有冠状动脉再通也有一定价值，MB$_2$/MB$_1$>3.8 提示冠状动脉再通，但与无再灌注的结果有重复现象。

（四）乳酸脱氢酶（LD）测定

1. 参考值　速率法：120~250U/L。

2. 临床意义（表 4-7-12）

表 4-7-12　乳酸脱氢酶测定的临床意义

疾　病	临床意义
心脏疾病	AMI 时 LD 活性较 CK、CK-MB 增高晚（8~18 小时开始增高），24~72 小时达到峰值，持续 6~10 天。病程中 LD 持续增高或再次增高，提示梗死面积扩大或再次出现梗死
肝脏疾病	急性病毒性肝炎、肝硬化、胆汁淤积性黄疸，以及心力衰竭和心包炎时的肝淤血、慢性活动性肝炎等 LD 显著增高
恶性肿瘤	恶性淋巴瘤、肺癌、结肠癌、乳腺癌、胃癌、宫颈癌等 LD 均明显增高
其他	贫血、肺梗死、骨骼肌损伤、进行性肌营养不良、休克、肾脏病等 LD 均明显增高

（五）乳酸脱氢酶同工酶测定

LD 是由 H 亚基（心型）和 M 亚基（肌型）组成的四聚体，根据亚基组合不同形成五种同工酶：即 LD$_1$（H$_4$）、LD$_2$（H$_3$M）、LD$_3$（H$_2$M$_2$）、LD$_4$（HM$_3$）和 LD$_5$（M$_4$）。其中 LD$_1$、LD$_2$ 主要来自心肌，LD$_3$ 主要来自肺、脾组织，LD$_4$、LD$_5$ 主要来自肝脏，其次为骨骼肌。

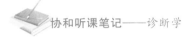

1. 参考值

（1）LD$_1$：（32.70±4.60）%。

（2）LD$_2$：（45.10±3.53）%。

（3）LD$_3$：（18.50±2.96）%。

（4）LD$_4$：（2.90±0.89）%。

（5）LD$_5$：（0.85±0.55）%。

（6）LD$_1$/LD$_2$：<0.7。

2. 临床意义

（1）AMI：AMI 发病后 12~24 小时有 50% 的患者，48 小时有 80% 的患者 LD$_1$、LD$_2$ 明显增高，且 LD$_1$ 增高更明显，LD$_1$/LD$_2$>1.0。

（2）肝脏疾病：肝脏实质性损伤，如病毒性肝炎、肝硬化、原发性肝癌时，LD$_5$ 升高，且 LD$_5$>LD$_4$，而胆管梗阻但未累及肝细胞时 LD$_4$>LD$_5$。恶性肿瘤肝转移时 LD$_4$、LD$_5$ 均增高。

（3）肿瘤：大多数恶性肿瘤患者以 LD$_5$、LD$_4$、LD$_3$ 增高为主，且其阳性率 LD$_5$>LD$_4$>LD$_3$。生殖细胞恶性肿瘤和肾脏肿瘤则以 LD$_1$、LD$_2$ 增高为主。白血病患者以 LD$_3$、LD$_4$ 增高为主。

（4）其他：骨骼肌疾病血清 LD$_5$>LD$_4$；肌萎缩早期 LD$_5$ 升高，晚期 LD$_1$、LD$_2$ 也可增高；肺部疾病 LD$_3$ 可增高；恶性贫血 LD 极度增高，且 LD$_1$>LD$_2$。

二、心肌蛋白检测

（一）心肌肌钙蛋白 T（cTnT）测定

1. 参考值

（1）0.02~0.13μg/L。

（2）>0.2μg/L 为临界值。

（3）>0.5μg/L 可以诊断 AMI。

2．临床意义

（1）诊断 AMI：cTnT 是诊断 AMI 的确定性标志物。AMI 发病后 3~6 小时的 cTnT 即升高，10~24 小时达峰值，其峰值可为参考值的 30~40 倍，恢复正常需要 10~15 天。其诊断 AMI 的特异性明显优于 CK-MB 和 LD。对非 Q 波性、亚急性心肌梗死或 CK-MB 无法诊断的患者更有价值。

（2）判断微小心肌损伤：不稳定型心绞痛（UAP）患者常发生微小心肌损伤（MMD），这种心肌损伤只有检测 cTnT 才能确诊。

（3）预测血液透析患者心血管事件：cTnT 增高提示预后不良或发生猝死的可能性增大。

（4）其他

1）cTnT 也可作为判断 AMI 后溶栓治疗是否出现冠状动脉再灌注，以及评价围术期和经皮腔内冠状动脉成形术（PTCA）心肌受损程度的较好指标。

2）钝性心肌外伤、心肌挫伤、甲状腺功能减退症患者的心肌损伤、药物损伤、严重脓毒血症所致的左心衰竭时 cTnT 也可升高。

（二）心肌肌钙蛋白Ⅰ（cTnI）测定

1．参考值

（1）<0.2μg/L。

（2）大于 1.5μg/L 为临界值。

2．临床意义

（1）诊断 AMI：AMI 发病后 3~6 小时，cTnI 即升高，14~20 小时达到峰值，5~7 天恢复正常。

（2）判断 MMD：UAP 患者血清 cTnI 也可升高，提示有心肌小范围梗死。

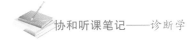

（3）其他：急性心肌炎患者 cTnI 水平增高，其阳性率达88%，但多为低水平增高。

主治语录：心肌肌钙蛋白 I 可抑制肌动蛋白中的 ATP 酶活性，使肌肉松弛，防治心肌纤维收缩。

（三）肌红蛋白（Mb）测定

1. 参考值
（1）定性：阴性。
（2）定量：ELISA 法 50～85μg/L，RIA 法 6～85μg/L，>75μg/L 为临界值。

2. 临床意义
（1）诊断 AMI：Mb 在 AMI 发病后 0.5～2 小时即可升高，5～12 小时达到高峰，18～30 小时恢复正常，所以 Mb 可作为早期诊断 AMI 的指标，明显优于 CK-MB 的 LD。
（2）判断 AMI 病情：发病后 18～30 小时 Mb 持续增高或反复波动，提示心肌梗死持续存在，或再次发生梗死以及梗死范围扩展等。
（3）其他
1）骨骼肌损伤：急性肌肉损伤、肌病。
2）休克。
3）急性或慢性肾衰竭。

（四）脂肪酸结合蛋白（FABP）测定

1. 参考值　<5μg/L。

2. 临床意义
（1）诊断 AMI：AMI 发病后 0.5～3 小时，血浆 FABP 开始增高，12～24 小时内恢复正常，故 FABP 为 AMI 早期诊断指标之一。

（2）其他：骨骼肌损伤、肾衰竭患者血浆 FABP 也可增高。

第六节 其他血清酶学检查

一、淀粉酶（AMY）检测

1. 淀粉酶（AMS）主要来自胰腺和腮腺，来自胰腺的为淀粉酶同工酶 P（P-AMY），来自腮腺的为淀粉酶同工酶 S（S-AMY）。
2. 参考值
（1）血液 AMY：35~135U/L。
（2）24 小时尿液 AMY：<1000U/L。
3. 临床意义（表 4-7-13）

表 4-7-13 淀粉酶检测的临床意义

结果		常见情况	临床意义
增高	胰腺疾病	胰腺炎	急性胰腺炎是最常见的原因。血清 AMY 一般于发病 6~12 小时开始增高，12~72 小时达到峰值，3~5 天恢复正常。AMY 增高越明显，损伤越严重。慢性胰腺炎急性发作、胰腺囊肿、胰腺管阻塞也可增高
		胰腺癌	早期 AMY 增高
	非胰腺疾病	腮腺炎	主要为 S-AMY 增高，S-AMY/P-AMY＞3，可与急性胰腺炎相鉴别
		服镇静药	S-AMY 增高为主
		乙醇中毒	S-AMY 或 P-AMY 增高，也可两者同时增高
		肾衰竭	经肾脏排出的 AMY 减少所致
		巨淀粉酶血症	血液 AMY 增高，尿液 AMY 减低
		消化性溃疡穿孔、上腹部手术后、机械性肠梗阻、胆管梗阻、急性胆囊炎等，病变累及胰腺或富含 AMY 的肠液进入腹腔被吸收	

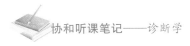

续　表

结果	常见情况	临床意义
减低	慢性胰腺炎、胰腺癌和其他	胰腺组织严重破坏，或肿瘤压迫时间过久，腺体组织纤维化导致胰腺分泌功能障碍

二、脂肪酶（LPS）检测

1. 参考值

（1）比色法：<79U/L。

（2）滴度法：<1500U/L。

2. 临床意义

（1）LPS 增高

1）胰腺疾病：LPS 活性增高常见于胰腺疾病，特别是急性胰腺炎。急性胰腺炎发病后 4~8 小时。LPS 开始升高，24 小时达到峰值，可持续 10~15 天。

2）非胰腺疾病：LPS 增高也可见于消化性溃疡穿孔、肠梗阻、急性胆囊炎等。

（2）LPS 减低：胰腺癌或胰腺结石所致的胰腺导管阻塞时，LPS 活性可减低。LPS 减低的程度与梗阻部位、梗阻程度和剩余胰腺组织的功能有关。LPS 活性减低也可见于胰腺囊纤维化。

三、胆碱酯酶（ChE）检测

胆碱酯酶（ChE）分为乙酰胆碱酯酶（AChE）和假性胆碱酯酶（PChE）。

1. 参考值

（1）PChE：30 000~80 000U/L。

（2）AChE：80 000~120 000U/L。

2. 临床意义

（1）ChE 增高：主要见于肾脏疾病、肥胖、脂肪肝、甲状腺功能亢进症等，也可见于精神分裂症、溶血性贫血、巨幼细胞贫血等。

（2）ChE 减低

1）有机磷中毒：ChE 活性低于参考值下限的 50%～70% 为轻度中毒；30%～50% 为中度中毒；<30% 为重度中毒。

2）肝脏疾病：ChE 减低程度与肝脏实质损伤程度呈正比，多见于慢性肝炎、肝硬化和肝癌。如果 ChE 持续性减低提示预后不良。

3）其他：ChE 活性减低也可见于恶性肿瘤、营养不良、恶性贫血、口服雌激素或避孕药等。

主治语录：检测血清胆碱酯酶主要用于诊断肝脏疾病和有机磷中毒等。

第七节　内分泌激素检测

一、甲状腺激素检测

（一）甲状腺素（T₄）和游离甲状腺素（FT₄）测定

1. 结合型 T_4 与 FT_4 之和为总 T_4（TT_4）。

2. 参考值

（1）TT_4：65～155nmol/L。

（2）FT_4：10.3～25.7pmol/L。

3. 临床意义

（1）TT_4：是判断甲状腺功能状态最基本的体外筛检指标。

1）TT_4 增高：主要见于甲亢、先天性甲状腺素结合球蛋白

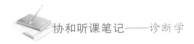

增多症、原发性胆汁性胆管炎等。另外，TT_4 增高也可见于严重感染、心功能不全、肝脏疾病等。

2）TT_4 减低：主要见于甲减、缺碘性甲状腺肿、慢性淋巴细胞性甲状腺炎等。另外，TT_4 减低也可见于甲亢的治疗过程中，糖尿病酮症酸中毒、恶性肿瘤等。

（2）FT_4：FT_4 不受血浆 TBG 的影响，直接测定 FT_4 对了解甲状腺功能状态较 TT_4 更有意义。

1）FT_4 增高：对诊断甲亢的灵敏度明显优于 TT_4。另外，FT_4 增高还可见于甲亢危象、甲状腺激素不敏感综合征、多结节性甲状腺肿等。

2）FT_4 减低：主要见于甲减，应用抗甲状腺药物、糖皮质激素、苯妥英钠、多巴胺等，也可见于肾病综合征等。

（二）三碘甲状腺原氨酸和游离三碘甲状腺原氨酸测定

1. T_4 在肝脏和肾脏中经过脱碘后转变为 3,5,3'-三碘甲状腺原氨酸（T_3），T_3 的含量是 T_4 的 1/10，但其生理活性为 T_4 的 3~4 倍。与 TBG 结合的结合型 T_3 和游离型 T_3（FT_3）之和为总 T_3（TT_3）。

2. 参考值

（1）TT_3：1.6~3.0nmol/L。

（2）FT_3：6.0~11.4pmol/L。

3. 临床意义

（1）TT_3 增高

1）TT_3 是诊断甲亢最灵敏的指标。甲亢时 TT_3 可高出正常人 4 倍，而 TT_4 仅为 2.5 倍。某些患者血清 TT_4 增高前往往已有 TT_3 增高，可作为甲亢复发的先兆。因此，TT_3 具有判断甲亢有无复发的价值。

2）TT_3 是诊断 T_3 型甲亢的特异性指标。T_3 增高而 T_4 不增

高是 T_3 型甲亢的特点，见于功能亢进型甲状腺腺瘤、多发性甲状腺结节性肿大。

（2）FT_3 增高：T_3 型甲亢时 FT_3 增高较 FT_4 明显，FT_4 可正常，但 FT_3 已明显增高。对于能触及 1 个或多个甲状腺结节的患者，常需要测定 FT_3 水平来判断其甲状腺功能。FT_3 增高还可见于甲亢危象、甲状腺激素不敏感综合征等。

（3）FT_3 减低：见于低 T_3 综合征、慢性淋巴细胞性甲状腺炎晚期、应用糖皮质激素等。

（三）反三碘甲状腺原氨酸（rT_3）测定

1. 参考值　0.2~0.8nmol/L。

2. 临床意义

（1）rT_3 增高：见于甲亢、非甲状腺疾病、药物影响以及其他。

（2）rT_3 减低：见于甲减、慢性淋巴细胞性甲状腺炎和药物影响。

（四）甲状腺素结合球蛋白（TBG）测定

1. 参考值　15~34mg/L。

2. 临床意义

（1）TBG 增高

1）甲减：甲减时 TBG 增高，但随着病情的好转，TBG 也逐渐恢复正常。

2）肝脏疾病：如肝硬化、病毒性肝炎等 TBG 显著增高，可能与肝脏间质细胞合成、分泌 TBG 增多有关。

3）其他。

（2）TBG 减低：常见于甲亢、遗传性 TBG 减少症、肢端肥大症、肾病综合征、恶性肿瘤、严重感染等。TBG 减低也可见

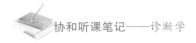

于大量应用糖皮质激素和雄激素等。

（五）三碘甲状腺原氨酸摄取（T$_3$RUR）试验

1. 参考值　25%~35%。

2. 临床意义　T$_3$RUR 增高见于甲亢以及非甲状腺疾病引起的 TBG 减低等。T$_3$RUR 减低见于甲减以及 TBG 增高引起的 T$_3$、T$_4$ 增高等。

主治语录：T$_3$RUR 可间接反映 TT$_4$ 及 TBG 的浓度。

二、甲状旁腺素与调节钙、磷代谢激素检测

（一）甲状旁腺素（PTH）测定

1. 参考值
（1）免疫化学发光法：1~10pmol/L。
（2）RIA：氨基酸活性端，230~630ng/L；氨基酸无活性端，430~1860ng/L。

2. 临床意义
（1）PTH 增高：是诊断甲状旁腺功能亢进症的主要依据。若 PTH 增高，同时伴有高血钙和低血磷，则为原发性甲状旁腺功能亢进症，多见于维生素 D 缺乏、肾衰竭、吸收不良综合征等。PTH 增高也可见于肺癌、肾癌所致的异源性甲状旁腺功能亢进症等。
（2）PTH 减低：主要见于甲状腺或甲状旁腺手术后、特发性甲状旁腺功能减退症等。

主治语录：PTH 的主要生理作用是拮抗降钙素、动员骨钙释放、加快磷酸盐的排泄和维生素 D 的活化等。

（二）降钙素（CT）测定

1. 参考值　　<100ng/L。

2. 临床意义

（1）CT 增高：诊断甲状腺髓样癌的很好的标志之一，对判断手术疗效及术后复发有重要价值。另外，CT 增高也可见于燕麦细胞型肺癌、结肠癌、乳腺癌等。

（2）CT 减低：主要见于甲状腺切除术后、重度甲状腺功能亢进症等。

三、肾上腺皮质激素检测

（一）尿液 17-羟皮质类固醇（17-OHCS）测定

1. 参考值

（1）男性：13.8~41.4μmol/24h。

（2）女性：11.0~27.6μmol/24h。

2. 临床意义

（1）增高：见于肾上腺皮质功能亢进症，如库欣综合征、异源性 ACTH 综合征、原发性色素性结节性肾上腺病（PPNAD）以及原发性肾上腺皮质肿瘤等。另外，尿液 17-OHCS 增高也可见于甲亢、肥胖症、女性男性化、腺垂体功能亢进等。

（2）减低：见于原发性肾上腺皮质功能减退症，如 Addison病、腺垂体功能减退症等，也可见于甲状腺功能减退症、肝硬化等。

（二）尿液 17-酮皮质类固醇（17-KS）测定

1. 参考值

（1）男性：34.7~69.4μmol/24h。

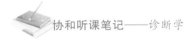

（2）女性：17.5～52.5μmol/24h。

2. 临床意义

（1）17-KS 增高：多见于肾上腺皮质功能亢进症、睾丸癌、腺垂体功能亢进、女性多毛症等。若 17-KS 明显增高，多提示肾上腺皮质肿瘤及异源性 ACTH 综合征等。

（2）17-KS 降低：多见于肾上腺皮质功能减退症、腺垂体功能减退、睾丸功能低下等，也可见于肝硬化、糖尿病等慢性消耗性疾病等。

（三）血清皮质醇和尿液游离皮质醇（UFC）测定

1. 参考值

（1）血清皮质醇：上午 8 时，140～630nmol/L；午夜 2 时，55～165nmol/L；昼夜皮质醇浓度比值>2。

（2）UFC：30～276nmol/24h。

2. 临床意义

（1）血清皮质醇和 24 小时 UFC 增高：常见于肾上腺皮质功能亢进症、双侧肾上腺皮质增生或肿瘤、异源性 ACTH 综合征等，且血清浓度增高失去了昼夜变化规律。如果 24 小时 UFC 处于边缘增高水平，应进行低剂量地塞米松抑制试验。

主治语录：当 24 小时 UFC<276nmol 时，可排除肾上腺皮质功能亢进症。

（2）血清皮质醇和 24 小时 UFC 减低：常见于肾上腺皮质功能减退症、腺垂体功能减退等，但其存在节律性变化。另外，24 小时 UFC 减低也可见于应用苯妥英钠、水杨酸等。

（四）血浆和尿液醛固酮（ALD）测定

1. 参考值

（1）血浆

1）普通饮食：卧位（238.6 ± 104.0）pmol/L，立位（418.9±245.0）pmol/L。

2）低钠饮食：卧位（646.6 ± 333.4）pmol/L，立位（945.6±491.0）pmol/L。

（2）尿液：普通饮食：9.4～35.2nmol/24h。

2. 临床意义（表 4-7-14）

表 4-7-14　ALD 变化的临床意义

变化	临床意义
增高	①原发性醛固酮增多症：肾上腺皮质肿瘤或增生所致 ②继发性醛固酮增多症：有效血容量减低、肾血流量减少所致、如心力衰竭、肾病综合征、肝硬化腹水、高血压及长期低钠饮食等 ③药物影响：长期服用避孕药等
减低	①疾病：肾上腺皮质功能减退症、垂体功能减退、高钠饮食、妊娠高血压综合征、原发性单一性醛固酮减少症等 ②药物影响：应用普萘洛尔、利血平、甲基多巴和甘草等

四、肾上腺髓质激素检测

（一）尿液儿茶酚胺（CA）测定

1. 参考值　71.0～229.5nmol/24h。

2. 临床意义

（1）CA 增高：主要见于嗜铬细胞瘤，其增高程度可达正常人的 2～20 倍，但发作期间 CA 多正常，应多次反复检测以明确诊断。另外，CA 增高也可见于交感神经母细胞瘤、心肌梗死、高血压、甲亢、肾上腺髓质增生等。

（2）CA 减低：见于 Addison 病。

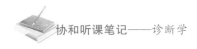

（二）尿液香草扁桃酸测定

1. 参考值　5~45μmol/24h。

2. 临床意义　VMA主要用于观察肾上腺髓质和交感神经的功能。VMA增高主要见于嗜铬细胞瘤的发作期、神经母细胞瘤、交感神经细胞瘤和肾上腺髓质增生等。

（三）血浆肾素测定

1. 参考值

（1）普通饮食：成年人立位：0.30~1.90ng/（ml·h），卧位：0.05~0.79ng/（ml·h）。

（2）低钠饮食：卧位：1.14~6.13ng/（ml·h）。

2. 临床意义

（1）诊断原发性醛固酮增多症。

（2）指导高血压治疗。

五、性腺激素检测

（一）血浆睾酮测定

1. 参考值

（1）男性

1）青春期（后期）：100~200ng/L。

2）成年人：300~1000ng/L。

（2）女性

1）青春期（后期）：100~200ng/L。

2）成年人：200~800ng/L。

3）绝经后：80~350ng/L。

2. 临床意义

（1）睾酮增高：见于睾丸间质细胞瘤、男性性早熟、先天性肾上腺皮质增生症、肾上腺皮质功能亢进症、多囊卵巢综合征等。也可见于女性肥胖症、中晚期妊娠及应用雄激素等。

（2）睾酮减低：主要见于 Klinefelter 综合征、睾丸不发育症、Kallmann 综合征、男性 Turner 综合征等。也可见于睾丸炎症、肿瘤、外伤、放射性损伤等。

（二）血浆雌二醇（E_2）测定

1. 参考值

（1）男性

1）青春期前：7.3~36.7pmol/L。

2）成年人：50~200pmol/L。

（2）女性

1）青春期前：7.3~28.7pmol/L。

2）卵泡期：94~433pmol/L。

3）黄体期：499~1580pmol/L。

4）排卵期：704~2200pmol/L。

5）绝经期：40~100pmol/L。

2. 临床意义

（1）E_2 增高：见于女性性早熟、男性女性化、卵巢肿瘤以及性腺母细胞瘤、垂体瘤等，也可见于肝硬化、妊娠期。男性随着年龄增长，E_2 水平也逐渐增高。

（2）E_2 减低：常见于各种原因所致的原发性性腺功能减退，如卵巢发育不全，也可见于下丘脑和垂体病变所致的继发性性腺功能减退等。E_2 减低也可见于卵巢切除、青春期延迟、原发性或继发性闭经、绝经、口服避孕药等。

（三）血浆孕酮测定

1. 参考值

（1）卵泡期（早）：（0.7±0.1）µg/L。

（2）卵泡期（晚）：（0.4±0.1）µg/L。

（3）排卵期：（1.6±0.2）µg/L。

（4）黄体期（早）：（11.6±1.5）µg/L。

（5）黄体期（晚）：（5.7±1.1）µg/L。

2．临床意义

（1）孕酮增高：常见于葡萄胎、妊娠高血压综合征、卵巢肿瘤、多胎妊娠、先天性肾上腺皮质增生等。

（2）减低：常见于黄体功能不全、多囊卵巢综合征、胎儿发育迟缓、死胎、原发性或继发性闭经、无排卵型子宫功能性出血等。

主治语录：孕酮的生理作用是使经雌激素作用的、已处于增殖期的子宫内膜继续发育增殖、增厚肥大、松软和分泌黏液，为受精卵着床做准备，这对维持正常月经周期及正常妊娠具有重要作用。

六、垂体激素检测

（一）促甲状腺激素（TSH）测定

1．参考值　2~10mU/L。

2．临床意义　TSH 是诊断原发性和继发性甲状腺功能减退症的最重要的指标。FT_3、FT_4 和 TSH 是评价甲状腺功能的首选指标。

（1）TSH 增高：常见于原发性甲减、异源 TSH 分泌综合征、垂体 TSH 不恰当分泌综合征、单纯性甲状腺肿、腺垂体功能亢进、甲状腺炎等，应用多巴胺拮抗药、含碘药物等也可使 TSH 增高。检测 TSH 水平可以作为甲减患者应用甲状腺素替代治疗的疗效观察指标。

（2）TSH减低：常见于甲亢、继发性甲减、腺垂体功能减退、皮质醇增多症、肢端肥大症等。TSH减低也可见于过量应用糖皮质激素和抗甲状腺药物等。

主治语录：TSH是腺垂体分泌的重要激素，其生理作用是刺激甲状腺细胞的发育、合成与分泌甲状腺激素。

（二）促肾上腺皮质激素（ACTH）测定

1. 参考值

（1）上午8时：25~100ng/L。

（2）下午6时：l0~80ng/L。

2. 临床意义

（1）ACTH增高：常见于原发性肾上腺皮质功能减退症、先天性肾上腺皮质增生、异源性ACTH综合征、异源CRH肿瘤等。另外，ACTH还可作为异源性ACTH综合征的疗效观察、预后判断及转归的指标。

（2）ACTH减低：常见于腺垂体功能减退症、原发性肾上腺皮质功能亢进症、医源性皮质醇增多症等。

（三）生长激素（GH）测定

1. 参考值

（1）儿童：<20μg/L。

（2）男性：<2μg/L。

（3）女性：<10μg/L。

2. 临床意义

（1）GH增高：最常见于垂体肿瘤所致的巨人症或肢端肥大症，也可见于异源性GHRH或GH综合征。另外，GH增高也可

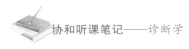

见于外科手术、灼伤、低糖血症、糖尿病、肾衰竭等。

（2）GH减低：主要见于<u>垂体性侏儒症</u>、<u>垂体功能减退症</u>、遗传性GH缺乏症、继发性GH缺乏症等。另外，GH减低也可见于高血糖、皮质醇增多症、应用糖皮质激素。

（四）抗利尿激素（ADH）测定

1. 参考值　1.4~5.6pmol/L。

2. 临床意义

（1）ADH增高：常见于腺垂体功能减退症、肾性尿崩症、脱水等，也可见于产生异源ADH的肺癌或其他肿瘤等。

（2）ADH减低：常见于中枢性尿崩症、肾病综合征、输入大量等渗溶液、体液容量增加等，也可见于妊娠期尿崩症。

七、人绒毛膜促性腺激素检测

1. 参考值

（1）血HCG：<u>男性或未孕女性<5 IU/L，绝经期后妇女<10 IU/L</u>。

（2）尿HCG定性试验：<u>未孕成年女性阴性，妊娠期阳性</u>。

（3）不同状态下血HCG水平：见表4-7-15。

表 4-7-15　不同状态下血 HCG 水平

状态（妊娠）	3 周	4 周	7 周	10 周	13 周	6 个月	9 个月
血（IU/L）	<50	<400	5 000~90 000	40 000~230 000	40 000~140 000	8 000~100 000	5 000~65 000

2. 临床意义

（1）<u>正常妊娠的诊断和监测</u>。

（2）<u>异位妊娠的诊断</u>。

（3）监测流产。

（4）滋养层细胞疾病的辅助诊断与疗效监测。

（5）睾丸与卵巢生殖细胞肿瘤的诊断。

（6）评价唐氏综合征（21-三体综合征）的风险。

第八节　治疗性药物检测

1. 监测药物的血液浓度变化具有重要意义，其主要目的如下。

（1）验证药物是否达到有效的治疗浓度，这对要求即刻产生疗效的药物尤为重要。

（2）寻找应用标准药物剂量而未达到预期治疗效果的原因。

（3）调整因生理、病理因素影响的药物剂量及给药方案，以增强疗效和避免中毒。

（4）诊断药物过量中毒和观察处理效果。

2. 治疗性药物监测的结果分析

（1）掌握必要的临床资料。

（2）影响 TDM 结果的因素：包括用药因素及药物代谢因素、生理因素、遗传因素、检测方法因素及标本采集因素。

 历年真题

FBG>9.0mmol/L 时为

　A. 高糖血症

　B. 尿糖阳性

　C. 血糖减低

　D. 低糖血症

　E. 空腹血糖过高

参考答案：B

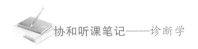

第八章 临床常用免疫学检查

核心问题

1. 评估机体的体液免疫，细胞免疫，非特异性免疫状况各有哪些检查方法，各自的参考值和临床意义。

2. 各种自身抗体检测的方法及其临床意义。

3. 利用免疫学技术检测病原微生物特异性抗原或特异性抗体的临床意义。

4. 利用免疫学技术检测肿瘤标志物的临床意义。

内容精要

临床常用免疫学检测包括体液免疫检测、细胞免疫检测、肿瘤标志物检测和自身抗体检测等。临床免疫学检测具有很高的特异性和敏感性，因此被广泛用于感染性疾病、自身免疫性疾病、变态反应性疾病、肿瘤等的诊断、鉴别诊断和预后判断，以及移植后免疫检测。

第一节 体液免疫检测

一、免疫球蛋白

免疫球蛋白因其功能和理化性质不同分为 IgG、IgA、IgM、

IgD、IgE 五大类。

（一）免疫球蛋白 G

1. 免疫球蛋白 G（IgG）是唯一能够通过胎盘的免疫球蛋白，通过天然被动免疫使新生儿获得免疫抗体。

2. 参考值　7.0~16.6g/L。

3. 临床意义

（1）生理性变化：胎儿出生前可从母体获得 IgG，在孕期 22~28 周，胎儿血 IgG 浓度与母体血 IgG 浓度相等，出生后母体 IgG 逐渐减少，到第 3~4 个月婴儿血 IgG 浓度降至最低，随后体内逐渐开始合成 IgG，血清 IgG 逐渐增加，到 16 岁前达到成年人水平。

（2）病理性变化

1）IgG 增高：是再次免疫应答的标志。常见于各种慢性感染、慢性肝病、胶原血管病等。单纯性 IgG 增高主要见于免疫增殖性疾病，如 IgG 型分泌型多发性骨髓瘤（MM）等。

2）IgG 降低：见于各种先天性和获得性体液免疫缺陷病、联合免疫缺陷病、重链病、轻链病、肾病综合征、病毒感染及服用免疫抑制剂的患者。还可见于代谢性疾病，如甲状腺功能亢进和肌营养不良等。

（二）免疫球蛋白 A（IgA）

1. IgA 分为血清型 IgA 与分泌型 IgA（SIgA）两种。

2. 参考值　成年人血清 IgA 为 0.7~3.5g/L；SIgA 唾液平均为 0.3g/L。泪液为 30~80g/L，初乳平均为 5.06g/L，粪便平均为 1.3g/L。

3. 临床意义

（1）生理性变化：儿童的 IgA 水平比成年人低，且随年龄

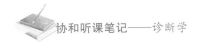

的增加而增加，到 16 岁前达到成年人水平。

（2）病理性变化

1）IgA 增高：见于 IgA 型 MM、SLE、类风湿性关节炎等；在中毒性肝损伤时，IgA 浓度与炎症程度相关。

2）IgA 降低：见于反复呼吸道感染、非 IgA 型 MM、重链病、轻链病等。

（三）免疫球蛋白 M（IgM）

1. 参考值　0.5~2.6g/L。

2. 临床意义

（1）生理性变化：从孕 20 周起，胎儿自身可合成大量 IgM，胎儿和新生儿 IgM 浓度是成年人水平的 10%，随年龄的增长而增高，8~16 岁前达到成年人水平。

（2）病理性变化

1）IgM 增高：见于初期病毒性肝炎、肝硬化、类风湿关节炎等。由于 IgM 是初次免疫应答中的 Ig，因此单纯 IgM 增加常提示为病原体引起的原发性感染。宫内感染可能引起 IgM 浓度急剧升高，若脐血中 IgM>0.2g/L 时，提示有宫内感染。此外，在原发性巨球蛋白血症时，IgM 呈单克隆性明显增高。

2）IgM 降低：见于 IgG 型重链病、IgA 型 MM、先天性免疫缺陷症等。

主治语录：IgM 是初次免疫应答反应中的免疫球蛋白，无论是在个体发育中还是当机体受到抗原刺激后，IgM 都是最早出现的抗体。

（四）免疫球蛋白 E

1. 免疫球蛋白 E（IgE）为血清中最少的一种免疫球蛋白，

与变态反应、寄生虫感染及皮肤过敏等有关。

2. 参考值　成年人血清 IgE：0.1~0.9mg/L。

3. 临床意义

（1）生理性变化：婴儿脐血 IgE 水平很低，出生后随年龄增长而逐渐升高，12 岁时达到成年人水平。

（2）病理性变化

1）IgE 增高：见于 IgE 型 MM、重链病、肝脏病等。

2）IgE 降低：见于先天性或获得性丙种球蛋白缺乏症、恶性肿瘤、长期用免疫抑制剂等。

（五）M 蛋白

1. 参考值　阴性（蛋白电泳法、免疫比浊法或免疫电泳法）。

2. 临床意义　检测到 M 蛋白，提示单克隆免疫球蛋白增殖病。见于多发性骨髓瘤、巨球蛋白血症、重链病、轻链病、半分子病、恶性淋巴瘤、良性 M 蛋白血症。

二、补体系统

（一）总补体溶血活性（CH50）检测

1. 参考值　50~100kU/L。

2. 临床意义　主要反应补体经典途径（C1~C9）的综合水平。

（1）CH50 增高：见于急性炎症、组织损伤和某些恶性肿瘤。

（2）CH50 减低：见于各种免疫复合物性疾病，自身免疫性疾病活动期、感染性心内膜炎等。

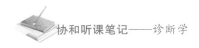

（二）补体C1q检测

1. 参考值　0.18～0.19g/L（ELISA法）；0.025～0.05g/L（免疫比浊法）。

2. 临床意义

（1）C1q增高：见于骨髓炎、类风湿关节炎、痛风、过敏性紫癜等。

（2）C1q降低：见于SLE、混合型结缔组织疾病、重度营养不良等。

（三）补体C3

1. 参考值　成年人C3：0.8～1.5g/L。

2. 临床意义

（1）生理性变化：胎儿出生后随着年龄的增长，其血清C3水平逐渐增加，到12岁左右达成年人水平。

（2）病理性变化

1）增高：常见于一些急性时相反应，如急性炎症、传染病早期、肿瘤、排异反应、急性组织损伤。

2）减低：见于系统性红斑狼疮和类风湿性关节炎活动期、大多数肾小球肾炎、慢性活动性肝炎等。它们是由于消耗或丢失过多，或由于合成能力降低造成。

（四）补体C4

1. 参考值　成年人：0.20～0.60g/L。

2. 临床意义

（1）生理性变化：胎儿出生后随着年龄的增长，其血清C4水平逐渐增加，到12岁左右达成年人水平。

（2）病理性变化

1) 增高：见于各种传染病、急性炎症和组织损伤等。

2) 降低：见于自身免疫性肝炎、狼疮性肾炎、SLE、1 型糖尿病、胰腺癌、多发性硬化症、类风湿关节炎、IgA 性肾病、遗传性 IgA 缺乏症。

✎ 主治语录：在 SLE，C4 的降低常早于其他补体成分，且缓解时较其他成分回升迟。

（五）补体旁路 B 因子（BF）

1. 参考值　0.10~0.40g/L（单向免疫扩散法）。

2. 临床意义　同补体旁路途径溶血活性检测。

（1）增高：见于某些自身免疫性疾病、肾病综合征、慢性肾炎、恶性肿瘤。

（2）减低：见于肝病、急性肾小球肾炎、自身免疫性溶血性贫血。

（六）补体结合试验

补体结合试验（CFT）是用免疫溶血机制做指示系统，来检测另一反应系统抗原或抗体的试验。

第二节　细胞免疫检测

一、T 细胞亚群的检测

（一）T 细胞花结形成试验

1. 参考值　ERFT：（64.4±6.7）%。

2. 临床意义

（1）降低：见于免疫缺陷性疾病，如恶性肿瘤、免疫性疾

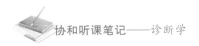

病、某些病毒感染、大面积烧伤、多发性神经炎、淋巴增殖性疾病等。

（2）升高：见于甲状腺功能亢进症、甲状腺炎、重症肌无力、慢性活动性肝炎、SLE 活动期及器官移植排斥反应等。

（二）T 细胞转化试验

1. 参考值

（1）形态学法：转化率为（60.1±7.6）%。

（2）^{3}H-TdR 渗入法：刺激指数（SI）<2。

2. 临床意义　同 T 淋巴细胞花结形成试验。但 Down 综合征时明显增高。本试验主要用于体外检测 T 细胞的生物学功能，反映机体的细胞免疫水平；也用以估计疾病的疗效和预后。

（三）T 细胞分化抗原测定

1. 参考值　T 细胞分化抗原测定结果见表 4-8-1。

表 4-8-1　T 细胞分化抗原测定结果

指　　标	免疫荧光法	流式细胞术
CD3$^+$	63.1%±10.8%	61%~85%
CD3$^+$CD4$^+$（Th）	42.8%±9.5%	28%~58%
CD3$^+$CD8$^+$（Ts）	19.6%±5.9%	19%~48%
CD4$^+$/CD8$^+$（Th/Ts）	2.2±0.7	0.9~2.0

2. 临床意义

（1）CD3$^+$降低：见于自身免疫性疾病，如 SLE、类风湿关节炎等。

（2）CD3$^+$/CD4$^+$降低：见于恶性肿瘤、遗传性免疫缺陷症、艾滋病、应用免疫抑制剂者。

（3）CD3$^+$/CD8$^+$减低：见于自身免疫性疾病或变态反应性疾病等。

（4）CD4$^+$/CD8$^+$增高：自身免疫性疾病、病毒性感染、变态反应等。

（5）CD4$^+$/CD8$^+$减低：见于艾滋病（常<0.5），恶性肿瘤进行期和复发时。

（6）监测器官移植排斥反应时 CD4$^+$/CD8$^+$比值增高预示可能发生排斥反应。

（7）CD3$^+$、CD4$^+$、CD8$^+$ 较高且有 CD1$^+$、CD2$^+$、CD5$^+$、CD7$^+$增高则可能为 T 细胞型急性淋巴细胞白血病。

二、B 细胞分化抗原检测

1. 参考值　CD19$^+$（11.74±3.37）%（流式细胞术）。

2. 临床意义

（1）升高：见于急性淋巴细胞白血病、慢性淋巴细胞白血病和 Burkitt 淋巴瘤等。

（2）降低：见于无丙种球蛋白血症、使用化疗或免疫抑制剂后。

三、自然杀伤细胞免疫检测

（一）自然杀伤细胞活性测定

1. 参考值（表 4-8-2）

表 4-8-2　自然杀伤细胞活性测定结果

方　　法	结　　果
^{51}Cr 释放法	自然释放率<10%～15% 自然杀伤率为 47.6%～76.8% ^{51}Cr 利用率为 6.5%～47.8%

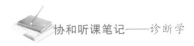

续　表

方　　法	结　　果
酶释放法	细胞毒指数为 27.5%～52.5%
流式细胞术法	13.8%±5.9%

2. 临床意义

（1）NK 细胞活性可作为判断机体抗肿瘤和抗病毒感染的指标之一。

（2）NK 细胞活性减低：血液系统肿瘤、实体瘤、免疫缺陷病、艾滋病和某些病毒感染患者。

（3）NK 细胞活性升高：宿主抗移植物反应者。

（二）抗体依赖性细胞介导的细胞毒（ADCC）测定

1. 参考值　^{51}Cr 释放法：^{51}Cr 释放率＜10% 为阴性；10%～20% 为可疑阳性；≥20% 为阳性。溶血空斑法＜5.6% 为阴性。

2. 临床意义

（1）增高：见于自身免疫性疾病。如自身免疫性血小板减少症、自身免疫性溶血性贫血、免疫性粒细胞缺乏症、甲状腺功能亢进、移植排斥反应等。

（2）降低：见于恶性肿瘤、免疫缺陷病、慢性肝炎、肾衰竭等。

四、细胞因子检测

（一）IL-2 活性及其受体测定

1. 参考值　IL-2：^{3}HTdR 渗入法为 5～15kU/L。

2. 临床意义

（1）IL-2：随年龄的增长，有降低趋势。

1）增高：见于自身免疫性疾病、再生障碍性贫血、多发性骨髓瘤、排斥反应等。

2）降低：见于免疫缺陷病、恶性肿瘤、1型糖尿病、某些病毒感染等。

（2）IL-2R：对急性排斥反应和免疫性疾病有诊断意义，可作为病情观察和药效监测的一项指标。

（二）肿瘤坏死因子（TNF）测定

1. 参考值　（4.3±2.8）μg/L（ELISA法）。

2. 临床意义

（1）阻止内毒素休克、DIC的发生。

（2）抗感染效应，抑制病毒复制和杀伤病毒感染细胞。

（3）抗肿瘤作用，杀伤和破坏肿瘤细胞。

主治语录：血中TNF水平增高特别对某些感染性疾病的病情观察有价值。

（三）干扰素（IFN）测定

1. 作用　IFN具有抗病毒、抗肿瘤、免疫调节、控制细胞增殖的作用。

2. 参考值　1~4kU/L（ELISA法）。

3. 临床意义

（1）增高：见于SLE、非活动性类风湿性关节炎、恶性肿瘤早期、急性病毒感染、再生障碍性贫血等。

（2）减低：见于乙型病毒性肝炎携带者及患者、哮喘、活动性类风湿关节炎等。

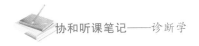

第三节　肿瘤标志物检测

一、蛋白质类肿瘤标志物的检测

（一）甲胎蛋白（AFP）测定

1. 血中 AFP 浓度检测对诊断肝细胞癌及滋养细胞恶性肿瘤有重要的临床价值。

2. 参考值　<25μg/L（RIA、CLIA、ELISA）。

3. 临床意义

（1）原发性肝细胞癌患者血清 AFP 增高，阳性率为67.8%~74.4%。约50%的患者 AFP>300μg/L，但约有18%的原发性肝癌患者 AFP 不升高。

（2）生殖腺胚胎肿瘤、胃癌或胰腺癌时，血中 AFP 含量也可升高。

（3）病毒性肝炎、肝硬化时 AFP 也有不同程度的升高，通常<300μg/L。

（4）妊娠 3~4 个月、孕妇 AFP 开始升高，7~8 个月达高峰，但多低于 400μg/L，分娩后 3 周恢复正常。胎儿神经管畸形、双胎、先兆临产等均会使孕妇血液和羊水中 AFP 升高。

（二）癌胚抗原（CEA）测定

1. 参考值　<15μg/L（RIA、CLIA、ELISA）。

2. 临床意义

（1）CEA 升高：主要见于胰腺癌、结肠癌、直肠癌、乳腺癌、胃癌、肺癌等患者。

（2）动态观察：一般病情好转时，CEA 浓度下降，病情加重时可升高。

（3）结肠炎、胰腺炎、肝脏疾病、肺气肿及支气管哮喘等也常见 CEA 轻度升高。

（4）96%~97%非吸烟健康人血清 CEA 浓度<2.5μg/L，大量吸烟者中有 20% ~ 40% 的人 CEA > 2.5μg/L，少数人 >5.0μg/L。

> 主治语录：CEA 是一种光谱性肿瘤标志物，可在多种肿瘤中表达，脏器特异性低，在临床上主要用于辅助恶性肿瘤的诊断、判断预后、监测疗效和肿瘤复发等。

（三）组织多肽抗原（TPA）测定

1. 参考值　小于 130U/L（ELISA）。

2. 临床意义

（1）恶性肿瘤患者血清 TPA 水平可显著升高。

（2）经治疗好转后，TPA 水平降低，若 TPA 再次升高，提示肿瘤复发。

（3）TPA 和 CEA 同时检测有利于恶性与非恶性肿瘤的鉴别诊断。

（4）急性肝炎、胰腺炎、肺炎、妊娠后 3 个月均可见 TPA 升高。

（四）前列腺特异抗原（PSA）测定

1. 前列腺癌时 60%~90%患者血清总 PSA（t-PSA）水平明显升高；当行外科切除术后，90% 患者血清 t-PSA 水平明显降低。

2. 若前列腺癌切除术后 t-PSA 浓度无明显降低或再次升高，提示肿瘤转移或复发。前列腺增生、前列腺炎等良性疾病，约有 14% 的患者血清 t-PSA 轻度升高（一般 4.0~10.0μg/L），此

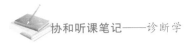

时应注意鉴别。

3. 当 t-PSA 处于 4.0~10.0μg/L 时，f-PSA/t-PSA 比值对诊断更有价值，若 f-PSA/t-PSA 比值<0.1 提示前列腺癌。

4. 肛门指检、前列腺按摩、膀胱镜等检查及前列腺手术会引起前列腺组织释放 PSA 而引起血清浓度升高，建议在上述检查前或检查后数天、手术后数周进行 PSA 检查。

（五）鳞状上皮细胞癌抗原（SCC）测定

1. 血清中 SCC 水平升高，可见于 25%~75% 的肺鳞状细胞癌、30% I 期食管癌、89% 的 Ⅲ 期食管癌，83% 的宫颈癌。

2. 部分良性疾病如银屑病、天疱疮、特应性皮炎等皮肤疾病、肾功能不良、良性肝病、乳腺良性疾病、上呼吸道感染性疾病等也可引起 SCC 浓度升高。

3. SCC 不受性别、年龄、吸烟的影响，但因其在皮肤表面的中层细胞内高浓度存在，因此采血技术不佳可引起假阳性。此外，汗液、唾液或其他体液污染亦会引起假阳性。

（六）细胞角蛋白 19 片段（CYFRA 21-1）

1. CYFRA 21-1 是非小细胞肺癌的首选肿瘤标志物，可用于非小细胞肺癌与小细胞肺癌的鉴别诊断。CYFRA 21-1 常与 NSE，SCC，CEA 联合检测用于辅助肺癌的分型及鉴别诊断。

2. CYFRA 21-1 升高亦见于良性疾病，如肺炎、结核病、慢性支气管炎等，但 CYFRA 21-1 水平为轻度升高（一般小于 10μg/L）。

二、糖脂肿瘤标志物检测

（一）癌抗原 50 测定（CA50）

1. 增高　见于 87% 的胰腺癌，80% 的胆囊（管）癌，73%

的原发性肝癌等。

2. 动态观察其水平变化对癌肿瘤疗效及预后判断、复发监测颇具价值。

3. 对鉴别良性和恶性胸腔积液、腹水有价值。

4. 在慢性肝病、胰腺炎、胆管病时，CA50 也升高。

（二）癌抗原 724 测定 （CA724）

1. 增高见于 67% 的卵巢癌、47% 的大肠癌、45% 的胃癌、40% 的乳腺癌、42% 的胰腺癌。

2. CA724 与 CA125 联合检测，可提高卵巢癌的检出率。

3. CA724 与 CEA 联合检测，可以提高诊断胃癌的敏感性和特异性。但是，正常人和良性胃肠道疾病的阳性率分别为 3.5% 和 6.7%。

✎ **主治语录：CA724 是胃肠道和卵巢肿瘤的标志物。**

（三）糖类抗原 19-9 测定 （CA19-9）

胰腺癌、肝胆和胃肠道疾病时血中 CA19-9 的水平可明显升高。

1. 目前认为，CA19-9 是胰腺癌的首选肿瘤标志物，胰腺癌早期，当特异性为 95% 时，敏感性可达 80%～90%，若与 CEA 同时测定，敏感性还可进一步提高。

2. 有 5%～10% 的人不表达 Lewis 类抗原，因此部分胰腺癌患者 CA19-9 的血清浓度不升高。

3. 诊断胆囊癌和胆管癌的阳性率为 85% 左右，胃癌、结肠癌为 40%，直肠癌为 30%～50%；但无早期诊断价值，对早期患者的敏感度仅为 30%。

4. 连续检测对病情进展、手术疗效、预后估计及复发诊断

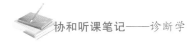

有重要价值。

5. 急性胰腺炎、胆汁淤积型胆管炎、胆石症、急性肝炎、肝硬化等，血清 CA19-9 也可出现不同程度的升高。

6. 若结合 CEA 检测，对胃癌诊断符合率可达 85%。

（四）癌抗原 125 测定 （CA125）

1. CA125 对诊断卵巢癌有较大临床价值，尤其对观察治疗效果和判断复发较为灵敏。

2. 盆腔肿瘤的鉴别。CA125 可用于鉴别卵巢包块，特别适用于绝经后妇女。

3. 宫颈癌、乳腺癌、胰腺癌等也有一定的阳性反应。

4. 3%~6%的良性卵巢瘤、子宫肌瘤患者血清 CA125 有时也会明显升高，但多数不超过 10 万 U/L。

5. 肝硬化失代偿期血清 CA125 明显升高。

6. 生理状态下，如早孕期 （3 个月） CA125 也可升高。

（五）癌抗原 242 测定

临床意义：增高见于胰腺癌、结肠癌、胃癌，也见于非恶性肿瘤。此外，卵巢癌、子宫肿瘤和肺癌的阳性率较 CA50 高。

（六）癌抗原 153 测定 （CA153）

1. 乳腺癌时，可见 CA153 明显升高，在早期乳腺癌时，阳性率低。因此，不能用于筛查与早期诊断，主要用于乳腺癌患者的治疗监测和预后判断。

2. 血清 CA153 浓度升高还可见于子宫肿瘤、转移性卵巢癌、肝癌、胰腺癌、结肠癌、肺癌、支气管肺癌。

3. 乳腺、肝脏、肺等的良性疾病时，CA153 血清水平也可见不同程度的增高。

三、酶类肿瘤标志物检测

（一）前列腺酸性磷酸酶（PAP）测定

1. PAP 是一种前列腺外分泌物中能水解磷酸酯的糖蛋白。

2. 参考值　≤2.0μg/L（RIA、CIA）。

3. 临床意义

（1）前列腺癌时，血清 PAP 浓度明显升高，其升高程度与癌瘤发展基本呈平行关系。当病情好转时，PAP 浓度降低，而其水平升高常提示癌症有复发、转移及预后不良。

（2）前列腺肥大，前列腺炎等，也可见血清 PAP 水平升高。

（二）神经元特异性烯醇化酶（NSE）测定

1. NSE 与神经内分泌起源的肿瘤有关。

2. 临床意义

（1）小细胞肺癌的 NSE 水平显著高于肺鳞癌、腺癌、大细胞癌的 NSE 水平。因此，其对小细胞肺癌的诊断、鉴别诊断有较高价值，并可用于监测放疗、化疗的效果。

（2）NSE 是神经母细胞瘤的标志物，其灵敏度可达 90% 以上。发病时，NSE 水平明显升高，有效治疗后降低，复发后又升高。

（3）正常红细胞中存在 NSE，标本溶血影响结果。

四、激素类肿瘤标志物检测

1. 降钙素（CT）的生理作用主要是抑制破骨细胞的生成、促进骨盐沉积，增加尿磷，降低血钙和血磷。

2. 参考值　<100ng/L。

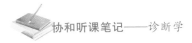

3. 临床意义

（1）甲状腺髓样癌：患者血清降钙素明显升高，而且由于降钙素的半减期较短。因此可作为观察临床疗效的标志物。CT是用于诊断和监测甲状腺髓样癌的特异而敏感的肿瘤标志物。甲状腺髓样癌手术前CT浓度高，手术后数小时内CT下降，如手术后CT长期持续增高，提示肿瘤切除不完全或有可能转移。

（2）其他疾病：部分肺癌、乳腺癌、胃肠道癌及嗜铬细胞癌患者可因为高血钙或产生异位分泌而使血清降钙素增加，另外肝癌和肝硬化病人偶见血清降钙素增高。

五、肿瘤标志物的选用

同一种肿瘤可含多种标志物，而一种标志物可出现在多种肿瘤。选择特异标志物或最佳组合有利于提高肿瘤诊断的阳性率。动态检测有利于良性和恶性肿瘤的鉴别，也有利于复发、转移和预后判断。

第四节　自身抗体检测

一、类风湿因子（RF）的检测

1. RF是变性IgG刺激机体产生的一种自身抗体，主要为IgM型。

2. 参考值　<20U/ml（乳胶凝集法、浊度分析法）。

二、抗核抗体检测

（一）抗核抗体测定

抗核抗体的荧光核型主要包括以下几种。

1. 均质型　与抗 dsDNA、抗组蛋白和核小体抗体有关。
2. 核膜型　主要有抗核孔复合物和抗板层素两种抗体。
3. 颗粒型　与抗 U1RNP、抗 Sm、抗 SSA、抗 SSB 等抗体有关。
4. 核点型
（1）少核点型：即 p80 盘曲蛋白抗体。
（2）多核点型：即 Sp100 抗体。
5. 着丝点型　与抗着丝点抗体有关。
6. 核仁型　与针对核糖体、U3RNP、RNA 聚合酶的抗体、抗 Scl-70 抗体、PM-Scl 抗体、抗原纤维蛋白抗体有关。

（二）可提取性核抗原抗体谱测定

可提取的核抗原（ENA）由多种相对分子质量不同的多肽构成，即双链 DNA、Sm、核糖体、Scl-70、Jo-l、SSB、SSA 和 RNP 等。利用免疫印迹试验可以对这些抗原的自身抗体进行检测，用来反映某些自身免疫病的状况。

（三）抗 DNA 抗体测定

抗 DNA 抗体分为抗双链 DNA（dsDNA）抗体、抗单链 DNA（ssDNA）抗体和抗 ZDNA 抗体

1. 抗 dsDNA 抗体阳性　见于活动期 SLE，特异性较高，但敏感性较低。其他风湿病中也可阳性。

主治语录：目前认为，能结合补体的抗 dsDNA 抗体，在 SLE 特别是并发狼疮性肾炎患者的发病机制中起重要作用。

2. 抗 ssDNA 抗体阳性　见于 SLE，尤其是合并有狼疮性肾炎。还可见于一些重叠结缔组织病、药物诱导的狼疮肾炎和慢性活动性肝炎等，但不具特异性。

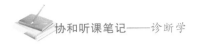

（四）抗胞质抗体测定

1. 抗线粒体抗体（AMA）测定

（1）AMA 是一种针对细胞质中线粒体内膜和外膜蛋白成分的自身抗体，无器官和种属特异性，该抗体主要是 IgG。常用大白鼠胃或肾髓质和 Hep-2 细胞做抗原基质进行免疫荧光法测定。

（2）Hep-2 细胞胞质内泥沙样颗粒型着染。肾近曲、远曲小管细胞的特点是颗粒聚集成团。M3、M6 在近曲小管荧光强。肝细胞胞质内均匀着染，胃壁细胞质着染。

（3）临床意义：许多肝脏疾病时可检出 AMA。

2. 抗肌动蛋白抗体检测　抗肌动蛋白抗体见于各种慢性肝脏疾病、肝硬化、原发性胆汁性肝硬化、Ⅰ型自身免疫性肝炎，也见于重症肌无力、克罗恩病、长期血液透析。

3. 抗 Jo-1 抗体检测　Jo-1 抗体对肌炎伴间质性肺纤维化有高度特异性，抗体的效价与疾病的活动性相关。多发性肌炎、Jo-1 抗体阳性及 HLADR/DRw52 标志称为"Jo-1 综合征"。

三、抗组织细胞抗体检测

（一）抗肾小球基底膜抗体测定

1. 结果判定　抗 GBM 抗体阳性时，有三种荧光图形：在所有肾小球基底膜处显示非常尖锐、线状或花瓣状着染；颗粒状着染；斑点状着染。

2. 临床意义　抗肾小球基底膜抗体是抗基底膜抗体型肾小球肾炎特异性抗体，包括 Good-Pasture 综合征、急进型肾小球肾炎及免疫复合物型肾小球肾炎。

（二）抗胃壁细胞抗体（PCA）测定

临床意义：恶性贫血患者 90% 为 PCA 阳性。慢性萎缩性胃炎患者为 100% PCA 阳性。

（三）抗甲状腺抗体测定

1. 抗甲状腺球蛋白（抗 TG）抗体　90%~95% 桥本甲状腺炎、52%~58% 甲状腺功能亢进和 35% 甲状腺癌的患者可出现抗TG 阳性。

2. 抗甲状腺微粒体抗体（抗 TM）　抗 TM 是针对甲状腺微粒体的一种抗体。

（四）抗平滑肌抗体测定

抗平滑肌抗体主要见于自身免疫性肝炎、原发性胆汁性肝硬化、急性病毒性肝炎。

（五）抗心肌抗体测定

抗心肌抗体的自身抗原包括线粒体内膜上的腺苷酸转移蛋白、肌钙蛋白、原肌球蛋白和热休克蛋白。常用间接免疫荧光法检测。

（六）肝脏相关自身抗体测定

1. 抗肝、肾微粒抗体检测（LKM）

（1）LKM 存在以下多种亚型：LKM1，靶抗原是 CYP2D6；LKM2，靶抗原是细胞色素 P450 同工酶；LKM3，靶抗原是 UDP葡萄糖醛基转移酶。

（2）临床意义

1）LKM1：见于自身免疫性肝炎（主要是妇女、儿童）、慢性丙型肝炎。

2）LKM2：仅见于应用药物替尼酸治疗的患者。

3）LKM3：丁型肝炎相关。

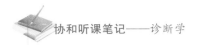

2. 抗可溶性肝抗原抗体检测

（1）抗可溶性肝抗原抗体（SLA）相应的靶抗原是一种存在于肝细胞质内的蛋白质细胞角蛋白。

（2）临床意义　SLA对Ⅲ型自身免疫性肝炎的诊断和鉴别诊断具有重要价值。

四、其他抗体检测

抗中性粒细胞胞质抗体测定、抗心磷脂抗体测定、抗乙酰胆碱受体抗体测定、抗CCP抗体测定。

主治语录：抗CCP抗体已列为RA的分类诊断标准之一。

第五节　感染免疫检测

一、细菌感染免疫检测

（一）血清抗链球菌溶血素"O"试验（ASO）

1. 溶血素"O"是A群溶血性链球菌产生的具有溶血活性的代谢产物，相应抗体称抗链球菌溶血素"O"（抗O或ASO）。
2. 参考值　阴性（LAT）。
3. 临床意义　ASO阳性表示患者近期内有A群溶血性链球菌感染，常见于活动性风湿热、风湿性关节炎、风湿性心肌炎、急性肾小球肾炎、急性上呼吸道感染、皮肤和软组织的感染等。

（二）伤寒和副伤寒沙门菌免疫测定

1. 肥达反应　利用伤寒和副伤寒沙门菌菌液为抗原，检测患者血清中有无相应抗体的一种凝集试验。

（1）参考值：直接凝集法为伤寒H<1：160；O<1：80；副

伤寒甲、乙和丙<1：80。

（2）临床意义：单份血清抗体效价 O>1：80 及 H>1：160 者有诊断意义；若动态观察，持续超过参考值或较原效价升高4倍以上更有价值。

1）O、H 均升高：提示伤寒可能性大，多数患者在病程第2周出现阳性。

2）O 不高、H 升高：可能是预防接种或是非特异性回忆反应。

3）O 升高、H 不高：可能是感染早期或与伤寒沙门菌 O 抗原有交叉反应的其他沙门菌感染。

2. 伤寒和副伤寒沙门菌抗体 IgM 测定

（1）参考值：阴性或滴度<1：20（ELISA）。

（2）临床意义：IgM 抗体于发病后 1 周即出现升高，有早期诊断价值。

3. 伤寒和副伤寒沙门菌可溶性抗原测定

（1）参考值：阴性（乳胶凝集法）。

（2）临床意义：对确诊伤寒沙门菌感染有重要意义。

（三）流行性脑脊髓膜炎免疫学测定

1. 参考值

（1）抗体测定：阴性（间接血凝试验和 ELSA）。

（2）抗原测定：阴性（对流免疫电泳法、乳胶凝集试验、RIA 和 ELISA）。

2. 临床意义 脑膜炎球菌抗原的测定可用于流行性脑脊髓膜炎的确诊。感染 1 周后，抗体逐渐增高，2 个月后逐渐下降；接受疫苗接种者高抗体效价可持续 1 年以上。

（四）布氏菌病凝集试验

1. 参考值 阴性或滴度<1：25（间接血凝法）。

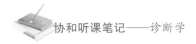

2. 临床意义　凝集效价明显升高或动态上升有助于布氏菌病的诊断。

（五）结核分枝杆菌抗体和 DNA 测定

1. 参考值　胶体金或 ELISA 法检测抗体阴性；PCR 法检测 DNA 阴性。

2. 临床意义　抗体阳性表示有结核分枝杆菌感染；DNA 检测特异性更强，灵敏度更高。

（六）结核感染 T 细胞检测

1. 参考值　阴性。

2. 临床意义　阳性结果表示体内存在结核杆菌特异的效应 T 细胞，高度提示患者存在结核感染，需进一步结合临床资料综合判断是否为活动性结核。阳性结果可用于活动性结核、肺外结核、结核性腹膜炎等的辅助诊断。

（七）幽门螺杆菌抗体测定

1. 参考值　金标免疫斑点法为阴性。

2. 临床意义　阳性见于胃、十二指肠幽门螺杆菌感染，如胃炎、胃溃疡和十二指肠溃疡等。

二、病毒感染免疫检测

（一）TORCH 试验

1. 风疹病毒检测

（1）参考值：IgM、IgG 抗体均为阴性。

（2）临床意义

1）如果被检者两种抗体均无，应视为易感者，可注射疫苗保护。

2）有 IgM 抗体出现均应做妇产科咨询后决定是否治疗性流产或继续妊娠。

3）仅有 IgG 抗体应注意观察其滴度变化，如果滴度低且无变化为既往感染，若测定患者急性期和恢复期双份血清，抗体滴度明显升高 4 倍或以上，则具有诊断近期风疹感染的意义。

2. 单纯疱疹病毒（Ⅰ型和Ⅱ型）检测 抗体检测可分别进行Ⅰ型和Ⅱ型的 IgM 和 IgG 抗体检测，IgM 型为近期感染，IgG 型多为既往感染。

3. 巨细胞病毒（CMV）检测 巨细胞病毒属疱疹类病毒，其先天感染的致畸性仅次于风疹病毒，主要也是造成神经系统及智力的障碍。

4. 弓形虫的检测 先天性弓形虫感染可引起神经系统，特别是生后远期智力障碍，因此临床极为重视。

主治语录：TORCH 试验为妇产科前的常规检查项目。

（二）汉坦病毒抗体 IgM 测定

1. 参考值 参考值阴性（ELISA 法、免疫荧光法）。

2. 临床意义 肾综合征出血热的病原体是汉坦病毒（HTV）；感染 HTV 2~4 天后即可在血清中检出 IgM，7~10 天达高峰。

（三）流行性乙型脑炎病毒抗体 IgM 测定

当恢复期血清抗体滴度比急性期≥4 倍时，有辅助诊断意义，可用于临床回顾性诊断。

（四）柯萨奇病毒抗体和 RNA 测定

1. 参考值 IgM 和 IgG 均阴性（间接血凝试验，IFA 法或 ELISA 法检测）；RNA 阴性（PCR 法）。

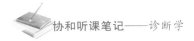

2. 临床意义 IgM 抗体阳性提示现症感染；RNA 阳性的诊断意义更大。

（五） 轮状病毒抗体和 RNA 测定

1. 参考值 RNA 阴性（PCR 法）；抗原阴性（胶乳凝集试验或 ELISA 法）；IgM 和 IgG 阴性（金标免疫斑点法或 ELISA 法）。

2. 临床意义 婴幼儿腹泻约有 50% 是由轮状病毒所致，常呈 IgM 阳性，提示现症感染；IgG 阳性提示既往感染；PCR 检测轮状病毒 RNA 具特异性。

三、寄生虫感染免疫检测

（一） 日本血吸虫抗体测定

1. 参考值
（1） 阴性［环卵沉淀法（COPT）］。IgE 为 0～150IU/L（ELISA 和胶乳凝集法）。IgG、IgM 阴性（ELISA、LAT 法、环卵沉淀法、胶乳凝集法）。
（2） 循环抗原：阴性（单克隆抗体夹心 ELISA、反向间接血凝、单克隆抗体斑点 ELISA 等）。

2. 临床意义 IgE、IgM 阳性提示病程处于早期，是早期诊断的指标。IgG 阳性提示疾病已是恢复期，曾有过血吸虫感染，可持续数年。

（二） 囊虫抗体测定

1. 参考值 血清<1：64 为阴性；脑脊液<1：8 为阴性（ELISA）。血清<1：128 为阴性；脑脊液<1：8 为阴性（间接血凝法）。

2. 临床意义 IgG 阳性见于囊虫病，可用作流行病学调查。

（三）疟原虫抗体和抗原测定

1. 参考值 抗体阴性（IFA 和 ELISA）；抗原阴性（免疫印迹法）。

2. 临床意义 抗体阳性提示近期有疟原虫感染。但是疟原虫抗体检测阴性不足以排除疟疾，应做抗原检测或涂片法找疟原虫。

四、性传播疾病免疫检测

（一）衣原体抗体测定

1. 参考值 IgM 效价 ≤1：32，IgG 效价 ≤1：512（IFA）。

2. 临床意义 IgM 阳性提示近期有 CT 感染，有利于早期诊断。IgG 在发病后 6~8 周出现，持续时间较长；提示曾有过 CT 感染。

（二）支原体的血清学测定

1. 参考值

（1）补体结合试验：效价<1：64。

（2）间接血凝试验：阴性。

2. 临床意义 单份血清效价>（1：128）~（1：64）者或双份血清有 4 倍以上增长者，有诊断意义。间接血凝试验的敏感性高于补体结合试验，感染发病后 7 天出现阳性。

（三）梅毒螺旋体抗体测定

梅毒螺旋体侵入人体后，在血清中除可出现特异性抗体外，还可出现非特异性抗体（反应素）。

1. 参考值

（1）非特异性抗体的定性试验：包括快速血浆反应素试验

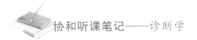

（RPR）阴性；不加热血清反应素试验（USR）阴性；性病研究实验室试验（VDRL）阴性。

（2）梅毒螺旋体的特异性抗体的确诊试验：包括梅毒螺旋体血凝试验（TPHA）阴性；荧光螺旋体抗体吸收试验（FTA-ABS）阴性。

2. 临床意义　梅毒螺旋体反应素试验敏感性高；定性试验阳性的情况下，必须进行确诊试验，若阳性可确诊梅毒。

（四）淋球菌血清学测定及 DNA 测定

1. 参考值　阴性（协同凝集试验）；阴性（PCR 定量）。

2. 临床意义　协同凝集试验特异性强、敏感性高且操作简便；PCR 可做确诊试验。

（五）人类免疫缺陷病毒（HIV）抗体及 RNA 测定

1. 参考值

（1）筛选试验：ELISA 法和快速胶体金法均为阴性。

（2）确诊试验：蛋白印迹试验和 RT-PCR 法 RNA 均阴性。

2. 临床意义　筛选试验灵敏度高，但特异性不高，故有假阳性；所以筛选试验阳性时应用确诊试验证实。确诊试验阳性，特别是 RT-PCR 法检测 HIV-RNA 阳性，对肯定诊断和早期诊断颇有价值。

主治语录：HIV 是艾滋病（AIDS）的病原体。

第六节　移植免疫检测

一、移植类型

1. 自体移植　将自体的组织移植到自体的另一部位，此种移植若无感染都能成功。

2. 同系移植　遗传基因型完全相同或基本相同的个体间的移植。如同卵双生之间的移植，或纯系动物间的移植。此种移植一般也都可成功。

3. 同种（异体）移植　同种中具有不同遗传基因型的不同个体间的移植。临床移植大多属此类型，常出现排斥反应。

4. 异种移植　不同种属间的移植，其基因型完全不同，如把动物的脏器移植给人。此类移植目前多数不能成功。

二、排斥反应

1. 移植能否成功，在很大程度上取决于排斥反应，而排斥反应的本质就是 T 细胞介导的、针对移植抗原的免疫应答。这种免疫应答可识别"自己"与"非己"，具有很强的记忆性和特异性，可经淋巴细胞转移。

2. 排斥反应的靶抗原即为组织相容性抗原。所谓组织相容性，就是指不同个体间进行组织或器官移植时，移植物与宿主是否能相互"容忍"。如能"容忍"移植物就能存活。

3. 组织相容性抗原分为主要组织相容性抗原、次要组织相容性抗原及其他参与排斥反应发生的抗原。

4. 移植排斥反应分为宿主抗移植物反应和移植物抗宿主反应。宿主抗移植物反应可分为急性排斥反应（最常见）、超急性排斥反应（数分钟至数小时内即可发生）、慢性排斥反应及加速排斥反应。

5. 排斥反应的效应机制

（1）$CD4^+T$ 细胞介导的迟发性超敏反应：即体液性排斥抗体激活补体，并有 $CD4^+T$ 细胞参与，导致急性血管炎。

（2）$CD8^+T$ 细胞直接杀伤移植物的内皮细胞和实质细胞：即细胞性排斥，$CD8^+CTL$ 细胞的细胞毒作用、$CD4^+T$ 和巨噬细

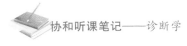

胞的作用，导致急性间质炎。

（3）抗体激活补体损伤移植物血管：受者体内存有抗供者移植物的预存抗体，与抗原结合，激活补体和凝血系统，导致血管内凝血。预存抗体来自供受者之间 ABO 血型不合或受者反复多次输血、妊娠或既往曾接受过某种移植。

（4）慢性排斥：是急性排斥细胞坏死的延续，炎性细胞发生慢性炎症，以及抗体和细胞介导的内皮损伤，管壁增厚和间质纤维化。

三、移植前免疫检测

1. ABO 血型及 Rh 血型配型。

2. HLA 配型　包括 HLA 血清学分型、HLA 细胞学分型和 HLA 分子生物学分型，HLA-D 和 DP 位点的抗原需用细胞学分型进行鉴定。

　　主治语录：HLA-D 抗原是否一致，影响着器官移植的是否成功。选择相同的 HLA-DP 抗原的供受体，是器官移植成功的前提。

3. 淋巴细胞毒交叉配合实验

（1）将含有细胞毒抗体的受者血清与供者的淋巴细胞加入补体后一起培养。受者血清中含有对抗供者淋巴细胞 HLA 抗原的抗体时，则两者结合后激活补体，损害供者淋巴细胞膜或引起细胞溶解。

（2）通过显微镜下观察死亡的淋巴细胞数量，可了解供受者之间的组织相容性。一般要求死亡细胞少于 15%。若高于 15%，移植后可能出现超急性排斥反应。

4. 群体反应性抗体检测　实体器官移植应检测受体血清是否存在 PRA 及其致敏程度。PRA 越高，移植器官的存活率越低。

四、移植后免疫监测

1. 外周血 T 淋巴细胞及其亚群监测

（1）CD4/CD8 比值大于 1.2 时，预示急性排斥即将发生，而此比值小于 1.08 时则发生感染的可能性很大。若进行动态监测，对急性排斥反应和感染具有鉴别诊断的意义。

（2）T 细胞亚群被用来监测器官移植患者的免疫状态，协助发现和使其避免受到 GVHD 的攻击。

2. 细胞因子监测

（1）细胞因子可分为 Th1 型细胞因子和 Th2 型细胞因子。Th1 型细胞因子（主要是 IL-2 和 IFN-γ）是参与排斥反应的重要效应分子；而 Th2 型细胞因子（如 IL-4、IL-6、IL-10）可拮抗 Th1 细胞。

（2）常见的检测方法有免疫学检测法、生物学测定法和分子生物学测定法。

第七节　其他免疫检测

一、循环免疫复合物检验

1. 参考值

（1）聚乙二醇（PEG）沉淀实验：低于对照值 + 2SD 或 A 值≤0.12。

（2）抗补体实验：阴性。

（3）C1q 结合实验：阴性。

2. 临床意义

（1）增高：见于自身免疫病、感染、肿瘤、移植、变态反应等。

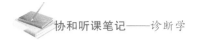

（2）诊断免疫复合物病：如系统性红斑狼疮、类风湿关节炎、部分肾小球肾炎等。

二、冷球蛋白检测

冷球蛋白（CG）分为三型。

1. Ⅰ型为单克隆型，主要是 IgM 类，偶有 IgG，罕有 IgA 或本周蛋白。多伴发于多发性骨髓瘤、淋巴瘤、原发性巨球蛋白血症、慢性淋巴细胞性白血病，实际上是一种特殊类型的 M 蛋白血症。

2. Ⅱ型为混合单克隆型，其冷球蛋白是具有自身 IgG 活性的单克隆免疫球蛋白，主要是 IgM 类，偶有 IgG 或 IgA。这些冷球蛋白常与自身 IgG Fe 段上的抗原决定簇相结合，呈现 IgG-IgM 等复合物状态。多伴发于类风湿关节炎、干燥综合征、血管炎、淋巴增殖性疾病、特发性冷球蛋白血症。

3. Ⅲ型为多克隆型，其冷球蛋白为多克隆、多类型的免疫球蛋白混合物，如 IgM-IgG 或者 IgM-IgG-IgA 等。多伴发于类风湿关节炎、干燥综合征、传染性单核细胞综合征等。

✎主治语录：CG 是指温度低于 30℃ 时易自发沉淀，加温后又可溶解的免疫球蛋白。

三、C 反应蛋白（CRP）检测

1. 参考值　<2.87mg/L（速率散射比浊法）。

2. 临床意义　CRP 是急性时相反应极灵敏的指标。

（1）CRP 升高：见于化脓性感染、组织坏死、恶性肿瘤、结缔组织病、器官移植急性排斥等。

（2）鉴别细菌性或非细菌性感染：前者 CRP 升高，后者不升高。

（3）鉴别风湿热活动期和稳定期：前者升高，后者不升高。

（4）鉴别器质性和功能性疾病：前者升高，后者不升高。但是，孕妇含量较高。

四、降钙素原（PCT）检测

1. 原理　PCT 是降钙素的前体物质，由 116 个氨基酸组成，不具备激素活性。正常情况下，PCT 绝大部分由甲状腺 C 细胞合成与分泌，少部分由其他神经内分泌细胞产生。

2. 参考值　<0.15ng/ml（成年人）；<2ng/ml（出生 72 小时内的新生儿）。

3. 临床意义

（1）严重全身性细菌感染时，PCT 异常升高，升高的程度与感染严重程度呈正相关。

（2）对无菌性炎症和病毒感染，PCT 水平正常或仅有轻度增高。

五、特异性 IgE 检测

1. 原理　特异性 IgE 是指能与变应原特异性结合的 IgE。特异性 IgE 的检测是体外确定 I 型超敏反应变应原、进行脱敏治疗的关键。检测方法有放射免疫技术，酶标记免疫技术，免疫印迹技术和荧光酶免疫试验。

2. 参考值　<0.35IU/ml。

3. 临床意义　增高有助于寻找变应原，并对过敏引起的疾病如过敏性哮喘、过敏性鼻炎、过敏性休克、荨麻疹、特应性皮炎、食物过敏症等的诊断和鉴别诊断具有重要临床应用价值。

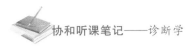

历年真题

下列对诊断原发性肝癌最有意义的
　　指标是
　　A. AST
　　B. γ-GT
　　C. ALT

　　D. AFP
　　E. ALP

参考答案：D

第九章 临床病原体检测

核心问题

1. 临床病原体检查中标本采集、运送时注意事项和特殊要求，如抗凝、防腐、保温、冷藏、及时等。

2. 各种病原体各自有哪些检测技术，其敏感性、特异性、实用性如何，怎样因地适宜地选择检测项目。

3. 医院感染的常见病原体及其检测技术。

4. 性传播疾病病原体及其检测技术。

5. 细菌耐药性发生机制和耐药性监测检测技术。

内容精要

临床病原体检查的目的是确定感染的发生和性质，及早明确诊断，尽早选择适当的治疗方案，采取有效的预防措施，防止感染可能广泛传播所造成的危害。检查的成败除了实验室的能力和效率外，很大程度上取决于采样及运送的质量。病原体试验诊断可以分为初步诊断和确定诊断两步。

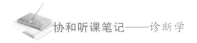

第一节　标本的采集运送实验室 评价和检查方法

一、标本采集和运送

（一）血液

正常人的血液是无菌的，疑为菌血症、败血症和脓毒血症患者，一般在发热初期、寒战时或发热高峰到来前 0.5～1 小时采集血培养标本，对已应用抗菌药物治疗者，应在下次用药前采集。

（二）尿液

女性采样时用肥皂水或聚维酮碘（碘伏）清洗外阴，再收集中段尿 10～20ml 于灭菌容器内，男性清洗阴茎头后留取中段尿。如培养厌氧菌，应采用膀胱穿刺法收集尿液，并用无菌厌氧容器运送。排尿困难者可导尿，一般插入导管后将尿弃掉 15ml 后再留取，但应避免多次导尿导致尿路感染。

✎ 主治语录：尿液中注意不要加入防腐剂。

（三）粪便

取含脓、血或黏液的粪便置于清洁容器中送检。排便困难者或婴儿可采集直肠拭子，将拭子置于有保存液的试管内送检。

✎ 主治语录：在病原学明确诊断后，为避免带菌病人传染他人，应在不同时间间隔期间至少有 3 次连续培养阴性才能出院。

（四）呼吸道标本

鼻咽拭子、痰、通过气管收集的标本均可作为呼吸道标本。鼻咽拭子和鼻咽洗液可供鼻病毒、呼吸道合胞病毒、肺炎衣原体、溶血性链球菌等的病原学诊断。

（五）脑脊液与其他无菌体液

采集的脑脊液应立即保温送检或床边接种；胸腔积液、腹水和心包积液等因标本含菌量少宜采集较大量标本送检，标本可接种于血培养瓶，或经离心处理或过滤浓缩后再接种培养。

（六）眼、耳部标本

用运送拭子采样，亦可在局部麻醉后取角膜刮屑。外耳道疖和中耳炎患者宜用运送拭子采样，鼓膜穿刺可用于新生儿和老年人。

（七）生殖道标本

根据不同疾病的特征及检验项目采集不同标本。

（八）创伤、组织和脓肿标本

对损伤范围较大的创伤，应从不同部位采集多份标本，采集部位应首先清除污物，以酒精、碘酒消毒皮肤，防止皮肤表面污染菌混入标本影响检测结果。如果标本较小应加无菌等渗盐水以防干燥。

（九）血清

采集血液置无菌试管中，自然凝固血块收缩后吸取血清，56℃加热30分钟以灭活补体成分。灭活血清保存于−20℃。

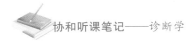

二、标本的实验室质量评估标准

1. 标本必须注明姓名、年龄、性别、采集日期、临床诊断、检验项目等基本信息，并有病程及治疗情况的说明。无标签的标本，不接收。

2. 仔细核对标本采集时间和送检时间。

3. 检查送检容器是否完整，有破损或渗漏等情况，不予接收。告知送检者并要求重新送检。

4. 标本储存、运送方式不当，不予接收。

5. 明显被污染的标本不予接收。

6. 标本量明显不足的标本，不予接收。

7. 同一天申请做同一实验的重复送检标本（血培养除外），不接收。

8. 对于烈性传染病标本的采集和运送应严格执行相关规定，要有完善的防护措施，按规定包裹及冷藏，并附有详细的采样及送检记录，由专人护送。

三、检查方法

直接显微镜检测、病原体特异性抗原检测、病原体核酸检测、病原体的分离培养和鉴定、血清学实验。

第二节　病原体耐药性检测

一、耐药性及其发生机制

（一）耐药病原体

以革兰阴性菌为主，主要是铜绿假单胞菌、大肠埃希菌、克雷伯菌和肠杆菌属细菌等，革兰阳性菌引起的感染约占 30%，以葡萄球菌和肠球菌为主，重要的耐药菌有耐甲氧西林葡萄球菌（MRS）、耐青霉素肺炎链球菌（PRSP）、耐万古霉素肠球菌（VRE）和高耐氨基糖苷类抗生素的肠球菌等。

（二）耐药机制

1. 细菌水平和垂直传播耐药基因的整合子系统。
2. 产生灭活抗生素的水解酶和钝化酶等。
3. 细菌抗生素作用靶位的改变。
4. 细菌膜的改变和外排泵出系统。
5. 细菌生物膜的形成。

✎ **主治语录**：细菌的多种耐药机制可协同作用，导致多耐药菌株的出现。

二、检查项目、结果和临床应用

常用的检查细菌是否对药物耐药的方法有定性测定的纸片扩散法、定量测定的稀释法和 E-试验法。对某些特定耐药菌株的检测除药物敏感试验外还要附加特殊的酶检测试验、基因检测等方法。

第三节 临床感染常见病原体检查

一、流行病学和临床类型

1. 流行病学的特点
（1）疾病谱发生变迁。
（2）多重耐药菌不断出现。
（3）患者免疫防御功能降低。
2. 临床类型 可导致人类感染性疾病的病原体约 500 种以

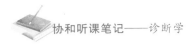

上，包括病毒、细菌、真菌、支原体、衣原体、立克次体、螺旋体和寄生虫等。

二、检查项目和临床应用

1. 细菌感染

（1）检测细菌或其抗原：主要包括直接涂片显微镜检查、培养、病原检测与分析。

（2）检测抗体。

（3）检测细菌遗传物质：主要包括基因探针技术和 PCR 技术。

主治语录： 细菌培养是最重要的确诊方法。

2. 病毒感染　实验室检查包括病毒分离培养与鉴定、病毒核酸与抗原检测，以及特异性抗体的检测。细胞培养是最常用的病毒分离方法。

3. 真菌感染　真菌的病原学诊断方法主要包括直接显微镜检查、分离培养及鉴定、免疫学试验和动物试验等。不同真菌具有各自的典型菌落形态和形态各异孢子与菌丝。因此，形态学检查是真菌检测的重要手段。

4. 寄生虫病　实验诊断是诊断寄生虫病的主要依据，包括病原学诊断、免疫学诊断和其他实验室常规检查。根据寄生虫生活史的特点，从患者的血液、组织液、排泄物、分泌物或活体组织中检查寄生虫的某一发育虫期，这是最可靠的诊断方法，广泛用于各寄生虫病的诊断。

5. 其他病原体感染

（1）支原体检测：分离培养是支原体感染的确诊依据。

（2）螺旋体检测：螺旋体是一群细长、柔软、运动活泼、呈螺旋状的微生物。将标本置于暗视野显微镜下检查，发现有上述特征的螺旋体具有诊断意义。

（3）立克次体检测：取血液或组织进行立克次体血清学试验，分离培养和鉴定，通过荧光染色从皮肤或其他组织中找到病原体有助于确定诊断。

（4）衣原体检测：直接显微镜检查细胞质内的典型包涵体对衣原体感染诊断有参考价值。

6. 实验结果分析和临床应用

（1）临床标本分离和培养的阳性结果最具诊断价值。

（2）病原体的抗原成分检测有助于早期诊断感染性疾病。

（3）核酸检测已成为现代感染性疾病早期诊断的可靠方法之一。

（4）血清学试验是目前应用最广泛的感染性疾病检测方法。

第四节 病毒性肝炎检测

一、甲型肝炎（HAV）病毒检测

（一）甲型肝炎病毒抗原检测

1. 参考值 ELISA 法检测血清 HAV 颗粒、放射免疫（RIA）法或免疫电镜（IEM）检测粪便 HAV 颗粒为阴性。

2. 临床意义 HAV Ag 一般于发病前 1～15 天可从粪中排出，发病第 1 周粪便的阳性率为 42.9%，1～2 周为 18.3%，2 周后消失，临床上不易捕捉到。粪便中 HAV 或 HAV 抗原颗粒检测可作为甲肝急性感染的证据。

（二）甲型肝炎病毒抗体检测

机体感染 HAV 后，可产生 IgM、IgA 和 IgG 抗体。HAV-IgM 是病毒衣蛋白抗体，HAV-IgA 是肠道黏膜分泌的局部抗体，

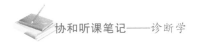

HAV-IgG 病愈后可长期存在。

1. 参考值　ELISA 法检测抗 HAV-IgM、抗 HAV-IgA 和抗 HAV-IgG 均为阴性。

2. 临床意义

（1）抗 HAV-IgM：抗 HAV-IgM 阳性说明机体正在感染 HAV，是早期诊断甲肝的特异性指标。

（2）抗 HAV-IgA：甲肝早期和急性期，由粪便中测得抗 HAV-IgA 呈阳性反应，是早期诊断甲肝的指标之一。

（3）抗 HAV-IgG：阳性出现于恢复期且持久存在，是获得免疫力的标志，提示既往感染，可作为流行病学调查的指标。

（三）HAV-RVA 测定

1. 参考值　反转录聚合酶链反应（RT-PCR）法为阴性。

2. 临床意义　HAV-RNA 阳性对诊断特别对早期诊断具有特异性。可检测粪便排毒情况和污染的水源与食物，有利于及时监测与预防甲型肝炎。可做基因分型研究。

二、乙型肝炎（HBV）病毒检测

（一）乙肝六项检测

1. 参考值　各项指标 ELISA 法为阴性；放射免疫分析法为阴性。

2. 临床意义

（1）HBsAg：阳性见于急性乙肝的潜伏期，发病时达高峰。HBsAg 本身不具传染性；但因其常与 HBV 同时存在，常被用来作为传染性标志之一。

（2）抗-HBs：阳性提示机体对乙肝病毒有一定程度的免疫力。可持续多年。

（3）HBeAg：阳性表明乙型肝炎处于活动期，并有较强的传染性。孕妇阳性可引起垂直传播，致 90% 以上的新生儿呈 HBeAg 阳性。

（4）抗-HBe：阳性表示大部分乙肝病毒被消除，复制减少，传染性减低，但并非无传染性。

（5）抗-HBc：是 HBcAg 的抗体，可分为 IgM、IgG 和 IgA 三型。

（6）HBcAg：阳性，提示患者血清中有感染性的 HBV 存在，含量较多表示复制活跃，传染性强，预后较差。

🖊 主治语录：传统乙型肝炎病毒标志物检测常为五项联合检测，俗称"乙肝二对半检测"，包括 HBsAg、抗-HBs、HBeAg、抗-HBe、抗-HBc。随着方法学发展，HBcAg 也被加入检测范围。

（二）乙型肝炎病毒表面抗原蛋白前 S1 和前 S1 抗体测定

1. 参考值　ELISA 法或 RIA 法：Pre-S1 为阴性；抗 Pre-S1 为阴性。

2. 临床意义　可以反映 HBeAg 阴性乙肝患者体内的病毒活动状况，避免由于 HBeAg 阴性造成的误诊和漏检，对"二对半"检测起重要的补充作用。前 S1 抗原阴转越早、前 S1 抗体阳转越早，患者病程越短、预后越好。

（三）乙型肝炎病毒表面抗原蛋白前 S2 和前 S2 抗体测定

1. 参考值　ELISA 法或 RIA 法：Pre-S2 为阴性；抗 Pre-S2 为阴性。

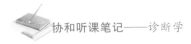

2. 临床意义　Pre-S2 阳性提示 HBV 复制异常活跃，有传染性。抗 Pre-S2 阳性见于乙肝急性期及恢复早期；提示 HBV 已被清除，预后较好。

（四）乙型肝炎病毒 DNA 测定

1. 实时荧光测量 PCR 法为阴性。

2. 临床意义　HBV-DNA 阳性是诊断乙型肝炎的佐证，表明 HBV 复制及有传染性。也用于监测应用 HBsAg 疫苗后垂直传播的阻断效果，若 HBV-DNA 阳性表明疫苗阻断效果不佳。

（五）乙型肝炎病毒 YMDD 变异测定

1. 参考值　实时荧光定量 PCR 法、基因芯片分析、焦磷酸测序法和基因克隆与测序方法：该位点序列为酪氨酸-蛋氨酸-天门冬氨酸-天门冬氨酸。

2. 临床意义　YMDD 测定结果为临床抗 HBV 治疗用药提供了实验室诊断依据。

三、丙型肝炎病毒（HCV）检测

（一）丙型肝炎病毒 RNA 测定

1. 参考值　斑点杂交试验、RT-PCR 法均为阴性。

2. 临床意义　阳性提示 HCV 复制活跃，传染性强；HCV-RNA 转阴提示 HCV 复制受抑，预后较好。

（二）丙型肝炎病毒抗体测定

1. 参考值　ELISA 法、化学发光法、RIA 法均为阴性。

2. 临床意义

（1）抗-HCV IgM 抗体：主要用于早期诊断。持续阳性常可作为转为慢性肝炎的指标，或是提示病毒持续存在并有复制。

（2）抗-HCV IgG 抗体：阳性表明已有 HCV 感染但不能作为感染的早期指标。

四、丁型肝炎病毒检测

1. 丁型肝炎病毒（HDV）是一种缺陷病毒，需 HBV 或其他嗜肝病毒的辅助才能复制、传播。

2. 丁型病毒肝炎 RNA（HDV-RNA）阳性可明确诊断为丁型肝炎。

五、戊型肝炎病毒（HEV）检测

1. 抗-HEV IgM　95％的急性期患者呈阳性反应，8 个月后全部消失。抗-HEV IgM 的持续时间较短，可作为急性感染的诊断指标。

2. 抗-HEV IgG　恢复期抗-HEV IgG 效价超过或等于急性期 4 倍，提示有 HEV 新近感染。

3. HEV RNA　患者血清、胆汁和粪便中的 HEV RNA 阳性可诊断急性戊型肝炎，急性期血清中 HEV RNA 的检出率可达 70％。此外，在对抗体检测结果进行确证，判断患者排毒期限，分子流行病学研究等方面也具有临床意义。

六、庚型肝炎病毒（HGV）检测

1. 抗-HGV　阳性表示曾感染过 HGV，多见于输血后肝炎或使用血液制品引起 HGV 合并 HCV 感染的患者。

2. HGV RNA　阳性表明有 HGV 存在。

七、输血传播病毒（TTV 病毒）检测

1. TTV 病毒是 1997 年发现的 3.7kb 的非囊膜的单股环状

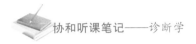

DNA 病毒。TTV 虽然是 DNA 病毒，但具有高度变异性，病毒之间基因变异最大可达 30%以上，根据其变异大小，可将 TTV 分为不同的基因型和基因亚型。

2. TTV DNA 阳性表明有 TTY 存在。

第五节　性传播疾病（STD）病原体检测

一、流行病学和临床类型

（一）流行病学

1. 病原学　引起性病病原体的种类繁多，包括细菌、病毒、支原体、螺旋体、衣原体、真菌和原虫。

2. 传播途径

（1）性行为传播：性交是主要传播方式。

（2）间接接触传染：通过污染的衣物、器具传播。

（3）血液与血制品传播：梅毒与获得性免疫缺陷症可以通过此途径传播。

（4）对胎儿与新生儿的传播：主要途径有子宫内传染、分娩传染、产后传染。

（5）职业传播：梅毒螺旋体可在接生过程中感染未戴手套的助产士，人类免疫缺陷病毒可因医务人员不慎被污染的针头或手术刀刺伤皮肤而感染。

（二）常见临床类型

获得性免疫缺陷综合征（AIDS）、梅毒、淋病、非淋菌性尿道炎、软下疳、生殖器疱疹和尖锐湿疣等。

二、检查项目和临床应用

（一）AIDS 病原体检测

1. HIV 的分离培养 病毒培养是检测 HIV 感染最精确的方法，一般采取培养外周血单核细胞（PBMC）的方法进行 HIV 的诊断。

2. 抗 HIV-1 和抗 HIV-2 检测 常用的试验方法有颗粒凝集实验、酶联免疫吸附试验、免疫荧光法、蛋白印迹法等。

3. p24 抗原检测 阳性结果必须经中和试验确认，该结果才可作为 HIV 感染的辅助诊断依据。

4. HIV 核酸检测

（1）HIV 病毒载量检测：通过检测 HIV RNA 水平来反映病毒载量，可用于 HIV 的早期诊断。

（2）HIV 耐药基因型检测：HIV 感染者抗病毒治疗时，病毒载量下降不明显或抗病毒治疗失败时，需要进行 HIV 病毒耐药性检测。

5. 其他实验室检查 CD4 细胞计数及其他机会性感染病原体检测。

（二）梅毒病原体检测

1. 暗视野显微镜检查 诊断早期梅毒快速、可靠的方法，尤其对已出现硬下疳而梅毒血清反应仍呈阴性者意义更大。

2. 梅毒血清学试验 潜伏期梅毒血清学诊断尤为重要。

（1）非梅毒螺旋体抗原试验：常用性病研究实验室试验（VDRL）、快速血浆反应素环状卡片试验（RPR）及甲苯胺红不加热血清反应素试验（TRUST）。

（2）梅毒螺旋体抗原试验：检测血清中梅毒螺旋体抗体，

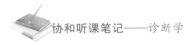

敏感性和特异性均较高，常用荧光螺旋体抗体吸收试验（FTA-ABS）、梅毒螺旋体血凝试验（TPHA）、ELISA 及化学发光方法。

3. 脑脊液检查　对神经梅毒，尤其是无症状性神经梅毒的诊断、治疗及预后均有意义。

4. 基因诊断技术检测梅毒螺旋体（TP-PCR）　TP-PCR 检测梅毒螺旋体 DNA，特异性强，敏感性高，适用于梅毒孕妇羊水、新生儿血清和脑脊液标本的检查。

（三）　淋病病原体检测

1. 涂片检查　男性急性淋病直接涂片检查到多形核白细胞内革兰阴性双球菌即可诊断，其阳性率可达 95%；女性患者阴道及宫颈杂菌较多，因此女性患者及症状轻或无症状的男性患者，均以做淋球菌培养检查为宜。

2. 分离培养　培养法为诊断淋病的金标准。

3. PCR 法　对淋球菌培养阴性、临床怀疑淋球菌感染者，亦可应用 PCR 检测淋球菌 DNA 以协助诊断，但应注意该方法易出现假阳性结果。

（四）　非淋菌性尿道炎病原体检测

1. 沙眼衣原体临床标本的直接检查　对临床标本做吉姆染色和碘染色，如发现有一定数量的具特征性的包涵体即可作出诊断。

2. 沙眼衣原体的分离培养。

3. 解脲支原体的分离培养。

4. 血清学试验。

5. 分子生物学方法。

（五）　生殖器疱疹和尖锐湿疣病原体检测

1. 生殖器疱疹病原体检测

（1）培养法。

（2）直接检测法：用皮损处细胞涂片直接检测病毒抗原。

（3）改良组织培养法：将细胞培养法与直接检测法结合起来，敏感性较高。

（4）细胞学法：简单、快速、便宜、可广泛应用。

（5）PCR法。

（6）血清学方法：用于血清流行病学调查，不能用作临床诊断。

2. 尖锐湿疣病原体检测

（1）细胞学宫颈涂片检查：不敏感。

（2）5%醋酸试验：可疑受损皮肤上用5%醋酸涂抹或敷贴，3~5分钟有尖锐湿疣的皮肤局部发白为阳性。

（3）免疫组化检查：具有对病原进行组织定位的优点。

（4）分子生物学方法 ①DNA杂交。②DNA吸引转移技术。③PCR及荧光定量PCR法。④基因芯片技术。

（六）软下疳病原体检测

主要方法有直接涂片、培养、血清学检测和核酸检测。

主治语录：STD的诊断包括病史、体格检查和实验室检测，三者缺一不可，其中实验室检测是性病诊断的重要依据，尤其是特异性病原学检查，即使患者否认性乱史时也可作为确诊的依据。

第六节　医院感染常见病原体检查

医院感染又称院内感染或医院获得性感染，是指住院患者在医院内获得的感染，包括在住院期间发生的感染和在医院内

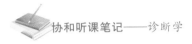

获得出院后发生的感染，但不包括入院前已开始或者入院时已处于潜伏期的感染。医院工作人员在医院内获得的感染也属医院感染。

一、流行病学和临床类型

（一）流行病学

1. 病原学　细菌是最常见的病原菌，目前以革兰阴性杆菌为主。

2. 感染源　病原体来源于住院患者、医务人员、探视者、陪伴人员、医院环境及未彻底消毒灭菌的医疗器械、血液制品等。

（二）常见临床类型

1. 下呼吸道感染。

2. 尿路感染。

3. 手术切口感染。

4. 胃肠道感染。

5. 血液感染。

6. 皮肤和软组织感染。

主治语录：住院患者有气管插管、多次手术或延长手术时间、留置导尿、化疗、放疗、使用免疫抑制剂者，以及老年患者，均应视为预防医院感染的重点对象。

二、检查项目和临床应用

（一）医院感染病原体检查项目和临床应用

1. 标本采集和送检基本原则

（1）发现医院感染应及时采集微生物标本做病原学检查。

（2）严格执行无菌操作，减少或避免正常菌群和其他杂菌污染。

（3）标本采集后立即送至实验室，床旁接种可提高病原菌检出率。

（4）尽量在抗菌药物使用前采集。

（5）以拭子采集的标本如咽拭、肛拭或伤口拭子最好采用运送拭子，否则应立即送检。

（6）盛标本容器须经灭菌处理，但不得使用消毒剂。

（7）应注明标本来源和检验目的，以便实验室正确选用培养基和适宜的培养环境，必要时应注明所使用的抗菌药物。

（8）对混有正常菌群的标本应作定量（或半定量）培养，以判定是感染菌或定植菌。

（9）对分离到的病原菌应做药敏试验，提倡"分级报告"和"限时报告"。

2. 涂片镜检　用于呼吸道感染的痰标本，操作简便、结果快速，可取得最早期初步病原学诊断。

3. 分离培养鉴定法　可作药物敏感试验指导临床用药。

（二）医院环境中细菌污染的监测和消毒灭菌效果的监测

1. 空气中细菌污染的监测采用空气采样器或沉降法采样，计算 $1m^2$ 空气中的细菌数。

2. 物体表面细菌污染可采用拭子或压印法采集，计算出单位表面积上的菌落数。

3. 医务人员手部细菌可用拭子或压印法检查，计算出每平方厘米的细菌数。

4. 消毒灭菌的效果监测包括对高压蒸汽灭菌效果、紫外线杀菌效果和化学消毒剂的监测。

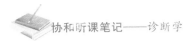 历年真题

血清中 HBeAg 阳性时，说明

A. 无传染性

B. 病情比较稳定

C. 曾感染乙肝病毒

D. 具有免疫力

E. 具有较大传染性

参考答案：E

第十章　其他检测

核心问题

1. 染色体的命名和书写方法。
2. 基因诊断的主要内容。

内容精要

其他检测有：染色体检测、基因诊断、流式细胞术和床旁检测。

第一节　染色体检测

一、染色体检查、染色体命名和书写方法

1. **染色体检查**　染色体检查的标本除常用外周血外还可以用骨髓细胞、皮肤细胞、黏膜和羊水中的细胞等，是确诊染色体病的基本方法。

2. **染色体命名**　根据人类细胞遗传学命名的国际体制（ISCN），人类 46 条染色体按其长短和着丝粒的位置编为 A~G7 组，包括 1~22 号及 X 和 Y 染色体；根据各染色体上显带特点，将染色体划区分布，p 表示短臂，q 表示长臂。一般有 4 个

符号代表某一特定区带，如"2p35"表示 2 号染色体短臂 3 区 5 带。t 表示染色体片段发生易位，inv 表示倒位，iso 或 i 表示等臂染色体，ins 表示插入，del 表示缺失，r 表示环状染色体。"−"代表染色体丢失，"+"表示增加。

3. 核型分析及其书写　核型书写有统一格式，其书写顺序为：染色体数目、性染色体、染色体异常。各项之间以逗号分开，性染色体以大写的 X 与 Y 表示，各染色体变异以小写字母表示，第一括号内是累及染色体的号数，第二括号内是累及染色体的区带。

二、染色体异常及染色体病

染色体异常包括染色体数目异常和结构异常。根据先天性和获得性分为先天性和获得性染色体异常，根据常染色体和性染色体分为常染色体病和性染色体病。

第二节　基 因 诊 断

一、基因诊断的主要内容

见表 4-10-1。

表 4-10-1　基因诊断的主要内容

内　容	评　　价
基因突变检测	如点突变、基因片段的缺失或插入、基因重排等不同类型基因突变的检测
基因连锁分析	临床的一些疾病的致病基因尚不清楚，很难用基因突变的检测诊断，对这些遗传疾病采用基因连锁分析
基因表达分析	如 mRNA 拷贝定量检测及 mRNA 长度分析等。mRNA 检测在基因表达水平上为基因功能是否正常提供了直接依据
病原体诊断	外来入侵病原微生物遗传物质的检测

二、基因诊断的常用技术

基因诊断的常用技术有核酸分子杂交技术、DNA 测序；聚合酶链反应；连接酶链反应；单链构象多态性分析；限制性片段长度多态性分析；单核苷酸多态性分析；基因芯片技术。

三、基因诊断在临床医学中的应用

1. 遗传性疾病的基因诊断。
2. 感染性疾病的基因诊断。
3. 肿瘤的基因诊断。
4. 药物代谢基因诊断。
5. 基因诊断在法医学中的应用。

第三节 流式细胞术及其临床应用

1. 流式细胞术是一种集细胞生物技术、单克隆抗体技术、激光技术、流体力学、计算机等于一体的分析技术；能够对细胞或生物微粒的生物物理、生理、生化、免疫、遗传、分子生物学性状及功能状态等进行定性或定量检测，并可进行分类收集和分选的多参数检测细胞分析技术，所使用的仪器称为流式细胞仪。

2. 流式细胞术可用于免疫学、血液学、肿瘤学。

第四节 床旁检测

床旁检测涉及的项目包括血糖、常规尿液分析、血气/电解质、凝血、各种病原体、糖化血红蛋白、心肌标志物、激素和妊娠试验等。

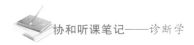 历年真题

Southern 印迹杂交是

    A. 检测 RNA 的方法

    B. 检测 DNA 的方法

    C. 检测酶的方法

    D. 既可检测 DNA，又可检测

    RNA 的方法

    E. 检测蛋白的方法

参考答案：B

第五篇 辅 助 检 查

第一章 心 电 图

内容精要

心脏机械收缩之前,先产生电激动,心房和心室的电激动可经人体组织传到体表。心电图(ECG)是利用心电图机从体表记录心脏每一心动周期所产生电活动变化的曲线图形。

第一节 临床心电学的基本知识

一、心电图产生原理

1. 除极化 心肌细胞在静息状态时,膜外排列阳离子带正电荷,膜内排列同等比例阴离子带负电荷,保持平衡的极化状态。当细胞一端的细胞膜受到刺激（阈刺激），其通透性发生改变，使细胞内外正、负离子的分布发生逆转，受刺激部位的细胞膜出现除极化，使该处细胞膜外正电荷消失而其前面尚未除极的细胞膜外仍带正电荷，从而形成一对电偶。电源（正电荷）在前，电穴（负电荷）在后，电流自电源流入电穴，并沿着一定的方向迅速扩展，直到整个心肌细胞除极完毕。此时心肌细胞膜内带正电荷，膜外带负电荷，称为除极状态。

2. 复极化 由于细胞的代谢作用，使细胞膜又逐渐复原到极化状态，这种恢复过程称为复极过程，复极与除极先后程序一致，但复极化的电偶是电穴在前，电源在后，并较缓慢向前推进，直至整个细胞全部复极为止。

3. 就单个细胞而言，在除极时，检测电极对向电源（即面对除极方向）产生向上的波形，背向电源（即背离除极方向）产生向下的波形，在细胞中部则记录出双向波形。复极过程与除极过程方向相同，但因复极化过程的电偶是电穴在前，电源在后，因此记录的复极波方向与除极波相反。

4. 由体表所采集到的心脏电位强度与下列因素有关。

（1）与心肌细胞数量（心肌厚度）成正比关系。

（2）与探查电极位置和心肌细胞之间的距离成反比关系。

（3）与探查电极的方位和心肌除极的方向所构成的角度有关，夹角越大，心电位在导联上的投影越小，电位越弱。

主治语录：由体表所采集到的心电变化，乃是全部参与电活动心肌细胞的电位变化按上述原理所综合的结果。

二、心电图各波段的组成和命名

1. 心脏的特殊传导系统 窦房结、结间束（分为前、中、后结间束）、房间束（起自前结间束，称 Bachmann 束）、房室交界区（房室结、房室束）、束支（分为左、右束支，左束支又分为前分支和后分支）以及浦肯野纤维构成。

2. 正常心电活动　窦房结→兴奋心房，结间束→房室结（激动传导在此处延迟0.05~0.07秒）→房室束→左、右束支→浦肯野纤维→兴奋心室。一系列电位改变，形成了心电图上的相应的波段（表5-1-1）。

表5-1-1　心电图各波段的相应心电活动

心电图波段	相应心电活动
P 波	心房除极
PR 段	心房复极过程及房室结、房室束、束支的电活动
PR 间期	心房开始除极至心室开始除极的时间
QRS 波群	心室除极
ST 段与 T 波	心室的缓慢和快速复极
QT 间期	心室开始除极至心室复极完毕全过程的时间

3. QRS 波群命名

（1）R 波：首先出现的位于参考水平线以上的正向波。

（2）Q 波：R 波之前的负向波。

（3）S 波：R 波之后的第一个负向波。

（4）R'波：S 波之后的正向波。

（5）S'波：R'波之后的负向波。

（6）QS 波：QRS 波只有负向波。

（7）振幅<0.5mV 用小写英文字母 q、r、s 表示。

（8）振幅≥0.5mV，用大写英文字母 Q、R、S 表示。

✎ 主治语录：正常心室除极始于室间隔中部，自左向右方向除极；随后左右心室游离壁从心内膜朝心外膜方向除极；左心室基底部与右心室肺动脉圆锥部是心室最后除极部位。

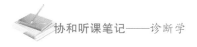

三、心电图导联系统

在人体不同部位放置电极，并通过导联线与心电图机电流计的正负极相连，这种记录心电图的电路连接方法称为心电图导联。

1. 肢体导联

（1）标准肢体导联：Ⅰ、Ⅱ、Ⅲ。

（2）加压肢体导联：aVR、aVL、aVF。

2. 胸导联（表 5-1-2）

表 5-1-2　胸导联

导　联	位　　置
V_1	胸骨右缘 4 肋间
V_2	胸骨左缘 4 肋间
V_3	V_2 与 V_4 两点连线的中点
V_4	左锁骨中线与 5 肋间相交处
V_5	左腋前线与 V_4 同一水平处
V_6	左腋中线与 V_4 同一水平处

第二节　心电图的测量和正常数据

一、心电图的测量

心电图多描记在特殊的记录纸上。心电图记录纸由纵线和横线划分成各为 1mm^2 的小方格。当走纸速度为 25mm/s 时，每两条纵线间（1mm）表示 0.04 秒，当标准电压 1mV ＝ 10mm 时，两条横线间（1mm）表示 0.1mV。每 5 个小方格可以构成一个大方格，大方格依然是一个正方形，其横坐标代表的时间则是

0.2 秒，而纵坐标代表的电压则是 0.5mV。

（一）心率的测量

1. 在心脏节律规整的情况下，只需测量一个 RR（或 PP）间期的秒数，然后被 60 除即可求出。

2. 在心脏节律不规整的情况下，一般可以先数 6 秒的心搏数，然后乘以 10 作为心率。

（二）各波段振幅的测量

1. P 波振幅测量的参考水平应以 P 波起始前的水平线为准。

2. 测量 QRS 波群、J 点、ST 段、T 波和 u 波振幅，统一采用 QRS 起始部水平线作为参考水平。如果 QRS 起始部为一斜段（如受心房复极波影响，预激综合征等情况），应以 QRS 波起点作为测量参考点。

3. 测量正向波形的高度时，应以参考水平线上缘垂直地测量到波的顶端；测量负向波形的深度时，应以参考水平线下缘垂直地测量到波的底端。

（三）各波段时间的测量

1. 测量 P 波和 QRS 波时间，应分别从 12 导联同步记录中最早的 P 波起点测量至最晚的 P 波终点以及从最早 QRS 波起点测量至最晚的 QRS 波终点。

2. PR 间期应从 12 导联同步心电图中最早的 P 波起点测量至最早的 QRS 波起点。

3. QT 间期应是 12 导联同步心电图中最早的 QRS 波起点至最晚的 T 波终点的间距。

主治语录：一般规定，测量各波时间应自波形起点的内缘测至波形终点的内缘。

（四）平均心电轴

1. 概念

（1）心电轴通常指的是平均 QRS 电轴，是心室除极过程中全部瞬间向量的综合（平均 QRS 向量），借以说明心室在除极过程这一总时间内的平均电势方向和强度。通常指其投影在前额面上的心电轴。通常可用任何两个肢体导联的 QRS 波群的振幅或面积计算出心电轴。

（2）正常心电轴的范围为 $-30° \sim +90°$；电轴位于 $-30° \sim -90°$ 为心电轴左偏；位于 $+90° \sim +180°$ 为心电轴右偏；位于 $-90° \sim -180°$，定义为"不确定电轴"。

2. 测定方法

目测 I 和 aVF 导联 QRS 波群的主波方向，估测电轴是否发生偏移（图 5-1-1）。

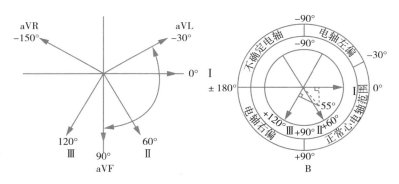

图 5-1-1　心电轴的测量方法

（1）心电轴不偏

1）I 导联的主波方向向上，aVF 导联的主波方向也向上。

2）I 导联的主波方向向上，aVF 导联的主波方向向下，但

Ⅱ导联的主波方向向上。

（2）心电轴左偏：Ⅰ导联的主波方向向上，aVF 导联的主波方向向下，但Ⅱ导联的主波方向向下。

（3）心电轴右偏：Ⅰ导联的主波方向向下，aVF 导联的主波方向向上。

（4）心电轴不确定：Ⅰ导联的主波方向向下，aVF 导联的主波方向向下。

3. 临床意义

（1）左心室肥厚、左前分支阻滞等可使心电轴左偏。

（2）右心室肥厚、左后分支阻滞等可使心电轴右偏。

（3）不确定电轴可以发生在正常人（正常变异），亦可见于某些病理情况，如肺心病、冠心病、高血压等。

✎ 主治语录：心电轴的偏移，一般受心脏在胸腔内的解剖位置、两侧心室的质量比例、心室内传导系统的功能、激动在室内传导状态以及年龄、体型等因素影响。

（五）心脏循长轴转位

1. 正常时 V_3 或 V_4 导联 R/S 大致相等，为左、右心室过渡区波形。

2. 顺钟向转位时，正常在 V_3 或 V_4 导联出现的波形转向左心室方向，即出现在 V_5、V_6 导联上。可见于右心室肥厚。

3. 逆钟向转位时，正常 V_3 或 V_4 导联出现的波形转向右心室方向，即出现在 V_1、V_2 导联上。可见于左心室肥厚。

二、正常心电图波形特点和正常值

1. P 波　代表心房肌除极的电位变化。

（1）形态：P 波的形态在大部分导联上一般呈钝圆形，有

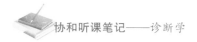

时可能有轻度切迹。由于心脏激动起源于窦房结，心房除极的综合向量指向左、前、下，所以P波方向在Ⅰ、Ⅱ、aVF、$V_4 \sim V_6$导联向上，aVR导联向下，其余导联呈双向、倒置或低平均可。

（2）时间：<0.12秒。

（3）振幅：<0.25mV（肢导联）；<0.2mV（胸导联）。

2. PR间期　从P波的起点至QRS波群的起点，代表心房开始除极至心室开始除极的时间心率在正常范围时，PR间期为0.12~0.20秒。

3. QRS波群

（1）时间：正常人QRS时间一般不超过0.11秒，多数在0.06~0.10秒。

（2）方向：在肢体导联，Ⅰ、Ⅱ导联的QRS波群主波一般向上，Ⅲ导联的QRS波群主波方向多变。aVR导联的QRS波群主波向下，可呈QS、rS、rSr′或Qr型。aVL与aVF导联的QRS波群可呈qR、Rs或R型，也可呈rS型。

（3）电压：正常人aVR导联的R波一般小于0.5mV，Ⅰ导联的R波小于1.5mV，aVL导联的R波小于1.2mV，aVF导联的R波小于2.0mV。

（4）R峰时间：正常R峰时间在V_1、V_2导联一般不超过0.03秒，在V_5、V_6导联一般不超过0.05秒。R峰时间延长见于心室肥大，预激综合征及心室内传导阻滞。

（5）Q波：正常人的Q波时限一般不超过0.03秒（除Ⅲ和aVR导联外）。

4. J点

（1）QRS波群的终末与ST段起始之交接点称为J点。

（2）J点大多在等电位线上，随ST段的偏移而发生移位。

5. ST段

（1）自 QRS 波群的终点至 T 波起点间的线段，代表心室缓慢复极过程。

（2）正常的 ST 段多为一等电位线，有时亦可有轻微的偏移，但在任一导联，ST 段下移一般不超过 0.05mV。

6. T 波

（1）代表心室快速复极时的电位变化。

（2）形态：正常 T 波形态两肢不对称，前半部较平缓，而后半部斜度较陡。T 波的方向大多与 QRS 主波的方向一致。T 波方向在 I 、Ⅱ、$V_4 \sim V_6$ 导联向上，aVR 导联向下，Ⅲ、aVL、aVF、$V_1 \sim V_3$ 导联可以向上、双向或向下。若 V_1 的 T 波方向向上，则 $V_2 \sim V_6$ 导联就不应再向下。

（3）振幅：除Ⅲ、aVL、aVF、$V_1 \sim V_3$ 导联外，其他导联 T 波振幅一般不应低于同导联 R 波的 1/10。T 波在胸导联有时可高达 1.2~1.5mV 尚属正常。

7. QT 间期

（1）QRS 波群的起点至 T 波终点的间距，代表心室肌除极和复极全过程所需的时间。

（2）QT 间期长短与心率的快慢密切相关，心率越快，QT 间期越短，反之则越长。心率在 60~100 次/分时，QT 间期的正常范围为 0.32~0.44 秒。

（3）QT 间期另一个特点是不同导联之间的 QT 间期存在一定差异，正常人不同导联间的 QT 间期差异最大可达 50 毫秒，以 V_2、V_3 导联 QT 间期最长。

8. u 波

（1）在 T 波之后 0.02~0.04 秒出现的振幅很低小的波称为 u 波，u 波方向大体与 T 波相一致。u 波在胸导联较易见到，以 $V_2 \sim V_3$ 导联较为明显。

（2）u 波明显增高常见于低血钾。u 波倒置可见于高血压和

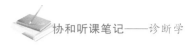

冠心病。

三、小儿心电图特点

1. 小儿心率比成年人快，至 10 岁以后即可大致保持为成年人的心率水平。小儿的 PR 间期较成年人为短，7 岁以后趋于恒定，小儿的 QTc 较成年人略长。

2. 小儿的 P 波时间较成年人稍短，P 波的电压于新生儿较高，以后则较成年人为低。

3. 婴幼儿常呈右心室占优势的 QRS 图形特征。

4. 小儿 T 波的变异较大，于新生儿期，其肢体导联及右胸导联常出现 T 波低平、倒置。

第三节　心房肥大与心室肥厚

一、心房肥大

心房肥大多表现为心房的扩大而较少表现心房肌肥厚。

（一）右心房肥大

1. P 波尖而高耸，其振幅≥0.25mV，以 Ⅱ、Ⅲ、aVF 导联表现最为突出，又称肺型 P 波。

2. V_1 导联 P 波直立时，振幅≥0.15mV，如 P 波呈双向时，其振幅的算术和≥0.20mV。

3. P 波电轴右移超过 75°。

（二）左心房肥大

1. P 波增宽，其时限≥0.12 秒，P 波常呈双峰型，两峰间距≥0.04 秒，以 Ⅰ、Ⅱ、aVL 导联明显，又称二尖瓣型 P 波。

2. PR 段缩短，P 波时间与 PR 段时间之比>1.6。

3. V_1 导联上 P 波常呈先正而后出现深宽的负向波。将 V_1 负向 P 波的时间乘以负向 P 波振幅，称为 P 波终末电势。左心房肥大时，Ptf_{V1}（绝对值）$\geqslant 0.04mm \cdot s$。

（三）双心房肥大

1. P 波增宽 $\geqslant 0.12$ 秒，其振幅 $\geqslant 0.25mV$。

2. V_1 导联 P 波高大双相，上下振幅均超过正常范围。

二、心室肥厚

（一）心室肥厚心电的改变的相关因素

1. 心肌纤维增粗、截面积增大，心肌除极产生的电压增高。

2. 心室壁的增厚及心肌细胞变性所致传导功能低下，均可使心室肌激动的时程延长。

3. 心室壁肥厚引起心室肌复极顺序发生改变。

（二）左心室肥厚

1. QRS 波群电压增高，常用的左心室肥厚电压标准如下。

（1）胸导联：R_{V5} 或 $R_{V6} > 2.5mV$；$R_{V5} + S_{V1} > 4.0mV$（男性）或 $>3.5mV$（女性）。

（2）肢体导联：$R_I > 1.5mV$；$R_{aVL} > 1.2mV$；$R_{aVF} > 2.0mV$；$R_I + S_{III} > 2.5mV$。

（3）Cornell 标准：$R_{aVL} + S_{V3} > 2.8mV$（男性）或 $> 2.0mV$（女性）。

2. 可出现额面 QRS 心电轴左偏。

3. QRS 波群时间延长到 $0.10 \sim 0.11$ 秒。

4. 在 R 波为主的导联上，其 ST 段可呈下斜型压低达 $0.05mV$ 以上，T 波低平、双向或倒置。在以 S 波为主的导联上

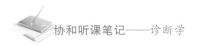
则反而可见直立的 T 波。此类 ST-T 改变多为继发性改变，亦可能同时伴有心肌缺血。

（三）右心室肥厚

1. V_1 导联 R/S≥1，呈 R 型或 Rs 型，重度右心室肥厚可使 V_1 导联呈 qR 型；V_5 导联 R/S≤1 或 S 波比正常加深；aVR 导联以 R 波为主，R/q 或 R/S≥1。

2. R_{V1}＋S_{V5}＞1.05mV；R_{aVR}＞0.5mV。

3. 心电轴右偏≥+90°。

4. 常同时伴有右胸导联 ST 段压低及 T 波倒置，属继发性 ST-T 改变。

主治语录： 诊断右心室肥厚，有时定性诊断比定量诊断更有价值。

（四）双侧心室肥厚

1. 大致正常心电图　由于双侧心室电压同时增高，增加的除极向量方向相反互相抵消。

2. 单侧心室肥厚心电图　只表现出一侧心室肥厚，而另一侧心室肥厚的图形被掩盖。

3. 双侧心室肥厚心电图　既表现右心室肥厚的心电图特征，又存在左心室肥厚的某些征象。

第四节　心肌缺血与 ST-T 改变

一、心肌缺血的心电图类型

1. 缺血型心电图改变

（1）心内膜下心肌缺血：这部分心肌复极时间较正常时更

加延迟，使原来存在的与心外膜复极向量相抗衡的心内膜复极向量减小或消失，致使 T 波向量增加，出现高大的 T 波。

（2）心外膜下心肌缺血（包括透壁性心肌缺血）：心外膜动作电位时程明显延长，引起心肌复极顺序的逆转，即心内膜开始先复极，膜外电位为正，而缺血的心外膜心肌尚未复极，膜外电位仍呈相对的负性，于是出现与正常方向相反的 T 波向量。面向缺血区的导联记录出倒置的 T 波。

2. 损伤型心电图改变

（1）损伤型 ST 段偏移可表现为 ST 段压低及 ST 段抬高两种类型。

（2）心肌损伤时，ST 向量从正常心肌指向损伤心肌。

（3）心内膜下心肌损伤时，ST 向量背离心外膜面指向心内膜，使位于心外膜面的导联出现 ST 段压低。

（4）心外膜下心肌损伤时（包括透壁性心肌缺血），ST 向量指向心外膜面导联，引起 ST 段抬高。

二、临床意义

心肌缺血的心电图可仅仅表现为 ST 段改变或者 T 波改变，也可同时出现 ST-T 改变。

1. 典型的心肌缺血发作时，面向缺血部位的导联常显示缺血型 ST 段压低和/或 T 波倒置。

2. 有些冠心病患者心电图可呈持续性 ST 改变和/或 T 波低平、负正双向和倒置，而于心绞痛发作时出现 ST-T 改变加重或伪性改善。

3. 冠心病患者心电图上出现倒置深尖、双肢对称的 T 波（称为冠状 T 波），反映心外膜下心肌缺血或有透壁性心肌缺血，亦见于心肌梗死患者。

4. 变异型心绞痛（冠状动脉痉挛为主要因素）多引起暂时

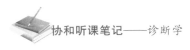

性 ST 段抬高并常伴有高耸 T 波和对应导联的 ST 段下移，是急性严重心肌缺血的表现。

三、鉴别诊断

1. 除冠心病外其他心血管疾病，如心肌病、心肌炎、瓣膜病、心包炎等均可出现此类 ST-T 改变。

2. 低钾、高钾等电解质紊乱，药物（洋地黄、奎尼丁等）影响以及自主神经调节障碍也可引起非特异性 ST-T 改变。

3. 心室肥厚、束支传导阻滞、预激综合征等可引起继发性 ST-T 改变。

第五节　心　肌　梗　死

一、基本图形及机制

1. 缺血型改变　最早为缺血性 T 波改变。缺血最早出现于心内膜下肌层，使对向缺血区的导联出现高而直立的 T 波。缺血发生在心外膜下肌层，则面向缺血区的导联出现 T 波倒置。缺血使心肌复极时间延长，可引起 QT 间期延长。

2. 损伤型改变　主要表现为面向损伤心肌的导联出现 ST 段抬高。

3. 坏死型改变　主要表现为面向坏死区的导联出现异常 Q 波（时限≥0.03 秒，振幅≥1/4R）或者呈 QS 波。

主治语录：一般认为，梗死的心肌直径>20~30mm 或厚度>5mm 才可产生病理性 Q 波。

二、心肌梗死的心电图演变及分期

1. 超急性期（亦称超急性损伤期）　急性心肌梗死发生数

分钟后，首先出现短暂的心内膜下心肌缺血，心电图上产生高大的 T 波，以后迅速出现 ST 段上斜型或弓背向上型抬高，与高耸直立 T 波相连。由于急性损伤性阻滞，可见 QRS 振幅增高，并轻度增宽，但尚未出现异常 Q 波。

2. 急性期　开始于梗死后数小时或数天，可持续到数周，心电图呈现一个动态演变过程。ST 段呈弓背向上抬高，抬高显著者可形成单向曲线，继而逐渐下降；心肌坏死导致面向坏死区导联的 R 波振幅降低或丢失，出现异常 Q 波或 QS 波；T 波由直立开始倒置，并逐渐加深。坏死型的 Q 波、损伤型的 ST 段抬高和缺血型的 T 波倒置可同时并存。

3. 亚急性期　出现于梗死后数周至数月，以坏死及缺血图形为主要特征。抬高的 ST 段恢复至基线，缺血型 T 波由倒置较深逐渐变浅，坏死型 Q 波持续存在。

4. 陈旧期　出现在急性心肌梗死数月之后，ST 段和 T 波恢复正常或 T 波持续倒置、低平，趋于恒定不变，残留下坏死型的 Q 波。

三、心肌梗死的定位诊断及梗死相关血管的判断

见表 5-1-3、表 5-1-4。

表 5-1-3　心肌梗死的定位诊断

梗死部位	定　位
前间壁梗死	异常 Q 波或 QS 波主要出现在 $V_1 \sim V_3$ 导联
前壁心肌梗死	异常 Q 波或 QS 波主要出现在 V_3、V_4（V_5）导联
侧壁心肌梗死	I、aVL、V_5、V_6、出现异常 Q 波
下壁心肌梗死	II、III、aVF 导联出现异常 Q 波或 QS 波
正后壁心肌梗死	V_7、V_8、V_9 导联记录到异常 Q 波或 QS 波
广泛前壁心肌梗死	$V_1 \sim V_5$ 出现异常 Q 波或 QS 波

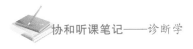

表 5-1-4　梗死相关血管的判断

梗死部位	梗死相关血管
前间壁或前壁心肌梗死	常为左前降支发生闭塞
侧壁和后壁同时发生梗死	多为左回旋支发生闭塞
下壁梗死	大多为右冠状动脉闭塞，少数为左回旋支闭塞所致
下壁梗死同时合并右心室梗死	往往是右冠状动脉近段发生闭塞

四、心肌梗死的分类和鉴别诊断

1. Q 波形和非 Q 波型心肌梗死　部分患者发生急性心肌梗死后，心电图可只表现为 ST 段抬高或压低及 T 波倒置，ST-T 改变可呈规律性演变，但不出现异常 Q 波，需要根据临床表现及其他检查指标明确诊断。与典型的 Q 波型心肌梗死比较，此种不典型心肌梗死较多见于多支冠状动脉病变。

2. ST 段抬高和非 ST 段抬高心肌梗死　ST 段抬高型梗死是指 2 个或 2 个以上相邻的导联出现 ST 段抬高（ST 段抬高的标准为：在 $V_2 \sim V_3$ 导联抬高 $\geqslant 0.2mV$，在其他导联抬高 $\geqslant 0.1mV$）。非 ST 段抬高型梗死是指心电图上表现为 ST 段压低和/或 T 波倒置或无 ST-T 异常。

3. 心肌梗死合并其他病变

（1）心肌梗死合并室壁瘤（多发生于左心室前壁）时，可见 ST 段持续性抬高达数月以上。

（2）心肌梗死合并右束支传导阻滞时，心室除极初始向量表现出心肌梗死特征，终末向量表现出右束支传导阻滞特点，一般不影响两者的诊断。

（3）在 QRS 波群为正向的导联，出现 ST 段抬高 $\geqslant 0.1mV$；在 $V_1 \sim V_3$ 导联，出现 ST 段压低 $\geqslant 0.1mV$；在 QRS 波群为负向的导联，出现 ST 段抬高 $\geqslant 0.5mV$，均提示左束支传导阻滞可能

合并急性心肌缺血或心肌梗死。

4. 心肌梗死的鉴别诊断

（1）ST 段抬高还可见于变异型心绞痛、急性心包炎、急性肺栓塞、主动脉夹层、急性心肌炎、高血钾、早期复极等，可根据病史、是否伴有异常 Q 波及典型 ST-T 演变过程予以鉴别。

（2）异常 Q 波的出现不一定都提示为心肌梗死，结合患者的病史和临床资料一般不难鉴别。

第六节　心律失常

一、概述

1. 定义　心脏激动的起源异常或/和传导异常，称为心律失常。

2. 分类　见图 5-1-2。

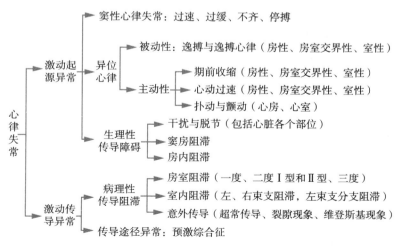

图 5-1-2　心律失常分类

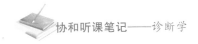

二、窦性心律及窦性心律失常

1. 起源于窦房结的心律，称为窦性心律，属于正常节律。

2. 窦性心律的心电图特征 P波规律出现，且P波形态表明激动来自窦房结（即P波在Ⅰ、Ⅱ、aVF、$V_4 \sim V_6$导联直立，在aVR导联倒置）。

🖊 **主治语录**：正常人窦性心律的频率呈生理性波动，传统上静息心率的正常范围一般定义为60~100次/分。

3. 窦性心动过速

（1）成年人窦性心律的频率>100次/分，称窦性心动过速。

（2）窦性心动过速时，PR间期及QT间期相应缩短，有时可伴有继发性ST段轻度压低和T波振幅降低。

（3）常见于运动、精神紧张、发热、甲状腺功能亢进、贫血、失血、心肌炎和拟肾上腺素类药物作用等情况。

4. 窦性心动过缓 窦性心律的频率<60次/分。

5. 窦性心律不齐 窦性心律的起源未变，但节律不整，在同一导联上PP间期差异>0.12秒。

6. 窦性停搏

（1）在规律的窦性心律中，因迷走神经张力增大或窦房结功能障碍，在一段时间内窦房结停止发放激动，心电图上见规则的PP间距中突然出现P波脱落，形成长PP间距。长PP间距与正常PP间距不成倍数关系。

（2）窦性停搏后常出现逸搏或逸搏心律。

7. 病态窦房结综合征（SSS）

（1）持续的窦性心动过缓，心率<50次/分，且不易用阿托品等药物纠正。

（2）窦性停搏或窦房阻滞。

（3）在显著窦性心动过缓基础上，出现室上性快速心律失常（房速、房扑、房颤等），又称为慢-快综合征。

（4）若病变同时累及房室交界区，可出现房室传导障碍，或发生窦性停搏时，长时间不出现交界性逸搏，此即称为双结病变。

三、期前收缩

1. 定义　起源于窦房结以外的异位起搏点提前发出的激动，又称过早搏动。

2. 产生机制

（1）折返激动。

（2）触发活动。

（3）异位起搏点的兴奋性增高。

3. 分类　根据异位搏动发生的部位，可分为房性、交界性和室性期前收缩。

4. 术语　联律间期、代偿间隙、间位性期前收缩、单源性期前收缩、多源性期前收缩、频发性期前收缩。

5. 室性期前收缩

（1）期前出现的 QRS-T 波前无 P 波或无相关的 P 波。

（2）期前出现的 QRS 形态宽大畸形，时限通常>0.12 秒，T 波方向多与 QRS 的主波方向相反。

（3）往往为完全性代偿间歇，期前收缩前后两个窦性 P 波的间距等于正常 PP 间距的两倍。

6. 房性期前收缩

（1）期前出现的异位 P′波，其形态与窦性 P 波不同。

（2）P′R 间期>0.12 秒。

（3）大多为不完全性代偿间歇，即期前收缩前后两个窦性 P 波的间距小于正常 PP 间距的两倍。

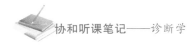

7. 交界性期前收缩

（1）期前出现的 QRS-T 波，其前无窦性 P 波，QRS-T 形态与窦性下传者基本相同。

（2）出现逆行 P′波，可发生于 QRS 波群之前或 QRS 波群之后或者与 QRS 相重叠。

（3）大多为完全性代偿间歇。

四、逸搏与逸搏心律

1. 当高位节律点发生病变或受到抑制而出现停搏或节律明显减慢时，或者因传导障碍而不能下传时，或其他原因造成长的间歇时，作为一种保护性措施，低位起搏点就会发出一个或一连串的冲动，激动心房或心室。仅发生 1~2 个称为逸搏，连续 3 个以上称为逸搏心律。

2. 按发生的部位分为房性、房室交界性和室性逸搏。

3. 其 QRS 波群的形态特点与各相应的期前收缩相似，两者的差别是期前收缩属提前发生，为主动节律，而逸搏则在长间歇后出现，属被动节律。临床上以房室交界性逸搏最为多见，室性逸搏次之，房性逸搏较少见。

4. 交界性逸搏心律，是最常见的逸搏心律，见于窦性停搏以及三度房室阻滞等情况，其 QRS 波群呈交界性搏动特征，频率一般为 40~60 次/分，慢而规则。

五、异位性心动过速

异位性心动过速是指异位节律点兴奋性增高或折返激动引起的快速异位心律（期前收缩连续出现 3 次或 3 次以上）。

1. 阵发性室上性心动过速

（1）有突发、突止的特点，频率一般在 160~250 次/分，节律快而规则。

（2）QRS 形态一般正常（伴有束支传导阻滞或室内差异传导时，可呈宽 QRS 波心动过速）。

（3）最常见的为预激旁路引发的房室折返性心动过速以及房室结双径路引发的房室结折返性心动过速。

2. 室性心动过速

（1）频率多在 140～200 次/分，节律可稍不齐。

（2）QRS 波群宽大畸形，时限>0.12 秒。

（3）如能发现 P 波，并且 P 波频率慢于 QRS 频率，PR 无固定关系（房室分离），则可明确诊断。

（4）偶尔心房激动夺获心室或发生室性融合波，也支持室性心动过速的诊断。

3. 非阵发性心动过速

（1）有渐起渐止的特点。

（2）频率比逸搏心律快，比阵发性心动过速慢，交界性心律频率多为 70～130 次/分，室性心律频率多为 60～100 次/分。

（3）易发生干扰性房室脱节、融合波或夺获心搏。产生机制是异位起搏点自律性增高，多见于器质性心脏病。

4. 双向性室性心动过速

（1）心动过速时，QRS 波群的主波方向出现上、下交替改变。

（2）此类心律失常除见于洋地黄中毒外，还可见于儿茶酚胺敏感性多形性室性心动过速患者。

5. 扭转型室性心动过速

（1）可见一系列增宽变形的 QRS 波群，以每 3～10 个心搏围绕基线不断扭转其主波的正负方向，每次发作持续数秒到数十秒而自行终止，极易复发或转为心室颤动。

（2）临床上表现为反复发作心源性晕厥或称为阿–斯综合征。

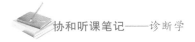

（3）病因：遗传性心律失常；严重的房室阻滞，逸搏心律伴有巨大的 T 波；电解质紊乱；某些药物所致。

六、扑动与颤动

1. 心房扑动

（1）发生机制为房内大折返环路激动。

（2）正常 P 波消失，代之连续的锯齿状扑动波（F 波），多数在Ⅱ、Ⅲ、aVF 导联中可见；F 波间无等电位线，波幅大小一致，间隔规则，频率为 240～350 次/分，多以固定房室比例（2∶1 或 4∶1）下传，故心室律规则。

（3）心房扑动时 QRS 波时间一般不增宽。

（4）若 F 波的大小和间距有差异，且频率>350 次/分，称不纯性心房扑动或称非典型心房扑动。

2. 心房颤动　正常 P 波消失，代以大小不等、形状各异的颤动波（f 波），通常以 V_1 导联最明显；房颤波的频率为 350～600 次/分；RR 绝对不齐，QRS 波一般不增宽。

3. 心室扑动与心室颤动

（1）心室扑动机制为心室肌产生环形激动的结果。

（2）心室扑动心电图特点为无正常 QRS-T 波，代之以连续快速而相对规则的大振幅波动，频率达 200～250 次/分，常不能持久，可能转为心室颤动而导致死亡。

（3）心室颤动往往是心脏停搏前的短暂征象，心电图上 QRS-T 波完全消失，出现大小不等、极不匀齐的低小波，频率 200～500 次/分。

（4）心室扑动和心室颤动均是极严重的致死性心律失常。

✎ 主治语录：扑动、颤动可出现于心房或心室。主要的电生理基础为心肌的兴奋性增高，不应期缩短，同时伴有一定的传导障碍，形成环形激动及多发微折返。

七、传导异常

（一）传导阻滞

1. 病因 传导系统的器质性损害、迷走神经张力增高引起的功能性抑制或是药物作用及位相性影响。

2. 分类

（1）按发生的部位分为窦房传导阻滞、房内传导阻滞、房室传导阻滞和室内传导阻滞。

（2）按阻滞程度可分为一度（传导延缓）、二度（部分激动传导发生中断）和三度（传导完全中断）。

（3）按传导阻滞发生情况，可分为永久性、暂时性、交替性及渐进性。

3. 窦房传导阻滞

（1）一度窦房传导阻滞：不能观察到。

（2）三度窦房传导阻滞：难与窦性停搏相鉴别。

（3）二度窦房传导阻滞：出现心房和心室漏搏（P-QRS-T 均脱漏）时才能诊断。在规律的窦性 PP 间距中出现一个长间歇，恰等于正常窦性 PP 间距的倍数，称二度Ⅱ型窦房传导阻滞。

4. 房内传导阻滞

（1）一般不产生心律不齐，表现为 P 波增宽≥0.12 秒，出现双峰，切迹间距≥0.04 秒，注意与左心房肥大相鉴别。

（2）完全性房内传导阻滞少见，在正常窦性 P 波之外，还可见与其无关的异位 P′或心房颤动波或心房扑动波，自成节律。

5. 房室传导阻滞

（1）一度房室传导阻滞：PR 间期延长，成年人 PR 间期>0.20 秒（老年人>0.22 秒），或对两次检测结果进行比较，心率没有明显改变而 PR 间期延长超过 0.04 秒，可诊断。

（2）二度房室传导阻滞：部分 P 波后 QRS 波脱漏，分两种

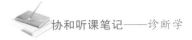

类型。

1）二度Ⅰ型房室传导阻滞：P 波规律地出现，PR 间期逐渐延长，直到 P 波下传受阻，脱漏 1 个 QRS 波群，漏搏后房室阻滞得到一定改善，PR 间期又趋缩短，之后又复逐渐延长，如此周而复始地出现，称为文氏现象。

2）二度Ⅱ型房室传导阻滞：PR 间期恒定，部分 P 波后无 QRS 波群。凡连续出现 2 次或 2 次以上的 QRS 波群脱漏者，称高度房室传导阻滞。

（3）三度房室传导阻滞：又称完全性房室传导阻滞。P 波与 QRS 波毫无关系，心房率快于心室率。

6. 室内传导阻滞

（1）右束支传导阻滞：心电图表现（完全性）如下。

1）成年人 QRS 波群时间≥0.12 秒。

2）V₁ 或 V₂ 导联 QRS 呈 rsR′型或 M 形，此为最具特征性的改变。Ⅰ、V₅、V₆ 导联 S 波增宽而有切迹，其时限≥0.04 秒；aVR 导联呈 QR 型，其 R 波宽而有切迹。

3）V₁ 导联 R 峰时间>0.05 秒。

4）V₁、V₂ 导联 ST 段轻度压低，T 波倒置；Ⅰ、V₅、V₆ 导联 T 波方向与终末 S 波方向相反，仍为直立。

主治语录：若 QRS 形态和完全性右束支传导阻滞相似，但 QRS 波群时间<0.12 秒，则诊断为不完全性右束支传导阻滞。

（2）左束支传导阻滞：心电图表现（完全性）如下。

1）成年人 QRS 波群时间≥0.12 秒。

2）V₁、V₂ 导联呈 rS 波或呈宽而深的 QS 波；Ⅰ、aVL、V₅、V₆ 导联 R 波增宽、顶峰粗钝或有切迹。

3）Ⅰ、V₅、V₆ 导联 q 波一般消失。

4）V₅、V₆ 导联 R 峰时间>0.06 秒。

5）ST-T 方向通常与 QRS 波群主波方向相反。

（3）左前分支传导阻滞：心电图表现如下。

1）QRS 波群心电轴左偏在−45°～−90°。

2）Ⅱ、Ⅲ、aVF 导联 QRS 波呈 rS 型；Ⅰ、aVL 导联呈 qR 型。

3）aVL 导联 R 峰时间≥45 毫秒。

4）QRS 时间轻度延长，但<0.12 秒。

（4）左后分支传导阻滞

1）QRS 波群心电轴右偏在+90°～+180°。

2）Ⅰ、aVL 导联 QRS 波呈 rS 型。

3）Ⅲ、aVF 导联呈 qR 型。

4）QRS 时间轻度延长，但<0.12 秒。

（二）干扰与脱节

正常的心肌细胞在一次兴奋后具有较长的不应期，因此对于两个相近的激动，前一激动产生的不应期必然影响后面激动的形成和传导，这种现象称为干扰。当心脏两个不同起搏点并行地产生激动，引起一系列干扰，称为干扰性房室脱节。

（三）预激综合征

1. WPW 综合征

（1）PR 间期缩短<0.12 秒。

（2）QRS 波增宽≥0.12 秒。

（3）QRS 起始部有预激波。

（4）P-J 间期一般正常。

（5）出现继发性 ST-T 改变。

主治语录：心电图 delta 波的大小、QRS 波的宽度及 ST-T 改变的程度与预激成分的多少有关，少数预激综合征患者的 QRS 波时间可<0.12 秒。

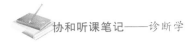

2. LGL 综合征　又称短 PR 综合征。PR 间期<0.12 秒，但 QRS 起始部无预激波。

3. Mahaim 型预激综合征　PR 间期正常或长于正常值，QRS 波起始部可见预激波。

第七节　电解质紊乱和药物影响

一、电解质紊乱

1. 高血钾

（1）细胞外血钾浓度超过 5.5mmol/L：QT 间期缩短和 T 波高尖，基底部变窄。

（2）血清钾>6.5mmol/L：QRS 波群增宽，PR 及 QT 间期延长，R 波电压降低及 S 波加深，S-T 段压低。

（3）当血清钾增高>7mmol/L，QRS 波群进一步增宽，PR 及 QT 间期进一步延长；P 波增宽，振幅减低，甚至消失，有时实际上窦房结仍在发出激动，沿 3 个结间束经房室交界区传入心室，因心房肌受抑制而无 P 波，称为窦室传导。

（4）高血钾的最后阶段，宽大的 QRS 波甚至与 T 波融合呈正弦波。

2. 低血钾　S-T 段压低，T 波低平或倒置以及 u 波增高，QT 间期一般正常或轻度延长，表现为 QT-u 间期延长。

3. 高血钙和低血钙

（1）高血钙的主要改变为 ST 段缩短或消失，QT 间期缩短。

（2）低血钙的主要改变为 ST 段明显延长、QT 间期延长、直立 T 波变窄、低平或倒置，一般很少发生心律失常。

二、药物影响

1. 洋地黄对心电图的影响

（1）洋地黄效应

1）S-T 段下垂型压低。

2）T 波低平、双向或倒置，双向 T 波往往是初始部分倒置，终末部分直立变窄，ST-T 呈"鱼钩型"。

3）QT 间期缩短。

（2）洋地黄中毒：各种心律失常是洋地黄中毒的主要表现。

2. 奎尼丁

（1）治疗剂量

1）QT 间期延长。

2）T 波低平或倒置。

3）u 波增高。

4）P 波稍宽可有切迹，PR 间期稍延长。

（2）奎尼丁中毒

1）QT 间期明显延长。

2）QRS 时间明显延长。

3）各种程度的房室传导阻滞，以及窦性心动过缓、窦性停搏或窦房阻滞。

4）各种室性心律失常，严重时发生扭转型室性心动过速，甚至室颤引起晕厥和突然死亡。

3. 其他药物　如胺碘酮及索他洛尔等可使心电图 QT 间期延长。

第八节　心电图的分析方法和临床应用

一、心电图分析方法和步骤

1. 结合临床资料的重要性　心电图记录的只是心肌激动的电学活动，心电图检测技术本身还存在一定的局限性，并且还受到个体差异等方面的影响。

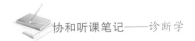

2. 对心电图描记技术的要求　心电图机必须保证经放大后的电信号不失真。

3. 熟悉心电图的正常变异。

4. 心电图的具体分析方法　心率的计算、P 波的分析、PR 间期的分析、QRS 波群的分析、ST 段的分析、T 波的分析及电解质及药物对心电图的影响。

二、心电图的临床应用

心电图主要反映心脏激动的电学活动，因此对各种心律失常和传导障碍的诊断及分析具有十分肯定的价值。

 历年真题

1. 下列关于心电轴的描述，错误的是

　　A．Ⅰ导联主波向下，Ⅲ导联主波向上，电轴右偏

　　B．Ⅰ、Ⅲ导联 QRS 波群的主波方向均向上，则电轴不偏

　　C．Ⅰ导联主波向上，Ⅲ导联主波向下，电轴左偏

　　D．Ⅰ、Ⅲ导联 QRS 波群的主波方向均向下，则为心电轴极度右偏

　　E．Ⅲ导联主波向下，电轴显著左偏

2. 下列各项，不属室性期前收缩心电图特点的是

　　A．其 T 波方向与 QRS 主波方向相反

　　B．代偿间期不完全

　　C．提前出现宽大畸形的 QRS-T 波群

　　D．宽大 QRS 波前无 P 波

　　E．QRS 波时间>0.12 秒

参考答案：1. E　2. B

第二章 其他常用心电学检查

核心问题

1. 动态心电图的临床应用范围。
2. 心电图运动负荷试验的适应证与禁忌证。

内容精要

除心电图检查外，临床还常用动态心电图和心电图运动负荷试验。动态心电图是指连续记录 24 小时或更长时间的心电图。心电图运动负荷试验是判断是否存在心肌缺血及发现早期冠心病的一种检测方法。

第一节 动态心电图

一、仪器的基本结构

动态心电图仪主要由记录系统和回放分析系统组成。
1. 记录系统 包括导联线和记录器。
2. 回放分析系统 主要由计算机系统和心电分析软件组成。

二、导联系统

1. CM_5 导联 正极置于左腋前线、平第 5 肋间处（即 V_5 位置），负极置于右锁骨下窝中 1/3 处。该导联对检出缺血性 ST 段下移最为敏感，且记录到的 QRS 波振幅最高，是常规使用的导联。

2. CM_1 导联　正极置于胸骨右缘第 4 肋间（即 V_1 位置）或胸骨上，负极置于左锁骨下窝中 1/3 处。该导联可清楚地显示 P 波，分析心律失常时常用此导联。

3. M_{avF} 导联　正极置于左腋前线肋缘，负极置于左锁骨下窝内 1/3 处。该导联主要用于检测左心室下壁的心肌缺血改变。

4. CM_2 或 CM_3 导联　正极置于 V_2 或 V_3 的位置，负极置于右锁骨下窝中 1/3 处。怀疑患者有变异性心绞痛（冠状动脉痉挛）时，宜联合选用 CM_3 和 M_{avF} 导联。

主治语录：12 导联动态心电图系统的电极放置部位与运动负荷试验的电极放置部位相同。

三、临床应用范围

1. 心悸、气短、头昏、晕厥、胸痛等症状性质的判断。

2. 心律失常的定性和定量诊断。

3. 心肌缺血的诊断和评价，尤其是发现无症状心肌缺血的重要手段。

4. 心肌缺血及心律失常药物的疗效评价。

5. 心脏病患者预后的评价，通过观察复杂心律失常等指标，判断心肌梗死后患者及其他心脏病患者的预后。

6. 选择安装起搏器的适应证，评定起搏器的功能，检测与起搏器有关的心律失常。

7. 医学科学研究和流行病学调查，如正常人心率的生理变动范围，宇航员、潜水员、驾驶员心脏功能的研究等。

四、注意事项

应要求患者在佩戴记录器检测过程中作好日志，按时间记录其活动状态和有关症状。患者不能填写者，应由医务人员代写。无论有无症状都应认真填写记录。一份完整的生活日志对于正确分析动态心电图资料具有重要参考价值。

五、分析报告

1. 监测期间的基本节律，24 小时心搏总数，平均心率，最高与最低心率及发生的时间。

2. 各种心律失常的类型，快速性和/或缓慢性心律失常，异常心搏总数，发生频度，持续时间，形态特征及心律失常与症状、日常活动和昼夜的关系等。

3. 监测导联 ST 段改变的形态、程度、持续时间和频度，ST 段异常改变与心率变化及症状的关系。

4. 应选择和打印有代表性的正常和异常的实时心电图片段，作为动态心电图诊断报告的依据。

5. 对起搏器患者，报告中还应包括起搏器功能的评价和分析。分析报告最后应做出此次动态心电图监测的诊断结论。

主治语录：动态心电图属回顾性分析，并不能了解患者即刻的心电变化。

第二节　心电图运动负荷试验

一、运动试验的生理和病理基础

1. 运动时为满足肌肉组织需氧量的增加，心率相应加快，心排血量相应增加，伴随心肌耗氧量增加，冠状动脉血流量

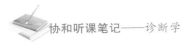

增加。

2. 冠状动脉发生病变而狭窄到一定程度时,患者在静息状态下可以不发生心肌缺血,但当运动负荷增加伴随心肌耗氧量增加时,冠状动脉血流量不能相应增加,即引起心肌缺氧,心电图上可出现异常改变。

3. 心肌耗氧量与心率快慢、心室大小、室壁张力、室内压力增加速度及心室射血时间有关。

二、运动负荷量的确定和运动方案的选择

1. 运动负荷量分为极量与亚极量两档。

2. 极量负荷量指心率达到自己的生理极限的负荷量。最大心率粗略计算法为:220-年龄数。

3. 亚极量负荷量指心率达到85%~90%最大心率的负荷量。

三、运动试验的导联系统

国际上普遍采用 Mason-Likar 对标准 12 导联进行改进的导联系统来记录运动试验心电图。

四、运动试验方法

1. 包括二级梯运动试验(Master 试验)、踏车运动试验、平板运动试验。

2. 平板运动试验是目前应用最广泛的运动负荷试验。

五、运动试验的适应证和禁忌证

1. 适应证

(1)对不典型胸痛或可疑冠心病患者进行鉴别诊断。

(2)评估冠心病患者的心脏负荷能力。

(3)评价冠心病的药物或介入手术治疗效果。

（4）进行冠心病易患人群流行病学调查筛选试验。

主治语录：心电图显示有预激图形、左束支传导阻滞、起搏心率的患者不适宜采用运动试验检查。

2. 禁忌证

（1）急性心肌梗死或心肌梗死合并室壁瘤。

（2）不稳定型心绞痛。

（3）心力衰竭。

（4）中、重度瓣膜病或先天性心脏病。

（5）急性或严重慢性疾病。

（6）严重高血压患者。

（7）急性心包炎或心肌炎。

（8）急性肺栓塞、主动脉夹层。

（9）严重主动脉瓣狭窄。

（10）重残疾不能运动者。

3. 终止试验条件

（1）运动负荷进行性增加而心率反而减慢或血压反而下降者（收缩压下降超过 10mmHg）。

（2）出现严重心律失常者。

（3）出现眩晕、视物模糊、面色苍白或发绀者。

（4）出现典型的心绞痛或心电图出现缺血型 ST 段下降≥0.2mV 者。

六、运动试验结果的判断

阳性标准主要为以下两点。

1. 运动中出现典型的心绞痛。

2. 运动过程中出现 ST 段下斜型或水平型下移≥0.1mV，持续时间至少大于 1 分钟。

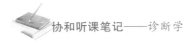

第三章 肺功能检查

> **核心问题**
>
> 1. 掌握肺功能各检查项目的应用。
> 2. 掌握酸碱平衡失调的常用指标和判断方法。

内容精要

肺功能检查内容包括肺容积、通气、换气、血流和呼吸动力等项目。通过肺功能检查可对受检者呼吸生理功能的基本状况做出质和量的评价，明确肺功能障碍的程度和类型。

第一节 通气功能检查

一、肺容积

1. 肺通气功能检查是呼吸功能检查中最基本的检查项目。包括肺泡的含气量、气流在气道中的流速及其影响。

2. 肺泡内的气体受肺与胸部扩张或回缩的影响发生改变，形成四种基础肺容积和四种基础肺容量。

3. 肺容积指在安静状态下，测定一次呼吸所出现的容积变化。四种基础肺容积：潮气容积、补吸气容积、补呼气容积和残气容积，彼此互不重叠。

（1）潮气容积（VT）：平静呼吸时，一次吸入和呼出的气量。参考值为500ml。受吸气肌影响较大。

（2）补呼气容积（ERV）：平静呼气末再尽最大力量呼气所呼出的气量。参考值，男性（1 609±492）ml；女性（1 126±338）ml。随呼气肌功能改变而变化。

（3）补吸气容积（IRV）：平静吸气末再尽最大力量吸气所吸入的气量。参考值，男性约2 160ml；女性约1 400ml。受吸气肌功能的影响。

（4）残气量（RV）

1）最大呼气末肺内所含气量，这些气量足够继续进行气体交换（弥散呼吸）。

2）参考值，男性（1 615±397）ml；女性（1 245±336）ml。

3）临床上残气量常以其占肺总量（TLC）百分比（即RV/TLC%）作为判断指标，正常情况下，RV/TLC小于或等于35%，超过40%提示肺气肿。

4. 肺容量是由两个或以上的基础肺容积组成。**四种基础肺容量：深吸气量、功能残气量、肺活量、肺总量。**

（1）深吸气量（IC）

1）平静呼气末尽最大力量吸气所吸入的最大气量，即潮气容积加补吸气容积（VT+IRV）。

2）参考值，男性（2 617±548）ml；女性（1 970±381）ml。

3）当呼吸功能不全时，尤其是吸气肌力障碍以及胸廓、肺活动度减弱和气道阻塞时IC均降低。

（2）肺活量（VC）

1）尽力吸气后缓慢而又完全呼出的最大气量，即深吸气量加补呼气容积（IC+ERV）或潮气容积加补吸气容积加补呼气容积（VT+IRV+ERV）。

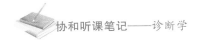

2）参考值，男性（4 217±690）ml、女性（3 105±452）ml；实测值占预计值的百分比<80%为减低，其中60%~79%为轻度、40%~59%为中度、<40%为重度。

3）临床意义，肺活量减低提示有限制性通气功能障碍，亦可提示有严重的阻塞性通气功能障碍。常见于胸廓畸形、广泛胸膜增厚、大量胸腔积液、气胸、肺不张、弥漫性肺间质纤维化和大量腹水、腹腔巨大肿瘤等疾病。

（3）功能残气量（FRC）

1）平静呼气末肺内所含气量，即补呼气量加残气量（RV）。

2）参考值，男性（3 112±611）ml；女性（2 348±479）ml。

3）临床意义，FRC增高，阻塞性肺气肿、气道部分阻塞；FRC降低，肺间质纤维化、急性呼吸窘迫综合征。

（4）肺总量（TLC）

1）最大限度吸气后肺内所含气量，即肺活量加上残气量。

2）参考值，男性约5 020ml；女性约3 460ml。

3）临床意义，肺总量减少见于广泛肺部疾病，如肺水肿、肺不张、肺间质性疾病、胸腔积液、气胸等。在肺气肿时，TLC可正常或增高，主要取决于残气量和肺活量的增减情况。

✎ **主治语录：这些名词概率不能硬记，需要深刻理解。**

二、通气功能

（一）肺通气量

1. 每分钟静息通气量（VE）　静息状态下每分钟呼出气的量，等于潮气容积（VT）×每分钟呼吸频率（次/分）。

2. 最大自主通气量（MVV）　在1分钟内以最大的呼吸幅度和最快的呼吸频率呼吸所得的通气量。可用来评估肺组织弹性、气道阻力、胸廓弹性和呼吸肌的力量，是临床上常用做通气功能障碍、通气功能储备能力考核的指标。

（二）用力肺活量（FVC）

1. 定义　深吸气至肺总量后以最大力量、最快的速度所能呼出的全部气量。第 1 秒用力呼气容积（FEV_1）指最大吸气至肺总量位后，开始呼气第 1 秒钟内的呼出气量。正常人 3 秒内可将肺活量全部呼出。

2. 参考值　男性（3 179±117）ml、女性（2 314±48）ml；FEV_1/FVC%均大于 80%。

3. 临床意义　测定呼吸道有无阻力的重要指标。

（1）阻塞性通气障碍患者，由于气道阻塞、呼气延长，其 FEV_1 和 FEV_1/FVC%均降低。

（2）可逆性气道阻塞中，如支气管哮喘，其值亦可较前改善。

（3）限制性通气障碍时，如弥漫性肺间质疾病，患者可正常，甚至可达 100%。

（三）最大呼气中段流量（MMF）

1. 定义　根据用力肺活量曲线而计算得出用力呼出 25%~75%的平均流量。

2. 临床意义　作为评价早期小气道阻塞的指标。小气道阻塞 MMF 降低，比 FEV_1/FVC%更能反映阻塞情况。

（四）肺泡通气量（VA）

1. 定义　安静状态下每分钟进入呼吸性细支气管及肺泡与气体交换的有效通气量。正常成年人潮气容积为 500ml，其中 150ml 为无效腔气。

2. 生理无效腔　解剖无效腔加肺泡无效腔称生理无效腔。

（1）解剖无效腔：不参与气体交换，仅在呼吸细支气管以上气道中起传导作用。

（2）肺泡无效腔：肺泡中无相应毛细血管血流交换的气体。

（五）临床应用

1. 通气功能的判断　肺功能检查的初筛项目。根据上述各项指标，并结合气速指数（正常为1），可对通气功能做出初步判断、判断肺功能状况和通气功能障碍类型。

气速指数＝（MVV 实测值/预计值%）/（VC 实测值/预计值%）

（1）肺功能不全分级，见表 5-3-1。

表 5-3-1　肺功能不全分级

分　级	VC 或 MVV 实测值/预计值%	FEV_1/FVC%
基本正常	>80	>70
轻度减退	80~71	70~61
显著减退	70~51	60~41
严重减退	50~21	≤40
呼吸衰竭	≤20	

（2）通气功能障碍分型，见表 5-3-2。

表 5-3-2　通气功能障碍分型

	FEV_1/FVC%	MVV	VC	气速指数	RV	TLC
阻塞性	↓↓	↓↓	正常或↓	<1.0	↑	正常或↑
限制性	正常或↑	↓或正常	↓↓	>1.0	正常或↓	↓
混合性	↓	↓	↓	=1.0	不定	不定

2. 阻塞性肺气肿程度的判断，见表 5-3-3。

表 5-3-3　阻塞性肺气肿程度判断

程　　度	RV/TLC（%）	平均肺泡氮浓度（%）
无肺气肿	≤35	2.47
轻度肺气肿	36~45	4.43
中度肺气肿	46~55	6.15
重度肺气肿	≥56	8.40

3. 气道阻塞的可逆性判断及药物疗效的判断　支气管舒张试验。

（1）方法

1）测定前患者 24 小时停用支气管舒张药，再行常规肺功能测定。

2）当结果提示 FEV_1 或 $FEV_1/FVC\%$ 降低时，吸入沙丁胺醇 0.2mg 后 15~20 分钟，重复测定 FEV_1 与 $FEV_1/FVC\%$。然后按下列公式计算通气改善率来进行判断：

$$通气改善率=（用药后测定值-用药前测定值）/（用药前测定值）\times100\%$$

（2）结果判断：改善率>15%，判定为阳性。15%~24% 为轻度可逆，25%~40% 为中度可逆，>40% 为高度可逆。

　　主治语录：支气管哮喘患者改善率至少应达 12% 以上，且其绝对值增加 200ml 或以上，慢性阻塞性肺疾病患者改善率不明显。

4. 最大呼气流量（PEF）

（1）用力肺活量测定过程中，呼气流速最快时的瞬间流速，又称峰值呼气流速，主要反映呼吸肌的力量及气道有无阻塞。

（2）PEF 日变异率 =（日内最高 PEF - 日内最低 PEF）/

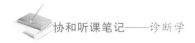

［1/2（同日内最高 PEF＋最低 PEF）］×100%

（3）正常值一般<20%，≥20%对支气管哮喘诊断有意义。

5. 支气管激发试验

（1）支气管激发试验是测定气道反应性的一种方法。

（2）临床意义，用于协助支气管哮喘的诊断，阳性可确定诊断。

第二节　换气功能检查

一、气体分布

1. 测定方法　单次呼吸法，即一口气氮稀释法。

2. 临床意义　吸入气体分布不均匀主要是由于不均匀的气流阻力和顺应性。临床上支气管痉挛、受压可出现不均匀的气流阻力；间质性肺炎、肺纤维化、肺气肿、肺淤血、肺水肿等可降低肺顺应性。

二、通气/血流比值

临床意义：V/Q 比例失调是肺部疾病产生缺氧的主要原因。临床上见于肺实质、肺血管疾病，如肺炎、肺不张、呼吸窘迫综合征、肺栓塞和肺水肿等。

三、肺泡弥散功能

1. 肺泡弥散　肺泡内气体中和肺泡壁毛细血管中的氧和二氧化碳，通过肺泡壁毛细血管膜进行气体交换的过程。

2. 测定方法　单次呼吸法、恒定状态法和重复呼吸法三种。临床上较常用单次呼吸法。

3. 临床意义

（1）弥散量降低，常见于肺间质纤维化、石棉肺、肺气肿、肺结核、气胸、肺部感染、肺水肿、先天性心脏病、风湿性心脏病、贫血等。

（2）弥散量增加可见于红细胞增多症、肺出血等。

主治语录：外呼吸进入肺泡的氧通过肺泡毛细血管进入血液循环，而血中的二氧化碳通过弥散排到肺的过程称换气。

第三节 小气道功能检查

一、闭合容积

闭合容积（CV）是指平静呼气至残气位时，肺下垂部小气道开始闭合时所能继续呼出的气体量；而小气道开始闭合时肺内留存的气体量则称为闭合总量（CC），CC＝CV＋RV。

二、最大呼气流量-容积曲线（MEFV）

1. 定义 为受试者在做最大用力呼气过程中，将呼出的气体容积与相应的呼气流量所记录的曲线，或称流量-容积曲线（V-V曲线）。

2. 判定指标及临床意义 临床上常用 VC50％和 VC25％时的呼气瞬时流量（Vmax50 和 Vmax25）作为检测小气道阻塞的指标，凡两指标的实测值/预计值小于 70％，且 $V_{50}/V_{25}<2.5$ 即认为有小气道功能障碍。观察 MEFV 曲线的下降支斜率的形状可判断气道阻塞的部位。

3. 低密度混合气体流量 低密度混合气体流量呼吸密度较空气低约 2/3 的氮（80％）＋氧（20％）混合气体所描绘的MEFV 曲线，可更敏感地早期发现小气道阻塞和功能障碍，而且可用于鉴别小气道阻塞的部位及是否具有可逆性。

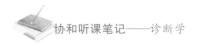

三、频率依赖性肺顺应性

1. 肺顺应性　单位压力改变时所引起的容积变化，用以反映肺组织的弹性，通常包括肺顺应性、胸壁顺应性和总顺应性。肺顺应性分为静态顺应性（Cstat）和动态顺应性（Cdyn）2种。

2. 肺静态弹性回缩力增加和 Cstat 降低　见于肺纤维化等疾病，肺静态弹性回缩力降低和 Cstat 增加，见于肺气肿。

✎ 主治语录：频率依赖性肺顺应性是小气道功能检查最敏感的指标。

第四节　血气分析和酸碱测定

一、血气分析的指标

（一）动脉血氧分压（PaO_2）

1. 定义　血液中物理溶解的氧分子所产生的压力。健康成年人随年龄增大而降低，年龄预计公式为 $PaO_2 = 100mmHg -$（年龄×0.33）±5mmHg。

2. 参考值　95～100mmHg。

3. 临床意义

（1）判断有无缺氧和缺氧的程度

1）造成低氧血症的原因有肺泡通气不足、通气血流（V/Q）比例失调、分流及弥散功能障碍等。

2）低氧血症分为轻、中、重三型。轻度，80～60mmHg；中度，60～40mmHg；重度，<40mmHg。

（2）判断有无呼吸衰竭的指标

1）若在海平面附近、安静状态下呼吸空气时 PaO_2 测定值<60mmHg，并可除外其他因素（如心脏内分流等）所致的低氧血症，即可诊断为呼吸衰竭。

2）呼吸衰竭可分为Ⅰ型和Ⅱ型。Ⅰ型是指缺氧而无 CO_2 潴留（PaO_2<60mmHg，$PaCO_2$ 降低或正常）；Ⅱ型是指缺氧伴有 CO_2 潴留（PaO_2<60mmHg，$PaCO_2$>50mmHg）。

（二）肺泡-动脉血氧分压差

1. 定义　肺泡氧分压（P_AO_2）与动脉血氧分压（PaO_2）之差 $[P_{(A-a)}O_2]$，是反映肺换气功能的指标，有时较 PaO_2 更为敏感，能较早地反映肺部氧摄取状况。

2. 计算公式　P_AO_2 不能直接测取，是通过简化的肺泡气方程式计算得出。

$$P_AO_2 = P_IO_2 - PaCO_2/R = (PB - PH_2O) \times F_IO_2 \times PaCO_2/R$$

式中 P_IO_2 为吸入气氧分压、$PaCO_2$ 为动脉血二氧化碳分压、R 为呼吸交换率、PB 为大气压、PH_2O 为水蒸气压、F_IO_2 为吸入气氧浓度。

3. 参考值　正常青年人为 15～20mmHg，随年龄增加而增大，但最大不超过 30mmHg。

4. 临床意义

（1）$P_{(A-a)}O_2$ 增大伴有 PaO_2 降低，提示肺本身受累所致氧合障碍，主要见于以下情况。

1）右向左分流或肺血管病变使肺内动-静脉解剖分流增加致静脉血掺杂。

2）弥漫性间质性肺病、肺水肿、急性呼吸窘迫综合征等所致的弥散障碍。

3）V/Q 比例严重失调，如阻塞性肺气肿、肺不张或肺栓塞。

（2）$P_{(A-a)}O_2$ 增大无 PaO_2 降低，见于肺泡通气量明显增加，

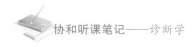

而大气压、吸入气氧浓度与机体耗氧量不变时。

（三）动脉血氧饱和度（SaO_2）

1. 定义　动脉血氧与血红蛋白（Hb）结合的程度，是单位 Hb 含氧百分数，即 SaO_2 = （HbO_2／全部 Hb）× 100% = 血氧含量／血氧结合率×100%。

2. 参考值　95%~98%。

3. 临床意义　可作为判断机体是否缺氧的一个指标，但是反映缺氧并不敏感，而且有掩盖缺氧的潜在危险。

（四）混合静脉血氧分压（PvO_2）

1. 定义　物理溶解于混合静脉血中的氧产生的压力，常作为判断组织缺氧程度的一个指标。

2. 参考值　35~45mmHg。

3. 临床意义　该指标存在生理变异，老年人或健康青壮年剧烈运动后均可降低。

（五）动脉血氧含量（CaO_2）

1. 定义　单位容积（每升）的动脉血液中所含氧的总量（mmol）或每百毫升动脉血含氧的毫升数。

2. 参考值　8.55~9.45mmol/L。

3. 临床意义　CaO_2 是反映动脉血携氧量的综合性指标。

（六）动脉血二氧化碳分压（$PaCO_2$）

1. 定义　物理溶解在动脉血中的 CO_2（正常时每 100ml 中溶解 2.7ml）分子所产生的张力。

2. 参考值　35~45mmHg，平均值 40mmHg。

3. 临床意义

（1）判断呼吸衰竭类型与程度的指标：Ⅰ型呼吸衰竭，$PaCO_2$ 可正常或略降低；Ⅱ型呼吸衰竭，$PaCO_2$ 必须>50mmHg；肺性脑病时，$PaCO_2$ 一般应>70mmHg。

（2）判断呼吸性酸碱平衡失调的指标：$PaCO_2$>45mmHg 提示呼吸性酸中毒；$PaCO_2$<35mmHg 提示呼吸性碱中毒。

（3）判断代谢性酸碱失调的代偿反应：代谢性酸中毒时经肺代偿后 $PaCO_2$ 降低，代谢性碱中毒时经肺代偿后 $PaCO_2$ 升高。

（七）pH

1. 定义　表示体液氢离子的浓度的指标或酸碱度。

2. 参考值　pH 7.35~7.45，平均 7.40。

3. 临床意义

（1）判断酸碱失调中机体代偿程度的重要指标。

（2）pH<7.35 为失代偿性酸中毒，存在酸血症。

（3）pH>7.45 为失代偿性碱中毒，存在碱血症。

（4）pH 正常可有三种情况。无酸碱失衡、代偿性酸碱失衡、混合性酸碱失衡。

（八）标准碳酸氢盐（SB）

1. 定义　在 38℃，血红蛋白完全饱和，经 $PaCO_2$ 为 40mmHg 的气体平衡后的标准状态下所测得的血浆 HCO_3^- 浓度。

2. 参考值　22~27mmol/L，平均 24mmol/L。

3. 临床意义　准确反应代谢性酸碱平衡的指标。SB 一般不受呼吸的影响。

（九）实际碳酸氢盐（AB）

1. 定义　在实际 $PaCO_2$ 和血氧饱和度条件下所测得血浆 ［HCO_3^-］含量。

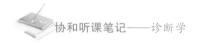

2. 参考值　22～27mmol/L。

3. 临床意义

（1）AB 同样反映酸碱平衡中的代谢性因素，但在一定程度上受呼吸因素的影响。

（2）AB 增高可见于代谢性碱中毒，亦可见于呼吸性酸中毒经肾脏代偿时的反映；AB 降低既见于代谢性酸中毒，又见于呼吸性碱中毒经肾脏代偿的结果。

（3）AB 与 SB 的差数，反映呼吸因素对血浆 HCO_3^- 影响的程度。当呼吸性酸中毒时，AB＞SB；当呼吸性碱中毒时，AB＜SB；相反，代谢性酸中毒时，AB＝SB＜正常值；代谢性碱中毒时，AB＝SB＞正常值。

（十）缓冲碱（BB）

1. 定义　血液中一切具有缓冲作用的碱性物质的总和，包括 HCO_3^-、Hb^- 和血浆蛋白（Pr^-）和 HPO_4^{2-}。是反映代谢性因素的指标。

2. 参考值　45～55mmol/L，平均 50mmol/L。

3. 临床意义

（1）反映机体对酸碱平衡失调时总的缓冲能力，不受呼吸因素的影响。

（2）BB 减少提示代谢性酸中毒，BB 增加提示代谢性碱中毒。

（十一）剩余碱（BE）

1. 定义　在 38℃，血红蛋白完全饱和，经 $PaCO_2$ 为 40mmHg 的气体平衡后的标准状态下，将血液标本滴定至 pH 等于 7.40 所需要的酸或碱的量，表示全血或血浆中碱储备增加或减少的情况。需加酸者表示血中有多余的碱，BE 为正值；相反，需加碱者表明血中碱缺失，BE 为负值。

2. 参考值　0±2.3mmol/L。

3. 临床意义　BE 只反映代谢性因素的指标，与 SB 的意义大致相同。

（十二）血浆 CO_2 含量（$T\text{-}CO_2$）

1. 定义　血浆中结合的和物理溶解的 CO_2 总含量。

2. 参考值　25.2mmol/L。

3. 临床意义　$T\text{-}CO_2$ 因受呼吸影响，故在判断混合性酸碱失调时，其应用受到限制。如 CO_2 潴留和代谢性碱中毒时 $T\text{-}CO_2$ 增加；而过度通气和代谢性酸中毒时 $T\text{-}CO_2$ 降低。

（十三）阴离子间隙（AG）

1. 定义　血浆中的未测定阴离子（UA）与未测定阳离子（UC）的差值。

2. 参考值　8~16mmol/L。

3. 临床意义

（1）高 AG 以产生过多酸为特征，常见于乳酸酸中毒、尿毒症、酮症酸中毒。

（2）正常 AG 代谢性酸中毒，又称为高氯型酸中毒，可由 HCO_3^- 减少（如腹泻）、酸排泄衰竭（如肾小管酸中毒）或过多使用含氯的酸（如盐酸精氨酸）。

（3）判断三重酸碱失衡中 AG 增大的代谢性酸中毒。>30mmol/L时肯定酸中毒；20~30mmol/L 时酸中毒可能性很大。表 5-3-4 为判定酸碱平衡失调常用指标的临床意义。

表 5-3-4　酸碱平衡失调常用指标

指　标	正常值	临床意义
pH	7.35~7.45	正常范围内属于正常或代偿，<7.35 为失代偿性酸中毒，>7.45 为失代偿性碱中毒

续 表

指 标	正常值	临床意义
PaO_2	95~100mmHg	<60mmHg 为呼吸衰竭
$PaCO_2$	35~45mmHg	Ⅱ型呼吸衰竭时>50mmHg；肺性脑病时，一般应>70mmHg
AB	22~27mmol/L	反映代谢性因素但受呼吸因素影响，呼吸性酸中毒 AB>SB，呼吸性碱中毒 AB<SB
SB	22~27mmol/L	代谢性酸中毒 AB=SB<正常值，代谢性碱中毒 AB=SB>正常值
BE	0±2.3mmol/L	反映代谢性因素的指标，正值为代谢性碱中毒，负值为代谢性酸中毒
BB	45~55mmol/L	反映代谢性因素的指标，减少提示代谢性酸中毒，增加提示代谢性碱中毒
$T-CO_2$	25.2mmol/L	反映 HCO_3^- 的含量，受呼吸因素影响
AG	8~16mmol/L	用于判断单纯代谢性酸中毒及三重酸碱平衡失调中代谢性酸中毒情况，分为高 AG 和正常 AG 代谢性酸中毒

二、酸碱平衡失调的类型及血气特点

(一) 单纯酸碱平衡失调

1. 代谢性酸中毒　AB、SB、BB 下降，pH 接近或达到正常，BE 负值增大，$PaCO_2$ 下降。当机体不能代偿时，$PaCO_2$ 正常或增高，pH 下降。

2. 呼吸性酸中毒　急性呼吸性酸中毒时，$PaCO_2$ 增高，pH 下降，AB 正常或略升高、BE 基本正常。慢性呼吸性酸中毒时，$PaCO_2$ 增高，pH 正常或降低，AB 升高，AB>SB，BE 正值增大。

3. 代谢性碱中毒　AB、SB、BB 增高，pH 接近正常，BE 正值增大，$PaCO_2$ 上升。

4. 呼吸性碱中毒　$PaCO_2$ 下降，pH 正常或升高，AB 在急性呼吸性碱中毒时正常或轻度下降，慢性呼吸性碱中毒时下降明显，AB<SB，BE 负值增大。

（二）二重酸碱平衡失调

1. 呼吸性酸中毒合并代谢性酸中毒　$PaCO_2$ 上升、正常或轻度下降，pH 明显降低，AB、SB、BB 减少、正常或轻度升高，BE 负值增大。

2. 呼吸性酸中毒合并代谢性碱中毒　$PaCO_2$ 上升，pH 升高、正常或下降，AB 明显增加，并超过预计代偿的限度；急性呼吸性酸中毒时 HCO_3^- 的增加不超过 3～4mmol/L，BE 正值增大。

3. 呼吸性碱中毒合并代谢性酸中毒　$PaCO_2$ 下降，AB、SB、BB 减少，BE 负值增大，pH 升高或大致正常。

4. 呼吸性碱中毒合并代谢性碱中毒　$PaCO_2$ 下降、正常或轻度升高，pH 明显上升，AB 增加、正常或轻度下降，BE 正值增大。

（三）三重酸碱失衡

1. 呼吸性酸中毒合并高 AG 型代谢性酸中毒和代谢性碱中毒　$PaCO_2$ 升高，AB、SB、BB 增加，BE 正值加大，［Cl^-］降低，AG 增高，pH 多下降。

2. 呼吸性碱中毒合并高 AG 型代谢性酸中毒和代谢性碱中毒　$PaCO_2$ 下降，AB、SB、BB 增加，AG 升高，pH 多下降。

三、酸碱平衡失调的判断方法

（一）酸碱平衡诊断卡

查阅此卡时先将临床实测血气结果 pH、$PaCO_2$ 值分别与图

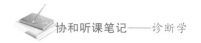

中 pH、$PaCO_2$ 值相对应，然后依据实测 HCO_3^- 值与图中相应 HCO_3^- 值范围来判断是单纯性酸碱失调或混合性酸碱失调。如西加德-安德森酸碱卡。

（二）临床应用动脉血气判断酸碱失调的步骤

1. 根据 pH 判断酸中毒或碱中毒　pH>7.45 说明存在碱中毒，pH<7.35 说明存在酸中毒。单纯看 pH 不能明确是否存在代偿性酸碱平衡失调，也不能明确原发因素为代谢性还是呼吸性因素。

2. 查找原发因素确定代谢性或呼吸性酸碱平衡失调

（1）代谢性因素：原发性 HCO_3^- 增多或减少为代谢性碱中毒或代谢性酸中毒的因素。

1）代谢性碱中毒的常见原因为低氯或低钾。

2）代谢性酸中毒的原因多为产酸增多（如乳酸或酮体）、排酸障碍（如肾脏疾病）及失碱增多（如腹泻）等。

（2）呼吸性因素：原发性 H_2CO_3 增多或减少是呼吸性酸中毒或呼吸性碱中毒的因素。

1）呼吸性酸中毒的因素多为呼吸系统疾病如慢性阻塞性肺疾病、哮喘、胸廓畸形、呼吸肌麻痹、异物阻塞等。

2）呼吸性碱中毒多为过度通气所致如癔症、颅脑损伤等。

3. 通过确定代偿情况明确是否为单纯性或混合性酸碱平衡失调　在单纯性酸碱紊乱时，$[HCO_3^-]$／$[H_2CO_3]$ 其中一个因素确定为原发性因素后，另一个因素即为继发性代偿性反应。机体的代偿反应有一定的规律，包括代偿方向、时间、代偿预计值与代偿极限。

4. 根据 AG 值判断代谢性酸中毒情况　一般情况下，AG>16mmol/L 可能存在代谢性酸中毒，若 AG>30mmo/L 则肯定存在代谢性酸中毒。

历年真题

1. 小气道功能的测定最敏感的指标是
   A. 频率依赖性肺顺应性
   B. 1 秒用力肺活量
   C. 支气管扩张试验
   D. 支气管激发试验
   E. 闭合容积

2. 功能残气量是指
   A. 平静呼气后仍残留于肺内的气量
   B. 最大呼气后仍残留于肺内的

气量

C. 平静吸气末做最大吸气后再缓慢呼气至残气位时所呼出的全部气量

D. 深吸气后肺内的全部气量

E. 深吸气至肺总量后以最快速度、最大用力所能呼出的全部气量

参考答案：1. A 2. A

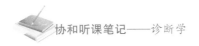

第四章　内　镜　检　查

> ## 核心问题
>
> 1. 掌握内镜检查的适应证、禁忌证和并发症。
> 2. 了解内镜检查的操作要点和部分疾病的内镜表现。

内容精要

内镜是观察内脏病变准确而有效的检查方法。纤维内镜在消化道疾病的诊断和治疗上发挥了重大的作用，目前电子内镜的发展迅速，正在逐渐取代纤维内镜成为疾病诊断和治疗的先进手段。

第一节　上消化道内镜检查

一、适应证

1. 吞咽困难，胸骨后疼痛、烧灼，上腹部疼痛、不适、饱胀、食欲减退等上消化道症状原因不明者。

2. 不明原因的上消化道出血。急性上消化道出血，早期检查不仅可获病因诊断，尚可同时进行治疗。

3. X 线钡剂检查不能确诊或不能解释的上消化道病变。特别是黏膜病变和疑有肿瘤者。

4. 需要随访观察的病变，如溃疡病、萎缩性胃炎、术后胃、反流性食管炎、Barrett 食管等。

5. 药物治疗前后对比观察或手术后随访。

6. 内镜下治疗，如异物取出、止血、食管静脉曲张的硬化剂注射与套扎、食管狭窄的扩张与内支架放置治疗、上消化道息肉切除、黏膜切除等。

二、禁忌证

1. 严重心肺疾患，如严重心律失常、心力衰竭、心肌梗死急性期、严重呼吸衰竭及支气管哮喘发作期等。轻症心肺功能不全不属禁忌，必要时在监护条件下进行。

2. 休克、昏迷等危重状态。

3. 神志不清，精神失常，不能合作者。

4. 食管、胃、十二指肠穿孔急性期。

5. 严重咽喉疾患、腐蚀性食管炎和胃炎、巨大食管憩室、主动脉瘤及严重颈胸段脊柱畸形等。

6. 急性病毒性肝炎或胃肠道传染病一般暂缓检查；慢性乙、丙型肝炎或病原携带者、艾滋病患者应具备特殊的消毒措施。

三、检查方法

（一）检查前准备

1. 检查前禁食 8 小时。

2. 询问病史、必要的体检、解释工作、取得患者的合作。

3. 麻醉。

4. 过分紧张者可用镇静药；为使视野更清晰可口服去泡剂。

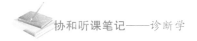

5. 检查胃镜及配件。备好监护设备、氧气及急救药品。

（二） 检查方法要点

1. 患者取左侧卧位，双腿屈曲，头垫低枕，使颈部松弛。

2. 口边置弯盘、嘱患者咬紧牙垫，铺上消毒巾或毛巾。

3. 医师左手持胃镜操纵部，右手持胃镜先端约 20cm 处，直视下将胃镜经口插入咽部，缓缓沿舌背、咽后壁插入食管。嘱患者深呼吸，配合吞咽动作将减少恶心，有助于插管。注意动作轻柔，避免暴力。勿误入气管。

4. 胃镜先端通过齿状线插入贲门后，在胃底部略向左、上可见胃体腔，推进至幽门前区，进入十二指肠球部，将先端右旋上翘 90°，操纵者向右转体 90°，调整胃镜深度，可见十二指肠降部及乳头部。退镜，逐段观察十二指肠、胃及食管各段病变。

5. 对病变部位可摄像、染色、局部放大、活检、刷取细胞涂片及抽取胃液检查以助诊。

6. 退出胃镜时尽量抽气防止腹胀。

主治语录：操作前要熟悉消化道的解剖位置，操作过程中知识和操作技巧是必需的，此外要做到胆大心细。

四、并发症

1. 一般并发症　喉头痉挛，下颌关节脱臼，咽喉部损伤、腮腺肿大、食管贲门黏膜撕裂等。

2. 严重并发症　①心搏骤停，心肌梗死、心绞痛等。②食管、胃肠穿孔，多由于操作粗暴，盲目插镜造成。③感染。④低氧血症。⑤出血。

五、常见上消化道疾病的内镜表现

1. 慢性胃炎

（1）慢性非萎缩性胃炎：不伴有胃黏膜萎缩性改变，胃黏膜层见以淋巴细胞和浆细胞为主的慢性炎症细胞浸润。胃镜下主要表现为红斑（点、片状或条状）、黏膜粗糙不平、出血点/斑、黏膜水肿、渗出等。

（2）慢性萎缩性胃炎：黏膜已经发生了萎缩性改变。胃镜下慢性萎缩性胃炎有两种类型，即单纯萎缩性胃炎和萎缩性胃炎伴增生。前者主要表现为黏膜红白相间，白相为主、血管显露、色泽灰暗、皱襞变平甚至消失；后者主要表现为黏膜呈颗粒状或结节状。

（3）特殊类型胃炎：包括感染性胃炎、化学性胃炎等。

2. 溃疡

（1）活动期：可见圆形或椭圆形凹陷，直径多在 0.5～1.5cm，底部覆以白苔，血痂或血凝块，周围黏膜充血、水肿，呈堤状隆起。

（2）愈合期：溃疡缩小、变浅、表面薄白苔，边缘光滑整齐，周边水肿消失，再生上皮明显呈红色栅状，溃疡边缘可见黏膜皱襞向中央集中。

（3）瘢痕期：溃疡消失，为再生上皮覆盖，黏膜发红，呈栅状，向心性呈放射状集中。

3. 肿瘤　溃疡型癌主要发生在胃窦，一般较良性溃疡大而不规则，周边不整齐，底部不平，触之质硬，黏膜脆易出血，根据形态分为隆起型、溃疡型、浸润型。

第二节　下消化道内镜检查

一、适应证

1. 不明原因的便血，大便习惯改变；有腹痛、腹块、消瘦、贫血等征象或怀疑有结、直肠及末端回肠病变者。

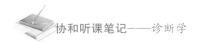

2. 钡剂灌肠或乙状结肠镜检查有狭窄、溃疡、息肉、癌肿、憩室等病变，需进一步确诊者。

3. 转移性腺癌、CEA、CA19-9等肿瘤标志物升高，需寻找原发病灶者。

4. 炎症性肠病的诊断与随访。

5. 结肠癌术前确诊，术后随访，息肉摘除术后随访。

6. 行镜下止血、息肉切除、整复肠套叠和肠扭转、扩张肠狭窄及放置支架解除肠梗阻等治疗。

二、禁忌证

1. 肛门、直肠严重狭窄。

2. 急性重度结肠炎，如急性细菌性痢疾，急性重度溃疡性结肠炎及憩室炎等。

3. 急性弥漫性腹膜炎，腹腔脏器穿孔，多次腹腔手术，腹内广泛粘连及大量腹水者。

4. 妊娠期妇女。

5. 严重心肺功能衰竭，精神失常及昏迷患者。

三、检查方法

（一）检查前准备

1. 检查前1天进流质饮食，当天晨禁食。

2. 肠道清洁。

3. 询问病史，体检，解释工作，争取患者配合。

4. 术前可肌内注射地西泮 5~10mg、哌替啶 50mg。

5. 备有监护及抢救设备。

6. 检查结肠镜及配件。

（二）检查方法要点

1. 嘱患者穿上带孔洞的检查裤，取左侧卧位，双腿屈曲。

2. 先做直肠指检，了解一般情况。助手将肠镜先端涂上润滑剂后，嘱患者张口呼吸，放松肛门括约肌，以右手示指按压镜头，使镜头滑入肛门，此后按术者指令循腔进镜。

3. 遵照循腔进镜原则，少量注气、适当钩拉、去弯取直、防袢、解袢。助手随时用沾有硅油纱布润滑镜身，逐段缓慢插入肠镜。特别注意抽吸气体使肠管缩短，在脾曲、肝曲处适当钩拉、旋镜，并配合患者呼吸及体位进镜，以减小转弯处的角度，缩短检查的距离。

4. 助手按检查要求以适当的手法按压腹部，以减少乙状结肠、横结肠结袢。

5. 到达回盲部的标志为内侧壁皱装夹角处可见圆形或椭圆形漏斗状的阑尾开口，Y 形的盲尖皱襞及鱼口样的回盲瓣。部分患者在右下腹体表可见到集中的光团。在回盲瓣口尽可能调整结肠镜前端角度，伺机插入或挤进回盲瓣，观察末端回肠15～30cm 的肠腔与黏膜。

6. 退镜，操纵上下左右旋钮，环视肠壁，适量注气、抽气，逐段仔细观察，注意肠腔大小，肠壁及袋囊情况。对转弯部位或未见到结肠全周的肠段，调整角度钮及进镜深度，甚至适当更换体位，重复观察。

7. 对有价值部位可摄像、取活检及行细胞学等检查助诊。

8. 做息肉切除及止血治疗者，应用抗生素数天，半流食和适当休息 3～4 天。

四、并发症

肠穿孔、肠出血、肠系膜裂伤、心脑血管意外和气体爆炸。

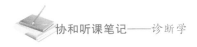

五、结肠疾病的内镜诊断

1. 结肠疾病的基本病变是炎症、溃疡及肿瘤，与上消化道疾病有相似之处。

2. 溃疡性结肠炎患者镜下见黏膜广泛充血、水肿、糜烂或表浅溃疡，表面有脓苔和渗出物，形态多样，并伴炎性息肉形成。

3. Corhn 病患者镜下见跳跃式分布的纵行或匐行性深溃疡，附近常有多发大小不等炎性息肉，周围黏膜正常或呈鹅卵石样增生，肠壁明显增厚，肠腔明显狭窄。

4. 结肠良性肿瘤以腺瘤、息肉多见，其大小、形态、有无蒂，对判断类型及预后甚为重要。

5. 大肠恶性肿瘤近年来有增多之势，好发于直肠、乙状结肠。大多呈隆起型，表面发红，凹凸不平，多有糜烂或浅溃疡。

第三节　纤维支气管镜检查

一、适应证

1. 不明原因咯血，需明确出血部位和咯血原因者，或原因和病变部位明确，但内科治疗无效或反复大咯血而又不能行急诊手术需局部止血治疗者。

2. 胸部 X 线检查发现块影，肺不张、阻塞性肺炎，疑为肺癌者。

3. 胸部 X 线平片阴性，但痰细胞学阳性的"隐性肺癌"者。

4. 性质不明的弥漫性病变、孤立性结节或肿块，需钳取或针吸肺组织做病理切片或细胞学检查者。

5. 原因不明的肺不张或胸腔积液者。

6. 原因不明的喉返神经麻痹和膈神经麻痹者。

7. 不明原因的干咳或局限性喘鸣者。

8. 吸收缓慢或反复发作的肺炎。

9. 需用双套管吸取或刷取肺深部细支气管的分泌物做病原学培养，以避免口腔污染。

10. 用于治疗，如取支气管异物、肺化脓症吸痰及局部用药、手术后痰液潴留吸痰、肺癌局部瘤体的放疗和化疗等。另外，对于气道狭窄患者，可在纤支镜下行球囊扩张或放置镍钛记忆合金支架等介入治疗。

11. 肺部手术术前评估。

二、禁忌证

1. 对麻醉药过敏者以及不能配合检查的受检者。

2. 有严重心肺功能不全、严重心律失常、频发心绞痛者。

3. 全身状况极度衰弱不能耐受检查者。

4. 凝血功能严重障碍以致无法控制的出血倾向者。

5. 主动脉瘤有破裂危险者。

6. 新近有上呼吸道感染或高热、哮喘发作、大咯血者需待症状控制后再考虑做纤维支气管镜检查。

三、检查方法

（一）术前准备

1. 复习胸部 X 线平片，向患者说明注意事项以取得配合。

2. 术前受检者禁食 4 小时。

3. 术前半小时肌内注射阿托品 0.5mg 和地西泮 10mg。

（二）局部麻醉

常用 2% 利多卡因溶液，可咽喉喷雾，也可在纤支镜镜管插入气管后滴入或经环甲膜穿刺注入。

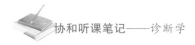

（三）操作步骤

患者一般取平卧位，术者在窥视下由鼻孔插入，看清声门，待声门张开时，将支气管镜送入气管，先查健侧后查患侧。

四、临床应用

1. 协助疾病诊断　①提高肺癌的确诊率。②鉴别肺不张的病因。③对胸部 X 线平片正常的咯血患者的诊断。④肺部感染性病变的诊断。⑤弥漫性肺部间质性疾病的诊断。⑥胸膜疾病的诊断。

2. 协助疾病治疗　①救治呼吸衰竭。②治疗胸外伤及胸腹手术后并发症。③取异物。④治疗肺部感染性疾病。⑤介入治疗。⑥肺泡蛋白沉积症的治疗。

五、并发症

喉痉挛；低氧血症；术中、术后出血；气胸；术后发热。

✐ 主治语录：纤维支气管镜不仅用于检查，还是治疗、抢救上的一项重要手段。

 历年真题

1. 胃镜检查适应证哪项不正确
   A. 上腹痛原因未明
   B. 呕血原因未明
   C. 胃溃疡性质未明
   D. 咯血查因
   E. 锁骨上淋巴结肿大查因
2. 胃镜检查的禁忌证哪项不正确

   A. 严重心衰
   B. 精神病不合作者
   C. 溃疡病急性穿孔者
   D. 吞腐蚀剂急性期
   E. 食管癌有吞咽梗阻者

参考答案：1. D　2. E

第六篇 病历书写

第一章 病历书写的基本要求

核心问题

掌握病历书写的基本要求。

内容精要

病历书写的基本要求：①内容真实，书写及时。②格式规范，项目完整。③表述准确，用词恰当。④字迹工整，签名清晰。⑤审阅严格，修改规范。⑥法律意识，尊重权利。

一、内容真实，书写及时

病历应按各种文件完成时间的要求及时书写。门（急）诊病历及时书写，入院记录应于患者入院后 24 小时内完成。危急患者的病历应及时完成，因抢救危急患者未能及时书写病历的，应在抢救结束后 6 小时内据实补记，并注明抢救完成时间和补记时间。

二、格式规范，项目完整

1. 各种表格栏内必须按项认真填写，无内容者画"/"

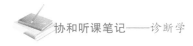

或"—"。

2. 每张记录用纸均须完整填写眉栏（患者姓名、住院号、科别、床号）及页码，以避免与其他患者混淆。

3. 度量衡单位一律采用中华人民共和国法定计量单位。

4. 各种检查报告单应分门别类按日期顺序整理好归入病历。

三、表述准确，用词恰当

要运用规范的汉语和汉字书写病历，要使用通用的医学词汇和术语。

四、字迹工整，签名清晰

病历书写应当使用蓝黑墨水或碳素墨水；各项记录书写结束时应在右下角签全名。

五、审阅严格，修改规范

上级医务人员有审查修改下级医务人员所书写病历的责任。

六、法律意识，尊重权利

对按照有关规定须取得患者书面同意方可进行的医疗活动，应当由患者本人签署同意书。患者不具备完全民事行为能力时，应当由其法定代理人签字；患者因病无法签字时，应当由其授权的人员签字；为抢救患者，在法定代理人或被授权人无法及时签字的情况下，可由医疗机构负责人或者被授权的负责人签字。

 历年真题

书写病历下列哪项不是基本要求 | A. 格式规范

B. 填写全面

C. 内容真实

D. 描述精练

E. 实验检查齐全

参考答案：E

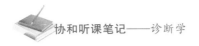

第二章 病历书写格式及内容

核心问题

了解住院病历的内容和门（急）诊病历的内容。

内容精要

病历为医务人员在医疗活动过程中形成的文字、符号、图表、影像、切片等资料的总和，包括门（急）诊病历和住院病历。

第一节 住院病历

住院病历内容包括住院病案首页、入院记录、病程记录、手术同意书、麻醉同意书、输血治疗知情同意书、特殊检查（特殊治疗）同意书、病危（重）通知书、医嘱单、辅助检查报告单、体温单、医学影像检查资料、病理资料等。

一、入院记录的内容和格式

（一）入院记录

内容包括一般项目、主诉、现病史、既往史、系统回顾、个人史、婚育史、月经史、生育史、家族史、体格检查、专科情况、辅助检查、病历摘要、诊断、初步诊断、医师签名等。

（二）再次或多次入院记录

再次或多次入院记录是指患者因同一种疾病再次或多次住入同一医疗机构时书写的记录。要求及内容基本同入院记录。

（三）24 小时内入出院记录或 24 小时内入院死亡记录

1. 患者入院不足 24 小时出院的，可书写 24 小时内入出院记录。内容包括患者姓名、性别、年龄、职业、入院时间、主诉、入院情况、入院诊断、诊疗经过、出院情况、出院诊断、出院医嘱、医师签全名。

2. 患者入院不足 24 小时内死亡的，可写 24 小时内入院死亡记录。内容和 24 小时内入出院记录基本相同，只是将出院诊断项改为死亡原因，死亡诊断。

二、病程记录

1. 首次病程记录　患者入院后由经治医师或值班医师书写的第一次病程记录，应当在患者入院 8 小时内完成。

2. 日常病程记录　对患者住院期间诊疗过程的经常性、连续性记录。对病危患者应当根据病情变化随时书写病程记录，每天至少一次，记录时间应当具体到分钟。对病重患者，至少2 天记录一次病程记录。对病情稳定的患者，至少 3 天记录一次病程记录。

3. 上级医师查房记录　上级医师查房时对患者病情、诊断、鉴别诊断、当前治疗措施疗效的分析及下一步诊疗意见的记录。主治医师首次查房记录应当于患者入院 48 小时内完成。

4. 疑难病例讨论记录　由科主任或具有副主任医师以上专

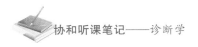

业技术任职资格的医师主持、召集有关医务人员对确诊困难或疗效不确切病例的讨论的记录。

5. 交（接）班记录 患者经治医师发生变更之际，交班医师和接班医师分别对患者病情及诊疗情况进行简要总结的记录。交班记录应当在交班前由交班医师书写完成；接班记录应当由接班医师于接班后 24 小时内完成。

6. 转科记录 患者住院期间需要转科时，经转入科室医师会诊并同意接收后，由转出科室和转入科室医师分别书写的记录。包括转出记录和转入记录。转出记录由转出科室医师在患者转出科室前书写完成（紧急情况除外）；转入记录由转入科室医师于患者转入后 24 小时内完成。

7. 阶段小结 患者住院时间较长，由经治医师每月所做病情及诊疗情况总结。

8. 抢救记录 患者病情危重，采取抢救措施时需做的记录。记录抢救时间应当具体到分钟。

9. 有创诊疗操作记录 在临床诊疗活动过程中进行的各种诊断、治疗性操作（如胸腔穿刺、腹腔穿刺等）的记录，应当在操作完成后即刻书写。

10. 会议记录（含会诊意见） 患者在住院期间需要其他科室或者其他医疗机构协助诊疗时，分别由申请医师和会诊医师书写的记录。

11. 术前小结 在患者手术前，由经治医师对患者病情所做的总结。

12. 术前讨论记录 因患者病情较重或手术难度较大，手术前在科主任或具有副主任医师以上专业技术任职资格的医师主持下，对拟施手术方式和术中可能出现的问题及应对措施所做的讨论。

13. 麻醉术前访视记录 在麻醉实施前，由麻醉医师对患者拟施麻醉进行风险评估的记录。麻醉术前访视可另立单页，也可在病程中记录。

14. 麻醉记录 麻醉医师在麻醉实施中书写的麻醉经过及处理措施的记录。麻醉记录应当另页书写。

15. 手术记录 手术者书写的反映手术一般情况、手术经过、术中发现及处理等情况的特殊记录，应当在术后 24 小时内完成。特殊情况下由第一助手书写时，应有手术者签名。另页书写。

16. 手术安全核查记录 由手术医师、麻醉医师和巡回护士三方，在麻醉实施前、手术开始前和患者离室前，共同对患者身份、手术部位、手术方式、麻醉及手术风险、手术使用物品清点等内容进行核对的记录。输血的患者还应对血型、用血量进行核对。手术安全核查记录应由手术医师、麻醉医师和巡回护士三方核对、确认并签字。

17. 手术清点记录 巡回护士对手术患者术中所用血液、器械、敷料等的记录，应当在手术结束后即时完成。巡回护士和手术器械护士签名。

18. 术后（首次）病程记录 手术者或第一助手医师在患者术后即时完成的病程记录。术后病程记录应连记 3 天，以后按病程记录规定进行记录。

19. 麻醉术后访视记录 麻醉实施后，由麻醉医师对术后患者麻醉恢复情况进行访视的记录。麻醉术后访视记录可另立单页，也可在病程中记录。麻醉医师签字并填写日期。

20. 出院记录 经治医师对患者此次住院期间诊疗情况的总结，应当在患者出院后 24 小时内完成。出院记录由经治医师书写，主治医师审核并签字。

21. 死亡记录 经主治医师对死亡患者住院期间诊疗和抢救经过的记录，应当在患者死亡后 24 小时内完成。记录死亡时间

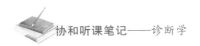

应当具体到分钟。死亡记录由经治医师书写，科主任或具有副主任医师以上专业技术任职资格的医师审核并签字。

22. 死亡病例讨论记录　在患者死亡 1 周内，由科主任或具有副主任医师以上专业技术职务任职资格的医师主持，对死亡病例进行讨论、分析的记录。

23. 病重（病危）患者护理记录　护士根据医嘱和病情对病重（病危）患者住院期间护理过程的客观记录。

三、同意书

（一）手术同意书

1. 手术同意书是指手术前，经主治医师向患者告知拟施手术的相关情况，并由患者签署是否同意手术的医学文书。

2. 内容包括术前诊断、手术名称、术中或术后可能出现的并发症、手术风险、患者签署意见并签名、经治医师和术者签名等。

（二）麻醉同意书

1. 麻醉同意书是指麻醉前，麻醉医师向患者告知拟施麻醉的相关情况，并由患者签署是否同意麻醉意见的医学文书。

2. 内容包括患者姓名、性别、年龄、病案号、科别、术前诊断、拟施手术方式、拟麻醉方式，患者基础疾病及可能对麻醉产生影响的特殊情况，麻醉中拟行的有创操作和监测，麻醉风险、可能发生的并发症及意外情况，患者签署意见并签名、麻醉医师签名并填写日期。

（三）输血治疗知情同意书

1. 输血治疗知情同意书是指输血前，经治医师向患者告知输血的相关情况，并由患者签署是否同意输血的医学文书。

2. 内容包括患者姓名、性别、年龄、科别、病案号、诊断、输血指征、拟输血成分、输血前有关检查结果、输血风险及可能产生的不良后果、患者签署意见并签名、医师签名并填写日期。

（四）特殊检查、特殊治疗同意书

1. 特殊检查、特殊治疗同意书是指在实施特殊检查、特殊治疗前，经治医师向患者告知特殊检查、特殊治疗的相关情况，并由患者签署是否同意检查、治疗的医学文书。

2. 内容包括特殊检查、特殊治疗项目名称、目的、可能出现的并发症及风险、患者签名、医师签名等。

四、住院病历中其他记录和文件

1. 病危（重）通知书 因患者病情危、重时，由经治医师或值班医师向患者家属告知病情，并由患方签名的医疗文书。一式两份。

2. 医嘱单 医师在医疗活动中下达的医学指令。

（1）医嘱单分为长期医嘱单和临时医嘱单。

（2）医嘱内容应当准确、清楚，每项医嘱应当只包含一个内容，并注明下达时间，应当具体到分钟。

（3）医嘱不得涂改。需要取消时，应当使用红色墨水标注"取消"字样并签名。

主治语录：一般情况下，医师不得下达口头医嘱。因抢救急危患者需要下达口头医嘱时，护士应当复诵一遍。抢救结束后，医师应当即刻据实补记医嘱。

3. 辅助检查报告单 患者住院期间所做各项检验、检查结

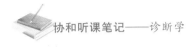

果的记录。

4. 体温单 体温单为表格式，以护士填写为主。

五、住院病案首页

1. 住院病案首页是病案中信息最集中、最重要、最核心的部分，内容包括患者基本信息、住院过程信息、诊疗信息、费用信息等。由经治医师于患者出院或死亡后 24 小时内完成。填写要求客观、真实、及时、规范、完整。

2. 住院病案首页应当使用规范的疾病诊断和手术操作名称。推荐采用国际流行的"SOAP"模式，即从首次病程记录开始分别按主观资料（S）、客观资料（O）、评估（A）、计划（P）方式，记录患者本次住院诊疗过程中的主诉及所有相关问题，列出充分的诊断依据，做出完整的疗效评价和处理计划。

第二节 门（急）诊病历

门（急）诊病历内容包括门（急）诊病历首页（封面）、病历记录、化验单（检验报告）、医学影像检查资料等。

一、门（急）诊病历首页（封面）

1. 门（急）诊病历首页（封面）应设有姓名、性别、出生年月、民族、婚姻、职业、住址、工作单位、药物过敏史、身份证号及门（急）诊病历编号等栏目。

2. 儿科患者、意识障碍患者、创伤患者及精神病患者就诊须写明陪伴者姓名及与患者的关系，必要时写明陪伴者工作单位、住址和联系电话。

二、门（急）诊病历记录

门（急）诊病历记录分为初诊病历记录和复诊病历记录。

1. 初诊病历记录 应当包括就诊时间、科别、主诉、现病史、既往史、阳性体征、必要的阴性体征、辅助检查结果，诊断、治疗处理意见和医师签名等。急诊病历书写就诊时间应当具体到分钟。

2. 复诊病历记录 应当包括就诊时间、科别、主诉、病史、必要的体格检查和辅助检查结果、诊断、治疗处理意见和医师签名等。

三、急诊留观记录

急诊留观记录是指急诊患者因病情需要留院观察期间的记录。重点记录观察期间患者的病情变化和诊疗措施，记录应简明扼要，并注明患者去向。

四、门（急）诊抢救记录

门（急）诊抢救危重患者时，应当书写门（急）诊抢救记录。书写内容及要求按照住院病历抢救记录要求执行。

第三节 表格式住院病历

表格式住院病历主要对主诉和现病史以外的内容进行表格化书写，项目内容完整且省时，有利于资料储存和病历的规范化管理。

表格式病历设计，应根据表格式病历规范和病历表格印制规范要求，结合本专科病种的特点和要求，选派高年资临床专家负责研究设计，报省卫生行政部门备案，经省、自治区或直辖市卫生行政部门审批后使用。初学者应首先学会书写完整病历，而不能依靠表格，待书写熟练之后，为了临床工作需要，再使用表格式住院病历。

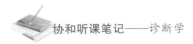

历年真题

门诊病历的重点为

    A. 主诉、现病史

    B. 个人史

    C. 入院前的详细病情

    D. 既往史

    E. 家族史

参考答案：A

第三章 电 子 病 历

核心问题

了解电子病历的概念。

内容精要

创建电子病历系统，能提高医疗效率和管理效能。以电子病历为核心的医院信息化建设是公立医院改革的重要内容之一。

一、电子病历的概念

电子病历系统是指医疗机构内部支持电子病历信息的采集、存储、访问和在线帮助，并围绕提高医疗质量、保障医疗安全、提升医疗效率而提供信息处理和智能化服务功能的计算机信息系统，既包括应用于门（急）诊、病房的临床信息系统，又包括检查检验、病理、影像、心电图、超声等医技科室的信息系统。

二、电子病历的功能

1. 让病历书写者按照《病历书写基本规范》格式及内容"写出"病历，随后可以打印出完整病历，并保留文本以供他用。系统设置了一些录入、编辑及支持功能，使"写作"更方

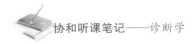

便，还可以提供临床试验病例及教学病例标识、查阅相关知识库等。

2. 电子病历系统可为患者建立个人信息数据库，授予唯一标识号码并确保与患者的医疗记录相对应。

3. 可对医嘱下达、传递及执行进行管理，并能校正医嘱使之完整合理；提供药物、耗材、诊疗项目等字典；对医嘱的医保政策符合性进行自动检查和提示；对药品应用的管理功能等。

4. 检验报告的管理功能，特别是危急结果提示功能，影像展现及测量功能等。

5. 展现功能，如以趋势图展现患者的生命体征、历次检查结果等。

6. 电子病历系统可为病历质量监控、医疗卫生服务信息及数据统计分析、医疗保险费用审核等提供技术支持。

7. 电子病历系统还可以不断扩展，如传染病上报、区域医疗信息对接共享等。

三、电子病历的书写和管理

1. 电子病历书写按照原卫生部《病历书写基本规范》执行。

2. 电子病历系统为操作人员提供专有的身份识别手段，并设置有相应权限，操作人员对本人身份标识的使用负责。

3. 门（急）诊电子病历记录以接诊医师录入确认即为归档，归档后不得修改。

4. 住院病历在患者出院时经上级医师审核后归档。归档后的电子病历由电子病历管理部门统一管理，必要时可打印纸质版本，打印的纸质版本需统一规格、字体、格式等。

5. 电子病历系统应具有严格的复制管理功能，不同患者的信息不得复制。

6. 患者诊疗活动过程中产生的非文字资料，如 CT、核磁共振、心电图、影像等，应纳入电子病历系统管理，确保随时调阅、内容完整。对于目前还不能电子化的知情同意书、植入材料条形码等医疗信息资料，可采取措施使之信息化后纳入电子病历并留存原件。

第七篇 诊断疾病的步骤和临床思维方法

第一章 诊断疾病的步骤

核心问题

掌握诊断疾病的步骤。

内容精要

诊断疾病的步骤，包括：①搜集临床资料。②分析综合、评价资料。③提出初步诊断。④验证或修正诊断。诊断疾病不能撒大网。必须按照诊断疾病的步骤进行，这种认识疾病的程序不能遗漏，不能跨越，一般不容颠倒。

一、搜集临床资料

1. 病史采集　采集病史的方法主要是问诊，也包括查阅患者的各种病历资料。病史的主体是症状，症状的特点及其发生发展与演变情况，对于形成诊断起重要作用。

2. 体格检查　在病史采集的基础上，对患者进行全面、规范和正确的体格检查，所发现的阳性体征和阴性表现，都可以成为诊断疾病的重要依据。

3. 实验室及辅助检查　在获得病史和体格检查资料的基础上，考虑可利用的实验室及辅助检查。在选择检查时应考虑：①检查的意义。②检查的时机。③检查的敏感性、准确性和特异性。④检查的安全性。⑤成本与效果分析等。检查及结果判读要及时。

主治语录：获得有效数据的前提是娴熟的问诊和体格检查技能。

二、分析、综合、评价资料

1. 确定主要临床问题　列出患者的所有症状，识别异常的体征，归纳整理为单一或多重问题。确定主要临床问题，包括症状、体格检查发现、实验结果的异常等。

2. 准确表述临床问题　简明、准确地概括患者的临床表现是鉴别诊断至关重要的切入点。

3. 辅助检查必须与临床资料相结合　临床医师应结合病史资料和体格检查结果综合考虑，而不应简单的采用检查结果诊断疾病。

在利用检查结果时必须考虑：①假阴性和假阳性问题。②准确性，误差大小。③稳定性，有无影响检查结果的因素。④真实性，结果与其他临床资料是否相符，如何解释等。

三、提出初步诊断

初步诊断只能为疾病进行必要的治疗提供依据，为验证和修正诊断奠定基础。

1. 在对各种临床资料进行分析、评价和综合以后，结合医师掌握的医学知识和临床经验，将可能性较大的疾病排列出来，

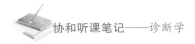

作为诊断假设，并排优先次序。选择可能性最大的、最能解释所有临床发现的疾病形成初步诊断。注意可能危及生命的诊断与可治疗疾病的诊断。

2. 初步诊断带有主观臆断的成分，这是由于在认识疾病的过程中，医师只发现了某些自己认为特异的征象。由于受到病情发展的不充分，病情变化的复杂性和医师认识水平的局限性等影响，这些征象在诊断疾病中的作用常受到限制，这是导致临床思维方法片面、主观的重要原因。

四、验证和修正诊断

1. 初步诊断是否正确，需要在临床实践中验证。这就要求临床医师根据病情的变化不断地验证或修改自己原有的诊断，在继续发展的疾病面前多次证实、补充、修改，如此循环往复，直到得出正确的诊断。

2. 提出初步诊断之后给予必要的治疗；客观细致的病情观察；某些检查项目的复查以及选择一些必要的特殊检查等，都将为验证诊断或修正诊断提供可靠依据。

 历年真题

不属于确立诊断的步骤及原则的是

A. 调查研究

B. 搜集资料

C. 综合分析

D. 患者签名

E. 初步诊断

参考答案：D

第二章　临床思维方法

> ## 核心问题
>
> 1. 了解临床思维的基本方法、特点和常见诊断失误的原因。
> 2. 掌握临床思维中应注意的问题和基本原则。

内容精要

临床思维方法是医师认识疾病、判断疾病过程中的推理和逻辑思维方法，也是临床医师将疾病的一般规律运用到判断特定个体所患疾病的思维过程。

一、临床思维的两大要素及应注意的问题

（一）临床思维的两大要素

1. 临床实践　通过各种临床实践活动，如病史采集、体格检查、选择必要的实验室和其他检查以及诊疗操作等工作，细致而周密地观察病情，发现问题，分析问题，解决问题。

2. 科学思维　这是对具体的临床问题比较、推理、判断的过程，在此基础上建立疾病的诊断。

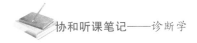

（二）诊断思维中应注意的问题

1. 现象与本质　现象指患者的临床表现，本质则为疾病的病理改变。在诊断分析过程中，要求现象能反映本质，现象要与本质统一。

2. 主要与次要　反映疾病本质的是主要临床资料，缺乏这些资料则临床诊断不能成立，次要资料虽然不能作为主要的诊断依据，但可为确立临床诊断提供旁证。

3. 局部与整体　局部病变可引起全身改变，因此不仅要观察局部变化，也要注意全身情况，不可"只见树木，不见森林"。

4. 典型与不典型　大多数疾病的临床表现易于识别，所谓的典型与不典型是相对而言的。

主治语录：造成临床表现不典型的因素有以下几种。①年老体弱患者。②疾病晚期患者。③治疗的干扰。④多种疾病的干扰影响。⑤婴幼儿。⑥器官移位者。⑦医师的认识水平等。

二、临床思维的基本方法

1. 推理　医师获取临床资料或诊断信息之后到形成结论的中间思维过程。

（1）演绎推理：从一般性原理即带有共性或普遍性的原理出发，推论出对个别事物的认识，得出新结论的思维方法。

（2）归纳推理：从个别性或特殊的临床资料推导出一般性或普遍性结论的推理。

（3）类比推理：根据两个或两个以上疾病在临床表现上有某些相同或相似，而其中一个或两个疾病还有另外某些表现或病理改变，由此而推出其诊断的推理方法。

2. 横向列举 根据疾病临床表现应考虑哪些可能，逐一列举，再进一步根据其他临床特征包括实验室检验结果，逐渐查找其诊断依据或选择实验检查或其他检查，逐步将思维导航到正确的方向，或者逐步缩小诊断范围，最后得到最可能的诊断，次可能的诊断，或还有更次的可能诊断。

3. 模式识别 临床医师见到经长期临床实践反复验证的某些"典型描述"、特定的"症状组合"，可以帮助医师迅速建立起初步诊断。如无痛性进行性梗阻性黄疸伴胆囊肿大，提示胰头癌。

4. 其他方法 对具体病例的诊断，也可应用以下的临床思维程序。

（1）从解剖的观点，有何结构异常。

（2）从生理的观点，有何功能改变。

（3）从病理生理的观点，提出病理变化和发病机制的可能性。

（4）考虑几个可能的致病原因。

（5）考虑病情的轻重，勿放过严重情况。

（6）提出 1~2 个特殊的假说。

（7）检验该假说的真伪，权衡支持与不支持的症状体征。

（8）寻找特殊的症状体征组合，进行鉴别诊断。

（9）缩小诊断范围，考虑诊断的最大可能性。

（10）提出进一步检查及处理措施。

三、诊断思维的基本原则

1. 首先考虑常见病、多发病。

2. 首先考虑器质性疾病的存在。

3. 首先考虑可治性疾病的诊断。

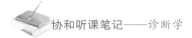

4. 应考虑当地流行和发生的传染病与地方病。

5. 尽可能以一种疾病去解释多种临床表现。

6. 实事求是原则。

7. 以患者为整体的原则。

四、循证医学在临床诊断思维中的应用

1. 循证医学的核心思想　将临床证据、医师经验与患者意愿三者相结合来制订医疗决策，包括诊断方法和治疗方案。

2. 循证医学重视当前可得的最佳临床证据　循证医学强调将临床证据按质量进行分级，在诊治患者时，优先参照当前可得（最新）的最高级别证据进行诊治决策，如果没有高级别证据，再按证据级别顺次考虑低级别证据。

五、临床诊断思维的特点与常见诊断失误的原因

1. 临床诊断思维的特点　①对象的复杂性。②时间的紧迫性。③资料的不完备性。④诊断的概然性。⑤诊断的动态性。

2. 常见诊断失误的原因　①病史资料不完整、不确切。②观察不细致或检查结果误差较大。③医学知识不足，缺乏临床经验。④其他，如病情表现不典型，诊断条件不具备以及复杂的社会原因等。

第三章　临床诊断的内容和格式

核心问题

了解临床诊断的内容，掌握其书写格式和要求。

内容精要

诊断是医师制订治疗方案的依据，诊断内容包括：①病因诊断。②病理解剖诊断。③病理生理诊断。④疾病的分型与分期。⑤并发症的诊断。⑥伴发疾病诊断。⑦症状或体征原因待诊诊断。

一、诊断的内容与格式

（一）诊断内容

1. 病因诊断　根据临床的典型表现，明确提出致病原因。如风湿性心瓣膜病、结核性脑膜炎等。病因诊断对疾病的发展、转归、治疗和预防都有指导意义，因此是最重要的、也是最理想的临床诊断内容。

2. 病理解剖诊断　对病变部位、性质、细微结构变化的判断，如二尖瓣狭窄、肝硬化等。

3. 病理生理诊断　是疾病引起的机体功能变化，如心功能

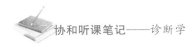

不全、肝肾功能障碍等。

4. 疾病的分型与分期　不少疾病有不同的分型与分期，其治疗及预后意义各不相同，诊断中亦应予以明确。如大叶性肺炎可有逍遥型、休克型；传染性肝炎可分甲、乙、丙、丁、戊、己、庚等多种类型。

5. 并发症的诊断　原发疾病的发展或是在原发病的基础上产生和导致机体脏器的进一步损害。如慢性肺部疾病并发肺性脑病等。

6. 伴发疾病诊断　伴发疾病或并存病是指同时存在的、与主要诊断的疾病不相关的疾病，其对机体和主要疾病可能发生影响，如龋齿、肠蛔虫症等。

7. 症状或体征原因待诊诊断　有些疾病一时难以明确诊断，临床上常用主要症状或体征的原因待诊作为临时诊断，如发热原因待诊、腹泻原因待诊等。

主治语录： 临床综合诊断传统上应写在病历记录末页的右下方，诊断之后要有医师签名，以示负责。

（二）临床综合诊断内容和格式举例

1. 风湿性心瓣膜病（病因诊断）。
（1）主动脉瓣关闭不全（病理形态诊断）。
（2）左心功能不全，心功能Ⅲ级（病理生理诊断）。
2. 亚急性感染性心内膜炎（并发症）。
3. 肠蛔虫症（伴发疾病）。

二、诊断书写要求

1. 疾病诊断名称的书写要符合国际疾病分类的基本原则。
2. 如初步诊断为多项时，应当主次分明。

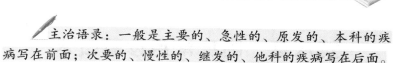

主治语录：一般是主要的、急性的、原发的、本科的疾病写在前面；次要的、慢性的、继发的、他科的疾病写在后面。

3. 病案首页选择好第一诊断。
4. 不要遗漏那些不常见的疾病和其他疾病的诊断。

第八篇 临床常用诊断技术

第一章 导 尿 术

核心问题

1. 掌握导尿术的适应证和禁忌证。
2. 了解导尿术的操作要点和注意事项。

内容精要

导尿术是通过导尿管将尿液引出体外，为临床诊断和治疗疾病的一种常用手段。

一、适应证

1. 尿潴留导尿减压。
2. 留尿做细菌培养、包括普通培养和膀胱灭菌尿培养。
3. 泌尿系统手术后及急性肾衰竭记录尿量。
4. 不明原因的少尿、无尿并可疑尿路梗阻者。
5. 膀胱病变，如神经源性膀胱，膀胱颈狭窄时用以测定残余尿量以及膀胱容量和膀胱压力。
6. 膀胱病变诊断不明时，注入造影剂、膀胱冲洗、探测尿道有无狭窄。

7. 盆腔器官术前准备等。

二、禁忌证

1. 急性下尿路感染。
2. 尿道狭窄或先天性畸形无法留置尿管者。
3. 相对禁忌为女性月经期，严重的全身出血性疾病。

三、方法

1. 术前准备　治疗盘；皮肤黏膜消毒液；导尿包；保留导尿时必须备有输液管夹，胶布，外接盛尿塑料袋。

2. 清洁外阴部　患者仰卧位，两腿屈膝外展，臀下垫油布或塑料布。患者先用肥皂液清洗外阴，男性患者翻开包皮清洗。

3. 消毒尿道口　女性由内向外、自上而下消毒外阴。男性用消毒液自尿道口向外消毒阴茎前部。

4. 插入导尿管　术者戴无菌手套站于患者右侧，按下列程序操作进行。

（1）以左手拇、示两指挟持阴茎，用黏膜消毒剂，自尿道口向外旋转擦拭消毒数次。女性则分开小阴唇露出尿道口，再次用新洁尔灭棉球，自上而下消毒尿道口与小阴唇。

（2）将男性阴茎提起使其与腹壁成钝角，右手将涂有无菌润滑油的导尿管缓慢插入尿道，导尿管外端用止血钳夹闭，将其开口置于消毒弯盘中，男性进入 15~20cm。女性则分开小阴唇后，从尿道口插入 6~8cm，松开止血钳，尿液即可流出。

（3）需做细菌培养或做尿液镜检者，留取中段尿于无菌试管中送检。

5. 拔出导尿管　将导尿管夹闭后再徐徐拔出。如需留置导尿时，则以胶布固定尿管，以防脱出。

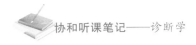

四、注意事项

1. 严格无菌操作　防止尿路感染。

2. 动作轻柔　若插入时有阻挡感可稍将导尿管退出后更换方向再插，见有尿液流出时再深入2cm，勿过深或过浅，尤忌反复大幅度抽动尿管。

3. 导尿管选择　根据不同患者选择不同型号粗细适宜的导尿管。

4. 排尿速度　对膀胱过度充盈者，排尿宜缓慢，以免骤然减压引起出血或晕厥。

5. 残余尿测定　测定残余尿时，嘱患者先自行排尿，然后导尿。残余尿量一般为5～10ml。

主治语录：残余尿超过100ml，提示有尿潴留。

6. 留置导尿　因病情需要留置导尿时，应经常检查尿管固定情况，有无脱出，留置时间1周以上者需用生理盐水或含低浓度抗菌药液每天冲洗膀胱一次，每隔5～7天更换尿管一次。

7. 长时间留置导尿管　拔管前3天应定期钳夹尿管，每2小时放尿液一次，以利拔管后膀胱功能的恢复。

历年真题

男性，65岁。既往有前列腺增生史。因饮酒后尿胀、排尿困难4小时入院。应采取的首要处理措施是

A. 导尿

B. 前列腺膀胱电切术

C. 膀胱造瘘

D. 针灸

E. 膀胱穿刺

参考答案：A

第二章　胸膜腔穿刺术和经皮胸膜、肺穿刺活体组织检查术

核心问题

　　掌握胸膜腔穿刺术和经皮胸膜、肺穿刺活体组织检查术的适应证和禁忌证，了解操作要点和注意事项。

内容精要

　　胸膜腔穿刺术常用于检查胸腔积液的性质，抽液或抽气减压以及通过穿刺进行胸腔内给药等。经皮胸膜、肺穿刺活体组织学检查不仅可作出疾病的诊断，且可对肿瘤性病变进行病理组织学分型，对难治性胸部感染性疾病，确定病原学诊断。

第一节　胸膜腔穿刺术

一、适应证

　　1. 诊断性　检查胸腔积液的性质。
　　2. 治疗性　抽液或抽气减压以及通过穿刺进行胸腔内给药等。

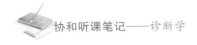

二、禁忌证

1. 体质衰弱、病情危重难以耐受穿刺术者。

2. 对麻醉药物过敏。

3. 凝血功能障碍，严重出血倾向的患者，在未纠正前不宜穿刺。

4. 有精神疾病或不合作者。

5. 疑为胸腔棘球蚴病患者，穿刺可引起感染扩散，不宜穿刺。

6. 穿刺部位或附近有感染。

三、方法

1. 患者取坐位面向背椅，两前臂置于椅背上，前额伏于前臂上。

2. 穿刺点应选择在胸部叩诊实音（或鼓音）最明显部位进行穿刺。抽取胸腔积液时常选择肩胛线或腋后线第 7、8 肋间隙。抽取胸腔积气时一般选择锁骨中线第 2 肋间隙。

3. 操作程序

（1）常规消毒皮肤。以穿刺点为中心进行消毒，直径 15cm 左右，消毒两次。

（2）打开一次性使用胸腔穿刺包，戴无菌手套，覆盖消毒洞巾，检查胸腔穿刺包内物品，注意胸穿针与抽液用注射器连接后检查是否通畅，同时检查是否有漏气情况。

（3）助手协助检查并打开 2% 利多卡因安瓿，术者以 5ml 注射器抽取 2% 利多卡因 2~3ml，在穿刺部位由表皮至壁胸膜进行局部浸润麻醉。

（4）将胸穿针与注射器连接，并关闭两者之间的开关，保证闭合紧密不漏气。术者以左手示指与中指固定穿刺部位皮肤，

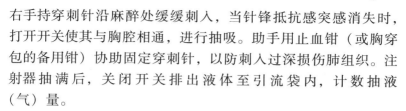

右手持穿刺针沿麻醉处缓缓刺入，当针锋抵抗感突感消失时，打开开关使其与胸腔相通，进行抽吸。助手用止血钳（或胸穿包的备用钳）协助固定穿刺针，以防刺入过深损伤肺组织。注射器抽满后，关闭开关排出液体至引流袋内，计数抽液（气）量。

（5）抽吸结束拔出穿刺针，局部消毒，覆盖无菌纱布，稍用力压迫片刻，用胶布固定后嘱患者静卧。术后嘱患者卧位或半卧位休息半小时，测血压并观察有无病情变化。

四、注意事项

1. 操作前应向患者说明穿刺目的，消除顾虑；对精神紧张者，病情允许时可于术前半小时给予地西泮 10mg，或可待因 0.03g 以镇静镇痛。

2. 操作中应密切观察患者的反应，如有头晕、面色苍白、出汗、心悸、胸部压迫感或剧痛、晕厥等胸膜过敏反应；或出现连续性咳嗽、气短、咳泡沫痰等现象时，立即停止抽液，并皮下注射 0.1% 肾上腺素 0.3～0.5ml，或进行其他对症处理。

3. 一次抽液不应过多、过快。诊断性抽液时，取 50～100ml 即可。如为脓胸，每次尽量抽尽。检查肿瘤细胞，至少需要 50ml。

✎ **主治语录：** 减压抽液时，首次不超过 600ml，以后每次不超过 1 000ml。

4. 严格无菌操作，操作中要始终保持胸膜负压，防止空气进入胸腔。

5. 应避免在第 9 肋间以下穿刺，以免穿透膈肌损伤腹腔脏器。

6. 操作前、后测量患者生命体征，操作后嘱患者卧位休息

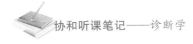

30 分钟。

7. 对于恶性胸腔积液，可注射抗肿瘤药物或硬化剂诱发化学性胸膜炎，促使脏胸膜与壁胸膜粘连，闭合胸腔，防止胸腔积液重新积聚。

第二节　经皮胸膜、肺穿刺活体组织检查术

一、适应证

（一）胸膜针刺活检的适应证

1. 不明原因的胸腔积液。
2. 原因不明的胸膜肥厚者。
3. 胸膜腔内局限性肿块。

（二）肺穿刺活检的适应证

1. 原因不明的周围型肺内孤立性结节或肿块。
2. 原因不明的纵隔肿块。
3. 无法定性的肺部病变。
4. 对肺部转移瘤，或扩展至肺门、纵隔的恶性肿瘤需确定组织学类型。

二、禁忌证

1. 出血性素质患者。血液凝固机制障碍伴血小板 $<40×10^9/L$ 或凝血酶原时间在 16 秒以上者为绝对禁忌证。
2. 严重的器质心脏病，无法纠正的心律失常和心功能不全，新近发生的心肌梗死患者（6 周内）。
3. 严重的肺功能不全伴呼吸困难，不能平卧者。
4. 严重的肺动脉高压（平均肺动脉压>35mmHg）、肺动、

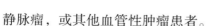

静脉瘤，或其他血管性肿瘤患者。

5. 肺棘球蚴病、肺大疱、胸膜下大疱患者，只有在穿刺部位证实无病变时方可进行。

6. 穿刺部位皮肤和胸膜腔急性化脓性感染者暂不宜进行。

7. 不合作患者不宜穿刺。

三、方法

（一）胸膜活检

1. 常规消毒。2% 利多卡因局部浸润麻醉。使用麻醉针试穿抽得胸腔积液。如果不能使用麻醉针抽到胸腔积液，则不要贸然进行胸膜活检，如果必须进行活检，则应考虑在 B 超或 CT 引导下进行。

2. 麻醉满意后换用胸膜活检针进行穿刺。

3. 用 Cope 针于穿刺点将套针与穿刺针同时刺入胸壁，抵达胸膜腔后拔出针芯，先抽胸腔积液，然后将套针后退至壁胸膜，即刚好未见胸腔积液流出处，固定位置不动。

4. 将钝头钩针插入套管并向内推进达到壁胸膜，调整钩针方向，使其切口朝下，针体与肋骨成 30° 角；左手固定套管针，右手旋转钩针后向外拉，即可切下小块壁胸膜组织。

5. 重复切取 3~4 次。将切取组织放入 10% 甲醛固定送检。

6. 活检完毕后，拔除套管针，迅速用无菌纱布压迫穿刺部位，用弹力胶布固定，一般不必缝合切口。

（二）肺活检

1. 针刺抽吸术

（1）术前根据胸部 CT 确定肺内病变位置，选择距离肺内病灶最短并避开骨骼的胸壁部位为穿刺点予以标记。

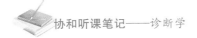

（2）术时通常采用仰卧位或俯卧位，尽量避免斜位或侧卧位。

（3）常规消毒，用2%利多卡因5ml做局部浸润麻醉。

（4）将带针芯的穿刺针在X线透视下或在B超或用CT引导下向病灶部位穿刺，先进入胸壁，当要越过胸膜时，嘱患者屏气，迅速将穿刺针穿过胸膜刺入肺实质。

（5）在影像引导下，确定针已达病变部位，移去针芯，接上50ml空针筒，在持续负压抽吸下将针头在病灶内来回戳刺2～3次。

（6）拔针后即刻将穿刺物涂片、固定，染色进行细胞学检查，或送培养做微生物病原体检查。

（7）术后应做胸部透视或CT观察，若无气胸，则在术后4～24小时做胸部透视一次。

2. 肺切割针活检术　目前最常用的肺组织活检技术。

（1）病灶定位、患者体位及局部麻醉均同针刺抽吸术。

（2）局麻后将活检针拉开针芯，使针芯在套管内。并将影像监测的病灶深度用定位套固定在外套管针相应深度的刻度上，在影视引导下将活检针循局麻针孔插入胸壁，针尖达胸膜前嘱患者屏住呼吸，迅速进针至病灶边缘，将针芯向前推进入肿块实质内。

（3）此时活检针弹簧已绷紧呈一触即发状态，嘱患者再次屏气，然后按动针柄末端的弹簧柄，外套管即射入，外套管的迅速冲击作用与针芯扁平槽相切取得组织并保护在槽内。

（4）拔针后，拉开针柄弹簧，将针芯向前推进暴露扁平槽，即可见槽内有一长2cm×0.1cm条形组织标本，用10%甲醛液固定送病理检查。

（5）术毕压迫穿刺点片刻，局部涂布碘酒酒精，覆盖无菌纱布，以胶布固定。

（6）术后即刻及次日各进行一次胸部 X 线检查，确定是否发生气胸，便于及时处理。

 历年真题

气胸做胸腔穿刺排气其穿刺点应该在

A. 锁骨中线第 2 肋间

B. 锁骨中线第 3 肋间

C. 腋中线第 7 肋间

D. 腋后线第 7 肋间

E. 腋后线第 8 肋间

参考答案：A

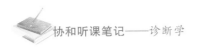

第三章　心包腔穿刺术

核心问题

掌握心包腔穿刺术的适应证和禁忌证，了解操作要点和注意事项。

内容精要

心包腔穿刺术主要用于对心包积液性质的判断与协助病因的诊断，同时有心脏压塞时，通过穿刺抽液可以减轻患者的临床症状。

一、适应证

原因不明的大量心包积液，有心脏压塞症状需进行诊断性或治疗性穿刺者。

二、禁忌证

以心脏扩大为主而积液量少的患者。

三、方法

1. 患者取坐位或半卧位，以清洁布巾盖住面部。

2. 仔细叩出心浊音界，选好穿刺点。通常采用的穿刺点为剑突与左肋弓缘夹角处或心尖部内侧。

3. 常规消毒局部皮肤，术者及助手均戴无菌手套、铺洞巾。根据选择的穿刺点和穿刺方向，自皮肤至心包壁层以2%利多卡因做逐层局部麻醉。

4. 术者持穿刺针穿刺。一般选择剑突下穿刺点，进针时应使针体与腹壁成30°~40°角，向上、向后并稍向左刺入心包腔后下部。

5. 术者确认穿刺针进入心包腔后，助手立即用血管钳夹住针体并固定其深度，并沿穿刺针腔送入导丝，退出穿刺针，尖刀稍微切开穿刺点皮肤。沿导丝置入扩张管，捻转前进，扩张穿刺部位皮肤及皮下组织后，退出扩张管。沿导丝置入引流管，退出导丝，根据引流效果，适当调整引流管角度及深度，以保证引流通畅。

6. 固定引流管，接引流袋，缓慢引流，记录引流的液体量，并取一定量的标本送检。

7. 根据病情需要决定引流管保持的时间。拔出引流管后，盖消毒纱布、压迫数分钟，用胶布固定。

四、注意事项

1. 严格掌握适应证　心包腔穿刺术有一定危险性，应由有经验的临床医师操作或指导，并应在心电监护下进行穿刺。

2. 术前须进行心脏超声检查　确定液平段大小、穿刺部位、穿刺方向和进针距离，选液平段最大、距体表最近点作为穿刺部位，或在超声引导下进行心包腔穿刺抽液更为准确、安全。

3. 术前应向患者做好解释　消除顾虑，并嘱其在穿刺过程中切勿咳嗽或深呼吸。穿刺前半小时可服地西泮10mg或可待因30mg。

4. 麻醉要完善　以免因疼痛引起神经源性休克。

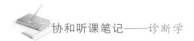

5. 第一次抽液量不宜超过 100～200ml，重复抽液可逐渐增至 300～500ml。抽液速度要慢，如过快、过多，会使大量血液回心而导致肺水肿。

6. 如抽出鲜血，应立即停止抽吸，并严密观察有无心脏压塞症状出现。

7. 取下空针前应夹闭引流管，以防空气进入。

8. 术中、术后均需密切观察呼吸、血压、脉搏等的变化。

 历年真题

1. 心包穿刺第一次抽液量不宜超过
   A. 100～200ml
   B. 200～300ml
   C. 300～400ml
   D. 400～500ml
   E. 500～600ml

2. 心包穿刺术在剑突下进针时，应使针体与腹壁成
   A. 30°～40°
   B. 10°～25°
   C. 20°～35°
   D. 50°～60°
   E. 40°～70°

参考答案：1. A　2. A

第四章 腹膜腔穿刺术

> ## 核心问题
>
> 掌握腹膜腔穿刺术的适应证和禁忌证，了解操作要点和注意事项。

内容精要

腹膜腔穿刺术是指对有腹水的患者，为了诊断和治疗疾病进行腹腔穿刺，抽取腹水进行检验的操作过程。

一、适应证

1. 抽取腹水进行各种实验室检验，以便寻找病因，协助临床诊断。

2. 大量腹水引起严重胸闷、气短、少尿等症状，患者难以忍受时，可适当抽放腹水以缓解症状。

3. 因诊断或治疗目的行腹膜腔内给药或腹膜透析。

4. 各种诊断或治疗性腹腔置管。

二、禁忌证

1. 有肝性脑病先兆者。

2. 粘连型腹膜炎、棘球蚴病、卵巢囊肿。

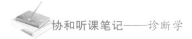

3. 腹腔内巨大肿瘤（尤其是动脉瘤）。

4. 腹腔内病灶被内脏粘连包裹。

5. 胃肠高度胀气。

6. 腹壁手术瘢痕区或明显肠袢区。

7. 妊娠中后期。

8. 躁动、不能合作者。

三、方法

1. 术前行腹部体格检查，叩诊移动性浊音，确认有腹水。

2. 平卧位、半卧位、稍左侧卧位或扶患者坐在靠椅上。

3. 结合腹部叩诊浊音最明显区域和超声探查结果选择适宜穿刺点，一般常选于左下腹部脐与左髂前上棘连线中外 1/3 交点处。

4. 将穿刺部位常规消毒，消毒两次，范围为以穿刺点为中心直径 15cm，第二次的消毒范围不要超越第一次的范围。戴无菌手套，铺消毒洞巾。

5. 自皮肤至壁腹膜用 2% 利多卡因逐层做局部浸润麻醉。

6. 医师左手固定穿刺处皮肤，右手持针经麻醉处逐步刺入腹壁，待感到针尖抵抗感突然消失时，表示针尖已穿过壁腹膜，即可抽取和引流腹水，助手用消毒血管钳固定针头，并夹持橡皮管，用输液夹子调整放液速度，将腹水引流入容器中计量或送检。

四、注意事项

1. 术中应密切观察患者，如发现头晕、恶心、心悸、气短、脉搏增快、面色苍白应立即停止操作，并做适当处理，卧床休息，给予补充血容量等急救措施。

2. 腹腔放液不宜过快过多，治疗性放液，一般初次不宜超过1 000ml，以后一般每次放液不超过3 000～6 000ml。肝硬化患者一次放腹水一般不超过3 000ml，但在输注大量清蛋白的基础上，也可以大量放液。

🖊️ **主治语录：** 一般放腹水 100ml 补充白蛋白 6～8g。

3. 在放腹水时若流出不畅，可将穿刺针稍做移动或变换体位。腹水量少者穿刺前可借助超声定位，并嘱患者向穿刺部位侧卧数分钟。

 历年真题

腹膜腔穿刺时，下列哪项不需要

  A. 术前须禁食

  B. 术前应排尿

  C. 术前选好穿刺点

  D. 术中观察患者反应

  E. 大量腹水患者，放液后需缚紧腹带

参考答案：A

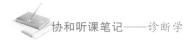

第五章　肝脏穿刺活体组织检查术及肝脏穿刺抽脓术

核心问题

掌握肝脏穿刺活体组织检查术及肝脏穿刺抽脓术的适应证和禁忌证，了解操作要点和注意事项。

内容精要

肝脏穿刺活体组织检查术，是协助诊断肝脏疾病的良好方法。肝脏穿刺抽脓术是对肝脓肿进行穿刺协助疾病诊断和治疗的操作手术。

第一节　肝脏穿刺活体组织检查术

一、适应证

1. 原因不明的肝大。
2. 原因不明的黄疸
3. 原因不明的肝功能异常。
4. 肝脏实质性占位的鉴别。
5. 代谢性肝病如脂肪肝、淀粉样变性、血色病等疾病的诊断。

    6. 原因不明的发热怀疑为恶性组织细胞病者。

二、禁忌证

1. 肝血管瘤、肝棘球蚴病患者。

2. 有大量腹水者。

3. 肝外梗阻性黄疸患者。

4. 昏迷、严重贫血或其他疾病不配合者。

5. 右胸膜腔或右膈下感染、脓肿，局部皮肤感染、腹膜炎。

三、方法

    1. 术前应先行血小板计数、出血时间、凝血酶原时间测定，如有异常，应肌注维生素 K_1 10mg，每天 1 次，3 天后复查，如仍不正常，不应强行穿刺。

    2. 穿刺时，常取仰卧位，患者身体右侧靠床沿，并将右臂上举于脑后，左背垫一薄枕。

    3. 穿刺点一般取右侧腋前线第 8、9 肋间，腋中线第 9、10 肋间肝实音处穿刺。疑诊肝肿瘤者，宜选较突出的结节处，再用超声定位下穿刺。

    4. 用 2% 碘酊常规消毒局部皮肤，铺巾，用 0.5% 利多卡因进行局部浸润麻醉。

    5. 备好肝脏快速穿刺针（针长 7.0cm，针径 1.2mm 或 1.6mm），针内装有长 2~3cm 实心带小针帽的钢针芯活塞。将穿刺针连接于 10ml 注射器，吸入无菌生理盐水 3~5ml。

    6. 医师先用皮肤穿刺锥在穿刺点皮肤上刺孔，再持穿刺针由此孔进入，并沿肋骨上缘与胸壁垂直方向刺入 0.5~1.0cm，然后将注射器内生理盐水推出 0.5~1.0ml，以冲出针内可能存留的皮肤与皮下组织，防止针头堵塞。

7. 在穿入肝脏前，将注射器抽成 5~6ml 空气负压，并嘱患者于深呼气末屏气。在患者屏气同时，医师双手持针按超声所定方向和深度将穿刺针迅速刺入肝内并立即拔出（1 秒左右完成），深度不超过 6.0cm。

8. 拔针后盖上无菌纱布，立即用手按压创面 5~10 分钟，待无出血后用 2%碘酊消毒，无菌纱布覆盖，再以胶布固定，用小沙袋压迫，并以多头腹带束紧。

9. 推动注射器用生理盐水从针内冲出肝组织条于弯盘中，用针尖挑出肝组织置于 4%甲醛小瓶中固定送病理检查。

10. 穿刺后每隔 15~30 分钟测呼吸、血压、脉搏一次，连续观察 4 小时，无出血可去除沙袋，再每隔 1~2 小时测呼吸、血压、脉搏一次，观察 4 小时，卧床休息 24 小时。

第二节　肝脏穿刺抽脓术

一、适应证

1. 超声检查可以显示的肝内脓肿且液化充分者。

2. 有安全的穿刺和/或置管路径。

3. 较小或多发脓肿，可采用多次单纯穿刺抽液及冲洗，较大的脓肿采用置管引流效果更佳。

二、禁忌证

1. 血检显示出凝血指标重度超标者。

2. 脓肿早期、脓肿尚未液化者。

3. 脓肿因胃肠胀气、肺气肿等难以显示者。

4. 穿刺针道无法避开大血管及重要脏器者。

三、方法

1. 术前准备同肝脏穿刺活体组织检查术。

2. 穿刺部位同前。如有明显压痛点，可在压痛点明显处穿刺。

3. 常规消毒局部皮肤，铺无菌洞巾，局部浸润麻醉要深达肝包膜。

4. 先将连接肝穿刺针的橡皮管夹住，然后将穿刺针刺入皮肤，嘱患者在深呼气末屏气，迅速将针头刺入肝内并继续徐徐前进，如有抵抗感突然消失提示穿刺针已进入脓腔。

5. 将 50ml 注射器接于穿刺针尾的橡皮管上，松开钳夹的橡皮管进行抽吸。当注射器抽满脓液时，应先钳夹橡皮管，再拔下注射器，排出脓液，再将空注射器与橡皮管连接，再松开钳夹的橡皮管进行抽脓。

主治语录：抽脓过程中，可让针随呼吸摆动，不需要用血管钳固定穿刺针头，以免损伤肝组织。

四、注意事项

1. 术前检测血小板计数、出血时间、凝血酶原时间、血型。

2. 穿刺前进行胸部 X 线、肝脏超声检查，测血压、脉搏。

3. 术前应向患者做好解释，嘱穿刺过程中切勿咳嗽，并训练深呼气末屏气的动作。

4. 术前 1 小时服地西泮 10mg。

5. 术后应密切观察有无出血、胆汁渗漏、气胸、损伤其他脏器和感染的征象。

6. 肝穿刺抽脓时进针最大深度不能超过 8cm，以免损伤下腔静脉。

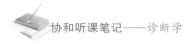

历年真题

对病毒性肝炎的临床分型最有意义
　的依据是

　A. 病程的长短

　B. 病情的轻重

　C. 血清转氨酶检查

　D. 病原学检查

　E. 肝穿刺活检

参考答案：E

第六章　肾穿刺活体组织检查术

核心问题

掌握肾穿刺活体组织检查术的适应证和禁忌证，了解操作要点和注意事项。

内容精要

肾穿刺活体组织检查是诊断肾脏疾病尤其是肾小球疾病必不可少的重要方法。目前临床最常用的方法为经皮穿刺肾活检。

一、适应证

1. 原发性肾小球疾病

（1）急性肾炎综合征伴肾功能急剧下降，怀疑急进性肾炎或治疗后病情未见缓解。

（2）原发性肾病综合征。

（3）无症状性血尿。

（4）无症状性蛋白尿，持续性尿蛋白>1g/d。

2. 继发性肾脏病　临床怀疑但不能确诊或为明确病理诊断、指导治疗、判断预后可以行肾活检，如狼疮性肾炎、糖尿病肾病、肾淀粉样变性等。

3. 疑为遗传性家族性的肾小球疾病（Alport 综合征、薄基

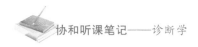

底膜病、Fabry 病等）。

4. 急性肾损伤病因不明或肾功能恢复迟缓时应及早行肾活检，以便于指导治疗。

5. 缓慢进展的肾小管、肾间质疾病。

6. 移植肾疾病。

7. 重复肾活检。

二、禁忌证

1. 绝对禁忌证　①孤立肾。②精神病，不能配合者。③严重高血压无法控制者。④有明显出血倾向者。⑤肾体积缩小。

2. 相对禁忌证　①泌尿系统感染。②肾脏恶性肿瘤或大动脉瘤。③多囊肾或肾多发性囊肿。④肾位置不佳，游离肾。⑤慢性肾衰竭。⑥过度肥胖、大量腹水、妊娠等。⑦严重心衰、贫血、休克、低血容量及年迈者。

三、穿刺方法

1. 超声探头应提前用 75% 医用酒精消毒。

2. 患者一般取俯卧位（移植肾穿刺取仰卧位），腹部肾区相应位置垫 10~16cm 长布垫，使肾脏紧贴腹壁，避免穿刺时滑动移位。

3. 常规消毒局部皮肤，术者戴无菌手套。铺无菌洞巾，2% 利多卡因做穿刺点局部麻醉。

4. 超声选择好穿刺的肾脏和进针点，并测量皮肤表面至肾包膜表面的距离。经皮肾穿刺的穿刺点一般选择在肾下极稍偏外侧。

5. 在 B 超引导下缓慢进针，当看到针尖部分已经快要接触到肾包膜表面时，嘱患者在呼吸的配合下穿刺取材。

6. 穿刺取出的组织最好先在显微镜下观察判断有无肾小球。

一般来讲，Tru-Cut 穿刺针能允许的穿刺次数不超过 6 次。切忌一侧肾脏取材不满意后立即改穿另一侧肾脏。

7. 穿刺完毕，局部加压、消毒包扎并仰卧休息。

四、注意事项

1. 术前准备　耐心与患者沟通，减轻患者紧张焦虑情绪并签署知情同意书。训练患者呼吸屏气动作；应做血常规及凝血功能检查；检查尿常规、尿细菌培养排除尿路感染；行肾 B 超检查排除孤立肾、多囊肾；有严重高血压时应先控制血压。

2. 术后观察处理　送回病房后，平卧 24 小时，嘱患者不要用力活动。密切观察血压、脉搏及尿液改变。有肉眼血尿时，延长卧床时间，多饮水。

3. 并发症　①血尿。②肾周血肿。③动静脉瘘形成。④梗阻。⑤感染。⑥肾撕裂伤。⑦肾绞痛。⑧大量出血导致休克。⑨穿刺失败等。

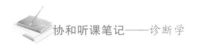

第七章　骨髓穿刺术及骨髓活体组织检查术

核心问题

1. 骨髓穿刺术的操作要点和注意事项。
2. 骨髓活体组织检查术的操作要点和注意事项。

内容精要

骨髓穿刺术，是采集骨髓液的一种常用诊断技术，常用于血细胞形态学检查、造血干细胞培养等。骨髓活组织检查术是临床常用的诊断技术，对诊断骨髓增生异常综合征等有重要意义。

一、骨髓穿刺术

（一）方法

1. **选择穿刺部位**　①髂前上棘穿刺点。②髂后上棘穿刺点。③胸骨穿刺点。④腰椎棘突穿刺点。

2. **体位**　采用髂前上棘和胸骨穿刺时，患者取仰卧位；采用髂后上棘穿刺时，患者取侧卧位；采用腰椎棘突穿刺时，患者取坐位或侧卧位。

3. 麻醉　常规消毒局部皮肤，操作者戴无菌手套，铺无菌洞巾。然后用2%利多卡因做局部皮肤、皮下和骨膜麻醉。

4. 固定穿刺针长度　髂骨穿刺约 1.5cm，胸骨穿刺约 1.0cm。

5. 穿刺　操作者左手拇指和示指固定穿刺部位，右手持骨髓穿刺针与骨面垂直刺入，若为胸骨穿刺则应与骨面成30°~40°角刺入。当穿刺针针尖接触骨质后，沿穿刺针的针体长轴左右旋转穿刺针，并向前推进，缓缓刺入骨质。

6. 抽取骨髓液后涂片，进行加压固定。

（二）注意事项

1. 骨髓穿刺前应检查出血时间和凝血时间，有出血倾向者应特别注意。

🔪 **主治语录：血友病患者禁止骨髓穿刺检查。**

2. 骨髓穿刺针和注射器必须干燥，以免发生溶血。

3. 穿刺针针头进入骨质后要避免过大摆动，以免折断穿刺针。胸骨穿刺时不可用力过猛、穿刺过深，以防穿透内侧骨板而发生意外。

4. 穿刺过程中，如果感到骨质坚硬，难以进入骨髓腔时，不可强行进针，以免断针。应考虑为大理石骨病的可能，及时行骨骼 X 线检查，以明确诊断。

5. 做骨髓细胞形态学检查时，抽取的骨髓液不可过多，以免影响骨髓增生程度的判断、细胞计数和分类结果。

6. 行骨髓液细菌培养时，需要在骨髓液涂片后，再抽取1~2ml 骨髓液用于培养。

7. 穿刺抽取骨髓液后立即涂片。

8. 送检骨髓液涂片时，应同时附送 2~3 张血涂片。

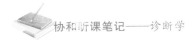

9. 麻醉前需做普鲁卡因皮试。

二、骨髓活组织检查术

（一）方法

1. 骨髓活组织检查多选择髂前上棘或髂后上棘。

2. 采用髂前上棘检查时，患者取仰卧位；采用髂后上棘检查时，患者取侧卧位。

3. 常规消毒局部皮肤，操作者戴无菌手套，铺无菌洞巾，然后行皮肤、皮下和骨膜麻醉。

4. 将骨髓活组织检查穿刺针的针管套在手柄上。操作者左手拇指和示指将穿刺部位皮肤压紧固定，右手持穿刺针手柄以顺时针方向进针至骨质一定的深度后，拔出针芯，在针座后端连接上接柱，再插入针芯，继续按顺时针方向进针，其深度达1.0cm左右，再转动针管360°，针管前端的沟槽即可将骨髓组织离断。

5. 按顺时针方向退出穿刺针，取出骨髓组织，立即置于95%乙醇或10%甲醛中固定，并及时送检。

6. 以2%碘酊棉球涂布轻压穿刺部位后，再用干棉球压迫创口，敷以消毒纱布并固定。

（二）注意事项

1. 开始进针不要太深，否则不易取得骨髓组织。

2. 由于骨髓活组织检查穿刺针的内径较大，抽取骨髓液的量不易控制。因此，一般不用于吸取骨髓液做涂片检查。

3. 穿刺前应检查出血时间和凝血时间。

历年真题

白血病患者欲取髂前上棘作为骨髓
　穿刺部位，此时最适宜的体位是
　A. 俯卧位
　B. 仰卧位
　C. 膝胸位

D. 侧卧位
E. 坐位

参考答案：B

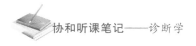

第八章　淋巴结穿刺术及淋巴结活组织检查术

核心问题

熟悉淋巴结穿刺术、淋巴结活组织检查术的操作要点和注意事项。

内容精要

感染、造血系统肿瘤、转移癌等多种原因均可使淋巴结肿大，采用淋巴结穿刺术采集淋巴结抽取液，可协助临床诊断。当全身或局部淋巴结肿大，怀疑有白血病、肿瘤转移等，而淋巴结穿刺检查不能明确诊断时，应采用淋巴结活组织检查术，进一步明确诊断。

一、淋巴结穿刺术

（一）方法

1. 选择适于穿刺，并且明显肿大的淋巴结。
2. 常规消毒局部皮肤和操作者的手指。
3. 操作者以左手拇指和示指固定淋巴结，右手持 10ml 干燥注射器（针头为 18～19 号），沿淋巴结长轴刺入淋巴结内（刺入的深度因淋巴结的大小而定），然后边拔针边用力抽吸，利用负压吸出淋巴结内的液体和细胞成分。

4. 涂片，进行包扎固定。

（二）注意事项

1. 要选择易于固定、不宜过小和远离大血管的淋巴结。

2. 穿刺时，若未能获得抽取液，可将穿刺针由原穿刺点刺入，并在不同方向连续穿刺，抽取数次，直到获得抽取液为止（但注意不能发生出血）。

3. 制备涂片前要注意抽取液的外观和性状。炎性抽取液为淡黄色，结核性病变的抽取液为黄绿色或污灰色黏稠样液体，可见干酪样物质。

4. 最好于餐前穿刺，以免抽取液中脂质过多，影响检查结果。

二、淋巴结活组织检查术

（一）方法

1. 一般选择明显肿大且操作方便的淋巴结。疑有恶性肿瘤转移者，应按淋巴结引流方向选择相应组群淋巴结，如胸腔恶性肿瘤者多选择右锁骨上淋巴结；腹腔恶性肿瘤者多选择左锁骨上淋巴结；盆腔及外阴恶性肿瘤者多选择腹股沟淋巴结。

2. 常规消毒局部皮肤，操作者戴无菌手套，铺无菌洞巾，然后做局部麻醉。

3. 常规方法摘取淋巴结。

4. 摘取淋巴结后，立即置于10%甲醛或95%乙醇中固定，并及时送检。

5. 根据切口大小适当缝合数针后，以2%碘酊棉球消毒后，

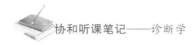

敷以无菌纱布，并用胶布固定。

（二）注意事项

1. 操作时应仔细，避免伤及大血管。

2. 如果临床诊断需要，可在淋巴结固定前，用锋利刀片切开淋巴结，将其剖面贴印在载玻片上，染色后显微镜检查。

第九章　腰椎穿刺术

核心问题

掌握腰椎穿刺术的禁忌证，了解操作要点和注意事项。

内容精要

腰椎穿刺术常用于检查脑脊液的性质，对诊断颅内感染，神经系统疾病有重要意义。也可测定颅内压力和了解蛛网膜下腔是否阻塞等，有时也用于鞘内注射药物。

一、方法

1. 患者侧卧于硬板床上，背部与床面垂直，头部尽量向前胸屈曲，两手抱膝紧贴腹部，使躯干尽可能弯曲呈弓形。

2. 确定穿刺点，通常以双侧髂嵴最高点连线与后正中线的交会处为穿刺点，相当于第 3~4 腰椎棘突间隙。

3. 常规消毒皮肤后戴无菌手套、盖洞巾，用 2% 利多卡因局部麻醉。

4. 成年人进针深度 4~6cm，儿童 2~4cm。当针头穿过韧带与硬脑膜时，有阻力突然消失落空感。此时可将针芯慢慢抽出，可见脑脊液流出。

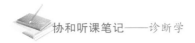

5. 放液前先接上测压管测量压力。

6. 撤去测压管，收集脑脊液 2～5ml 送检；如需做培养时，应用无菌试管留标本。

7. 术毕，将针芯插入后一起拔出穿刺针，覆盖消毒纱布，用胶布固定。

8. 去枕平卧 4～6 小时，以免引起术后低颅压头痛。

二、注意事项

1. 严格掌握禁忌证

（1）凡疑有颅内压升高者必须先做眼底检查，如有明显视盘水肿或有脑疝先兆者，禁忌穿刺。

（2）凡患者处于休克、衰竭或濒危状态以及局部皮肤有炎症、穿刺点附近脊柱有结核病灶或颅后窝有占位性病变者均列为禁忌。

2. 穿刺时患者如出现呼吸、脉搏、面色异常等症状时，立即停止操作，并做相应处理。

3. 鞘内给药时，应先放出等量脑脊液，然后再等量置换性药液注入。

历年真题

患儿，8 岁。诊断为结核性脑膜炎，进行腰椎穿刺后，要求去枕平卧 4～6 小时的主要目的是

A. 防止出血

B. 保持呼吸通畅

C. 减轻头痛

D. 防止脑疝

E. 减少压迫

参考答案：C

第十章　中心静脉压测定

核心问题

1. 掌握中心静脉压测定的适应证和禁忌证。
2. 熟悉中心静脉压测定的临床意义和方法。

内容精要

中心静脉压（CVP）是指右心房及上、下腔静脉胸腔段的压力。CVP 反映右心房压，是临床观察血流动力学的主要指标之一，对了解有效循环血容量和心功能有重要意义。

一、适应证

1. 严重创伤、各类休克及急性循环功能衰竭等危重患者。
2. 需要接受大量、快速补液的患者，尤其是心脏病患者。
3. 各类大、中手术，尤其是心血管、颅脑和腹部手术。
4. 需长期输液或接受完全肠外营养的患者。

二、禁忌证

1. 穿刺或切开局部有感染。
2. 凝血功能障碍。

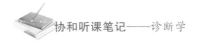

三、临床意义

CVP 正常值成年人为 $50 \sim 120 mmH_2O$，小儿为 $30 \sim 100 mmH_2O$，其降低与增高均有重要临床意义。

1. 减低

（1）$CVP < 50 mmH_2O$ 表示血容量不足，见于休克，应迅速补充血容量。

（2）在补充血容量后，患者仍处于休克状态，而 $CVP > 100 mmH_2O$，则表示容量血管过度收缩或有心力衰竭的可能，应控制输液速度、输液量或采取其他相应措施。

2. 增高

（1）$CVP > 150 \sim 200 mmH_2O$ 表示有明显心力衰竭，且有发生肺水肿的危险，应暂停输液或严格控制输液速度，并给予速效洋地黄制剂和利尿药或血管扩张药。

（2）少数重症感染患者，$CVP < 100 mmH_2O$ 也有可能发生肺水肿，应予注意。

（3）如有明显腹胀、肠梗阻、腹内巨大肿瘤或腹部大手术时，利用股静脉插管测量的 CVP 可高达 $250 mmH_2O$ 以上，不能代表真正的 CVP。

四、方法

1. 患者仰卧位，选好静脉插管部位，常规消毒皮肤，铺无菌洞巾。

2. 局部麻醉，通常用 2% 利多卡因进行局部浸润麻醉。

3. 静脉插管方法　①右侧颈内静脉穿刺插管法。②右侧颈外静脉穿刺插管法。③锁骨下静脉穿刺插管法。④大隐静脉插管法。

4. 中心静脉压测定装置　用直径 $0.8 \sim 1.0 cm$ 的玻璃管和刻

有 cmH$_2$O 的标尺一起固定在输液架上，接上三通开关与连接管，一端与输液器相连，另一端连接中心静脉导管。

5. 测压　将测压计的零点调到右心房水平，如体位有变动则随时调整。测压过程中发现静脉压突然出现显著波动性升高时，提示导管尖端进入右心室，因心室收缩时压力明显升高所致，应立即退出一小段后再测。

　主治语录：测压管留置时间，一般不超过 5 天，时间过长易发生静脉炎或血栓性静脉炎。因此，留置 3 天以上时，需用抗凝剂冲洗，以防血栓形成。

历年真题

中心静脉压的正常值为

 A. 10～50mmH$_2$O

 B. 50～120mmH$_2$O

 C. 120～150mmH$_2$O

 D. 100～150mmH$_2$O

 E. 100～200mmH$_2$O

参考答案：B

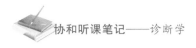

第十一章　眼底检查法

核心问题

眼底检查的方法和注意事项。

内容精要

眼底检查是检查玻璃体、视网膜、脉络膜和视神经疾病的重要方法。许多全身性疾病如高血压、肾脏病等往往会发生眼底病变，检查眼底可提供重要诊断资料。

一、方法

1. 检查宜在暗室中进行，患者多取坐位，检查者一般取站立位。

2. 正式检查眼底前，先用透照法检查眼的屈光间质是否混浊。用手指将检眼镜盘拨到 $+8 \sim +10$（黑色）屈光度处，距受检眼 $20 \sim 30 \mathrm{cm}$，将检眼镜光线与患者视线成 $15°$ 角射入受检眼的瞳孔，正常时呈红色反光。如混浊，则在橘红色反光中见有黑影。

3. 检查眼底　嘱患者向正前方直视，一手握持检眼镜，另一手放置在患者头部前面，并用拇指轻轻地固定被检眼的上睑。先将镜盘拨回到"0"，看不清时，可拨动镜盘至看清为止。

主治语录：检查时先查视盘，再按视网膜动、静脉分支，分别检查各象限，最后检查黄斑部。

4. 眼底检查记录 距离和范围大小一般以视盘直径 PD（1PD=1.5mm）为标准计算。记录病变隆起或凹陷程度，是以看清病变区周围视网膜面与看清病变隆起最高处或凹陷最低处的屈光度（D）差来计算，每差 3 个屈光度（3D）等于 1mm。

二、注意事项

1. 检查眼底时虽经拨动任何一个镜盘，仍不能看清眼底，说明眼的屈光间质有混浊，需进一步做裂隙灯检查。

2. 对小儿或瞳孔过小不易窥入时，可散瞳观察，散瞳前必须排除青光眼。

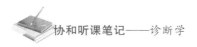
第十二章　PPD 皮肤试验

核心问题

1. 掌握 PPD 试验的适应证和临床意义。
2. 了解 PPD 试验的方法、判断标准和注意事项。

内容精要

PPD 皮肤试验是采用结核菌素纯蛋白衍生物为抗原的结核菌素试验，常用于结核感染率的流行病学调查、卡介苗接种后效果的验证以及协助判断结核病。

一、适应证

胸部影像学检查异常的患者；涂阳肺结核患者亲密接触者；涂阴患者和需与其他病鉴别诊断的患者。

二、方法

1. 以结核菌素纯蛋白衍生物 0.1ml（5U）于左或右前臂内侧行皮内注射。

2. 于皮试后 48~72 小时测量和记录皮试处周围皮肤红晕、硬结反应面积。

3. 我国规定以皮肤硬结作为皮肤局部反应的判断标准（表

8-12-1）

表 8-12-1　PPD 试验的判断标准

硬结直径	结　果
≤5mm	阴性/（−）
5~9mm	一般阳性/（＋）
10~19mm	中度阳性/（＋＋）
≥20mm 或虽不足 20mm，但有水疱、坏死、淋巴管炎和双圈反应	强阳性/（＋＋＋）

4. 根据皮试结果判断临床意义

（1）阳性：常提示有结核感染。

（2）阴性：常见于未曾感染过结核菌或还处于结核感染早期（4~8 周）或血行播散型肺结核等重症结核患者、使用免疫抑制剂或糖皮质激素者、HIV（＋）或恶性肿瘤及结节病者、老年人或营养不良者等。

三、注意事项

1. 皮试前若前臂内侧皮肤有损伤或恰遇假期时间，则需重新安排皮试时间。

2. 老年人对 PPD 反应较年轻人慢，可能需要 72 小时以后才能检查到反应结果。

3. 有 0.4%~20% 的活动性肺结核患者可呈假阴性，对这类患者建议初次注射 1~3 周后重复试验，可由于助强效应呈强阳性反应。

4. PPD 所含多种抗原成分多数与其他分枝杆菌有交叉。因此，PPD 皮试的特异性较差，难以与其他分枝杆菌感染相鉴别，亦较难区分自然感染与卡介苗接种后反应。

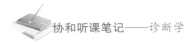

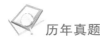历年真题

男孩，5岁。因低热，食欲缺乏，消瘦，来诊。查体：体温37.9℃，两侧颈部淋巴结肿大，双肺呼吸音粗。末梢血白细胞$6×10^9$/L。胸部X线平片示右肺中野可见密集增深阴影，右肺门有团块状阴影。初步诊断为原发性肺结核。为明确诊断，首选的检查是

A. 淋巴结活检

B. 胸部CT

C. 体液免疫

D. 血沉

E. 结核菌素试验

参考答案：E